2021
河北省肿瘤登记年报
HEBEI CANCER REGISTRY ANNUAL REPORT

主　编　单保恩　贺宇彤

清華大學出版社
北　京

内 容 简 介

为了更及时全面掌握河北省肿瘤登记地区恶性肿瘤的分布情况及危害程度，河北省肿瘤防治办公室等单位联合编写《2021 河北省肿瘤登记年报》,全文共分五个部分,包括概述、肿瘤登记资料质量评价、河北省肿瘤登记地区 2018 年恶性肿瘤的发病与死亡、各部位恶性肿瘤的发病与死亡、各登记处肿瘤发病与死亡等主要分析结果,图文并茂地展现了河北省肿瘤流行现状。

图书在版编目（CIP）数据

2021 河北省肿瘤登记年报 / 单保恩, 贺宇彤主编. 一北京：清华大学出版社, 2022.8（2022.11 重印）
ISBN 978-7-302-61511-8

Ⅰ. ①2… Ⅱ. ①单… ②贺… Ⅲ. ①肿瘤-卫生统计-河北-2021-年报 Ⅳ. ①R73-54

中国版本图书馆 CIP 数据核字(2022)第 139337 号

责任编辑：杨爱臣
封面设计：李俊卿
责任校对：宋玉莲
责任印制：杨 艳

出版发行：清华大学出版社
网 址：http://www.tup.com.cn， http://www.wqbook.com
地 址：北京清华大学学研大厦 A 座 邮 编：100084
社 总 机：010-83470000 邮 购：010-62786544
投稿与读者服务：010-62776969，c-service@tup.tsinghua.edu.cn
质量反馈：010-62772015，zhiliang@tup.tsinghua.edu.cn
印 装 者：涿州市般润文化传播有限公司
经 销：全国新华书店
开 本：210mm × 285mm 印 张：15.75 字 数：472 千字
版 次：2022 年 8 月第 1 版 印 次：2022 年 11 月第 2 次印刷
定 价：135.00 元

产品编号：098020-01

《2021 河北省肿瘤登记年报》编委会

主任委员 李建法

主　　编 单保恩　贺宇彤

副 主 编 温登瑰　邓　军　吴娅莉

编　　委（按姓氏汉语拼音排列）

边梅芳　陈　超　陈清彦　邓　军　董　玲　高　从
管丽娟　郭志超　郝士卿　和丽娜　贺宇彤　黄　捷
吉国强　靳　晶　李道娟　李广鲲　李　辉　李金娥
李　丽　李少英　李书梅　李永伟　梁　迪　梁鹏涛
梁树军　梁震宇　刘登湘　刘东雏　刘　芳　刘　会
刘树生　刘肖单　刘言玉　龙　云　马新颜　瞿　峰
任永彪　单保恩　谌华卿　盛振海　师　金　石胜民
宋国慧　田红梅　万真真　王德旗　王军辉　王树革
王　童　魏　丹　魏延其　温登瑰　吴娅莉　武华倩
熊润红　徐小莉　颜学文　杨　慧　张　策　张瑞欣
张　雁　赵凤芹　赵金鸽　赵雅芳　赵　月　朱庆荣
左存锐

主　　审 陈　钢　夏庆民　贺宇彤

序

癌症是严重威胁人类生命健康的重大慢性非传染性疾病。世界卫生组织数据显示，2020年全球约有1 929万例新发癌症患者，其中亚洲地区占49.3%；全球约996万人死于癌症，亚洲地区占58.3%。我国的癌症防控形势严峻。

2019年6月，国务院印发《关于实施健康中国行动的意见》，明确提出实施癌症防治行动。随后国家卫生健康委员会同有关部门制定了《健康中国行动——癌症防治实施方案(2019—2022年)》。2019年12月，我省卫生健康委员会联合10个厅、局下发了“关于印发健康河北行动——癌症防治实施方案(2019—2022年)的通知”，其中明确提出“实施癌症信息化行动，健全肿瘤登记制度”，计划到2022年，实现肿瘤登记工作在所有县、区全覆盖，发布具有地市级代表性的省级肿瘤登记年报。同时按照国家统一部署，建立我省肿瘤登记报告信息系统、质量控制标准和评价体系，提高报告效率及质量。通知要求到2022年，我省纳入国家肿瘤登记年报的登记处数量不少于50个，并促进信息资源共享利用。

河北省肿瘤防治办公室承担着全省肿瘤登记资料的统计上报、数据分析和发布、指导手册编写、技术培训、国内外学术交流与合作等工作。由河北省肿瘤防治办公室编写的《2021河北省肿瘤登记年报》是我省第八次发布恶性肿瘤发病、死亡报告，这既是我省肿瘤登记工作迈入常态化、制度化管理轨道的标志，也为我省肿瘤防治策略的制定提供了重要的参考。

2022年3月

前言

肿瘤登记是一项系统性、经常性搜集、储存、整理、统计分析和评价肿瘤发病、死亡和生存资料的统计制度，是肿瘤防治工作中最基本，也是最重要的工作。河北省肿瘤登记系统自2013年建立以来，逐年扩大肿瘤登记覆盖范围，不断提高肿瘤登记工作质量。2020年出版了《2020河北省肿瘤登记年报》，数据统计显示：2017年，河北省肿瘤登记地区全部恶性肿瘤发病率为231.88/10万，死亡率为152.30/10万。肺癌、胃癌、结直肠癌、女性乳腺癌和肝癌是河北省常见的恶性肿瘤。肺癌、胃癌、肝癌、食管癌和结直肠癌是威胁河北省居民生命健康的主要恶性肿瘤。

2021年河北省肿瘤防治办公室认真贯彻落实《肿瘤登记管理办法》，全面收集2018年的肿瘤数据，共收集全省42个肿瘤登记处数据，经审核28个登记处数据符合质量要求，分别是：保定市、秦皇岛市、沧州市、邢台市区、石家庄市区、承德市双桥区和邯郸市邯山区7个城市登记处；磁县、涉县、迁西县、武安市、赞皇县、丰宁满族自治县、辛集市、邢台县、张北县、石家庄郊县、内丘县、任县、安国市、张家口市宣化区、海兴县、盐山县、望都县、迁安市、衡水市冀州区、大名县和临城县21个县(市)登记处。登记地区覆盖人口18 576 585人（其中男性9 317 521人，女性9 259 064人），约占2018年年末全省人口总数的24.59%，可以反映河北省恶性肿瘤的疾病负担。

《2021河北省肿瘤登记年报》共分五个部分，包括概述、肿瘤登记资料质量评价、河北省肿瘤登记地区2018年恶性肿瘤的发病与死亡、各部位恶性肿瘤的发病与死亡、各登记处肿瘤发病与死亡等主要分析结果。

《2021河北省肿瘤登记年报》的出版，标志着我省肿瘤登记工作迈入常态化、制度化的管理轨道。随着肿瘤登记覆盖范围的不断扩大，随着居民肿瘤发病、死亡和生存数据资料质量的不断提高，本年报不仅可为我省肿瘤预防、诊治提供重要的参考，也必将为促进全省肿瘤防治事业发展提供科学的依据。

河北省肿瘤防治办公室 主任
河北省肿瘤医院 党委书记
河北医科大学第四医院 党委书记
河北省肿瘤研究所 所长

单保恩

2021年12月20日

摘　要

恶性肿瘤已经成为严重威胁河北省居民生命和健康的主要公共卫生问题之一，最新统计数据显示，恶性肿瘤死亡占河北省全部死因的24.12%，且近40年来恶性肿瘤死亡呈明显上升趋势。随着我省人口老龄化逐渐加剧、工业化和城镇化进程的不断加快，慢性感染、不健康生活方式、环境等危险因素的累加，我省恶性肿瘤防控形势日益严峻。

恶性肿瘤发病与死亡总体情况：

2018年河北省恶性肿瘤发病率为228.61/10万。2018年全省新发恶性肿瘤病例数约为1 728 00例，其中男性约为93 300例，女性约为79 500例。全省平均每天近480人被确诊为恶性肿瘤。2018年河北省恶性肿瘤死亡率为149.17/10万。2018年全省恶性肿瘤死亡病例数约为111 500例，其中男性约为68 400例，女性约为43 100例。近5年河北省恶性肿瘤发病率、死亡率基本稳定。

肺癌、胃癌、结直肠癌、女性乳腺癌和食管癌依然是河北省主要的恶性肿瘤。肺癌位居男性发病第1位，而乳腺癌为女性发病首位。男性恶性肿瘤发病相对女性较高，且发病谱构成差异较大。结直肠癌近年来增幅较大，在全部恶性肿瘤发病谱中已位居第3位。肺癌是男性和女性死亡第1位的癌种，男性恶性肿瘤死亡相对女性较高。女性乳腺癌近年来死亡率有所增加，在全部恶性肿瘤死亡谱中已位居第3位。

从年龄分布看，恶性肿瘤的发病随年龄的增长而上升，40岁以下青年人群中恶性肿瘤发病率处于较低水平，从40岁后开始快速升高，发病人数分布主要集中在60岁以上，到80~84岁年龄组达到高峰。恶性肿瘤死亡率在0~44岁年龄段处于较低水平，45–岁年龄组开始快速升高，在85+岁组达到最高。不同恶性肿瘤的年龄分布均有差异。

不同性别恶性肿瘤发病与死亡情况：

男性恶性肿瘤发病率为246.15/10万，女性恶性肿瘤发病率为210.96/10万，男女性别比约为1.17:1。男性恶性肿瘤发病第1位的是肺癌，其次为胃癌、结直肠癌、肝癌和食管癌；女性恶性肿瘤发病第1位的是乳腺癌，其次为肺癌、结直肠癌、胃癌和子宫颈癌。

男性恶性肿瘤死亡率为182.15/10万，女性恶性肿瘤死亡率为115.98/10万，男女性别比约为1.57:1。男性恶性肿瘤死亡第1位的是肺癌，其次为胃癌、肝癌、食管癌和结直肠癌；女性恶性肿瘤死亡第1位的是肺癌，其次为胃癌、乳腺癌、肝癌和食管癌。

城乡恶性肿瘤发病与死亡情况：

城乡恶性肿瘤发病水平逐渐接近，城市恶性肿瘤发病率和死亡率均低于农村。这可能与城乡癌谱构成差异有关，农村地区主要癌种以消化道恶性肿瘤如预后较差的胃癌和食管癌等为主，城市地区则是以预后较好的结直肠癌和乳腺癌等癌种高发。

城市地区新发病例数约为97 300例，占全省新发病例的56%。农村地区新发病例数约为75 500例，占全省新发病例的44%。

城市地区恶性肿瘤死亡约为 60 900 例,占全省新发病例的 55%。农村地区恶性肿瘤死亡约为 50 600 例,占全省新发病例的 45%。

不同年龄段恶性肿瘤发病与死亡情况:

0~14 岁年龄段发病主要以白血病为主,其次为脑中枢神经系统肿瘤、骨和关节软骨恶性肿瘤、淋巴瘤以及肾癌;15~29 岁年龄段发病顺位依次为甲状腺癌、白血病、脑中枢神经系统肿瘤、乳腺癌和淋巴瘤;30~44 岁年龄段乳腺癌发病率最高,其次为甲状腺癌、子宫颈癌、肺癌和结直肠癌;45~64 岁年龄段肺癌所占构成比最高,其次为胃癌、乳腺癌、结直肠癌和肝癌;65 岁及以上年龄段肺癌发病率最高,占构成比的第 1 位,其次为胃癌、结直肠癌、食管癌和肝癌。

0~14 岁年龄段死亡率最高的是白血病,其次是脑中枢神经系统肿瘤、肝癌、食管癌以及胃癌;15~29 岁年龄段恶性肿瘤别死亡顺位依次为白血病、脑中枢神经系统肿瘤、肝癌、胃癌和肺癌;30~44 岁年龄段肺癌死亡率最高,其次为肝癌、乳腺癌、胃癌和白血病;45~64 岁年龄段肺癌所占构成比最高,其次为胃癌、肝癌、食管癌和结直肠癌;65 岁及以上年龄段肺癌死亡率最高,占构成比的第 1 位,其次为胃癌、食管癌、肝癌和结直肠癌。

各癌种发病、死亡情况及趋势变化:

肺癌发病率为 49.13/10 万,死亡率为 40.48/10 万,新发病例约 36 960 例,死亡约 30 300 例。在过去 40 年里,河北省肺癌死亡率呈现明显升高趋势,2018 年肺癌死亡率较 1973—1975 年升高 135.64%,居全省癌症死亡的第 1 位。与 2011 年相比,2018 年河北省肺癌发病率下降 19.10%,死亡率下降 29.77%。

胃癌发病率为 29.57/10 万,死亡率为 24.39/10 万,新发病例约 20 370 例,死亡约 16 710 例。2018 年我省胃癌死亡率较 1973—1975 年下降 32.39%。2011—2018 年,河北省胃癌发病率和死亡率总体上均有所下降。与 2011 年相比,2018 年河北省胃癌发病率下降 50.45%,死亡率下降 47.09%。

食管癌发病率为 16.69/10 万,死亡率为 12.96/10 万,新发病例约 11 400 例,死亡约 9 040 例。近 40 年来,河北省食管癌死亡率呈现明显下降趋势,2018 年食管癌死亡率较 1973—1975 年下降 83.65%。2011—2018 年,河北省食管癌发病率和死亡率均呈明显的下降趋势。2018 年食管癌发病率较 2011 年下降 62.48%,死亡率下降 63.80%。

肝癌发病率为 15.79/10 万,死亡率为 16.03/10 万,新发病例约 11 390 例,死亡约 11 620 例。2018 年肝癌死亡率较 1973—1975 年下降 18.95%。2018 年,河北省肝癌发病率较 2011 年下降 27.69%,2018 年死亡率较 2011 年下降 30.47%。

女性乳腺癌发病率为 18.88/10 万, 死亡率为 5.41/10 万, 新发病例约 14 640 例, 死亡约 4 310 例。2018 年,河北省女性乳腺癌死亡率较 1973—1975 年下降 6.17%。与 2011 年相比,2018 年河北省女性乳腺癌发病率上升 1.38%,死亡率升高 7.23%。

报告数据来源和质量控制:

截至 2021 年 12 月 31 日,河北省肿瘤防治办公室收集了全省 42 个肿瘤登记处数据,经审核 28 个登记处数据符合质量要求,分别是:保定市、秦皇岛市、沧州市、邢台市区、石家庄市区、承德市双桥区和邯郸市邯山区 7 个城市登记处;磁县、涉县、迁西县、武安市、赞皇县、丰宁满族自治县、辛集市、邢台县、张北县、石家庄郊县、内丘县、任县、安国市、张家口市宣化区、海兴县、盐山县、望都县、迁安市、衡水市冀州区、大名县和临城县 21 个县(市)登记处。登记地区覆盖人口 18 576 585 人(其中男性 9 317 521 人,女性9 259 064 人),约占 2018 年年末全省人口总数的 24.59%,可以反映河北省恶性肿瘤的疾病负担。

目　录

第一章 概 述

恶性肿瘤是全球共同抗击的人类重大疾病，也是影响我国居民生命健康的重大公共卫生问题。《2019 中国肿瘤登记年报》数据显示，2016 年我国肿瘤登记地区恶性肿瘤新发病例 406.4 万例，死亡病例数 241.35 万例，总体发病率为 291.13/10 万，死亡率为 177.05/10 万。我国恶性肿瘤发病前 5 位分别为肺癌、乳腺癌、胃癌、结直肠癌和肝癌，恶性肿瘤死亡前 5 位分别为肺癌、肝癌、胃癌、食管癌、结直肠癌。且近十几年来恶性肿瘤的发病和死亡均呈上升态势，每年恶性肿瘤所致的医疗花费超过 2 200 亿。随着我国人口老龄化逐渐加剧、工业化和城镇化进程的不断加快，以及慢性感染、不健康生活方式、环境等危险因素的累加，我国恶性肿瘤防控形势十分严峻。

河北省是我国恶性肿瘤高发省份，《2020 河北省肿瘤登记年报》数据显示，2017 年，河北省肿瘤登记地区全部恶性肿瘤发病率为 231.88/10 万，死亡率为 152.30/10 万。近 40 年来恶性肿瘤死亡呈现了显著的上升趋势，成为河北省居民最主要的疾病负担，全省防控形势同样不容乐观。因此监测全省恶性肿瘤的变化趋势以及不同地区和人群中的分布特征，可以为临床诊治、流行病学和卫生服务研究提供基础数据；对于掌握恶性肿瘤的疾病负担，制定恶性肿瘤防控计划、评价防治效果、确定卫生资源的配置具有重要价值和重大意义。

肿瘤登记是一项按一定的组织系统经常性地搜集、储存、整理、统计分析和评价肿瘤发病、死亡和生存资料的统计制度，是国际公认的有关肿瘤信息的收集方法，其核心就是提供覆盖地区全部恶性肿瘤（包括全部恶性肿瘤、脑和中枢神经系统的良性肿瘤以及血液系统恶性肿瘤）发病、死亡、生存及人口等信息，从而描述恶性肿瘤疾病负担，帮助建立优先的公共卫生策略，为各种恶性肿瘤的病因学研究、预防治疗效果的监测和评价提供重要的信息来源。

第一节 河北省肿瘤登记工作进展

一、河北省肿瘤登记工作发展历程

1974 年——河北省磁县开展肿瘤登记工作（1 个点），覆盖人口 64 万。

2000 年——河北省磁县、涉县成为国家肿瘤登记点（2 个点），覆盖人口 106 万。

2009 年——中央财政转移支付项目资助后，河北省磁县、涉县、保定市、迁西县进行肿瘤登记工作上报（4 个点），覆盖人口 263 万。

2010 年——河北省磁县、涉县、保定市、迁西县、秦皇岛市、武安市、赞皇县（7 个点），覆盖人口 446 万。

2011 年——河北省磁县、涉县、保定市、迁西县、秦皇岛市、武安市、赞皇县、沧州市（8 个点），覆盖人口 497 万。

2012 年——河北省磁县、涉县、保定市、迁西县、秦皇岛市、武安市、赞皇县、沧州市、丰宁满族自治县（9 个点），覆盖人口 528 万。

2013 年——在全省死因监测工作基础上，河北省增加石家庄市、辛集市、邢台县、张北县、深泽县、内丘县、任县、安国市、宣化县、承德市双桥区、海兴县、盐山县(21 个点),覆盖人口 1 119 万。

2014 年——河北省增加望都县、迁安市(23 个点),覆盖人口 1 432 万。

2015 年——河北省卫生健康委员会转发国家卫生健康委员会《肿瘤登记管理办法》,河北省增加冀州市、大名县、临城县(26 个点),覆盖人口 1 591 万。

2017 年——河北省增加邢台市、张家口市桥东区、景县、唐山市开平区、定州市、香河县、三河市(33 个点),覆盖人口 2 005 万。

2019 年——《健康河北癌症防治实施方案(2019—2022 年)》提出,所有县区开展肿瘤登记工作,河北省增加唐山市路南区、路北区、邯郸市邯山区、丛台区、廊坊市安次区、衡水市桃城区(53 个点),覆盖人口 2 269 万。

2021 年——11 个地市全部成立市级肿瘤登记中心,涵盖 53 个区县,覆盖人口 2 269 万(约占全省 30%)。

截止目前——根据《健康河北癌症防治实施方案(2019—2022 年)》要求,全省 167 个区县全部启动并开展肿瘤登记工作,42 个县区被国家年报收录。

二、河北省肿瘤登记技术培训

(一) 开展全省肿瘤随访登记培训会

2021 年 6 月 23—25 日，河北省肿瘤预防控制工作会议暨肿瘤随访登记技术培训班在石家庄市举办。会议由省卫健委主办,河北省肿瘤防治办公室、河北医科大学第四医院承办。国家癌症中心肿瘤登记办公室主任魏文强教授由于疫情防控要求在线上出席开幕式并讲话;河北省卫健委巡视员李建法;河北医科大学副校长、河北医科大学第四医院党委书记、河北省肿瘤防治办公室主任单保恩出席会议开幕式并发表讲话。河北省肿瘤防治办公室副主任、河北省肿瘤登记办公室主任贺宇彤教授主持开幕式,并发表题为“河北省肿瘤随访登记工作总结及 2021 年工作安排”的主题演讲和工作报告。各市肿瘤登记中心负责同志;承担项目县(市、区)卫生健康局疾控科负责人、肿瘤登记中心负责人和技术骨干;承担项目的医疗机构负责同志和各业务科室技术骨干等 260 余人参加了会议。会议系统讲授了肿瘤登记收集、整理和数据质控等专业知识,以及中国肿瘤登记平台使用简介和使用方法,并对各项目点工作人员实际工作中遇到的疑点和难点进行了技术答疑。各市级登记处专家以本次会议为契机,就市级肿瘤登记数据上报情况、城市农村肿瘤登记资料收集及随访等主题展开了精彩的演讲和讨论,交流探讨了实际工作中的经验和问题。本次会议为我省肿瘤登记工作人员的相互交流、技术学习与培训提供了一个良好的平台,为切实做好河北省肿瘤随访登记项目,进一步提升河北省肿瘤防治能力打下了坚实的基础。

(二) 各地市积极开展肿瘤登记工作的技术培训，逐步提高专业技术人员的业务能力，促进全省肿瘤登记信息化发展

2021 年,各地市积极开展肿瘤登记工作技术培训,通过举办培训会,有力地推动了我省肿瘤登记工作进程,提高了我省肿瘤登记工作人员的业务水平。河北省肿瘤防治办公室的专家和技术人员参加了其中部分培训会议,具体如下:

2021 年 5 月 12 日,石家庄市召开 2021 年石家庄市肿瘤随访登记能力培训班,河北省肿瘤防治办公室专家就河北省肿瘤登记现状及防治进展和肿瘤登记平台使用及质量控制进行重点培训。

2021 年 9 月 15 日,石家庄市召开 2021 年石家庄市慢性病综合防控能力培训暨技术练兵活动,河北省肿瘤防治办公室专家就河北省肿瘤登记工作进展及数据上报情况进行重点培训。

三、河北省肿瘤登记数据应用

连续 7 年出版河北省肿瘤登记年报;磁县、涉县数据被《五大洲癌症发病率》收录;28 个登记处数据被中国肿瘤登记年报收录; 磁县生存数据被 CONCORD2 和 3 收录并发表; 肿瘤登记相关数据发表论文 41 篇,其中 SCI 17 篇;评价河北省上消化道癌防治效果,获河北省科技进步一等奖。

第二节　河北省肿瘤登记年报主要结果

一、肿瘤登记数据的覆盖地区

本年报收集了河北省28个肿瘤登记处上报的2018年河北省恶性肿瘤发病、死亡及人口数据，分别为磁县、涉县、保定市、迁西县、秦皇岛市、武安市、赞皇县、沧州市、丰宁满族自治县、石家庄市区、辛集市、邢台县、张北县、石家庄郊县、海兴县、盐山县、承德市双桥区、张家口市宣化区、安国市、内丘县、任县、望都县、迁安市、衡水市冀州区、大名县、临城县、邢台市区和邯郸市邯山区，其中城市肿瘤登记处7个，农村肿瘤登记处21个。覆盖面积达46 775平方千米，约占全省的24.77%。

二、肿瘤登记数据的时间范围

本年报收集的河北省恶性肿瘤资料为2018年1月1日至2018年12月31日全年新发的恶性肿瘤、中枢神经系统良性肿瘤和血液系统恶性肿瘤病例，以及2018年1月1日至2018年12月31日全年死于恶性肿瘤、中枢神经系统良性肿瘤和血液系统恶性肿瘤的病例。

三、肿瘤登记数据的覆盖人口

河北省28个肿瘤登记处2018年登记覆盖人口18 576 585人(其中男性9 317 521人，女性9 259 064人)，约占全省2018年年末人口数的24.59%(表1-1)。

四、河北省恶性肿瘤发病与死亡总体情况

根据河北省28个登记地区的数据及全省人口进行推算，河北省2018年恶性肿瘤新发病例数约为172 800例，恶性肿瘤发病率为228.61 /10万(男性246.15/10万，女性210.96/10万)，中标率为155.96/10万，中标率低于全国平均水平。河北省2018年恶性肿瘤发病居第1位的是肺癌，其次是胃癌、结直肠癌、乳腺癌、食管癌、肝癌、甲状腺癌、子宫颈癌、子宫体癌和肾癌，前10位恶性肿瘤占全部恶性肿瘤发病的77.55%。河北省2018年恶性肿瘤死亡例数约为111 500例，恶性肿瘤死亡率为149.17/10万（男性182.15/10万，女性115.98/10万)，中标率为95.38/10万，中标率低于于全国平均水平。河北省2018年恶性肿瘤死亡居第1位的是肺癌，其次为胃癌、肝癌、食管癌、结直肠癌、乳腺癌、胰腺癌、脑瘤、白血病和子宫颈癌，前10位恶性肿瘤占全部恶性肿瘤死亡的81.61%。通过比较河北省与全国主要恶性肿瘤的发病率发现，河北省胃癌发病率高于全国水平，其余主要恶性肿瘤的发病率均低于全国水平(表1-2，图1-1)。

五、河北省恶性肿瘤发病和死亡分布状况

河北省11个省辖市均建立了市级肿瘤登记中心，本年报经审核纳入的符合质量要求的28个肿瘤登记处数据，分别代表所在地级市肿瘤发病和死亡情况。以石家庄市区、石家庄郊县、赞皇县和辛集市登记处数据估计石家庄市肿瘤发病和死亡情况；以迁西县和迁安市登记处数据估计唐山市肿瘤发病和死亡情况，因两县在唐山市所处地理位置较偏僻，而且目前尚缺少唐山市区肿瘤登记数据，所以唐山市数据代表性较差；以秦皇岛市区登记的肿瘤数据估计秦皇岛市肿瘤发病和死亡情况；以邯山区、大名县、涉县、磁县和武安市登记处数据估计邯郸市肿瘤发病和死亡情况；以邢台市区、邢台县、临城县、内丘县和任县登记处数据估计邢台市肿瘤发病和死亡情况；以保定市区、望都县和安国市登记处数据估计保定市肿瘤发病和死亡情况；以宣化区和张北县登记处数据估计张家口市肿瘤发病和死亡情况；以双桥区和丰宁满族自治县上报的肿瘤登记数据估计承德市肿瘤发病和死亡情况；以沧州市区、海兴县和盐山县登记处上报数据估计沧州市肿瘤发病和死亡情况；以衡水市冀州区肿瘤登记处数据估计衡水市肿瘤发病和死亡情况；廊坊市因数据质量不符合收录标准暂无可估算数据。

表 1-1　河北省肿瘤登记地区 2018 年各市人口覆盖情况

市域/省	覆盖人口(万人)	占当地人口的比例	肿瘤登记处及覆盖区域
石家庄市	499	45.53%	石家庄市疾病预防控制中心 长安区、新华区、桥西区、裕华区、栾城区、藁城区、鹿泉区、深泽县、正定县、赞皇县
唐山市	118	14.93%	唐山市人民医院 迁西县、迁安市
秦皇岛市	147	46.83%	秦皇岛市第四医院 海港区、北戴河区、山海关区、抚宁区
邯郸市	326	34.18%	邯郸市疾病预防控制中心 邯山区、磁县、涉县、武安市、大名县
邢台市	205	27.79%	邢台市人民医院 桥东区、桥西区、高新区、邢台县、任县、内丘县、临城县
保定市	183	15.57%	保定市疾病预防控制中心 竞秀区、莲池区、望都县、安国市
张家口市	90	20.25%	张家口市第一医院 宣化区、张北县
承德市	72	20.22%	承德市第三医院 双桥区、丰宁满族自治县
沧州市	120	15.86%	沧州市人民医院 运河区、新华区、海兴县、盐山县
衡水市	34	7.71%	衡水市人民医院 冀州区
辛集市	64	100%	辛集市疾病预防控制中心 辛集市
廊坊市	–	–	廊坊市人民医院 –
定州市	–	–	定州市疾病预防控制中心 –
河北省	1858	24.59%	河北省肿瘤防治办公室 河北省肿瘤登记地区

表 1-2　河北省 2018 年恶性肿瘤发病率和死亡率现状及与全国水平的比较

区域	性别	发病率(1/10 万)	中标发病率(1/10 万)	死亡率(1/10 万)	中标死亡率(1/10 万)
全国	合计	291.13	187.48	177.05	105.32
	男性	318.76	205.74	222.08	137.71
	女性	262.67	171.14	130.66	74.42
河北省	合计	228.61	155.96	149.17	95.38
	男性	246.15	168.72	182.15	121.76
	女性	210.96	145.76	115.98	71.55

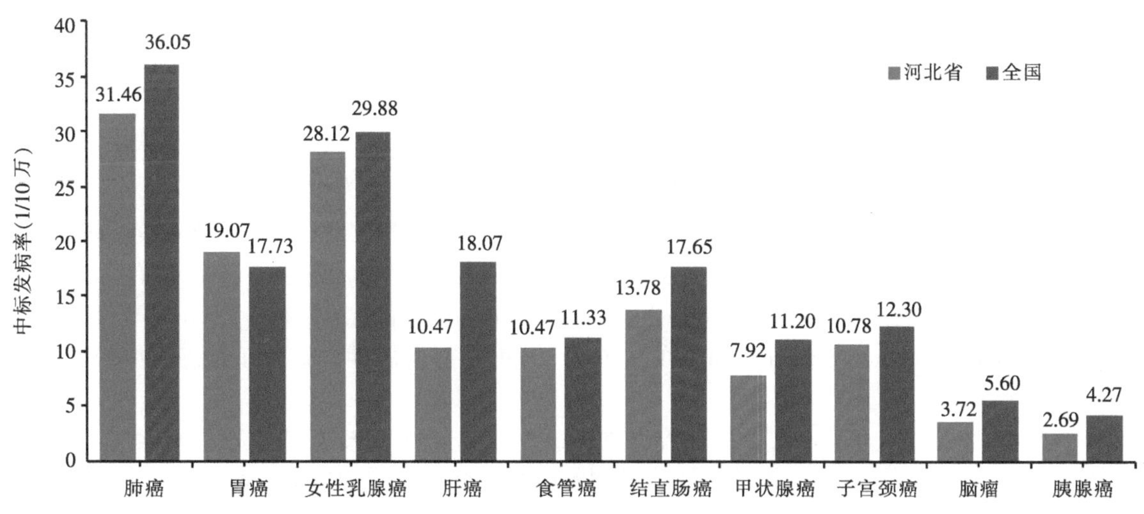

图 1-1 河北省 2018 年主要恶性肿瘤发病率与全国水平比较

六、河北省主要恶性肿瘤发病与死亡变化趋势

(1)肺癌:2018 年河北省肺癌新发病例约 36 960 例,死亡约 30 300 例。肺癌发病率和死亡率分别是全国肺癌发病率和死亡率的 0.88 倍和 0.90 倍。在过去 40 年里,河北省肺癌死亡率呈现明显升高趋势,2018 年肺癌死亡率较 1973—1975 年升高 135.64%,居全省癌症死亡的第一位。与 2011 年相比,2018 年河北省肺癌发病率下降 19.10%,死亡率下降 29.77%。

(2)胃癌:2018 年河北省胃癌新发病例约 20 370 例,死亡约 16 710 例。河北省胃癌发病率和死亡率分别是我国胃癌发病率和死亡率的 1.09 倍和 1.23 倍,2018 年全省胃癌死亡率较 1973—1975 年下降 32.39%。2011—2018 年,河北省胃癌发病率和死亡率总体上均有所下降。与 2011 年相比,2018 年河北省胃癌发病率下降 50.45%,死亡率下降 47.09%。

(3)食管癌:2018 年河北省食管癌新发病例约 11 400 例,死亡约 9 040 例。全省食管癌发病率是我国食管癌发病率的 0.92 倍,死亡率是全国食管癌死亡率的 0.94 倍。但近 40 年来,全省食管癌死亡率呈现明显下降趋势,2018 年食管癌死亡率较 1973—1975 年下降 83.65%。2011—2018 年,河北省食管癌发病率和死亡率均呈明显的下降趋势。2018 年食管癌发病率较 2011 年下降 62.48%,死亡率下降 63.80%。

(4)肝癌:2018 年河北省肝癌新发病例约 11 390 例,死亡约 11 620 例。全省肝癌发病率和死亡率分别是我国肝癌发病率和死亡率的 0.59 倍和 0.69 倍。2018 年肝癌死亡率较 1973—1975 年下降 18.95%。2011—2018 年,河北省肝癌发病率较 2011 年下降 27.69%,2018 年死亡率较 2011 年下降 30.47%。

(5)女性乳腺癌:2018 年河北省女性乳腺癌新发病例约 14 640 例,死亡约 4 310 例。全省女性乳腺癌的发病率和死亡率是全国女性乳腺癌的发病率和死亡率的 0.94 倍和 1.14 倍。2018 年,全省女性乳腺癌死亡率较 1973—1975 年下降 6.17%。与 2011 年相比,2018 年河北省女性乳腺癌发病率上升 1.38%,死亡率上升 7.25%。

第三节 河北省肿瘤登记数据的质量控制

河北省肿瘤防治办公室根据《中国肿瘤登记工作指导手册》,并参照国际癌症研究署(IARC)/国际癌症登记协会(IACR)《五大洲癌症发病率》第 10 卷(Cancer Incidence in Five Continents Volume X)对登记质量的有关要求,使用数据库软件 MS-Excel 以及 IARC/IACR 的 IARC-crgTools 软件,对河北省的肿瘤登记地区的原始登记资料进行审核、整理,对资料质量的完整性和可靠性进行评估。河北省肿瘤防治办公室对审核过程中发现的质量问题,及时反馈给各个登记处,并根据各个登记处再次提交的数据进行重新整理审核。

一、数据质控标准

国家癌症中心从 2008 年开始实行肿瘤登记数据年报制度,对上报的登记数据进行质量评估,符合标准的登记处数据方可纳入年报。目前中国肿瘤登记年报数据纳入标准为:

A 级:数据可以接受入年报。覆盖全部人口;有可靠的人口数据来源;已建立完善规范的全死因监测系统;组织学诊断比例(percentage of cases morphologically verified,MV%)在 66%~85%;仅有死亡医学证明书比例(percentage of cancer cases identified with death certification only,DCO%)大于 0,小于 10%;死亡和发病比(mortality to incidence rate ratio,M/I)在 0.60~0.80,主要部位恶性肿瘤 M/I 合理;肿瘤变化趋势稳定,水平合理;死亡率不低于 120/10 万。

B 级:数据可以接受入年报。覆盖全部人口或特定人口;死因监测系统不够完善;MV%在 55%~95%;DCO%小于 20%;M/I 在 0.55~0.85;肿瘤变化趋势相对稳定,水平比较合理,死亡率不低于 100/10 万。

D 级:数据不被年报接受。覆盖人口不明确;无死因资料或死因资料不完整;MV%小于等于 55%或大于等于 95%;DCO%大于等于 20%;M/I 小于等于 0.55 或大于等于 0.85;肿瘤变化趋势不稳定,水平不合理。部分 D 级的登记处,仅个别指标未达到 B 级标准,数据被接受入年报,并标以 * 号。

《五大洲癌症发病率》第 10 卷应用半定量方法评价登记数据的完整程度。半定量是指以同地区不同时期或相同区域内登记处合并值为对照数据进行比较获得的质控指标。《五大洲癌症发病率》第 10 卷分了 25 个区域计算标准参考值,将第 9 卷中 25 个区域分性别、肿瘤别的 MV%、M:I(%)及年龄标化率均值及方差作为标准指标,各登记处的相应数值与其比较,为编委的评价决定提供依据。各卷中区域参考标准是变数,通常以前一卷的数据计算。其假定条件为相同区域,各指标应大体一致,登记处合计或主要肿瘤别比较的相应指标过高、过低均被认为不合理。

《五大洲癌症发病率》第 10 卷审核用以下 4 类指标评价完整性:历史数据[率稳定(历史数据比较)、不同人群率的比较、年龄别率曲线、儿童肿瘤发病率];MV%;M:I%;仅有死亡医学证明书(DCO)的比例。《五大洲癌症发病率》第 10 卷审核中国登记数据质量指标参考标准见表 1-3。

二、肿瘤登记流程

登记处所属辖区内所有具有肿瘤诊治能力的各医疗机构为报告单位。除省、市、区、县级综合医院外尚包括学校附属医院、专科医院、专业防治院所、局属职工医院、大型厂矿医院及对地方居民开放的部队医院、私立医院等。城市社区医院、农村乡、镇卫生院、村卫生室均需参加报告。

(一) 肿瘤登记地区辖区内所有医疗机构

首先建立健全医疗机构内部报告制度,保证本单位医务人员及时向肿瘤登记处报告其所诊治的肿瘤病例。

(1)由 1 名业务院长分管并协调单位内的肿瘤报告工作,指定保健科或防保科负责执行。

(2)门诊各相关科室(内、外、妇、儿、肿瘤科的门诊,病理科、检验科、内镜室、放射科、超声科、CT 室等)发现新诊断的河北省户籍肿瘤病例时,负责诊治的医师应及时填写肿瘤报告卡,并在患者病历上注明“肿瘤已报”。门诊护士在每天门诊结束整理病史时,如发现病例漏报应及时补报并登记在门诊肿瘤病例报告登记册上备查,若发现原诊断有所变动时应做更正报告。

(3)病案室是医院内最重要的肿瘤病例资料保存和减少肿瘤病例漏报的部门。医院负责肿瘤报告的部门和病案室的工作人员应定期查阅病历,检查漏报情况。

(4)保健科或防保科负责科室要安排专人具体管理病例报告资料的汇集、登记、上报、质量控制等工作。接到肿瘤报告卡后,在“全院肿瘤登记册”上进行登记,经质量审核后将肿瘤报告卡集中送往所在辖区肿瘤登记单位。

表 1-3 《五大洲癌症发病率》第 10 卷审核中国登记数据质量指标参考标准[a]

ICD-10	部位	男性			女性		
		MV%	M:I(%)	ASR	MV%	M:I(%)	ASR
C00–C14	口腔和咽喉	91.4	44.3	10.7	89.9	35.1	4.5
C15	食管	68.4	78.6	21.4	61.1	80.8	10.4
C16	胃	73.1	64.6	32.9	70.6	67.0	15.4
C18–C21	结直肠肛门	85.0	46.6	18.8	83.9	46.1	15.2
C22	肝	33.4	83.7	33.4	28.1	85.0	10.5
C25	胰腺	35.0	81.7	5.0	32.9	81.1	3.6
C32	喉	86.8	46.4	3.0	75.7	54.3	0.5
C33–C34	气管,支气管,肺	56.3	80.4	47.6	51.2	78.8	20.7
C43	皮肤黑色素瘤	90.9	38.8	0.3	90.8	45.1	0.3
C50	乳房	90.2	23.8	0.2	92.7	23.2	22.4
C53	子宫颈	–	–	–	91.5	38.4	3.6
C54–C55	子宫体及子宫部位不明	–	–	–	90.5	25.7	4.8
C56	卵巢	–	–	–	83.1	52.8	3.9
C61	前列腺	80.7	32.5	3.9	–	–	–
C62	睾丸	92.7	14.4	0.5	–	–	–
C64–C66	肾及泌尿系统不明	75.7	36.8	2.9	74.6	40.0	1.5
C67	膀胱	83.8	36.5	6.2	81.9	43.3	1.5
C70–C72	脑,神经系统	61.2	61.8	4.3	61.7	53.7	3.7
C73	甲状腺	90.5	19.7	0.9	93.6	9.8	2.7
C81–C88,C90	淋巴瘤	93.1	52.8	5.3	92.7	52.3	3.3
C91–C95	白血病	90.8	64.0	5.1	89.1	63.5	3.7
C76–C80	不明及其他恶性肿瘤	53.3	59.3	3.4	54.1	60.1	2.4
C00–C96(除外 C44)	所有部位(除皮肤其他恶性肿瘤)	65.8	64.2	215.1	72.7	50.9	142.3

注:ASR:年龄标化率(世界)每 100 000;ICD-10:国际疾病分类肿瘤学专辑第 10 版;M:I(%):死亡发病比百分比;MV%:病理学诊断比例;a:北京(1993—1997),林州(1993—1997),启东(1993—1997),天津(1993—1997),武汉(1993—1997),广州(2000—2002),香港特别行政区(1998—2002),嘉善(1998—2002),哈尔滨市南岗区(1998—2002),上海(1998—2002),中山(1998—2002)

(二)基层卫生服务机构

(1)社区卫生服务站/村卫生院(社区卫生服务站):指定 1 名负责肿瘤监测的人员。凡属所在地区的肿瘤新发病例,经核实基本情况后,填写在“恶性肿瘤登记册”上,并于指定的报告日期报告给社区卫生服务中心、乡卫生院。凡属所在地区的死亡病例,经核实后,填写在“死亡登记册”上,并于指定的报告日期报告给社区卫生服务中心、乡卫生院。对现患肿瘤患者填写随访登记表。

(2)社区卫生服务中心/乡卫生院(社区卫生服务中心):负责医生每月召开 1 次肿瘤监测人员例会,形成制度;接受辖区内所有肿瘤医生的报告;填写“恶性肿瘤登记册”。收集本地门诊、病房中的肿瘤新发病例、死亡病例,填写“恶性肿瘤登记册”、“死亡医学证明书”。汇总资料,上报市疾控中心/县肿瘤登记处。

(3)市疾控中心/县级肿瘤登记处:每月召开 1 次社区卫生服务中心/乡卫生院负责医师例会;接受辖区内所有监测人员、乡医的报告;填写“居民肿瘤病例报告卡”;整理资料,审核、编码,录入计算机;肿瘤登记处应对下级机构人员进行经常性的指导、检查及业务培训;同时要收集或摘录所辖地区各医疗机构病案室中的记录资料(或由病案室按月报告);这些不是直接由乡镇报来的肿瘤资料,经归类整理后,要及时反馈给病例户籍所在地区进行核对,并补充到肿瘤登记册中。

此外, 肿瘤登记处人员应定期到新型农村合作医疗保险、城/镇职工医保中心收集肿瘤患者相关信息,并定期进行死亡补发病工作。

肿瘤登记处配备专人直接负责资料的收集、整理及计算机录入。肿瘤登记处对下级机构(乡镇)人员进行经常性的指导、检查及业务培训;同时要收集或摘录县(市)各医疗机构病案室中的记录资料,经归类整理后,及时反馈给肿瘤病例户籍所在地工作人员进行核对(图 1-2)。

三、资料审核流程

河北省肿瘤防治办公室收到各登记处上报资料后,首先检查资料的完整性,一是检查上报材料是否包括了"上报要求"所列全部资料,二是检查数据库是否包含了全部关键变量。在确认资料完整后,使用 IARC/IACR 的 Check 程序逐一检查变量是否完整和有效,并对不同变量之间是否合乎逻辑进行检查。应用同样原则检查登记地区的死亡资料和人口资料。经过如上步骤,使用数据库软件 SAS、MS-Excel 生成统一表格,对登记数据的完整性和可靠性做出评估,并将结果反馈给各登记处。各登记处根据反馈结果,对登记资料进行核实、补充与修改,将修改后的资料再次上报河北省肿瘤防治办公室。河北省肿瘤防治办公室将全省各登记处数据进行汇总后,上报全国肿瘤登记中心,全国肿瘤登记中心对各登记处数据再次进行审核,并与全国其他登记处数据进行对比分析,将结果反馈给河北省肿瘤防治办公室,经各登记处修改完善后,形成最终版本数据库,上报全国肿瘤登记中心,同时分析产生年度报告(图 1-3)。

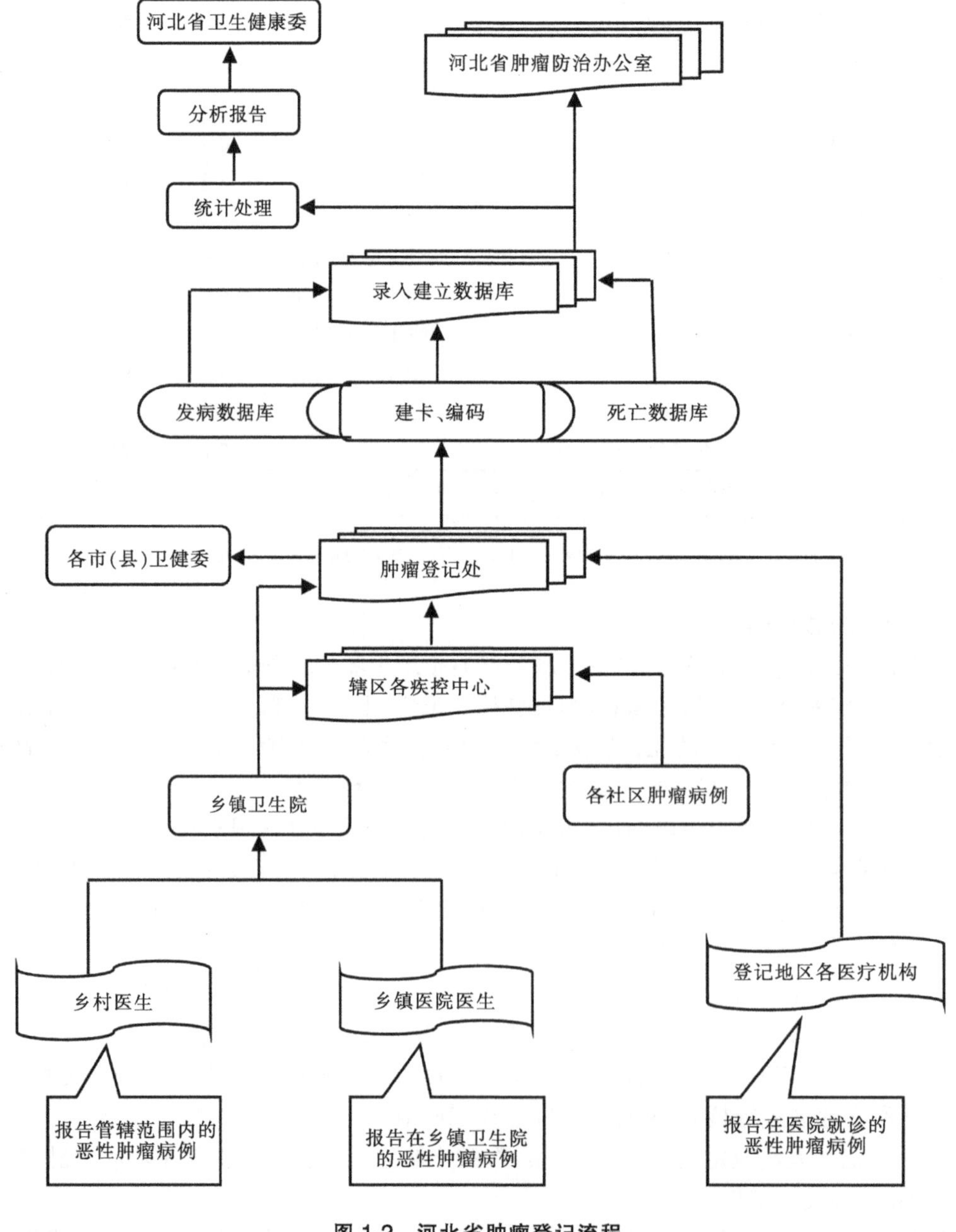

图 1-2 河北省肿瘤登记流程

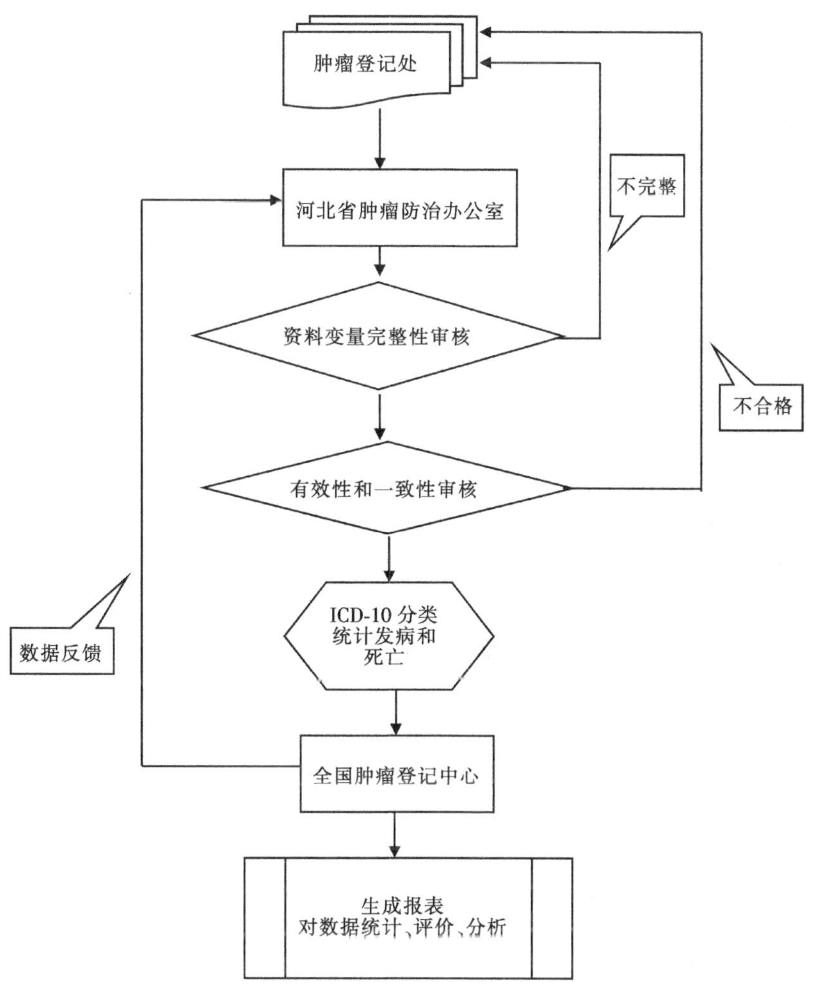

图 1-3 河北省肿瘤防治办公室对上报的登记资料审核流程

第四节 常用的统计学指标

一、发病（死亡）率

发病(死亡)率即粗发病(死亡)率，指某年该地登记的每 10 万人口恶性肿瘤新病例(死亡)数，是反映人口发病(死亡)情况最基本的指标。

$$\text{发病(死亡)率}=\frac{\text{某年该地恶性肿瘤新发病例(死亡)数}}{\text{某年该地年平均人口数}}\times 100\ 000(1/10\text{万})$$

二、分类构成

恶性肿瘤发病(死亡)分类构成可以反映各类恶性肿瘤对人民健康危害的情况。恶性肿瘤发病(死亡)分类构成百分比的计算公式如下：

$$\text{某恶性肿瘤构成}=\frac{\text{某恶性肿瘤发病(死亡)人数}}{\text{总发病(死亡)人数}}\times 100\%$$

三、年龄别发病（死亡）率

年龄别发病(死亡)率是统计研究的重要指标，反映人口发病(死亡)随年龄增长的变动过程。同时，年龄别发病(死亡)率也是计算寿命表、计算标化率等指标所必需的数据。

$$某年龄组发病(死亡)率=\frac{某年龄组发病(死亡)人数}{同年龄组人口数}\times 100\ 000(1/10万)$$

四、年龄调整发病（死亡）率或年龄标准化发病（死亡）率

即用标准人口构成计算发病(死亡)率。本年报的中国标准人口是 2000 年人口普查的人口构成；世界人口年龄使用 Segi 世界人口构成(表 1-4)。

标化发病(死亡)率的计算(直接法)：

①计算年龄组发病(死亡)率。

②以各年龄组发病(死亡)率乘以相应的标准人口年龄构成百分比，得到各年龄组相应的分配发病(死亡)率。

③各年龄组的发病(死亡)率相加之和，即为标准化发病(死亡)率。

$$标准化发病(死亡)率=\frac{\sum 标准人口年龄构成\times 年龄别发病(死亡)率}{\sum 标准人口年龄构成}$$

表 1-4　标准人口构成

年龄组(岁)	中国人口构成(2000 年)	世界人口构成(Segi)
0–	13 793 799	2 400
1–	55 184 575	9 600
5–	90 152 587	10 000
10–	125 396 633	9 000
15–	103 031 165	9 000
20–	94 573 174	8 000
25–	117 602 265	8 000
30–	127 314 298	6 000
35–	109 147 295	6 000
40–	81 242 945	6 000
45–	85 521 045	6 000
50–	63 304 200	5 000
55–	46 370 375	4 000
60–	41 703 848	4 000
65–	34 780 460	3 000
70–	25 574 149	2 000
75–	15 928 330	1 000
80–	7 989 158	500
85+	4 001 925	500
合计	1 242 612 226	100 000

五、累积率

累积率是指某病在某一年龄阶段内的累积发病(死亡)率,便于不同地区的直接比较。恶性肿瘤一般是计算 0~64 岁或者 0~74 岁的累积发病(死亡)率。

累积发病(死亡)率=[∑(年龄组发病(死亡)率×年龄组距)]×100%

六、截缩率

截缩率是反映和分析肿瘤发病情况的特殊指标之一。主要是由于各年龄段的肿瘤发生情况不同,肿瘤集中在某一年龄段的高发,而其他年龄段较少或几乎没有病例,用总体率可能会降低肿瘤的发病强度,因此,对肿瘤高发年龄段进行描述分析,能客观反映肿瘤发病情况和相关危险因素。该高发年龄段的发病率就是截缩率,因而它也是高发年龄段的总体发病率,其计算公式如下:

$$截缩率=\frac{\sum 截缩段各年龄组发病(死亡)率\times 各段标准年龄构成}{\sum 各段标准年龄构成}\times 100\,000(1/10万)$$

截缩率同其他总体发病率一样,比较时需要标化。

(单保恩 贺宇彤 温登瑰)

第二章

肿瘤登记资料质量评价

一、河北省肿瘤登记地区 2018 年各登记处发病率与死亡率

河北省登记地区 2018 年覆盖人口 18 576 585 人，其中城市地区 7184 802 人，农村地区 11 391 783 人。报告新发病例 42 468 例，其中城市地区 16 367 例，农村地区 2 6101 例，恶性肿瘤发病率为 228.61/10 万，城市地区为 227.80/10 万，农村地区为 229.12/10 万。张北县恶性肿瘤发病率最高为 338.02/10 万，邯郸市邯山区最低为 186.87/10 万。报告恶性肿瘤死亡病例 27 711 例，其中城市地区 10 221 例，农村地区 17 490 例。恶性肿瘤死亡率为 149.17/10 万，城市地区 142.26/10 万，农村地区 153.53/10 万。涉县恶性肿瘤死亡率最高为 239.59/10 万，望都县最低为 119.47/10 万(表 2-1)。

表 2-1 河北省肿瘤登记地区 2018 年各登记处发病率和死亡率

肿瘤登记处	人口数	发病数	发病率(1/10 万)	死亡数	死亡率(1/10 万)
全省	18 576 585	42 468	228.61	27 711	149.17
城市	7 184 802	16 367	227.80	10 221	142.26
石家庄市区	2 305 914	6 210	269.31	3 524	152.82
秦皇岛市区	1 467 658	3 223	219.60	2 002	136.41
邯郸市邯山区	521 761	975	186.87	674	129.18
邢台市区	878 538	1 686	191.91	1 161	132.15
保定市区	1 180 118	2 562	217.10	1 833	155.32
承德市双桥区	315 235	638	202.39	388	123.08
沧州市区	515 578	1 073	208.12	639	123.94
农村	11 391 783	26 101	229.12	17 490	153.53
石家庄郊县	2 408 170	5 526	229.47	3 449	143.22
赞皇县	272 656	617	226.29	458	167.98
迁西县	407 963	909	222.81	637	156.14
迁安市	776 711	1 538	198.01	1 262	162.48
大名县	795 610	1 678	210.91	1 006	126.44
涉县	431 146	1 397	324.02	1 033	239.59
磁县	659 466	1 890	286.60	1 409	213.66
武安市	849 046	1 808	212.94	1 193	140.51
邢台县	361 711	753	208.18	584	161.45
临城县	211 215	440	208.32	296	140.14
内丘县	258 260	550	212.96	361	139.78
任县	339 474	700	206.20	533	157.01
望都县	260 314	522	200.53	311	119.47
安国市	386 459	853	220.72	559	144.65
张家口市宣化区	533 240	1 308	245.29	849	159.22
张北县	364 774	1 233	338.02	750	205.61
丰宁满族自治县	408 470	824	201.73	521	127.55
海兴县	223 117	467	209.31	283	126.84
盐山县	464 284	921	198.37	566	121.91
衡水市冀州区	344 658	804	233.27	603	174.96
辛集市	635 039	1 363	214.63	827	130.23

二、河北省肿瘤登记地区 2018 年恶性肿瘤质控指标

1　组织学诊断比例(MV%)

组织学诊断比例(MV%)是指依据组织学诊断的病例(包括诊断依据为 5、6、7、8 的病例)占全部发病病例的百分比，在各类诊断依据中组织学诊断可靠性最高，是评价登记资料完整性和有效性的重要指标。肿瘤登记质控要求组织学诊断所占比例大于 66%，且小于 95%。过高的 MV%提示登记处的病例来源过度依赖组织学、细胞学及血液学诊断，其他途径病例发现来源缺乏或不完善。过低的 MV%提示上报单位报告流程欠完善或报告卡填写不认真。MV%可因原发肿瘤的部位而异，对于乳腺癌、子宫颈癌、食管癌等容易得到组织学诊断的肿瘤，其 MV%较高，对于肝癌、肺癌等恶性肿瘤，MV%常常较低。MV%也受登记地区诊疗水平的影响。

$$MV(\%)=\frac{\text{最高诊断依据为 5、6、7、8 的病例数}}{\text{报告恶性肿瘤病例总数}}\times 100\%$$

河北省肿瘤登记地区 2018 年 MV%为 76.95%。城市地区为 80.93%，农村地区为 74.45%。城市地区高于农村地区。28 个登记处中石家庄市区 MV%比例最高为 86.47%，其次是秦皇岛市区，为 84.92%；武安市 MV%比例最低为 60.12%。

2　仅有死亡医学证明书比例(DCO%)

肿瘤登记处定期将全死因监测数据中死于恶性肿瘤的病例与恶性肿瘤发病数据库进行核对，对恶性肿瘤发病数据库中没有的死亡病例，即从死亡数据库中发现的新病例(DCN)进行医学追访，能追访到进一步诊断信息的(包括首次诊断名称、诊断日期、诊断医院、诊断依据等)，将其作为新病例补充到发病数据库中，未追踪到诊断信息的病例，即为仅有死亡医学证明书病例(DCO)。

仅有死亡医学证明书比例(DCO%)指仅有死亡医学证明书病例(DCO)占全部发病病例的百分比，也是评价登记资料完整性和有效性的重要指标。若该指标过高，说明发病数据漏报严重，过低说明死亡补发病流程不完善。

$$DCO\%=\frac{\text{仅有死亡医学证明书病例数(DCO)}}{\text{报告恶性肿瘤病例总数}}\times 100\%$$

河北省肿瘤登记地区 2018 年 DCO%比例为 0.61%，城市地区为 0.43%，农村地区为 0.73%，城市地区低于农村地区。安国市 DCO%比例最高为 3.40%，其次是任县和迁西县，石家庄市区、秦皇岛市区、邢台市区、沧州市区、邯郸市邯山区、武安市、辛集市、赞皇县、承德市双桥区、张家口市宣化区、邢台县、盐山县、临城县、海兴县、迁安市、内丘县、丰宁满族自治县和涉县 18 个登记处 DCO%低于 0.5%。

3　死亡发病比(M/I)

死亡发病比(M/I)是指同期恶性肿瘤死亡病例数与同期恶性肿瘤发病病例数的比值，既是评价完整性的指标，也是评价可靠性的重要指标，理论上，M/I=1−5 年生存率。M/I 介于 0.6~0.8，小于 0.6 提示死亡可能漏报；大于 0.8 提示发病可能漏报。预后较好的肿瘤如甲状腺癌、乳腺癌等，M/I 较小；预后较差的恶性肿瘤如肝癌、肺癌、胰腺癌、食管癌等，M/I 接近于 1。

$$M/I=\frac{\text{同期恶性肿瘤死亡病例数}}{\text{同期恶性肿瘤发病病例数}}\times 100\%$$

河北省肿瘤登记地区 2018 年 M/I 为 0.65，城市地区为 0.62，农村地区为 0.67。迁安市 M/I 比例最高为 0.82。石家庄市区和沧州市区为 0.57 和 0.60(表 2-2，图 2-1)。

表 2-2　河北省肿瘤登记地区 2018 年肿瘤登记质量控制指标

肿瘤登记处	M/I	MV%	DCO%
全省	0.65	76.95	0.61
城市	0.62	80.93	0.43
石家庄市区	0.57	86.47	0.45
秦皇岛市区	0.62	84.92	0.16
邯郸市邯山区	0.69	78.05	0.10
邢台市区	0.69	67.26	0.12
保定市区	0.72	75.10	1.17
承德市双桥区	0.61	71.79	0.47
沧州市区	0.60	80.34	0.09
农村	0.67	74.45	0.73
石家庄郊县	0.62	76.46	1.10
赞皇县	0.74	72.77	0.49
迁西县	0.70	83.17	1.21
迁安市	0.82	69.05	0.20
大名县	0.60	64.30	0.60
涉县	0.74	77.09	0.14
磁县	0.75	84.81	1.16
武安市	0.66	60.12	0.17
邢台县	0.78	71.85	0.27
临城县	0.67	76.82	0.23
内丘县	0.66	71.64	0.18
任县	0.76	84.29	1.71
望都县	0.60	67.82	0.96
安国市	0.66	67.64	3.40
张家口市宣化区	0.65	79.89	0.38
张北县	0.61	73.64	0.65
丰宁满族自治县	0.63	76.94	0.12
海兴县	0.61	77.52	0.21
盐山县	0.61	70.25	0.33
衡水市冀州区	0.75	72.51	0.75
辛集市	0.61	82.32	0.15

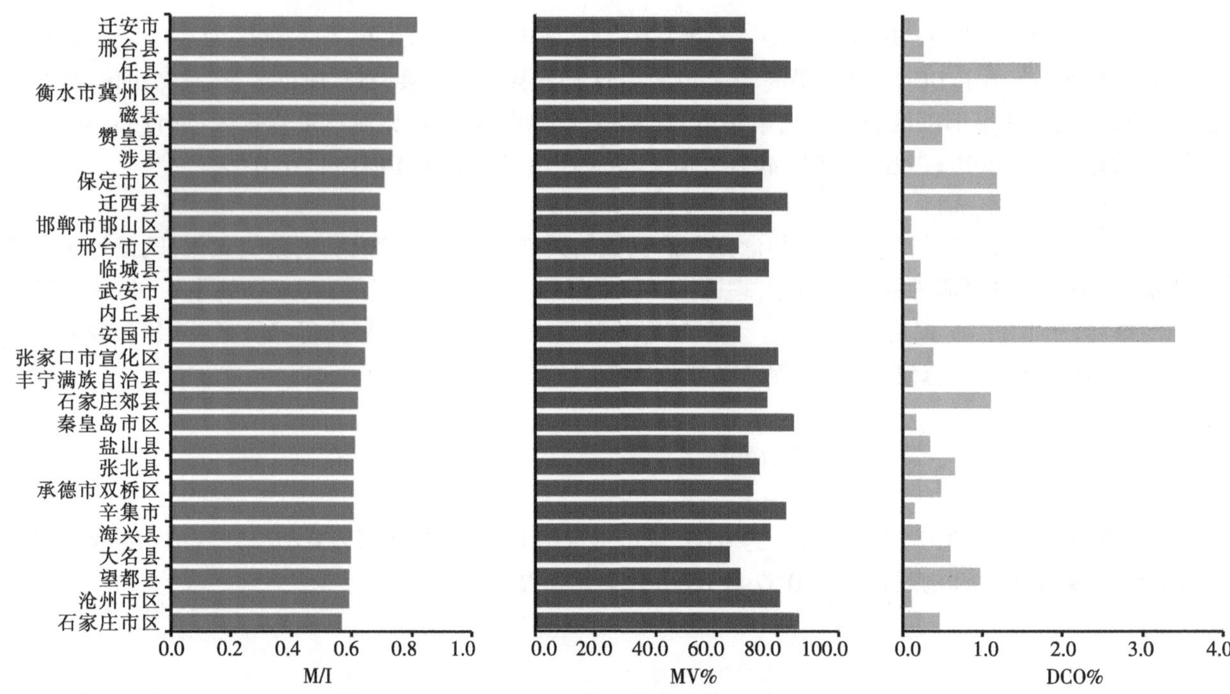

图 2-1　河北省肿瘤登记地区 2018 年肿瘤登记质量控制指标

三、河北省肿瘤登记地区 2018 年主要恶性肿瘤质控指标

河北省常见的恶性肿瘤中，肺癌的组织学诊断比例为 71.71%，仅有死亡证明书比例为 1.23%，死亡发病比为 0.82；胃癌的组织学诊断比例为 78.74%，仅有死亡证明书比例为 0.55%，死亡发病比为 0.82；肝癌的组织学诊断比例为 56.78%，仅有死亡证明书比例为 1.26%，死亡发病比为 1.01(表 2-3)。

表 2-3　河北省肿瘤登记地区 2018 年恶性肿瘤别质量评价

部位	全省			城市			农村		
	M/I	MV%	DCO%	M/I	MV%	DCO%	M/I	MV%	DCO%
口腔和咽喉(除外鼻咽)	0.48	77.98	0.18	0.53	83.13	0.00	0.44	73.77	0.33
鼻咽	0.74	71.56	2.75	0.64	83.33	0.00	0.81	64.18	4.48
食管	0.78	79.23	0.52	0.83	82.59	0.62	0.76	78.34	0.49
胃	0.82	78.74	0.55	0.81	79.94	0.56	0.83	78.31	0.54
结直肠肛门	0.45	83.50	0.28	0.45	84.13	0.16	0.45	82.94	0.39
肝脏	1.01	56.78	1.26	1.04	58.14	0.43	1.01	56.15	1.65
胆囊及其他	0.60	64.08	0.00	0.64	62.84	0.00	0.57	64.95	0.00
胰腺	1.01	58.65	0.51	1.21	52.54	0.36	0.91	61.96	0.59
喉	0.53	77.74	1.51	0.42	88.52	1.64	0.62	68.53	1.40
气管，支气管，肺	0.82	71.71	1.23	0.81	77.85	0.84	0.84	67.99	1.46
其他胸腔器官	0.58	74.63	1.49	0.66	82.19	0.00	0.49	65.57	3.28
骨	0.72	53.41	0.38	0.75	52.05	0.00	0.71	53.93	0.52
皮肤黑色素瘤	0.71	100.00	0.00	0.78	100.00	0.00	0.65	100.00	0.00
乳房	0.29	88.82	0.03	0.31	89.79	0.00	0.27	88.06	0.05
子宫颈	0.36	83.06	0.31	0.33	82.90	0.20	0.38	83.16	0.39
子宫体及子宫部位不明	0.24	86.33	0.00	0.28	91.96	0.00	0.21	82.58	0.00
卵巢	0.50	80.96	0.80	0.58	80.57	1.77	0.44	81.29	0.00
前列腺	0.40	73.98	0.00	0.42	74.73	0.00	0.37	72.84	0.00
睾丸	0.12	52.38	0.00	0.07	66.67	0.00	0.15	44.44	0.00
肾及泌尿系统不明	0.39	82.21	0.11	0.40	82.14	0.21	0.38	82.30	0.00
膀胱	0.38	80.00	0.80	0.37	83.22	0.65	0.38	76.48	0.95
脑，神经系统	0.69	63.78	0.79	0.84	69.40	1.49	0.63	61.35	0.48
甲状腺	0.10	91.53	0.00	0.10	94.03	0.00	0.09	87.44	0.00
淋巴瘤	0.58	97.02	0.00	0.63	98.94	0.00	0.53	95.17	0.00
白血病	0.60	96.37	0.00	0.65	99.45	0.00	0.57	94.22	0.00
不明及其他恶性肿瘤	0.88	67.55	0.70	1.03	76.10	0.58	0.78	61.81	0.77
所有部位合计	0.65	76.95	0.61	0.62	80.93	0.43	0.67	74.45	0.73

(贺宇彤　温登瑰)

第三章

河北省肿瘤登记地区 2018 年恶性肿瘤的发病与死亡

2021 年河北省肿瘤防治办公室收集了河北省 42 个肿瘤登记处 2018 年的恶性肿瘤登记资料，其中 28 个肿瘤登记处的资料通过质量审核，经过整理分析后，在一定程度上可以反映全省恶性肿瘤的发病与死亡情况以及疾病负担。随着各地市肿瘤登记中心的成立及相关工作的开展，全省肿瘤登记资料的代表性和准确性将得到进一步的完善和提高。

一、河北省肿瘤登记地区 2018 年覆盖人口

河北省肿瘤登记地区 2018 年覆盖人口 18 576 585 人，占全省 2018 年年末人口数的 24.59%。其中男性 9 317 521 人，女性 9 259 064 人，性别比为 1.01。其中 0~14 岁人口占 17.91%，15~44 岁人口占 43.57%，45~64 岁人口占 27.14%，65 岁及以上人口占 11.39%。其中城市人口 7 184 802 人(男性 3 562 531 人，女性 3 622 271 人)，占全省登记地区人口数的 38.68%；农村人口 11 391 783 人(男性 5 754 990 人，女性 5 636 793 人)，占全省登记地区人口数的 61.32%(表 3-1，图 3-1~3-3)。

表 3-1　河北省肿瘤登记地区 2018 年覆盖人口

年龄组(岁)	全省			城市			农村		
	合计	男性	女性	合计	男性	女性	合计	男性	女性
合计	18 576 585	9 317 521	9 259 064	7 184 802	3 562 531	3 622 271	11 391 783	5 754 990	5 636 793
0–	212 711	111 321	101 390	67 125	35 096	32 029	145 586	76 225	69 361
1–	1 029 533	545 167	484 366	347 788	181 110	166 678	681 745	364 057	317 688
5–	1 166 495	610 976	555 519	395 947	206 143	189 804	770 548	404 833	365 715
10–	918 927	486 307	432 620	337 200	175 211	161 989	581 727	311 096	270 631
15–	912 058	472 433	439 625	338 500	172 045	166 455	573 558	300 388	273 170
20–	1 346 203	677 784	668 419	489 100	246 034	243 066	857 103	431 750	425 353
25–	1 630 501	798 252	832 249	544 760	258 388	286 372	1 085 741	539 864	545 877
30–	1 554 419	774 082	780 337	652 443	315 045	337 398	901 976	459 037	442 939
35–	1 377 417	685 651	691 766	621 056	300 344	320 712	756 361	385 307	371 054
40–	1 272 521	642 402	630 119	531 937	265 311	266 626	740 584	377 091	363 493
45–	1 479 323	743 624	735 699	605 983	304 422	301 561	873 340	439 202	434 138
50–	1 312 849	665 588	647 261	493 751	248 692	245 059	819 098	416 896	402 202
55–	1 171 450	586 905	584 545	471 294	236 830	234 464	700 156	350 075	350 081
60–	1 077 186	528 769	548 417	411 100	202 260	208 840	666 086	326 509	339 577
65–	801 093	386 349	414 744	320 080	156 415	163 665	481 013	229 934	251 079
70–	539 276	257 889	281 387	226 460	109 558	116 902	312 816	148 331	164 485
75–	381 866	176 909	204 957	156 894	72 854	84 040	224 972	104 055	120 917
80–	245 346	109 125	136 221	108 801	49 556	59 245	136 545	59 569	76 976
85+	147 411	57 988	89 423	64 583	27 217	37 366	82 828	30 771	52 057

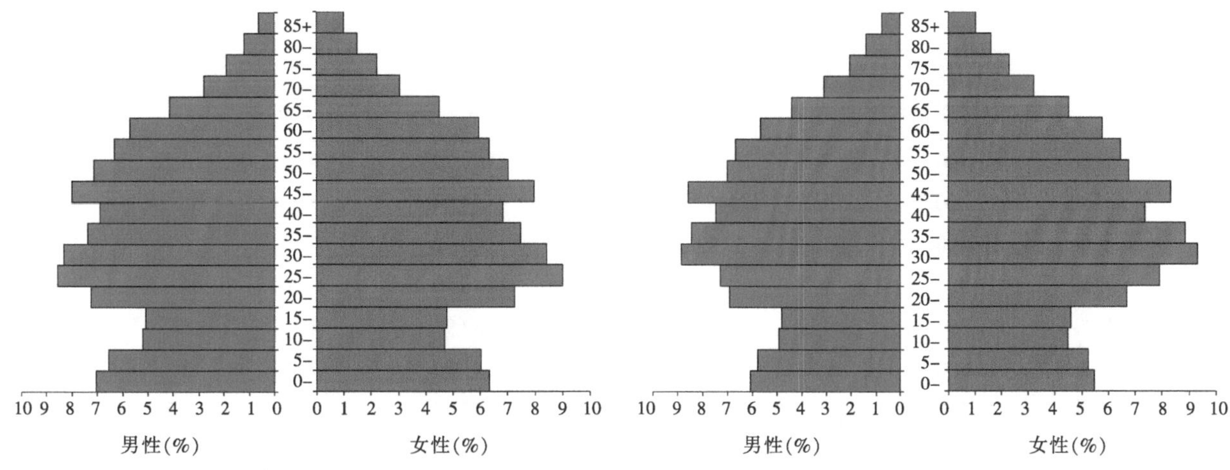

图 3-1　河北省肿瘤登记地区 2018 年人口金字塔

图 3-2　河北省城市肿瘤登记地区 2018 年人口金字塔

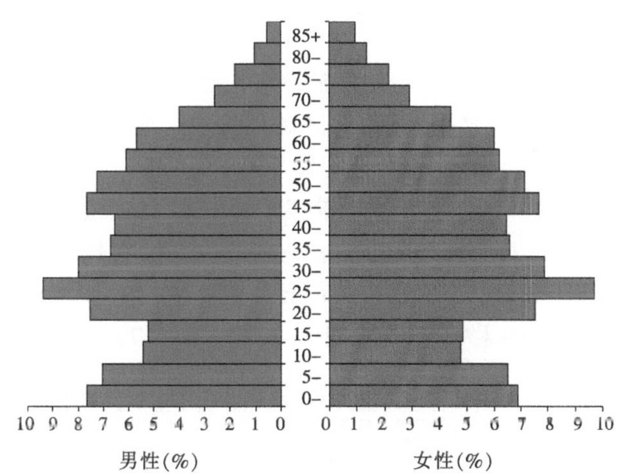

图 3-3　河北省农村肿瘤登记地区 2018 年人口金字塔

二、河北省肿瘤登记地区 2018 年恶性肿瘤发病与死亡

（一）恶性肿瘤发病情况

河北省肿瘤登记地区 2018 年新发病例数达 42 468 例(男性 22 935 例,女性 19 533 例),其中城市地区 16 367 例,占新发病例数的 38.54%,农村地区 26 101 例,占 61.46%。

河北省肿瘤登记地区发病率 228.61/10 万(男性 246.15/10 万,女性 210.96/10 万),中标率 155.96/10 万,世标率 153.29/10 万,累积率(0~64 岁)为 9.08 %,累积率(0~74 岁)为 18.28 %。根据登记处发病率及年龄、性别人口构成,估计河北省 2018 年共发生恶性肿瘤 172 800 例。

城市肿瘤登记地区发病率 227.80/10 万(男性 237.33/10 万,女性 218.43/10 万),中标率 150.16/10 万,世标率 146.59/10 万,累积率(0~64 岁)为 9.00 %,累积率(0~74 岁)为 16.93 %。估计河北省城市地区 2018 年新发恶性肿瘤 97 300 例。

农村肿瘤登记地区发病率 229.12/10 万(男性 251.61/10 万,女性 206.16/10 万),中标率 159.90/10 万,世标率 157.84/10 万,累积率(0~64 岁)为 9.12 %,累积率(0~74 岁)为 19.22 %。估计河北省农村地区 2018 年新发恶性肿瘤 75 500 例。

城市与农村相比,城市男女合计粗发病率、中标率、世标率、累积率(0~64 岁)和累积率(0~74 岁)略低于农村,但截缩率略高于农村;城市女性粗发病率、中标率、世标率、累积率(0~64 岁)和截缩率略高于农村,但累积率(0~74 岁)略低于农村女性;城市男性粗发病率、中标率、世标率、累积率和截缩率均略低于农村男性(表 3-2)。

表 3-2 河北省 2018 年全部恶性肿瘤发病主要指标

地区	性别	全省估计发病数	登记地区发病数	发病率($1/10^5$)	标化率($1/10^5$)		累积率(%)		截缩率($1/10^5$)
					中国人口	世界人口	0~64	0~74	
全省	合计	172 800	42 468	228.61	155.96	153.29	9.08	18.28	253.26
	男性	93 300	22 935	246.15	168.72	168.64	9.02	20.69	245.72
	女性	79 500	19 533	210.96	145.76	140.52	9.17	16.10	261.74
城市	合计	97 300	16 367	227.80	150.16	146.59	9.00	16.93	253.01
	男性	51 300	8 455	237.33	153.55	152.92	8.37	18.20	228.73
	女性	46 000	7 912	218.43	148.15	141.79	9.64	15.78	277.52
农村	合计	75 500	26 101	229.12	159.90	157.84	9.12	19.22	252.85
	男性	42 000	14 480	251.61	179.23	179.51	9.43	22.42	256.48
	女性	33 500	11 621	206.16	143.99	139.57	8.85	16.33	250.52

（二）恶性肿瘤年龄别发病率

河北省肿瘤登记地区 2018 年恶性肿瘤年龄别发病率，0~39 岁年龄段发病率处于较低水平，40–岁年龄组快速升高，80–岁组发病率处于最高水平。城市地区和农村地区均在 80–岁组达到高峰，随后下降。男女的年龄别发病率变化趋势基本一致。男性和女性均在 80–岁组达到高峰，随后下降。

年龄别发病率男女城乡比较，城市男性 40 岁以前发病率较低，随后逐渐升高，到 80–岁年龄组达到最大值；农村男性发病率也在 40 岁以前处于较低水平，随后逐渐升高，到 80–岁年龄组达到最大值。男性，45 岁前大部分年龄组城市高于农村，45 岁之后大部分发病率农村高于城市。女性，60 岁前大部分年龄组城市高于农村，60 岁以后大部分农村高于城市（表 3-3，图 3-4~3-7）。

表 3-3 河北省肿瘤登记地区 2018 年恶性肿瘤年龄别发病率（1/10 万）

年龄组(岁)	全省			城市			农村		
	合计	男性	女性	合计	男性	女性	合计	男性	女性
合计	228.61	246.15	210.96	227.80	237.33	218.43	229.12	251.61	206.16
0–	8.46	7.19	9.86	13.41	14.25	12.49	6.18	3.94	8.65
1–	9.52	10.64	8.26	6.90	8.28	5.40	10.85	11.81	9.76
5–	6.17	6.38	5.94	6.57	6.31	6.85	5.97	6.42	5.47
10–	8.16	8.23	8.09	5.34	5.71	4.94	9.80	9.64	9.98
15–	8.99	9.95	7.96	7.39	9.30	5.41	9.94	10.32	9.52
20–	9.29	8.56	10.02	11.86	10.57	13.17	7.82	7.41	8.23
25–	22.88	19.54	26.07	26.80	22.06	31.08	20.91	18.34	23.45
30–	47.61	29.71	65.36	49.05	28.88	67.87	46.56	30.28	63.44
35–	73.25	46.82	99.46	81.31	50.61	110.07	66.63	43.86	90.28
40–	97.84	60.40	136.01	117.50	63.70	171.03	83.72	58.08	110.32
45–	187.38	137.97	237.33	191.26	136.32	246.72	184.69	139.12	230.80
50–	319.53	282.16	357.97	320.40	260.16	381.54	319.01	295.28	343.61
55–	393.19	426.99	359.25	366.86	363.97	369.78	410.91	469.61	352.20
60–	632.48	756.85	512.57	608.37	707.51	512.35	647.36	787.42	512.70
65–	871.81	1086.58	671.74	775.43	933.41	624.45	935.94	1190.78	702.57
70–	969.08	1247.05	714.32	810.30	1031.42	603.07	1084.02	1406.31	793.39
75–	1052.99	1393.37	759.18	1036.37	1317.70	792.48	1064.58	1446.35	736.04
80–	1087.44	1435.05	808.98	1060.65	1354.02	815.26	1108.79	1502.46	804.15
85+	913.09	1264.05	685.51	840.78	1194.11	583.42	969.48	1325.92	758.78

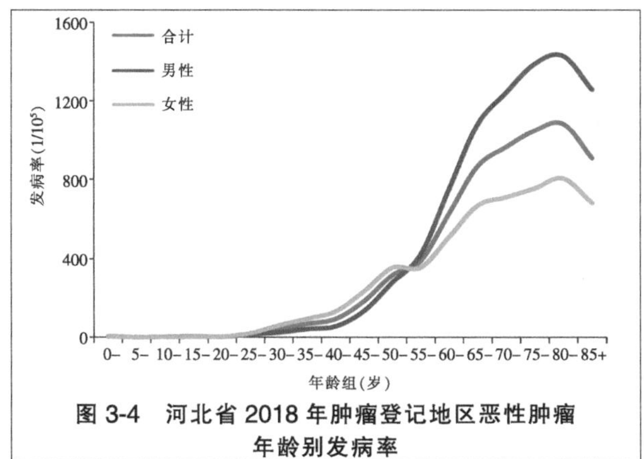

图 3-4 河北省 2018 年肿瘤登记地区恶性肿瘤年龄别发病率

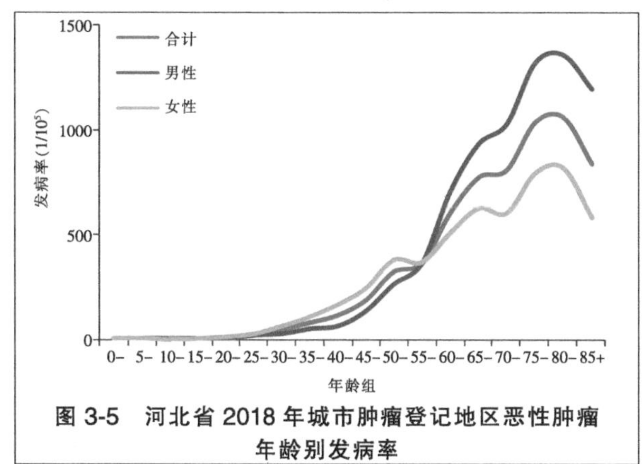

图 3-5 河北省 2018 年城市肿瘤登记地区恶性肿瘤年龄别发病率

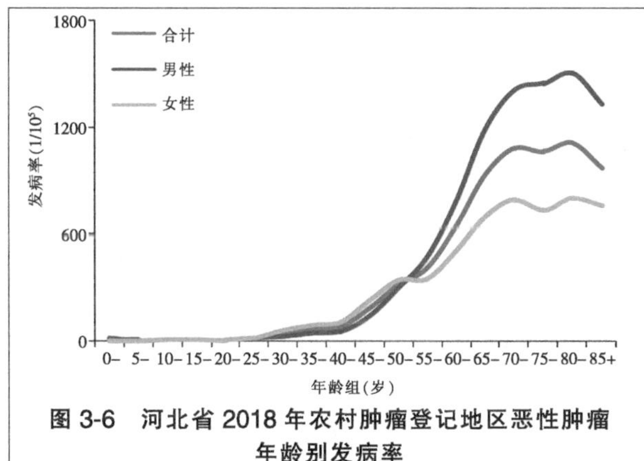

图 3-6 河北省 2018 年农村肿瘤登记地区恶性肿瘤年龄别发病率

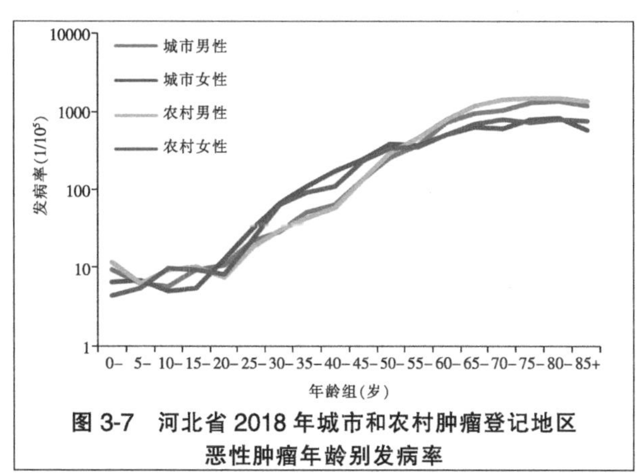

图 3-7 河北省 2018 年城市和农村肿瘤登记地区恶性肿瘤年龄别发病率

(三) 恶性肿瘤死亡情况

河北省肿瘤登记地区 2018 年报告死亡病例数达 27 711 例(男性 16 972 例,女性 10 739 例),其中城市地区 10 221 例,占死亡例数的 36.88%,农村地区 17 490 例,占 63.12%。根据登记处死亡率及年龄、性别人口构成,估计河北省 2018 年恶性肿瘤死亡病例 111 500 例。

河北省肿瘤登记地区死亡率 149.17/10 万(男性 182.15/10 万,女性 115.98/10 万),中标率 95.38/10 万,世标率 95.16/10 万,累积率(0~64 岁)为 4.32%,累积率(0~74 岁)为 11.06%。

城市肿瘤登记地区死亡率 142.26/10 万(男性 170.44/10 万,女性 114.54/10 万),中标率 85.21/10 万,世标率 85.13/10 万,累积率(0~64 岁)为 3.97%,累积率(0~74 岁)为 9.32%。估计河北省城市地区2018 年恶性肿瘤死亡病例 60 900 例。

农村肿瘤登记地区死亡率 153.53/10 万(男性 189.40/10 万,女性 116.91/10 万),中标率 102.31/10 万,世标率 101.96/10 万,累积率(0~64 岁)为 4.54%,累积率(0~74 岁)为 12.27%。估计河北省农村地区2018 年恶性肿瘤死亡病例 50 600 例。

城市与农村相比,农村男女合计、男性及女性的粗死亡率、中标率、世标率、累积率(0~64 岁)、累积率(0~74 岁)和截缩率均高于城市(表 3-4)。

(四) 恶性肿瘤年龄别死亡率

河北省肿瘤登记地区 2018 年恶性肿瘤年龄别死亡率在 0~44 岁年龄段处于较低水平,45-岁年龄组开始快速升高,在 85+岁组达到最高。城市地区在 85+岁组达到高峰,农村趋势与河北省合计基本相似。年龄别死亡率男女城乡比较,40 岁以前死亡率处于较低水平,城乡相差较小,男性在 25~80 岁年龄段农村死亡率总体高于城市,85+岁组城市高于农村;女性在 0~74 岁大部分年龄组农村高于城市,75-岁之后大部分年龄组城市高于农村(表 3-5,图 3-8~3-11)。

表 3-4　河北省 2018 年全部恶性肿瘤死亡主要指标

地区	性别	全省估计死亡数	登记地区死亡数	死亡率 (1/10⁵)	标化率 (1/10⁵)		累积率 (%)		截缩率 (1/10⁵)
					中国人口	世界人口	0~64	0~74	
全省	合计	111 500	27 711	149.17	95.38	95.16	4.32	11.06	119.02
	男性	68 400	16 972	182.15	121.76	122.03	5.28	14.46	144.59
	女性	43 100	10 739	115.98	71.55	71.01	3.38	7.87	93.92
城市	合计	60 900	10 221	142.26	85.21	85.13	3.97	9.32	109.49
	男性	36 800	6 072	170.44	104.73	105.53	4.58	11.93	125.50
	女性	24 100	4 149	114.54	67.35	66.52	3.36	6.82	93.82
农村	合计	50 600	17 490	153.53	102.31	101.96	4.54	12.27	125.19
	男性	31 600	10 900	189.40	133.48	133.31	5.73	16.21	156.83
	女性	19 000	6 590	116.91	74.42	74.02	3.39	8.60	94.08

表 3-5　河北省肿瘤登记地区 2018 年恶性肿瘤年龄别死亡率(1/10 万)

年龄组(岁)	全省			城市			农村		
	合计	男性	女性	合计	男性	女性	合计	男性	女性
合计	149.17	182.15	115.98	142.26	170.44	114.54	153.53	189.40	116.91
0–	12.69	1.80	24.66	4.47	5.70	3.12	16.49	0.00	34.60
1–	2.82	2.57	3.10	3.74	3.31	4.20	2.35	2.20	2.52
5–	3.69	3.27	4.14	5.05	3.88	6.32	2.98	2.96	3.01
10–	4.24	4.32	4.16	3.26	3.42	3.09	4.81	4.82	4.80
15–	4.06	4.02	4.09	3.55	3.49	3.60	4.36	4.33	4.39
20–	3.42	3.25	3.59	3.88	3.66	4.11	3.15	3.01	3.29
25–	5.83	6.89	4.81	5.51	4.64	6.29	5.99	7.96	4.03
30–	12.93	13.95	11.92	9.96	9.52	10.37	15.08	16.99	13.09
35–	19.38	18.52	20.24	17.55	17.98	17.15	20.89	18.95	22.91
40–	31.91	28.80	35.07	33.84	27.51	40.13	30.52	29.70	31.36
45–	75.44	79.07	71.77	65.51	64.06	66.98	82.33	89.48	75.09
50–	137.79	158.06	116.95	126.99	133.90	119.97	144.31	172.47	115.12
55–	198.05	247.74	148.15	180.99	213.23	148.42	209.52	271.08	147.97
60–	362.05	485.66	242.88	333.50	427.67	242.29	379.68	521.58	243.24
65–	563.60	772.10	369.38	450.82	623.98	285.34	638.65	872.86	424.17
70–	785.31	1 064.02	529.88	619.09	846.13	406.32	905.64	1 224.96	617.69
75–	971.81	1 285.41	701.12	934.39	1 163.97	735.36	997.90	1 370.43	677.32
80–	1 186.90	1 519.36	920.56	1 178.30	1 392.36	999.24	1 193.75	1 625.01	860.01
85+	1 358.79	1 859.01	1 034.41	1 421.43	1 936.29	1 046.41	1 309.94	1 790.65	1 025.80

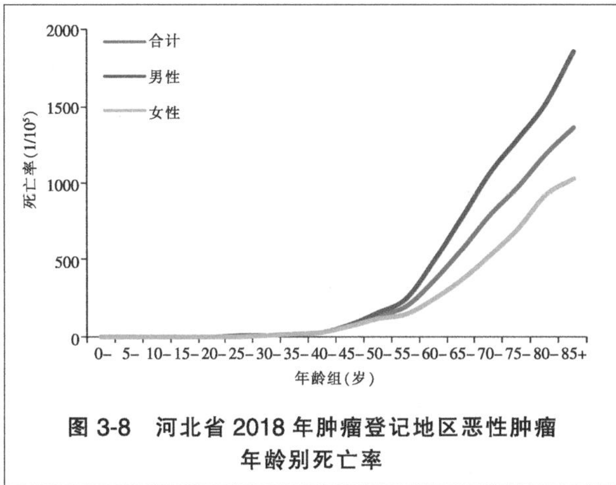

图 3-8　河北省 2018 年肿瘤登记地区恶性肿瘤年龄别死亡率

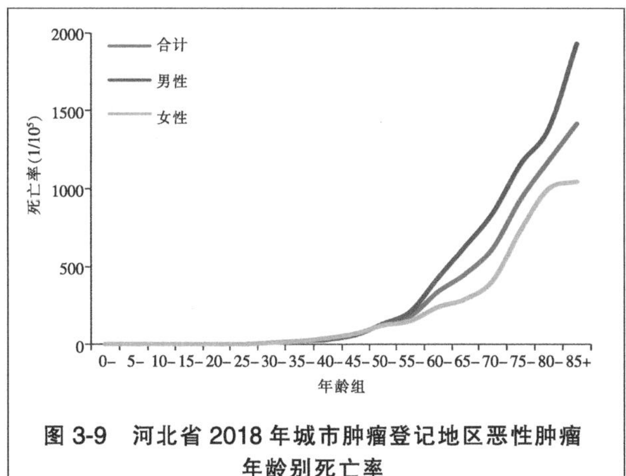

图 3-9　河北省 2018 年城市肿瘤登记地区恶性肿瘤年龄别死亡率

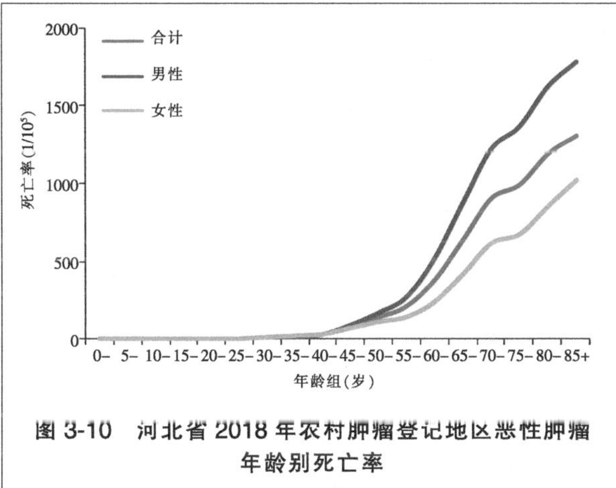

图 3-10　河北省 2018 年农村肿瘤登记地区恶性肿瘤年龄别死亡率

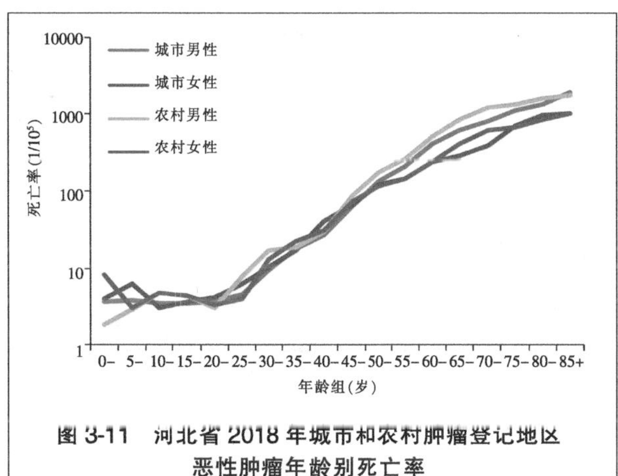

图 3-11　河北省 2018 年城市和农村肿瘤登记地区恶性肿瘤年龄别死亡率

（五）河北省肿瘤登记地区 2018 年各年龄段肿瘤别发病和死亡顺位

河北省肿瘤登记地区 2018 年恶性肿瘤发病所占比例及位次在各年龄段中差别显著。0~14 岁年龄段即儿童少年时期，这个年龄段发病主要以白血病为主，其次为脑及中枢神经系统肿瘤、骨和关节软骨恶性肿瘤、淋巴瘤以及肾癌。15~29 岁年龄段发病顺位依次为甲状腺癌、白血病、脑及中枢神经系统肿瘤、乳腺癌和淋巴瘤。30~44 岁年龄段乳腺癌发病率最高，其次为甲状腺癌、子宫颈癌、肺癌和结直肠癌。45~64 岁年龄段肺癌所占构成比最高，其次为胃癌、乳腺癌、结直肠癌和肝癌。65 岁及以上年龄段即老年时期，肺癌发病率最高，占构成比的第 1 位，其次为胃癌、结直肠癌、食管癌和肝癌(表 3-6，图 3-12)。

河北省肿瘤登记地区 2018 年恶性肿瘤别死亡顺位在各年龄段中差别也十分显著。0~14 岁年龄段死亡率最高的是白血病，约占所有恶性肿瘤死亡的 34.06%，其次是脑及中枢神经系统肿瘤、肝癌、食管癌以及胃癌。15~29 岁年龄段恶性肿瘤别死亡顺位依次为白血病、脑及中枢神经系统肿瘤、肝癌、胃癌以及肺癌。30~44 岁年龄段肺癌死亡率最高，其次为肝癌、乳腺癌、胃癌和白血病。45~64 岁年龄段肺癌所占构成比最高，其次为胃癌、肝癌、食管癌和结直肠癌。65 岁及以上年龄段肺癌死亡率最高，占构成比的第 1 位，其次为胃癌、食管癌、肝癌和结直肠癌(表 3-7，图 3-13)。

表 3-6　河北省肿瘤登记地区 2018 年各年龄段恶性肿瘤别发病顺位

顺位	0-			15-			30-			45-			65+		
	部位	发病率 (1/10⁵)	构成 (%)	部位	发病率 (1/10⁵)	构成 (%)	部位	发病率 (1/10⁵)	构成 (%)	部位	发病率 (1/10⁵)	构成 (%)	部位	发病率 (1/10⁵)	构成 (%)
1	白血病 (C91–C95)	3.13	39.54	甲状腺(C73)	3.55	23.79	乳房(C50)	14.15	19.87	气管,支气管,肺 (C33–C34)	71.24	19.53	气管,支气管,肺 (C33–C34)	249.32	26.05
2	脑,神经系统 (C70–C72)	1.53	19.39	白血病 (C91–C95)	1.72	11.55	甲状腺(C73)	12.80	17.97	胃(C16)	43.31	11.87	胃(C16)	148.75	15.54
3	骨(C40–C41)	0.51	6.46	脑,神经系统 (C70–C72)	1.54	10.34	子宫颈(C53)	6.64	9.32	乳房(C50)	40.91	11.22	结直肠肛门 (C18–C21)	97.73	10.21
4	淋巴瘤 (C81–C85,C88,C90,C96)	0.42	5.32	乳房(C50)	1.11	7.41	气管,支气管,肺 (C33–C34)	5.68	7.98	结直肠肛门 (C18–C21)	32.32	8.86	食管(C15)	93.85	9.80
5	肾及泌尿系统不明 (C64–C66,C68)	0.21	2.66	淋巴瘤 (C81–C85,C88,C90,C96)	0.75	5.00	结直肠肛门 (C18–C21)	4.33	6.08	肝脏(C22)	27.97	7.67	肝脏(C22)	64.49	6.74

表 3-7　河北省肿瘤登记地区 2018 年各年龄段恶性肿瘤别死亡顺位

顺位	0-			15-			30-			45-			65+		
	部位	死亡率 (1/10⁵)	构成 (%)	部位	死亡率 (1/10⁵)	构成 (%)	部位	死亡率 (1/10⁵)	构成 (%)	部位	死亡率 (1/10⁵)	构成 (%)	部位	死亡率 (1/10⁵)	构成 (%)
1	白血病 (C91–C95)	1.41	34.06	白血病 (C91–C95)	0.85	18.54	气管,支气管,肺 (C33–C34)	2.88	13.84	气管,支气管,肺 (C33–C34)	45.57	25.12	气管,支气管,肺 (C33–C34)	240.47	29.27
2	脑,神经系统 (C70–C72)	0.90	21.74	脑,神经系统 (C70–C72)	0.49	10.67	肝脏(C22)	2.69	12.93	胃(C16)	25.53	14.07	胃(C16)	147.99	18.01
3	肝脏(C22)	0.36	8.70	肝脏(C22)	0.39	8.43	乳房(C50)	2.50	12.01	肝脏(C22)	24.96	13.76	食管(C15)	83.59	10.17
4	食管(C15)	0.27	6.52	胃(C16)	0.36	7.87	胃(C16)	2.21	10.64	食管(C15)	12.28	6.77	肝脏(C22)	74.70	9.09
5	胃(C16)	0.18	4.35	气管,支气管,肺 (C33–C34)	0.33	7.30	白血病 (C91–C95)	1.36	6.52	结直肠肛门 (C18–C21)	10.75	5.93	结直肠肛门 (C18–C21)	55.22	6.72

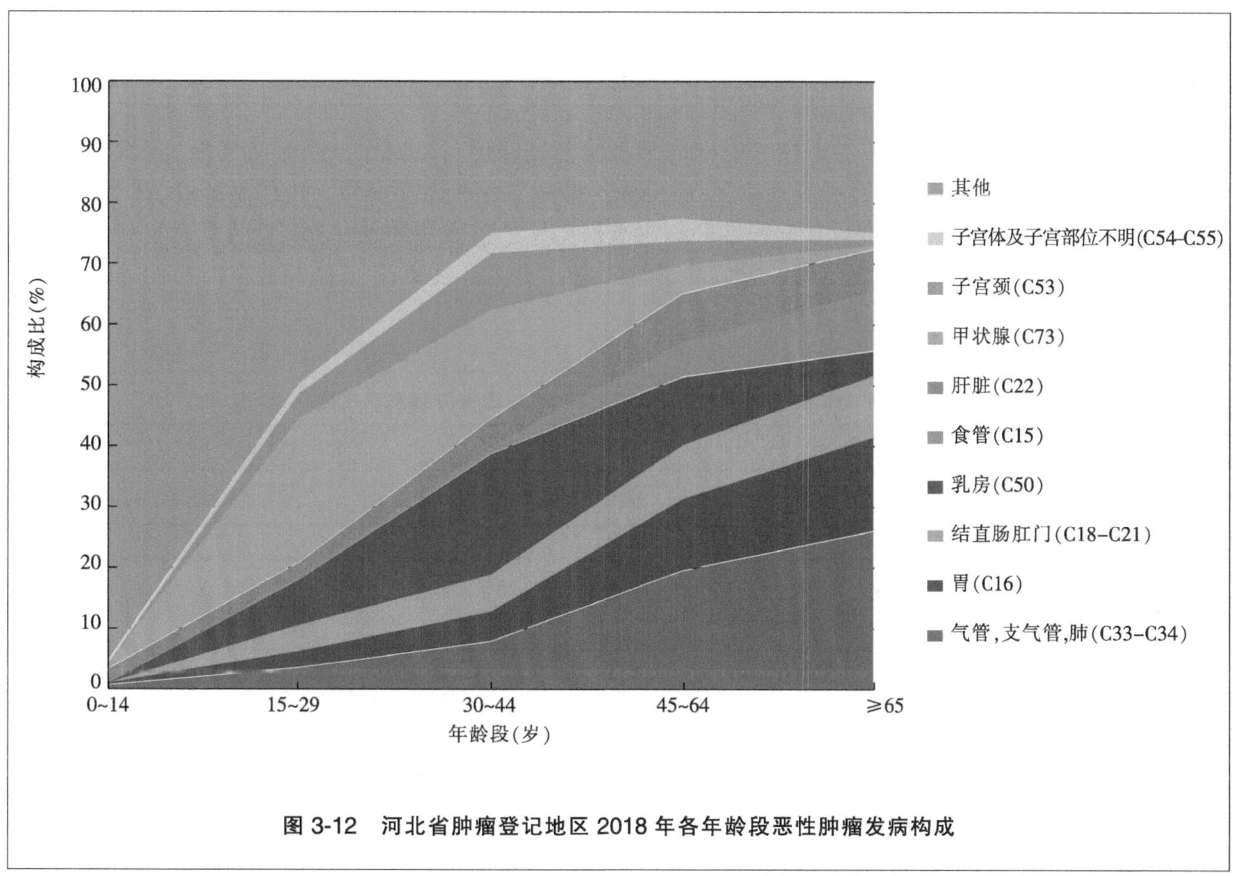

图 3-12　河北省肿瘤登记地区 2018 年各年龄段恶性肿瘤发病构成

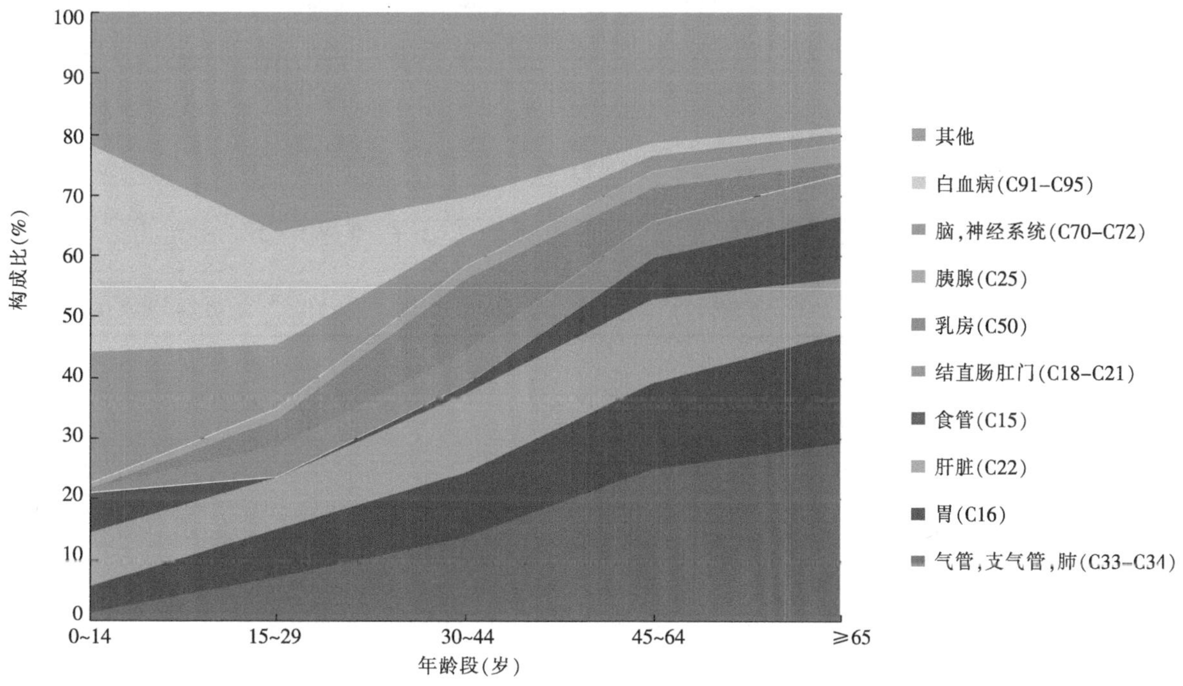

图 3-13　河北省肿瘤登记地区 2018 年各年龄段恶性肿瘤死亡构成

三、河北省肿瘤登记地区 2018 年前 10 位恶性肿瘤

（一）前 10 位恶性肿瘤发病情况

河北省肿瘤登记地区 2018 年恶性肿瘤发病第 1 位的是肺癌，其次是胃癌、结直肠癌、乳腺癌和食管癌，前 10 位恶性肿瘤占全部恶性肿瘤发病的 77.55%。男性恶性肿瘤发病第 1 位的是肺癌，其次为胃癌、结直肠癌、肝癌和食管癌，男性前 10 位恶性肿瘤占全部恶性肿瘤发病的 83.68%；女性恶性肿瘤发病第 1 位的是乳腺癌，其次肺癌、结直肠癌、胃癌和子宫颈癌，女性前 10 位恶性肿瘤占全部恶性肿瘤发病的 81.31%（表 3-8，图 3-14~15）。

表 3-8　河北省肿瘤登记地区 2018 年前 10 位恶性肿瘤发病主要指标

顺位	合计					男性					女性				
	部位	全省估计发病数	发病率 ($1/10^5$)	构成 (%)	中标率 ($1/10^5$)	部位	全省估计发病数	发病率 ($1/10^5$)	构成 (%)	中标率 ($1/10^5$)	部位	全省估计发病数	发病率 ($1/10^5$)	构成 (%)	中标率 ($1/10^5$)
1	气管，支气管，肺 (C33–C3)	36 960	49.13	21.49	31.46	气管，支气管，肺 (C33–C34)	23 800	63.36	25.74	42.05	乳房(C50)	14 560	37.64	17.84	28.12
2	胃(C16)	20 370	29.57	12.93	19.07	胃(C16)	14 880	42.80	17.39	28.61	气管，支气管，肺 (C33–C34)	13 160	34.80	16.50	21.73
3	结直肠肛门 (C18–C21)	16 960	21.01	9.19	13.78	结直肠肛门 (C18–C21)	9 780	23.78	9.66	16.13	结直肠肛门 (C18–C21)	7 180	18.22	8.64	11.59
4	乳房(C50)	14 640	18.88	8.26	14.25	肝脏(C22)	8 780	23.06	9.37	15.93	胃(C16)	5 490	16.25	7.70	10.17
5	食管(C15)	11 400	16.69	7.30	10.48	食管(C15)	7 710	22.24	9.03	14.59	子宫颈(C53)	5 480	13.84	6.56	10.78
6	肝脏(C22)	11 390	15.79	6.91	10.47	膀胱(C67)	3 230	7.59	3.08	5.07	甲状腺(C73)	5 380	13.71	6.50	11.78
7	甲状腺(C73)	7 620	9.16	4.01	7.92	前列腺(C61)	2 930	6.56	2.66	4.22	食管(C15)	3 690	11.11	5.27	6.66
8	子宫颈(C53)	5 480	6.90	3.02	5.41	肾及泌尿系统不明 (C64–C66,C68)	2 430	6.28	2.55	4.44	子宫体及子宫部位不明(C54–C55)	3 680	10.75	5.09	7.68
9	子宫体及子宫部位不明(C54–C55)	3 680	5.36	2.34	3.87	白血病 (C91–C95)	2 170	5.47	2.22	4.54	肝脏(C22)	2 610	8.48	4.02	5.20
10	肾及泌尿系统不明 (C64–C66,C68)	3 650	4.81	2.11	3.28	胰腺(C25)	1 780	4.82	1.96	3.22	卵巢(C56)	2 430	6.75	3.20	5.00
合计	所有部位	172 800	228.61	100.00	155.96	所有部位	93 300	246.15	100.00	168.72	所有部位	79 500	210.96	100.00	145.76

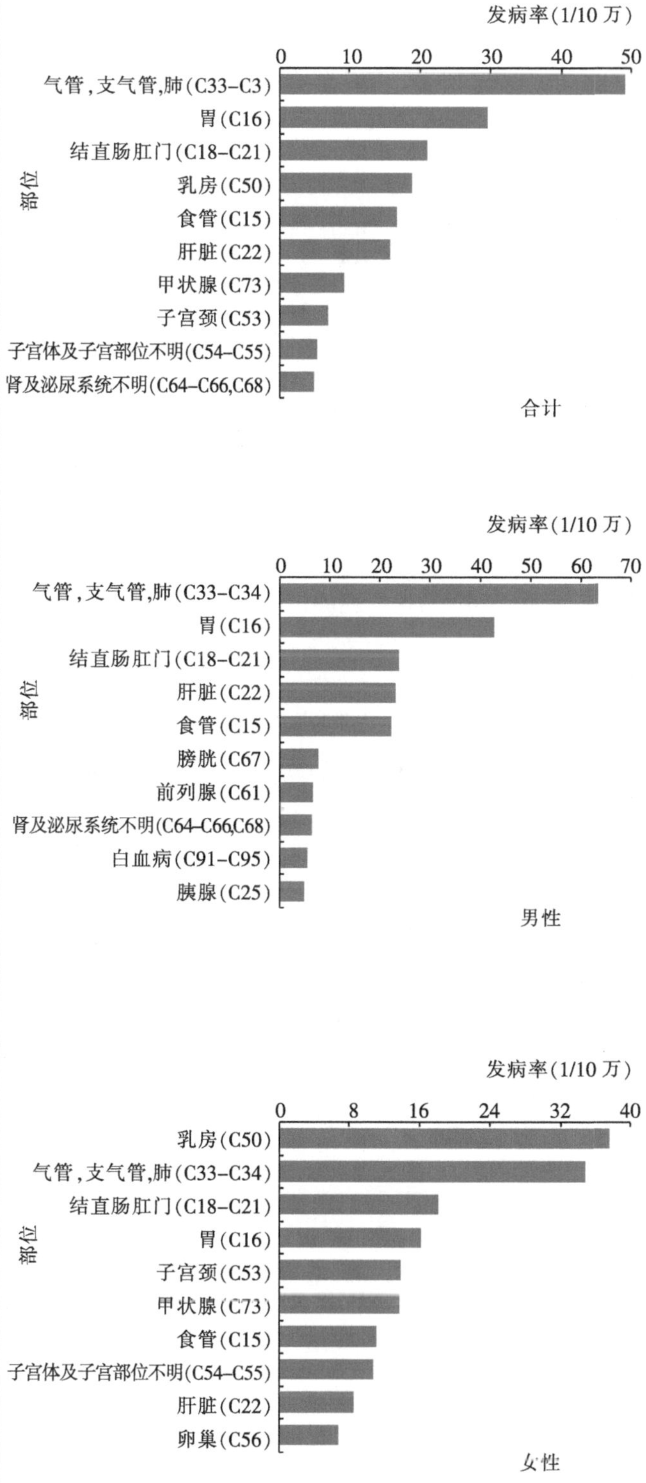

发病率(1/10 万)
0 10 20 30 40 50
部位
气管，支气管,肺(C33–C3)
胃(C16)
结直肠肛门(C18–C21)
乳房(C50)
食管(C15)
肝脏(C22)
甲状腺(C73)
子宫颈(C53)
子宫体及子宫部位不明(C54–C55)
肾及泌尿系统不明(C64–C66,C68)
合计
发病率(1/10 万)
0 10 20 30 40 50 60 70
部位
气管，支气管,肺(C33–C34)
胃(C16)
结直肠肛门(C18–C21)
肝脏(C22)
食管(C15)
膀胱(C67)
前列腺(C61)
肾及泌尿系统不明(C64–C66,C68)
白血病(C91–C95)
胰腺(C25)
男性
发病率(1/10 万)
0 8 16 24 32 40
部位
乳房(C50)
气管，支气管,肺(C33–C34)
结直肠肛门(C18–C21)
胃(C16)
子宫颈(C53)
甲状腺(C73)
食管(C15)
子宫体及子宫部位不明(C54–C55)
肝脏(C22)
卵巢(C56)
女性

图 3-14　河北省肿瘤登记地区前 10 位恶性肿瘤发病率

气管，支气管,肺(C33–C3)
胃(C16)
结直肠肛门(C18–C21)
乳房(C50)
食管(C15)
肝脏(C22)
甲状腺(C73)
子宫颈(C53)
子宫体及子宫部位不明(C54–C55)
肾及泌尿系统不明(C64–C66,C68)
其他
合计
气管，支气管,肺(C33–C34)
胃(C16)
结直肠肛门(C18–C21)
肝脏(C22)
食管(C15)
膀胱(C67)
前列腺(C61)
肾及泌尿系统不明(C64–C66,C68)
白血病(C91–C95)
胰腺(C25)
其他
男性
乳房(C50)
气管，支气管,肺(C33–C34)
结直肠肛门(C18–C21)
胃(C16)
子宫颈(C53)
甲状腺(C73)
食管(C15)
子宫体及子宫部位不明(C54–C55)
肝脏(C22)
卵巢(C56)
其他
女性

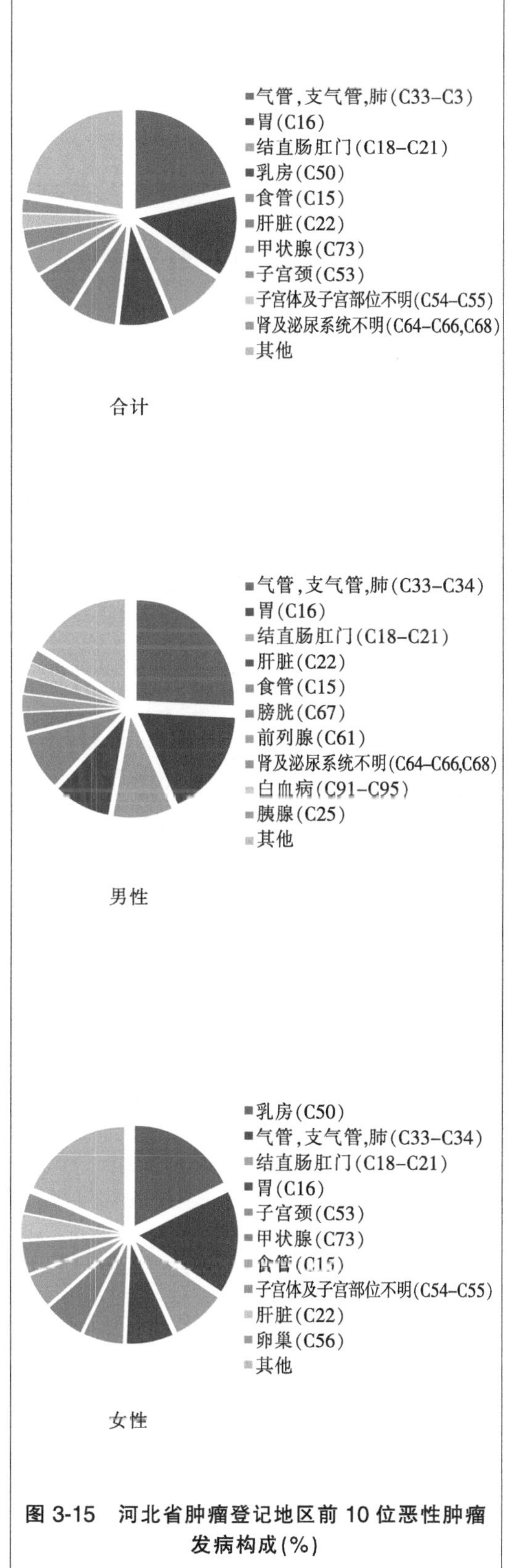

图 3-15　河北省肿瘤登记地区前 10 位恶性肿瘤发病构成(%)

（二）前 10 位恶性肿瘤死亡情况

河北省肿瘤登记地区 2018 年恶性肿瘤和男性恶性肿瘤死亡第 1 位的均是肺癌，其次为胃癌、肝癌、食管癌和结直肠癌，前 10 位恶性肿瘤死亡分别占全部恶性肿瘤死亡的 81.61%和 86.07%；女性恶性肿瘤死亡第 1 位的为肺癌，其次为胃癌、乳腺癌、肝癌和食管癌，女性前 10 位恶性肿瘤占全部恶性肿瘤死亡的 80.05%（表 3-9，图 3-16~3-17）。

表 3-9 河北省肿瘤登记地区 2018 年前 10 位恶性肿瘤死亡主要指标

顺位	合计					男性					女性				
	部位	全省估计死亡数	死亡率 (1/10⁵)	构成 (%)	中标率 (1/10⁵)	部位	全省估计死亡数	死亡率 (1/10⁵)	构成 (%)	中标率 (1/10⁵)	部位	全省估计死亡数	死亡率 (1/10⁵)	构成 (%)	中标率 (1/10⁵)
1	气管，支气管，肺 (C33–C34)	30 300	40.48	27.13	25.16	气管，支气管，肺 (C33–C34)	20 670	55.03	30.21	36.21	气管，支气管，肺 (C33–C34)	9 630	25.83	22.27	15.09
2	胃(C16)	16 710	24.39	16.35	15.30	胃(C16)	11 650	33.62	18.46	22.30	胃(C16)	5 060	15.09	13.01	8.90
3	肝脏(C22)	11 620	16.03	10.75	10.41	肝脏(C22)	8 340	22.65	12.43	15.39	乳房(C50)	4 280	10.77	9.28	7.37
4	食管(C15)	9 040	12.96	8.69	7.92	食管(C15)	5 930	17.40	9.55	11.31	肝脏(C22)	3 280	9.37	8.08	5.68
5	结直肠肛门 (C18–C21)	7 560	9.51	6.38	5.89	结直肠肛门 (C18–C21)	4 460	10.87	5.97	7.18	食管(C15)	3 110	8.50	7.33	4.83
6	乳房(C50)	4 310	5.41	3.63	3.78	胰腺(C25)	1 880	4.83	2.65	3.21	结直肠肛门 (C18–C21)	3 100	8.14	7.02	4.73
7	胰腺(C25)	3 320	4.29	2.88	2.70	脑，神经系统 (C70–C72)	1 400	3.64	2.00	2.73	子宫颈(C53)	1 820	5.00	4.31	3.50
8	脑，神经系统 (C70–C72)	2 480	3.32	2.22	2.39	白血病 (C91–C95)	1 240	3.09	1.70	2.52	胰腺(C25)	1 440	3.75	3.23	2.23
9	白血病 (C91–C95)	2 250	2.86	1.92	2.28	淋巴瘤 (C81–C85,C88,C90,C96)	1 240	2.90	1.59	2.05	卵巢(C56)	1 390	3.40	2.93	2.19
10	子宫颈(C53)	1 820	2.49	1.67	1.77	膀胱(C67)	1 170	2.76	1.51	1.79	脑，神经系统 (C70–C72)	1 080	2.99	2.58	2.06
合计	所有部位	111 500	149.17	100.00	95.38	所有部位	68 400	182.15	100.00	121.76	所有部位	43 100	115.98	100.00	71.55

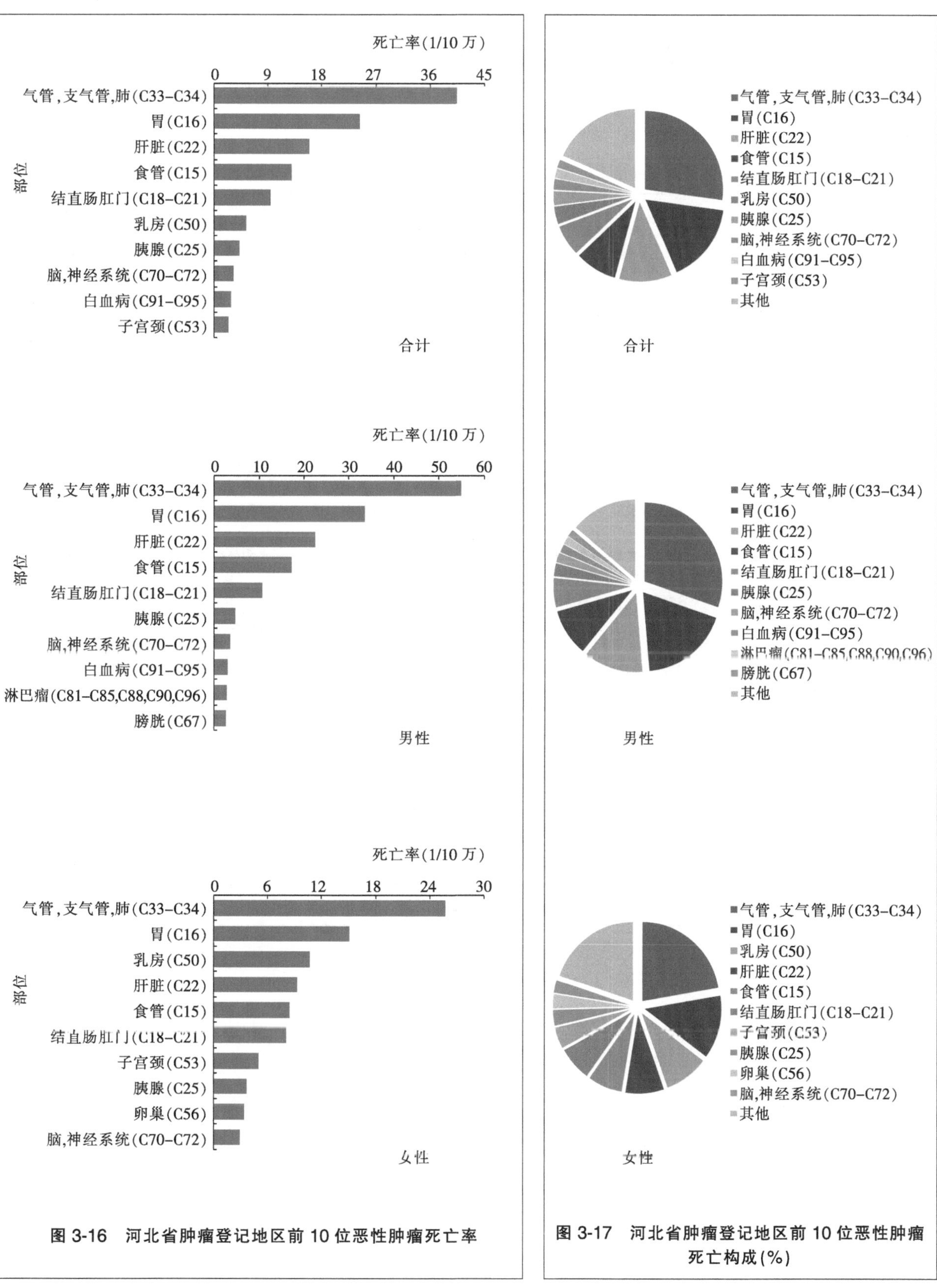

图 3-16　河北省肿瘤登记地区前 10 位恶性肿瘤死亡率

图 3-17　河北省肿瘤登记地区前 10 位恶性肿瘤死亡构成(%)

（三）城市地区前 10 位恶性肿瘤发病情况

河北省城市肿瘤登记地区 2018 年恶性肿瘤发病第 1 位的是肺癌，其次为结直肠癌、乳腺癌、胃癌和甲状腺癌，前 10 位恶性肿瘤占全部恶性肿瘤发病的 75.50%。男性恶性肿瘤发病第 1 位的是肺癌，其次为结直肠癌、胃癌、肝癌和食管癌，男性前 10 位恶性肿瘤占全部恶性肿瘤发病的 82.39%；女性恶性肿瘤发病第 1 位的是乳腺癌，其次为肺癌、结直肠癌、甲状腺癌和子宫颈癌，女性前 10 位恶性肿瘤占全部恶性肿瘤发病的 81.02%（表 3-10，图 3-18~3-19）。

表 3-10 河北省城市肿瘤登记地区 2018 年前 10 位恶性肿瘤发病主要指标

顺位	合计					男性					女性				
	部位	全省估计发病数	发病率 (1/10⁵)	构成 (%)	中标率 (1/10⁵)	部位	全省估计发病数	发病率 (1/10⁵)	构成 (%)	中标率 (1/10⁵)	部位	全省估计发病数	发病率 (1/10⁵)	构成 (%)	中标率 (1/10⁵)
1	气管，支气管，肺 (C33–C34)	20 520	47.88	21.02	29.32	气管，支气管，肺 (C33–C34)	12 830	59.42	25.04	36.91	乳房(C50)	8 960	42.57	19.49	30.38
2	结直肠肛门 (C18–C21)	11 030	25.78	11.32	16.07	结直肠肛门 (C18–C21)	6 430	29.78	12.55	18.89	气管，支气管，肺 (C33–C34)	7 690	36.52	16.72	22.22
3	乳房(C50)	8 990	21.53	9.45	15.42	胃(C16)	6 360	29.45	12.41	18.40	结直肠肛门 (C18–C21)	4 600	21.84	10.00	13.38
4	胃(C16)	8 640	20.06	8.80	12.37	肝脏(C22)	4 350	20.15	8.49	13.10	甲状腺(C73)	4 030	21.26	9.73	17.76
5	甲状腺(C73)	5 760	14.70	6.45	12.45	食管(C15)	2 770	12.83	5.41	7.86	子宫颈(C53)	3 240	13.89	6.36	10.76
6	肝脏(C22)	5 600	13.00	5.71	8.16	膀胱(C67)	2 260	10.47	4.41	6.51	子宫体及子宫部位不明(C54–C55)	2 310	10.99	5.03	7.68
7	食管(C15)	3 890	9.03	3.97	5.35	前列腺(C61)	2 230	10.33	4.35	6.01	胃(C16)	2 280	10.82	4.95	6.72
8	子宫颈(C53)	3 240	7.00	3.07	5.44	肾及泌尿系统不明 (C64–C66,C68)	1 880	8.98	3.78	5.99	卵巢(C56)	1 440	7.81	3.58	5.62
9	肾及泌尿系统不明 (C64–C66,C68)	2 780	6.63	2.91	4.31	甲状腺(C73)	1 730	8.03	3.38	7.01	肝脏(C22)	1 250	5.96	2.73	3.41
10	膀胱(C67)	2 760	6.39	2.80	3.83	白血病 (C91–C95)	1 320	6.09	2.57	4.70	食管(C15)	1 120	5.30	2.43	2.97
合计	所有部位	97 300	227.80	100.00	150.16	所有部位	51 300	237.33	100.00	153.55	所有部位	46 000	218.43	100.00	148.15

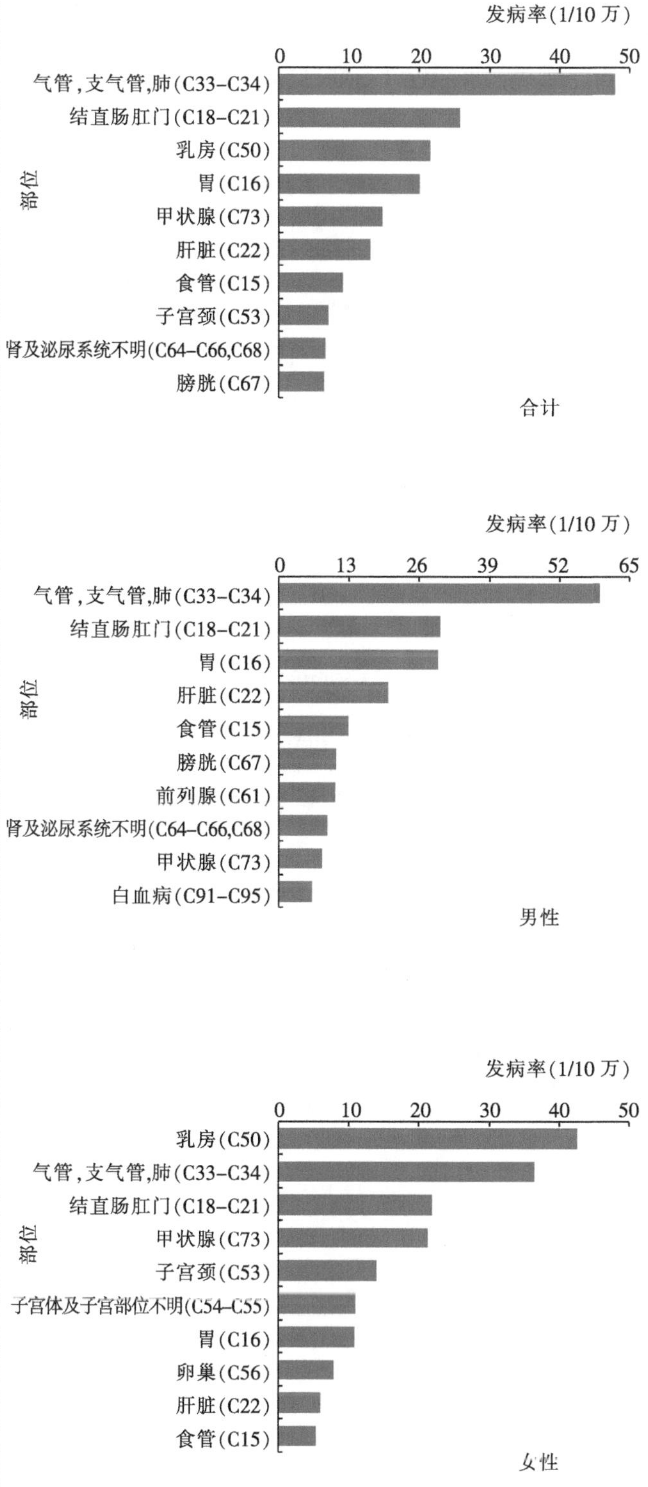

发病率(1/10 万)
0 10 20 30 40 50
气管，支气管，肺(C33–C34)
结直肠肛门(C18–C21)
乳房(C50)
胃(C16)
甲状腺(C73)
肝脏(C22)
食管(C15)
子宫颈(C53)
肾及泌尿系统不明(C64–C66,C68)
膀胱(C67)
部位
合计
发病率(1/10 万)
0 13 26 39 52 65
气管，支气管，肺(C33–C34)
结直肠肛门(C18–C21)
胃(C16)
肝脏(C22)
食管(C15)
膀胱(C67)
前列腺(C61)
肾及泌尿系统不明(C64–C66,C68)
甲状腺(C73)
白血病(C91–C95)
部位
男性
发病率(1/10 万)
0 10 20 30 40 50
乳房(C50)
气管，支气管，肺(C33–C34)
结直肠肛门(C18–C21)
甲状腺(C73)
子宫颈(C53)
子宫体及子宫部位不明(C54–C55)
胃(C16)
卵巢(C56)
肝脏(C22)
食管(C15)
部位
女性

图 3-18　河北省城市肿瘤登记地区前 10 位恶性肿瘤发病率

气管，支气管，肺(C33–C34)
结直肠肛门(C18–C21)
乳房(C50)
胃(C16)
甲状腺(C73)
肝脏(C22)
食管(C15)
子宫颈(C53)
肾及泌尿系统不明(C64–C66,C68)
膀胱(C67)
其他
合计
气管，支气管，肺(C33–C34)
结直肠肛门(C18–C21)
胃(C16)
肝脏(C22)
食管(C15)
膀胱(C67)
前列腺(C61)
肾及泌尿系统不明(C64–C66,C68)
甲状腺(C73)
白血病(C91–C95)
其他
男性
乳房(C50)
气管，支气管，肺(C33–C34)
结直肠肛门(C18–C21)
甲状腺(C73)
子宫颈(C53)
子宫体及子宫部位不明(C54–C55)
胃(C16)
卵巢(C56)
肝脏(C22)
食管(C15)
其他
女性

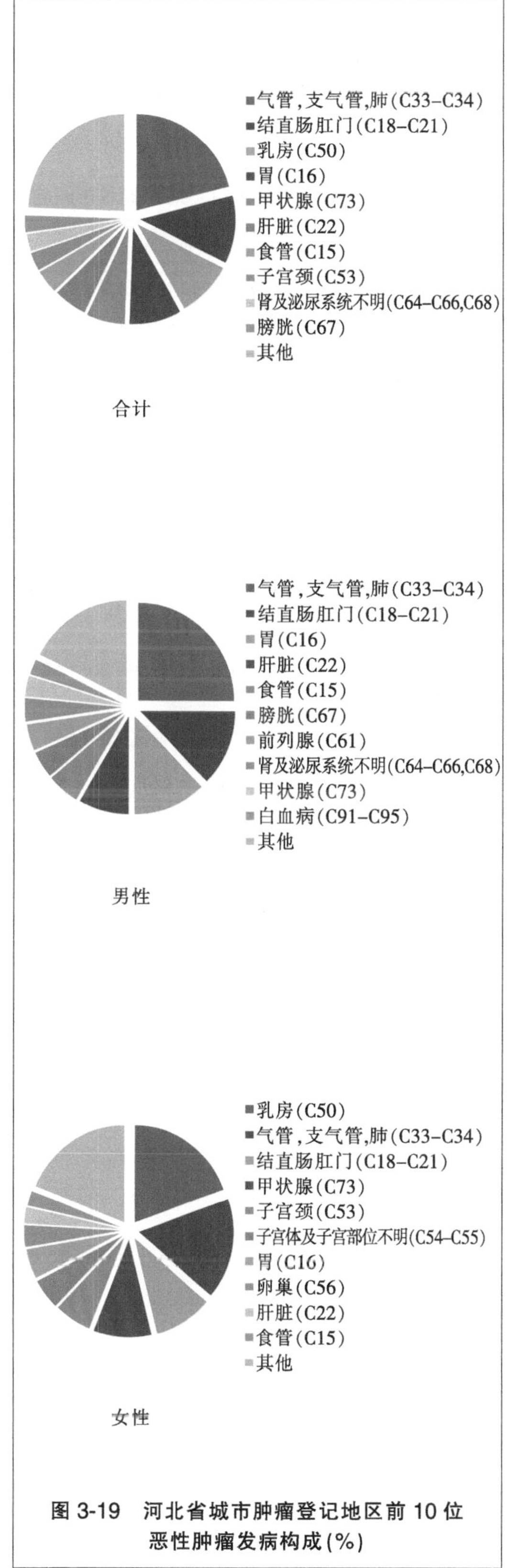

图 3-19　河北省城市肿瘤登记地区前 10 位恶性肿瘤发病构成(%)

（四）城市地区前 10 位恶性肿瘤死亡情况

河北省城市肿瘤登记地区 2018 年恶性肿瘤死亡第 1 位的是肺癌，其次为胃癌、肝癌、结直肠癌和食管癌，前 10 位恶性肿瘤占全部恶性肿瘤死亡的 76.27%。男性恶性肿瘤死亡第 1 位的是肺癌，其次为胃癌、肝癌、结直肠癌和食管癌，男性前 10 位恶性肿瘤占全部恶性肿瘤死亡的 81.95%；女性恶性肿瘤死亡第 1 位的也是肺癌，其次为乳腺癌、结直肠癌、胃癌和肝癌，女性前 10 位恶性肿瘤死亡占全部恶性肿瘤死亡的 75.54%（表 3-11，图 3-20~3-21）。

表 3-11 河北省城市肿瘤登记地区 2018 年前 10 位恶性肿瘤死亡主要指标

顺位	合计					男性					女性				
	部位	全省估计死亡数	死亡率 (1/10⁵)	构成 (%)	中标率 (1/10⁵)	部位	全省估计死亡数	死亡率 (1/10⁵)	构成 (%)	中标率 (1/10⁵)	部位	全省估计死亡数	死亡率 (1/10⁵)	构成 (%)	中标率 (1/10⁵)
1	气管，支气管，肺 (C33–C34)	16 560	38.55	27.10	22.29	气管，支气管，肺 (C33–C34)	11 130	51.54	30.24	31.06	气管，支气管，肺 (C33–C34)	5 430	25.78	22.51	14.15
2	胃(C16)	6 980	16.24	11.42	9.40	胃(C16)	4 930	22.85	13.41	13.71	乳房(C50)	2 800	13.31	11.62	8.72
3	肝脏(C22)	5 800	13.46	9.46	8.15	肝脏(C22)	4 260	19.71	11.56	12.38	结直肠肛门 (C18–C21)	2 070	9.86	8.60	5.34
4	结直肠肛门 (C18–C21)	4 990	11.68	8.21	6.71	结直肠肛门 (C18–C21)	2 920	13.53	7.94	8.18	胃(C16)	2 050	9.75	8.51	5.45
5	食管(C15)	3 230	7.50	5.27	4.25	食管(C15)	2 360	10.92	6.41	6.54	肝脏(C22)	1 540	7.32	6.39	4.10
6	乳房(C50)	2 810	6.72	4.73	4.45	胰腺(C25)	1 110	5.14	3.01	3.17	子宫颈(C53)	970	4.61	4.03	3.18
7	胰腺(C25)	1 980	4.63	3.26	2.76	前列腺(C61)	950	4.38	2.57	2.43	卵巢(C56)	960	4.56	3.98	2.84
8	淋巴瘤 (C81–C85,C88,C90,C96)	1 410	3.30	2.32	2.07	淋巴瘤 (C81–C85,C88,C90,C96)	870	4.04	2.37	2.62	食管(C15)	870	4.14	3.62	2.10
9	白血病 (C91–C95)	1 400	3.27	2.30	2.42	肾及泌尿系统不明 (C64–C66,C68)	830	3.85	2.26	2.42	胰腺(C25)	870	4.14	3.62	2.36
10	脑，神经系统 (C70–C72)	1 350	3.15	2.21	2.25	膀胱(C67)	810	3.73	2.19	2.22	子宫体及子宫部位不明(C54–C55)	640	3.06	2.68	1.91
合计	所有部位	60 900	142.26	100.00	85.21	所有部位	36 800	170.44	100.00	104.73	所有部位	24 100	114.54	100.00	67.35

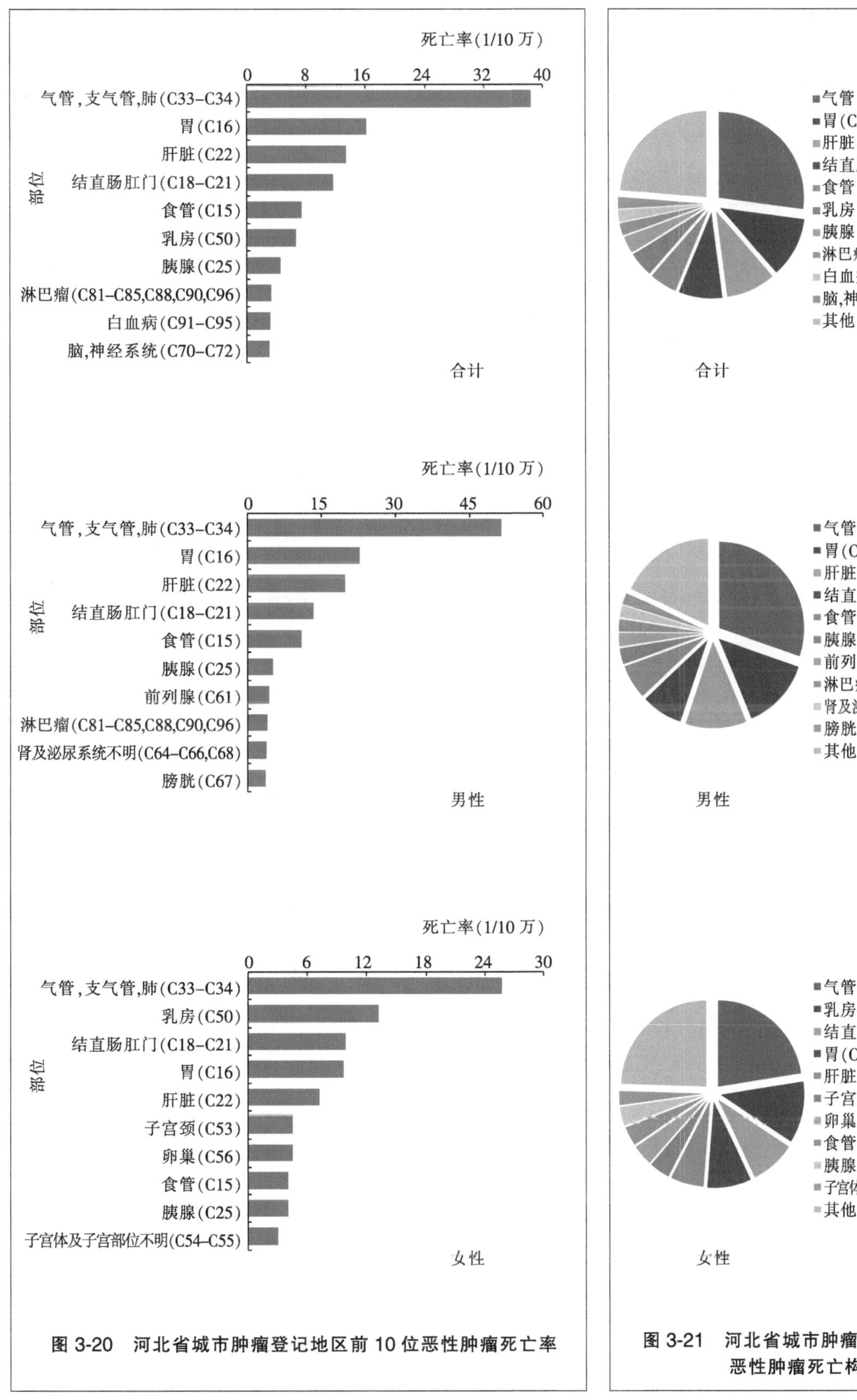

图 3-20　河北省城市肿瘤登记地区前 10 位恶性肿瘤死亡率

图 3-21　河北省城市肿瘤登记地区前 10 位恶性肿瘤死亡构成(%)

（五）农村地区前 10 位恶性肿瘤发病情况

河北省农村肿瘤登记地区 2018 年恶性肿瘤发病第 1 位的是肺癌，其次为胃癌、食管癌、结直肠癌和肝癌，前 10 位恶性肿瘤占全部恶性肿瘤发病的 79.85%。男性恶性肿瘤发病第 1 位的是肺癌，其次为胃癌、食管癌、肝癌和结直肠癌，男性前 10 位恶性肿瘤占全部恶性肿瘤发病的 85.73%；女性发病第 1 位的恶性肿瘤为乳腺癌，其次为肺癌、胃癌、结直肠癌和食管癌，女性前 10 位恶性肿瘤占全部恶性肿瘤发病的 81.52%（表 3-12，图 3-22~3-23）。

表 3-12　河北省农村肿瘤登记地区 2018 年前 10 位恶性肿瘤发病主要指标

顺位	合计					男性					女性				
	部位	全省估计发病数	发病率 (1/10⁵)	构成 (%)	中标率 (1/10⁵)	部位	全省估计发病数	发病率 (1/10⁵)	构成 (%)	中标率 (1/10⁵)	部位	全省估计发病数	发病率 (1/10⁵)	构成 (%)	中标率 (1/10⁵)
1	气管，支气管，肺 (C33–C34)	16 440	49.91	21.78	33.00	气管，支气管，肺 (C33–C34)	1 0970	63.36	26.15	45.74	乳房(C50)	5 600	34.47	16.72	26.62
2	胃(C16)	11 730	35.57	15.52	23.59	胃(C16)	8520	51.07	20.30	35.57	气管，支气管，肺 (C33–C34)	5 470	33.69	16.34	21.46
3	食管(C15)	7 510	21.52	9.39	13.98	食管(C15)	4940	28.06	11.15	19.27	胃(C16)	3 210	19.75	9.58	12.49
4	结直肠肛门 (C18–C21)	5 930	18.00	7.86	12.24	肝脏(C22)	4430	24.87	9.88	17.82	结直肠肛门 (C18–C21)	2 580	15.90	7.71	10.38
5	肝脏(C22)	5 790	17.56	7.66	12.00	结直肠肛门 (C18–C21)	3350	20.07	7.98	14.27	食管(C15)	2 570	14.85	7.20	9.16
6	乳房(C50)	5 650	17.21	7.51	13.46	膀胱(C67)	970	5.80	2.31	4.07	子宫颈(C53)	2 240	13.80	6.69	10.71
7	子宫颈(C53)	2 240	6.83	2.98	5.37	脑，神经系统 (C70–C72)	870	5.20	2.06	4.28	子宫体及子宫部位不明(C54–C55)	1 370	10.59	5.14	7.69
8	甲状腺(C73)	1 860	5.66	2.47	4.85	胰腺(C25)	850	5.13	2.04	3.61	肝脏(C22)	1 360	10.09	4.90	6.39
9	脑，神经系统 (C70–C72)	1 800	5.45	2.38	4.33	白血病 (C91–C95)	850	5.09	2.02	4.42	甲状腺(C73)	1 350	8.85	4.29	7.61
10	子宫体及子宫部位不明(C54–C55)	1 370	5.24	2.29	3.86	肾及泌尿系统不明 (C64–C66，C68)	550	4.60	1.83	3.39	卵巢(C56)	990	6.07	2.94	4.61
合计	所有部位	75 500	229.12	100.00	159.90	所有部位	42 000	251.61	100.00	179.23	所有部位	33 500	206.16	100.00	143.99

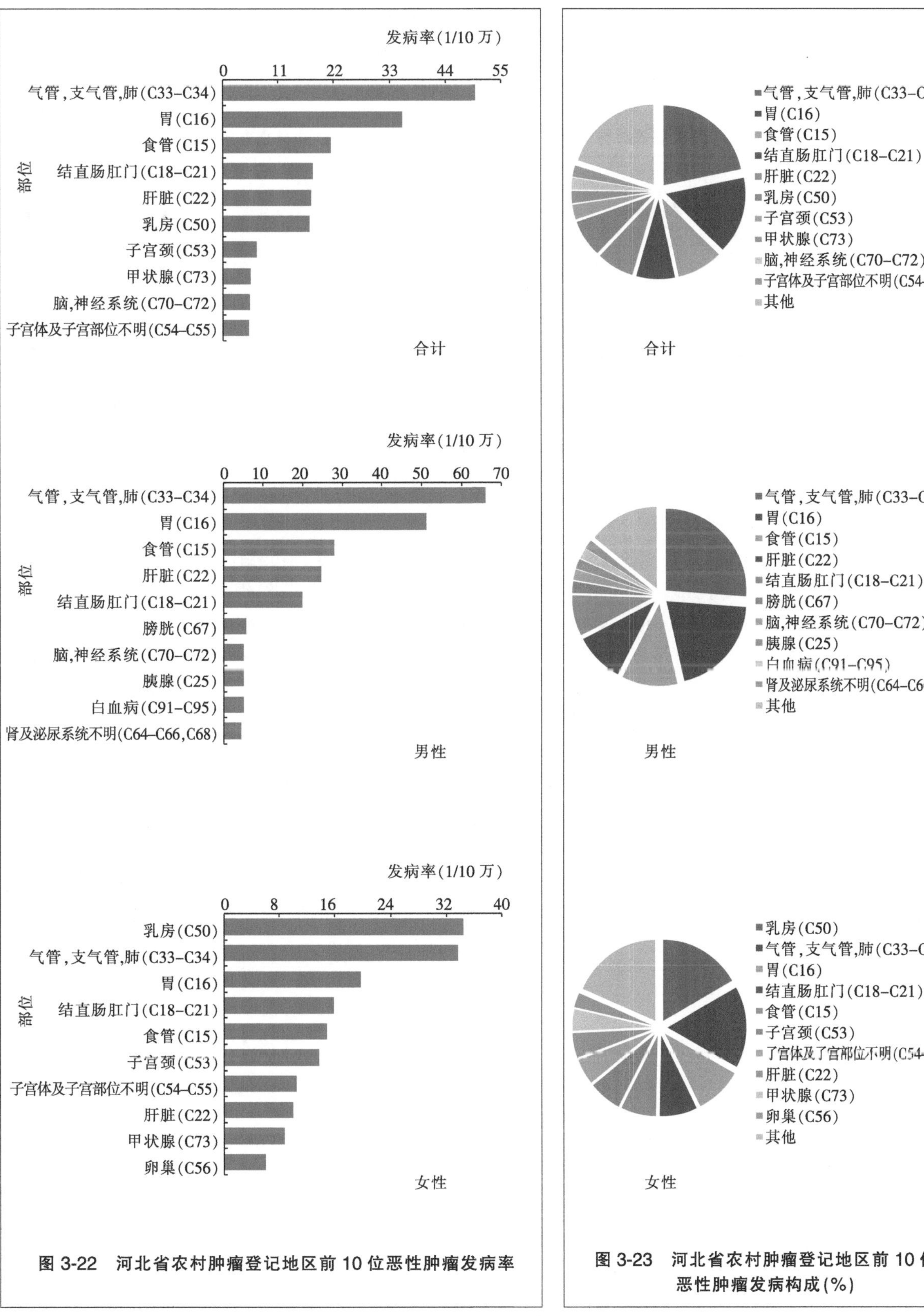

图 3-22　河北省农村肿瘤登记地区前 10 位恶性肿瘤发病率

图 3-23　河北省农村肿瘤登记地区前 10 位恶性肿瘤发病构成(%)

（六）农村地区前 10 位恶性肿瘤死亡情况

河北省农村肿瘤登记地区 2018 年恶性肿瘤和男性恶性肿瘤死亡第 1 位的均是肺癌，其次为胃癌、肝癌、食管癌和结直肠癌，前 10 位恶性肿瘤死亡分别占全部恶性肿瘤死亡的 85.12%和 88.66%；女性恶性肿瘤死亡第 1 位的也是肺癌，其次为胃癌、食管癌、肝癌和乳腺癌，女性前 10 位恶性肿瘤占全部恶性肿瘤死亡的 83.16%（表 3-13，图 3-24~3-25）。

表 3-13　河北省农村肿瘤登记地区 2018 年前 10 位恶性肿瘤死亡主要指标

顺位	合计					男性					女性				
	部位	全省估计死亡数	死亡率(1/10^5)	构成(%)	中标率(1/10^5)	部位	全省估计死亡数	死亡率(1/10^5)	构成(%)	中标率(1/10^5)	部位	全省估计死亡数	死亡率(1/10^5)	构成(%)	中标率(1/10^5)
1	气管，支气管，肺(C33–C34)	13 740	41.69	27.15	27.12	气管，支气管，肺(C33–C34)	9 540	57.19	30.19	39.77	气管，支气管，肺(C33–C34)	4 200	25.87	22.12	15.72
2	胃(C16)	9 730	29.52	19.23	19.37	胃(C16)	6 720	40.30	21.28	28.26	胃(C16)	3 010	18.52	15.84	11.28
3	肝脏(C22)	5 820	17.65	11.50	11.93	肝脏(C22)	4 080	24.47	12.92	17.44	食管(C15)	2 240	11.30	9.67	6.68
4	食管(C15)	5 810	16.41	10.69	10.46	食管(C15)	3 570	21.41	11.30	14.72	肝脏(C22)	1 740	10.70	9.15	6.73
5	结直肠肛门(C18–C21)	2 570	8.15	5.31	5.31	结直肠肛门(C18–C21)	1 540	9.23	4.87	6.46	乳房(C50)	1 480	9.14	7.81	6.50
6	乳房(C50)	1 500	4.58	2.98	3.34	胰腺(C25)	770	4.64	2.45	3.23	结直肠肛门(C18–C21)	1 030	7.04	6.02	4.30
7	胰腺(C25)	1 340	4.07	2.65	2.66	脑，神经系统(C70–C72)	600	3.60	1.90	2.71	子宫颈(C53)	850	5.25	4.49	3.71
8	脑，神经系统(C70–C72)	1 130	3.42	2.23	2.50	白血病(C91–C95)	460	2.76	1.46	2.42	胰腺(C25)	570	3.49	2.99	2.15
9	白血病(C91–C95)	850	2.60	1.69	2.20	淋巴瘤(C81–C85,C88,C90,C96)	370	2.19	1.16	1.63	脑，神经系统(C70–C72)	530	3.25	2.78	2.31
10	子宫颈(C53)	850	2.60	1.69	1.89	膀胱(C67)	360	2.15	1.14	1.49	卵巢(C56)	430	2.66	2.28	1.76
合计	所有部位	50 600	153.53	100.00	102.31	所有部位	31 600	189.40	100.00	133.48	所有部位	19 000	116.91	100.00	74.42

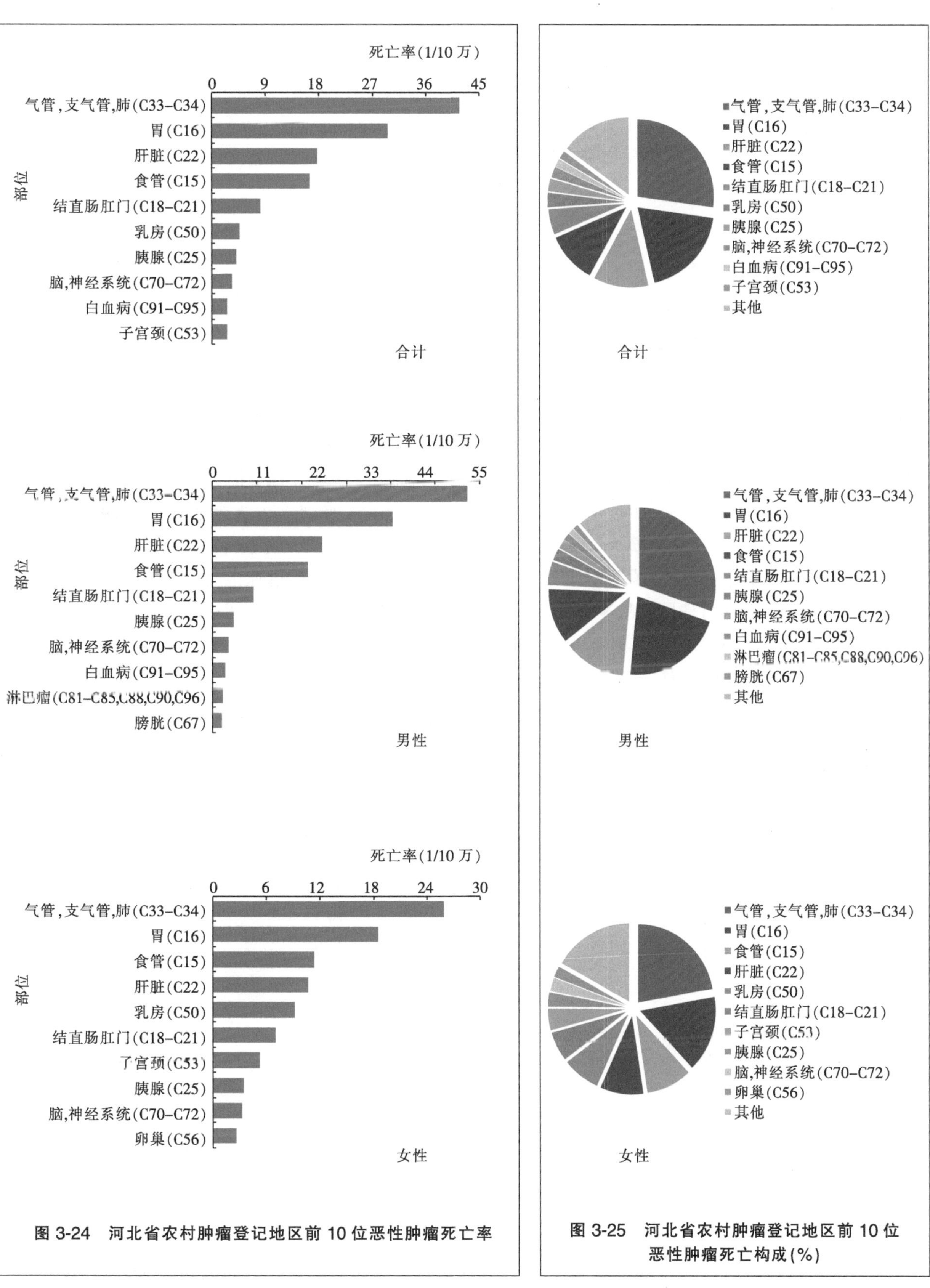

图 3-24　河北省农村肿瘤登记地区前 10 位恶性肿瘤死亡率

图 3-25　河北省农村肿瘤登记地区前 10 位恶性肿瘤死亡构成(%)

（贺宇彤　李道娟　梁　迪　师　金）

第四章

各部位恶性肿瘤的发病与死亡

一、气管，支气管，肺（C33–C34）

河北省肿瘤登记地区 2018 年肺癌的发病率为 49.13/10 万，中国人口标化率为 31.46/10 万，世界人口标化率为 31.56/10 万，全省估计新发病例 36 960 例，其中男性 23 800 例，女性 13 160 例。男性发病率为 63.36/10 万，女性发病率为 34.80/10 万，男性为女性的 1.82 倍。城市地区发病率为 47.88/10 万，城市地区新发病例 20 520 例，农村地区发病率为 49.91/10 万，农村地区新发病例 16 440 例。全省肺癌的死亡率为 40.48/10 万，男性死亡率为 55.03/10 万，女性死亡率为 25.83/10 万，男性为女性的 2.13 倍。城市地区死亡率为 38.55/10 万，农村地区死亡率为 41.69/10 万，农村地区是城市地区的 1.08 倍，年龄标化后为 1.22 倍。

肺癌年龄别发病率在 0~40 岁年龄段处于较低水平，45–岁年龄组后迅速上升，发病率在 75–岁组达到高峰。城市地区和农村地区发病率趋势与全省基本相同。肺癌年龄别死亡率在 0~45 岁年龄段处于较低水平，50–岁年龄组后迅速上升，死亡率在 85+岁组达到高峰。城市地区和农村地区死亡率趋势与全省基本相同(表 4-1，图 4-1a~4-1f)。

表 4-1　河北省 2018 年肺癌发病与死亡

指标	性别	全省估计病例数	肿瘤登记地区病例数	粗率 (1/10^5)	构成 (%)	中国人口标化率 (1/10^5)	世界人口标化率 (1/10^5)	0~74 岁累积率 (%)
发病								
全省	合计	36 960	9 126	49.13	21.49	31.46	31.56	3.98
	男性	23 800	5 904	63.36	25.74	42.05	42.40	5.40
	女性	13 160	3 222	34.80	16.50	21.73	21.57	2.64
城市	合计	20 520	3 440	47.88	21.02	29.32	29.42	3.67
	男性	12 830	2 117	59.42	25.04	36.91	37.33	4.69
	女性	7 690	1 323	36.52	16.72	22.22	22.02	2.69
农村	合计	16 440	5 686	49.91	21.78	33.00	33.08	4.20
	男性	10 970	3 787	65.80	26.15	45.74	46.04	5.91
	女性	5 470	1 899	33.69	16.34	21.46	21.32	2.62
死亡								
全省	合计	30 300	7 519	40.48	27.13	25.16	25.19	3.01
	男性	20 670	5 127	55.03	30.21	36.21	36.37	4.42
	女性	9 630	2 392	25.83	22.27	15.09	15.01	1.68
城市	合计	16 560	2 770	38.55	27.10	22.29	22.34	2.55
	男性	11 130	1 836	51.54	30.24	31.06	31.42	3.75
	女性	5 430	934	25.78	22.51	14.15	13.93	1.41
农村	合计	13 740	4 749	41.69	27.15	27.12	27.13	3.33
	男性	9 540	3 291	57.19	30.19	39.77	39.78	4.89
	女性	4 200	1 458	25.87	22.12	15.72	15.73	1.87

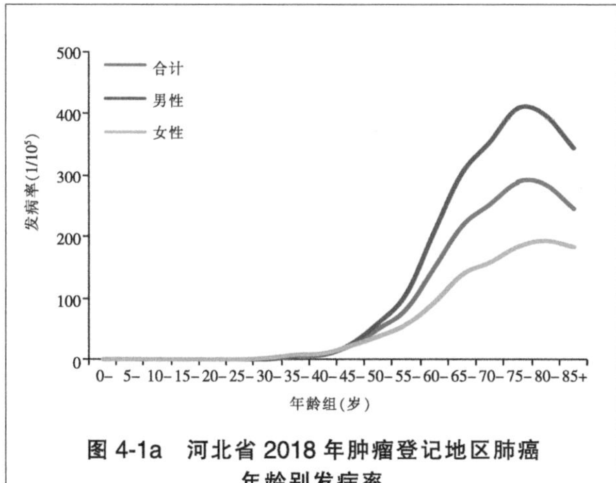

图 4-1a　河北省 2018 年肿瘤登记地区肺癌年龄别发病率

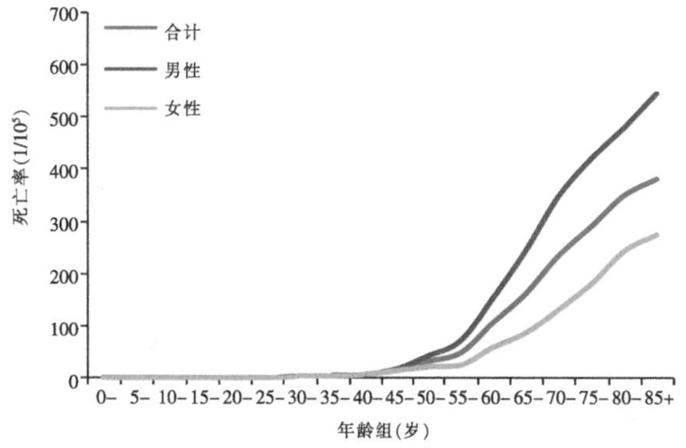

图 4-1d　河北省 2018 年肿瘤登记地区肺癌年龄别死亡率

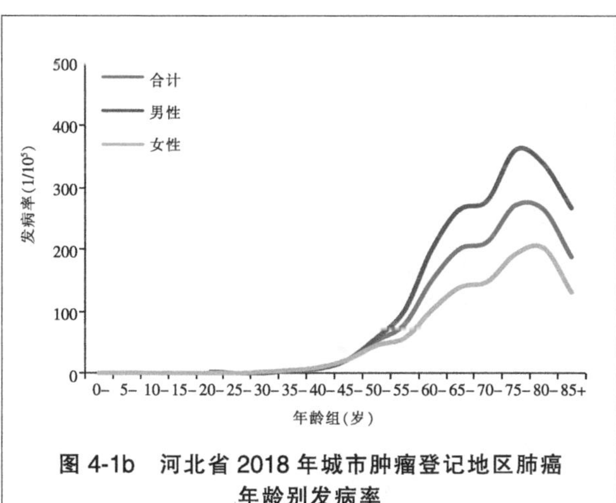

图 4-1b　河北省 2018 年城市肿瘤登记地区肺癌年龄别发病率

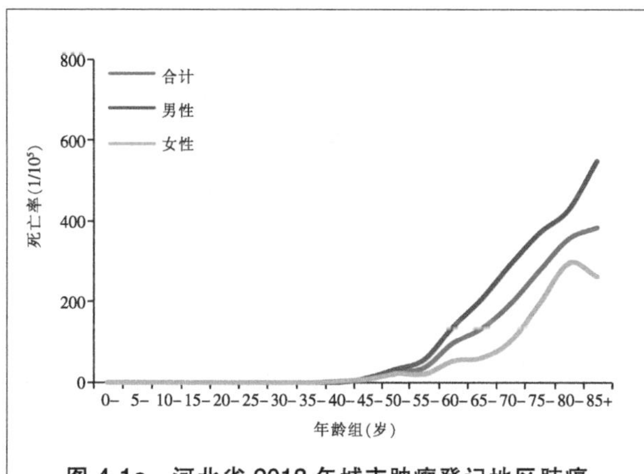

图 4-1e　河北省 2018 年城市肿瘤登记地区肺癌年龄别死亡率

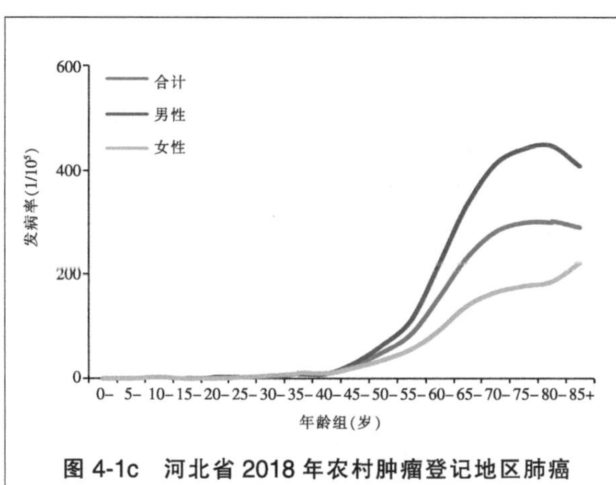

图 4-1c　河北省 2018 年农村肿瘤登记地区肺癌年龄别发病率

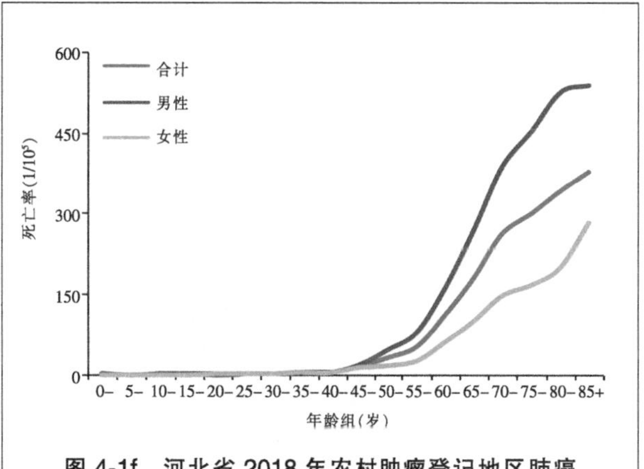

图 4-1f　河北省 2018 年农村肿瘤登记地区肺癌年龄别死亡率

49.13%的肺癌发生在肺上叶，其次是下叶(占 31.31%)，中叶占 10.74%，主支气管占 6.57%，交搭跨越仅占 1.38%。腺癌是肺癌最主要的病理类型，占全部肺癌的 50.26%，其次是鳞癌 28.36%，小细胞癌 13.65%，腺鳞癌 0.70%和大细胞癌 0.32%，其他类型 6.71%(图 4-1g~4-1h)。

在全省 11 个地市中，肺癌发病率最高的是张家口市(95.54/10 万)，其次是沧州市(59.10/10 万)和石家庄市(52.81/10 万)。死亡率最高的是张家口市(71.16/10 万)，其次是沧州市(47.38/10 万)和唐山市(45.41/10 万)。

2011—2018 年，河北省肿瘤登记地区肺癌发病率和死亡率整体呈现平稳状态，2011 年，男性肺癌世标发病率为 53.58/10 万，女性肺癌世标发病率为 26.85/10 万；2018 年，男性肺癌世标发病率为 42.40/10万，女性肺癌世标发病率为 21.57/10 万，均略低于 2011 年发病率。2011 年，男性肺癌世标死亡率为 49.26/10 万，女性肺癌世标死亡率为 24.64/10 万；2018 年，男性肺癌世标死亡率为 36.37/10 万，女性肺癌世标死亡率为 15.01/10 万，均略低于 2011 年死亡率(图 4-1i)。

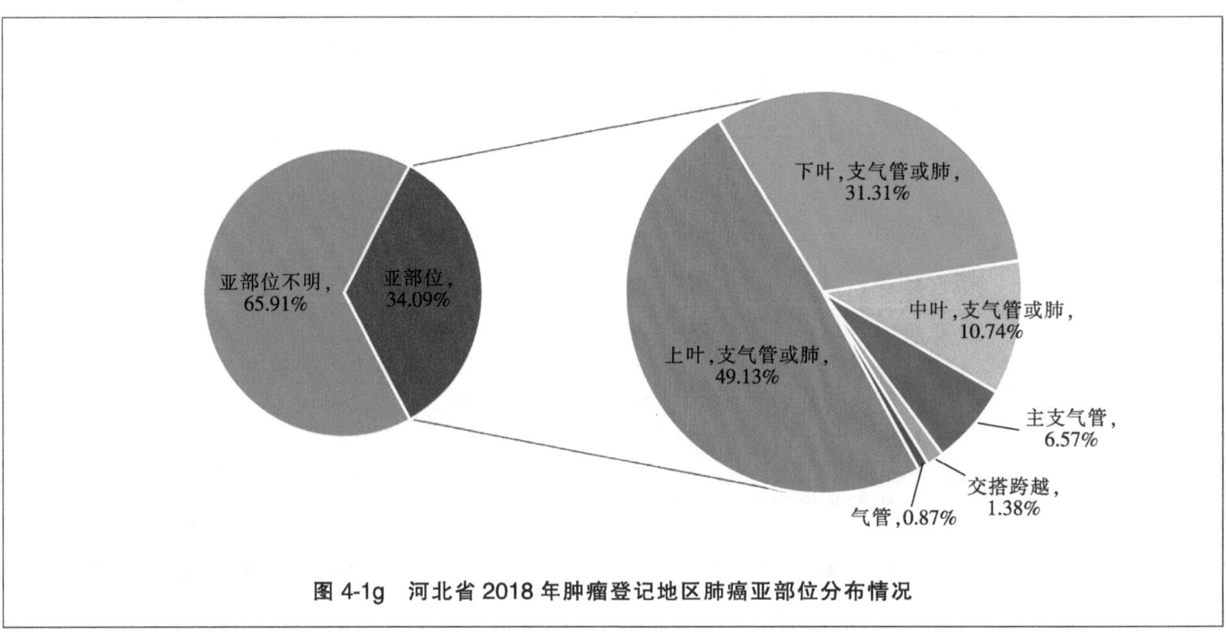

图 4-1g　河北省 2018 年肿瘤登记地区肺癌亚部位分布情况

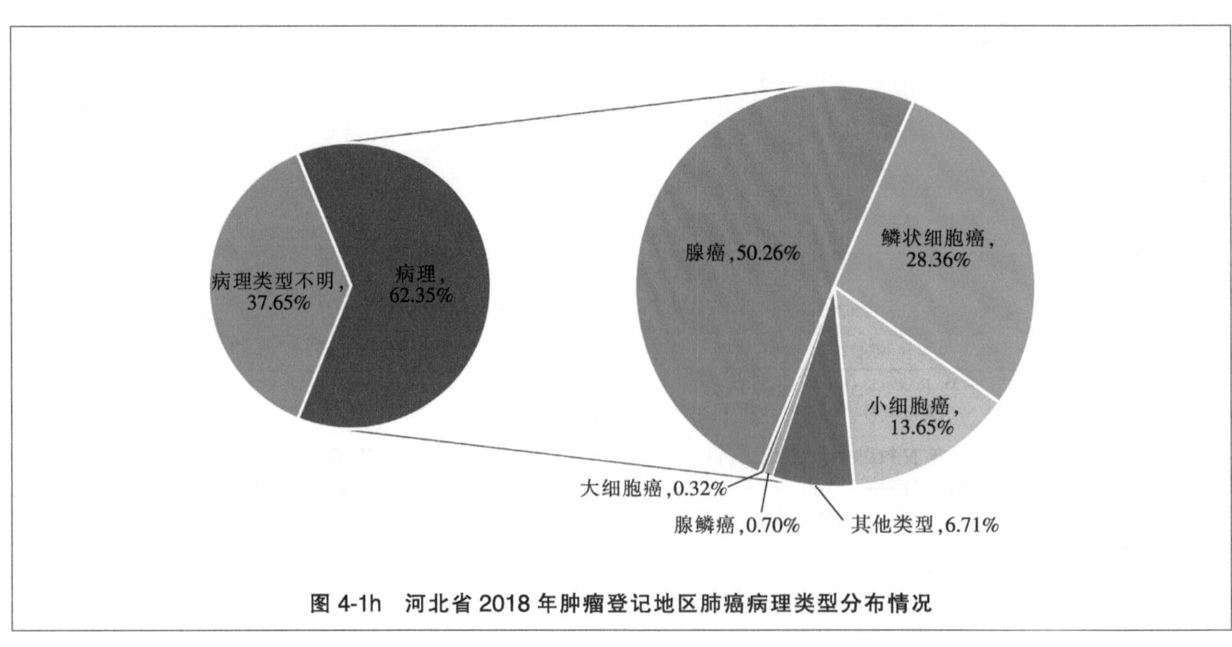

图 4-1h　河北省 2018 年肿瘤登记地区肺癌病理类型分布情况

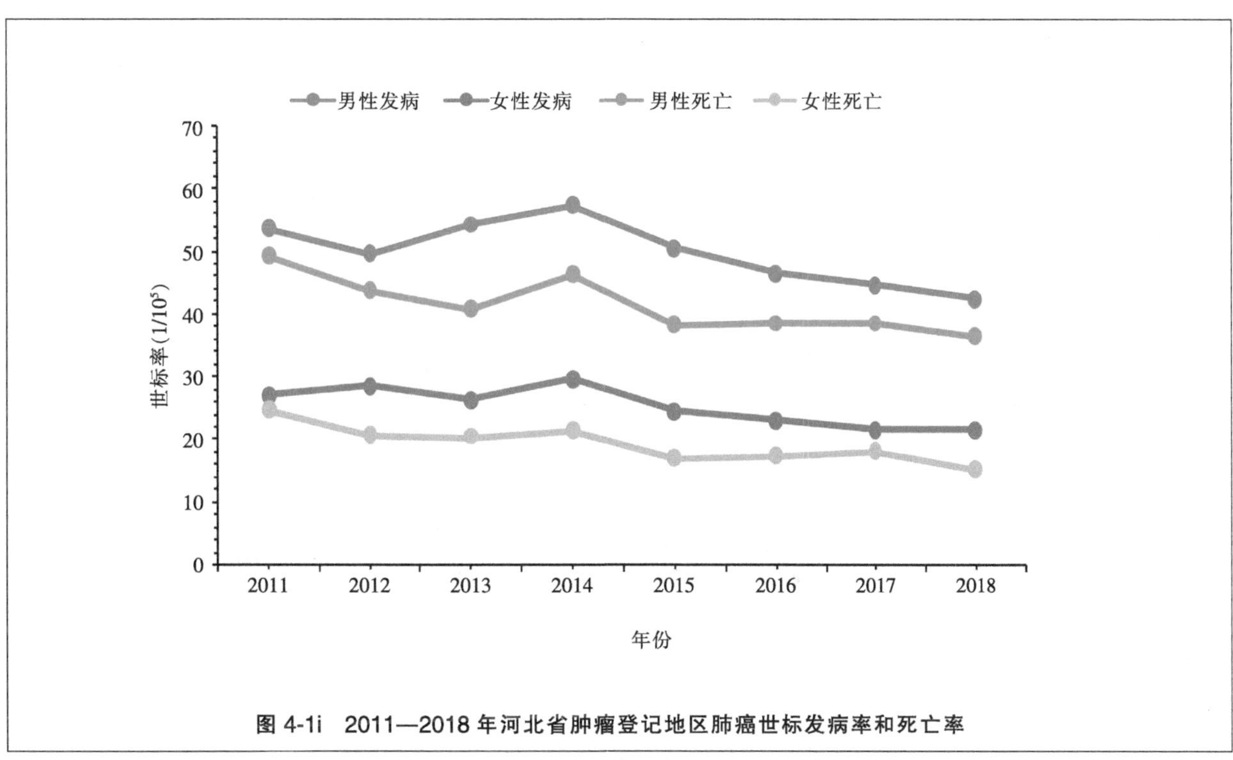

图 4-1i 2011—2018 年河北省肿瘤登记地区肺癌世标发病率和死亡率

二、胃（C16）

河北省肿瘤登记地区2018年胃癌的发病率为29.57/10万，中国人口标化率为19.07/10万，世界人口标化率为19.13/10万，全省估计新发病例20 370例，其中男性14 880例，女性5 490例，男性发病率为42.80/10万，女性发病率为16.25/10万，男性为女性的2.63倍。城市地区发病率为20.06/10万，估计新发病例8 640例，农村地区发病率为35.57/10万，估计新发病例11 730例，农村地区发病率是城市地区的1.77倍，年龄标化后增至1.91倍。全省胃癌的死亡率为24.39/10万，城市地区死亡率为16.24/10万，农村地区死亡率为29.52/10万，农村地区是城市地区的1.82倍，年龄标化后升高为2.06倍。

胃癌年龄别发病率在0~40岁年龄段处于较低水平，45–岁年龄组以后升高，在70–岁组达到高峰。城市地区发病率在75–岁组达到高峰，农村地区在70–岁组达到高峰。胃癌年龄别死亡率在0~45岁年龄段处于较低水平，50–岁年龄组以后迅速上升，在85+岁组达到高峰。城市地区和农村地区年龄别死亡率趋势与全省基本一致(表4-2，图4-2a~4-2f)。

表4-2 河北省2018年胃癌发病与死亡

指标	性别	全省估计病例数	肿瘤登记地区病例数	粗率($1/10^5$)	构成(%)	中国人口标化率($1/10^5$)	世界人口标化率($1/10^5$)	0~74岁累积率(%)
发病								
全省	合计	20 370	5 493	29.57	12.93	19.07	19.13	2.49
	男性	14 880	3 988	42.80	17.39	28.61	28.87	3.81
	女性	5 490	1 505	16.25	7.70	10.17	10.04	1.24
城市	合计	8 640	1 441	20.06	8.80	12.37	12.27	1.56
	男性	6 360	1 049	29.45	12.41	18.40	18.44	2.37
	女性	2 280	392	10.82	4.95	6.72	6.48	0.79
农村	合计	11 730	4 052	35.57	15.52	23.59	23.74	3.11
	男性	8 520	2 939	51.07	20.30	35.57	35.95	4.79
	女性	3 210	1 113	19.75	9.58	12.49	12.42	1.53
死亡								
全省	合计	16 710	4 530	24.39	16.35	15.30	15.28	1.84
	男性	11 650	3 133	33.62	18.46	22.30	22.24	2.73
	女性	5 060	1 397	15.09	13.01	8.90	8.93	1.01
城市	合计	6 980	1 167	16.24	11.42	9.40	9.34	1.01
	男性	4 930	814	22.85	13.41	13.71	13.65	1.48
	女性	2 050	353	9.75	8.51	5.45	5.41	0.56
农村	合计	9 730	3 363	29.52	19.23	19.37	19.35	2.41
	男性	6 720	2 319	40.30	21.28	28.26	28.18	3.60
	女性	3 010	1 044	18.52	15.84	11.28	11.32	1.31

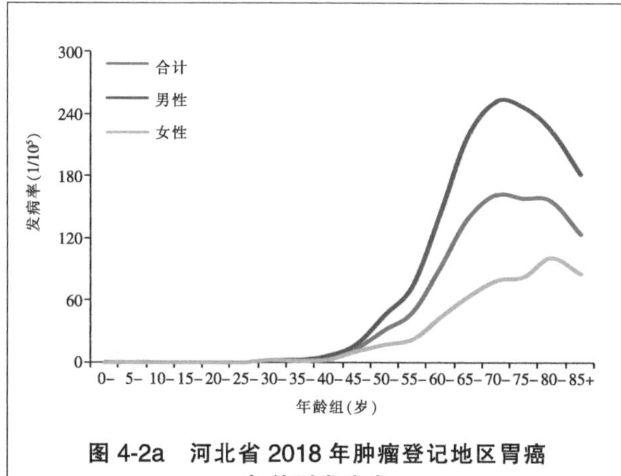

图 4-2a 河北省 2018 年肿瘤登记地区胃癌年龄别发病率

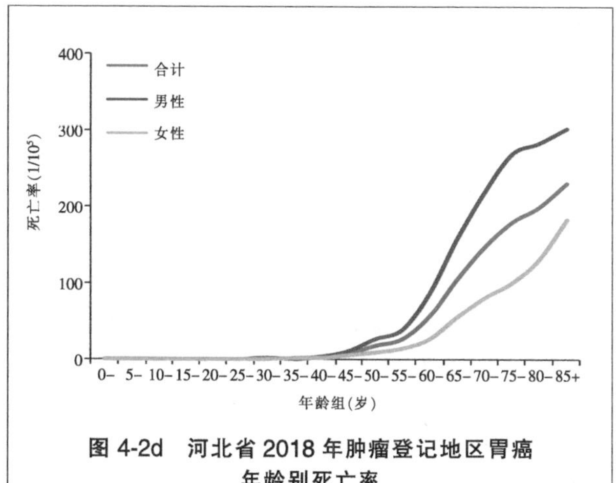

图 4-2d 河北省 2018 年肿瘤登记地区胃癌年龄别死亡率

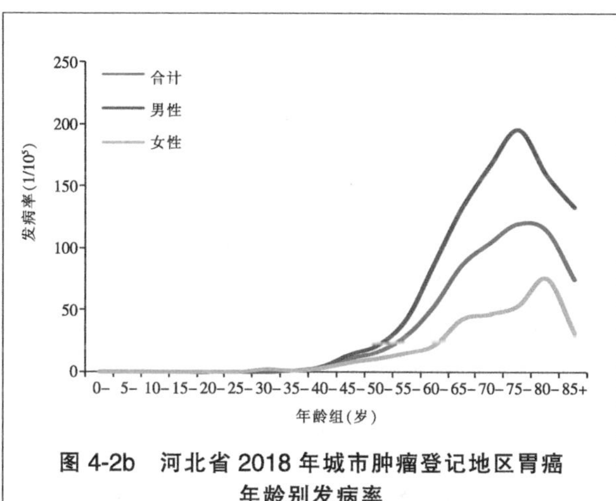

图 4-2b 河北省 2018 年城市肿瘤登记地区胃癌年龄别发病率

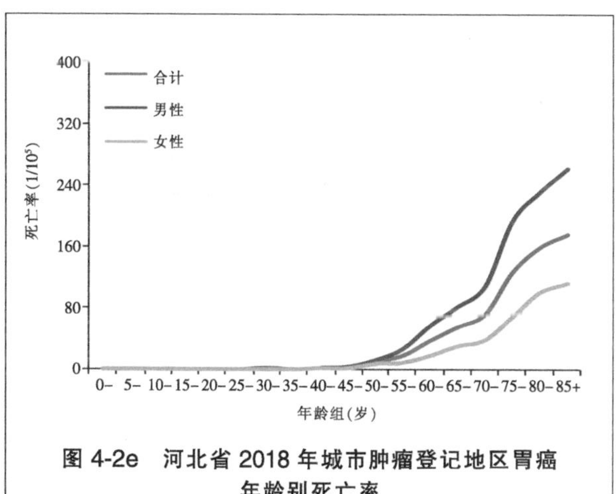

图 4-2e 河北省 2018 年城市肿瘤登记地区胃癌年龄别死亡率

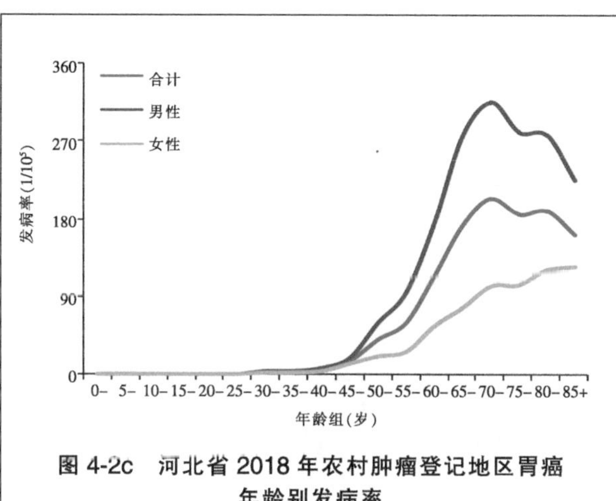

图 4-2c 河北省 2018 年农村肿瘤登记地区胃癌年龄别发病率

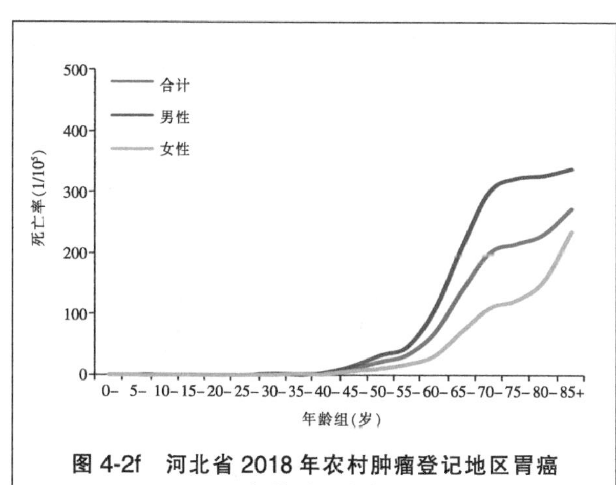

图 4-2f 河北省 2018 年农村肿瘤登记地区胃癌年龄别死亡率

胃癌病例有明确亚部位信息的占 50.32%，其中 57.90%发生在贲门，其次是幽门窦占 13.91%，胃体占 13.08%，交搭跨越占 5.53%，胃底占 4.37%，胃小弯占 2.53%，幽门占 1.77%，胃大弯占 0.90%。有病理学诊断信息的病例占 66.23%，其中腺癌是最主要的病理类型，占 90.64%，其次是鳞癌(2.80%)，胃肠道间质性肉瘤(0.82%)，神经内分泌癌(0.69%)，其他类型占 5.05%(图 4-2g~4-2h)。

在全省 11 个地市中，胃癌发病率最高的是邯郸市(50.23/10 万)，其次是邢台市(41.67/10 万)和衡水市(29.59/10 万)。死亡率最高的是邯郸市(40.74/10 万)，其次是邢台市(38.75/10 万)和衡水市(29.01/10 万)。

2011—2018 年，河北省胃癌发病率和死亡率均呈下降趋势。2011 年，河北省男性胃癌世标发病率为 57.42/10 万，女性胃癌世标发病率为 21.18/10 万；2018 年，男性胃癌世标发病率为 28.87/10 万，女性胃癌世标发病率为 10.04/10 万，均明显低于 2011 年胃癌发病率。2011 年，河北省男性胃癌世标死亡率为 41.92/10 万，女性胃癌世标死亡率为 17.20/10 万；2018 年，男性胃癌世标死亡率为 22.24/10 万，女性胃癌世标死亡率为 8.93/10 万，较 2011 年胃癌死亡率均有明显下降(图 4-2i)。

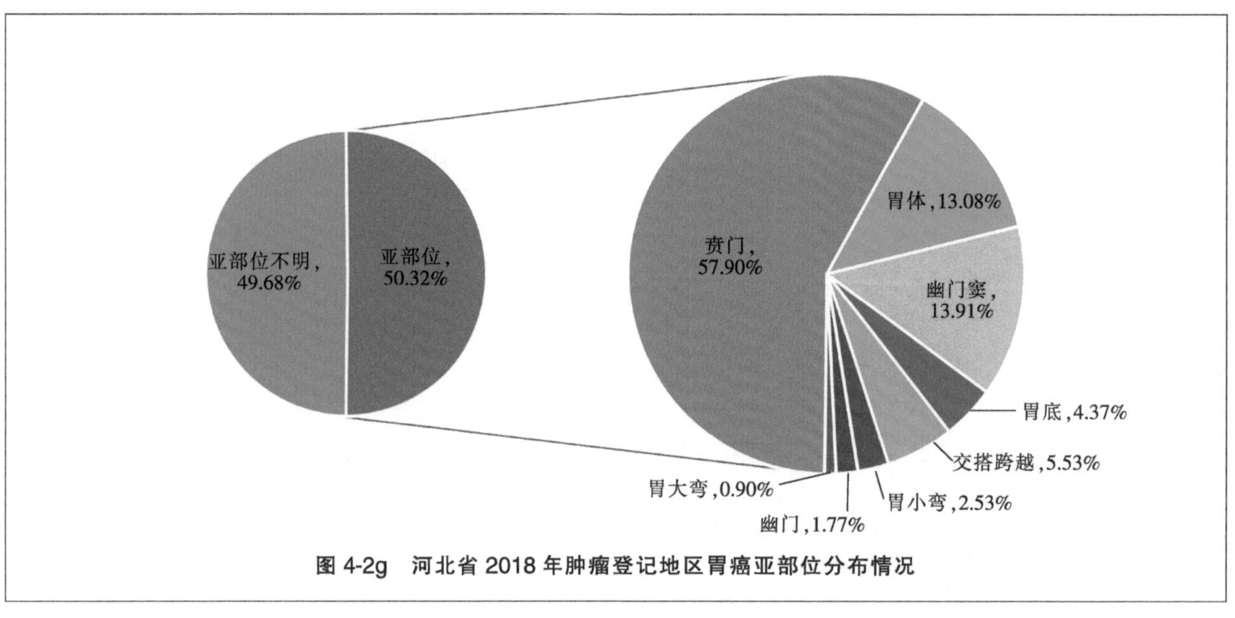

图 4-2g　河北省 2018 年肿瘤登记地区胃癌亚部位分布情况

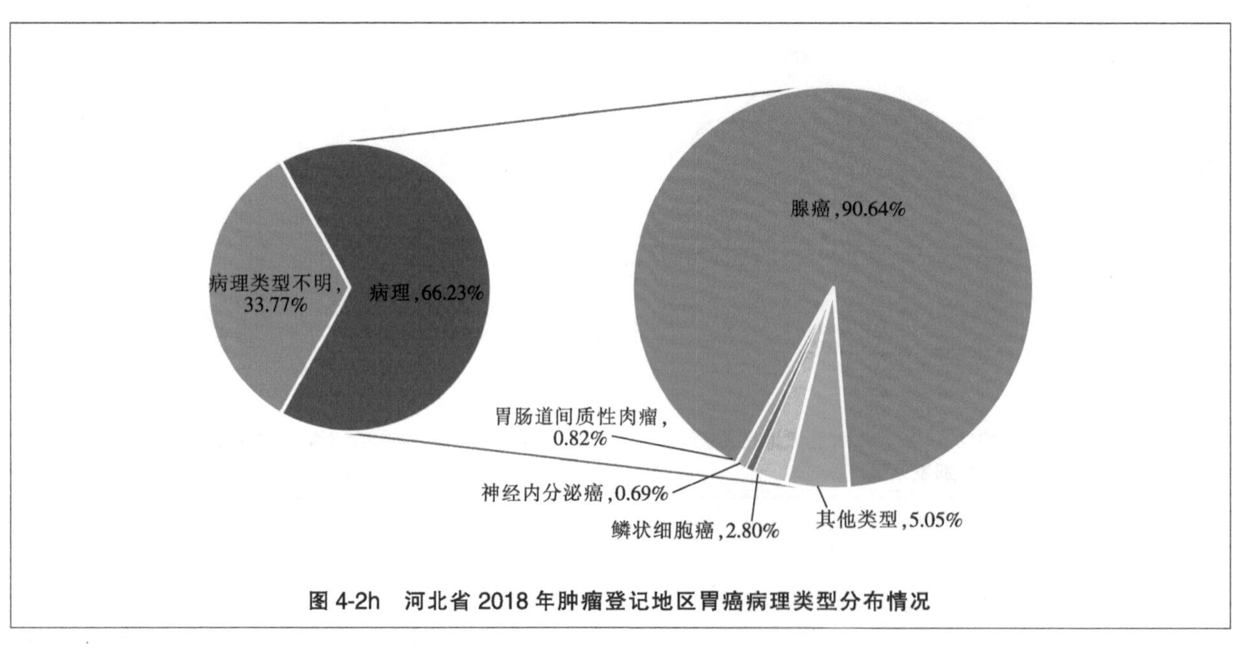

图 4-2h　河北省 2018 年肿瘤登记地区胃癌病理类型分布情况

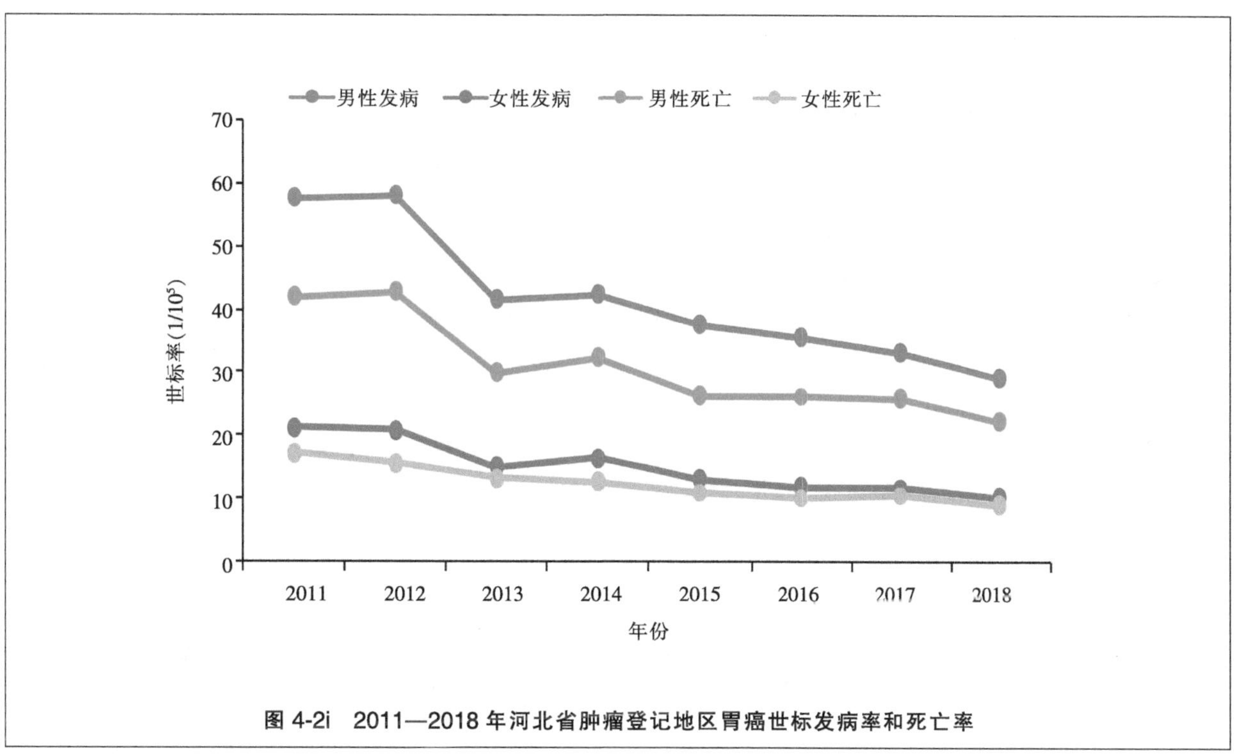

图 4-2i　2011—2018 年河北省肿瘤登记地区胃癌世标发病率和死亡率

三、结直肠肛门（C18–C21）

河北省肿瘤登记地区 2018 年结直肠癌的发病率为 21.01/10 万，中国人口标化率为 13.78/10 万，世界人口标化率为 13.62/10 万，全省估计新发病例 16 960 例，其中男性 9 780 例，女性 7 180 例。城市地区发病率为 25.78/10 万，新发病例 11 030 例，农村地区发病率为 18.00/10 万，新发病例 5 930 例，城市地区发病率是农村地区的 1.43 倍，年龄标化后是 1.31 倍。同期结直肠癌的死亡率为 9.51/10 万，全省结直肠癌估计死亡数为 7 560 例，其中男性 4 460 例，女性 3 100 例。城市地区死亡率为 11.68/10 万，农村地区死亡率为 8.15/10 万，城市地区是农村地区的 1.43 倍，年龄标化后是 1.26 倍。

结直肠癌年龄别发病率在 0~40 岁年龄段处于较低水平，45–岁年龄组以后开始逐渐升高，在 80–岁组达到高峰。城市地区和农村地区年龄别发病率趋势与全省基本一致。结直肠癌年龄别死亡率在 0~50 岁年龄段处于较低水平，在 55–岁年龄组后逐渐上升，在 85+岁组达到高峰。城市地区和农村地区年龄别死亡率分别在 85+岁组和 80–岁组达到高峰(表 4-3，图 4-3a~4-3f)。

2018 年，河北省肿瘤登记地区结直肠癌新发病例中结肠癌占 48.95%，直肠癌占 48.46%。结肠癌病例中乙状结肠占 24.37%，升结肠占 13.81%，横结肠占 3.56%，降结肠占 3.50%，盲肠占 2.46%，结肠肝曲占 1.36%，交搭跨越占 1.20%，阑尾占 1.10%，脾曲占 0.52%，分类不明占 48.12%(图 4-3g)。

表 4-3 河北省 2018 年结直肠癌发病与死亡

指标	性别	全省估计病例数	肿瘤登记地区病例数	粗率 ($1/10^5$)	构成 (%)	中国人口标化率 ($1/10^5$)	世界人口标化率 ($1/10^5$)	0~74 岁累积率 (%)
发病								
全省	合计	16 960	3 903	21.01	9.19	13.78	13.62	1.66
	男性	9 780	2 216	23.78	9.66	16.13	16.03	1.96
	女性	7 180	1 687	18.22	8.64	11.59	11.37	1.38
城市	合计	11 030	1 852	25.78	11.32	16.07	15.90	1.90
	男性	6 430	1 061	29.78	12.55	18.89	18.84	2.31
	女性	4 600	791	21.84	10.00	13.38	13.10	1.51
农村	合计	5 930	2 051	18.00	7.86	12.24	12.09	1.50
	男性	3 350	1 155	20.07	7.98	14.27	14.15	1.72
	女性	2 580	896	15.90	7.71	10.38	10.21	1.29
死亡								
全省	合计	7 560	1 767	9.51	6.38	5.89	5.87	0.62
	男性	4 460	1 013	10.87	5.97	7.18	7.17	0.76
	女性	3 100	754	8.14	7.02	4.73	4.72	0.50
城市	合计	4 990	839	11.68	8.21	6.71	6.74	0.69
	男性	2 920	482	13.53	7.94	8.18	8.24	0.86
	女性	2 070	357	9.86	8.60	5.34	5.37	0.52
农村	合计	2 570	928	8.15	5.31	5.31	5.25	0.58
	男性	1 540	531	9.23	4.87	6.46	6.39	0.69
	女性	1 030	397	7.04	6.02	4.30	4.26	0.48

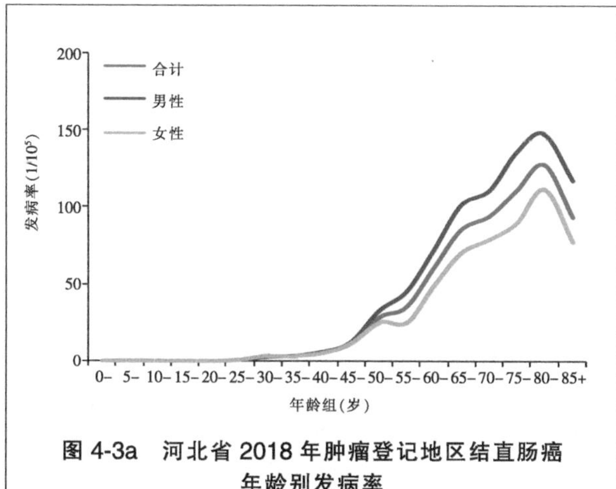

图 4-3a　河北省 2018 年肿瘤登记地区结直肠癌年龄别发病率

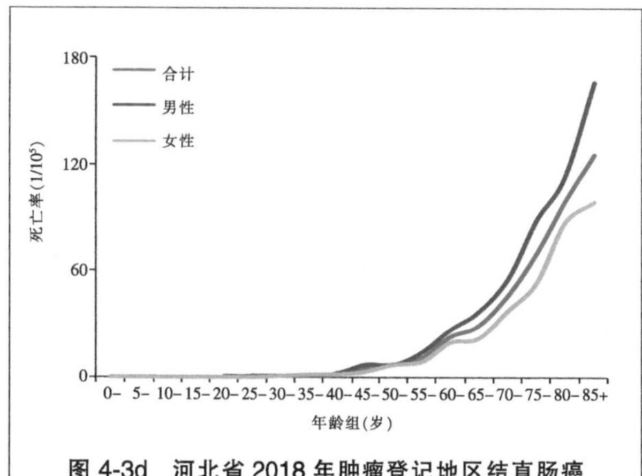

图 4-3d　河北省 2018 年肿瘤登记地区结直肠癌年龄别死亡率

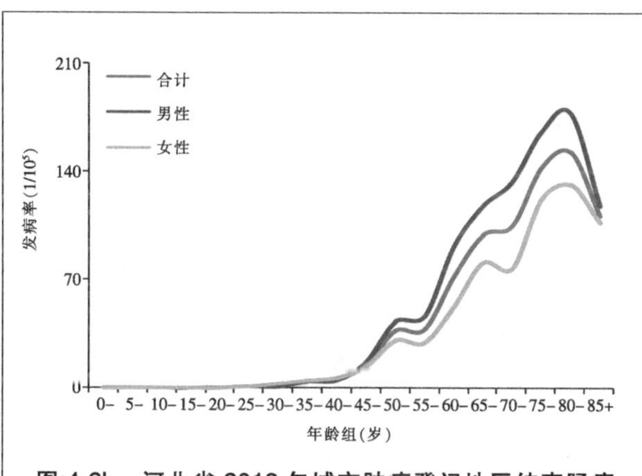

图 4-3b　河北省 2018 年城市肿瘤登记地区结直肠癌年龄别发病率

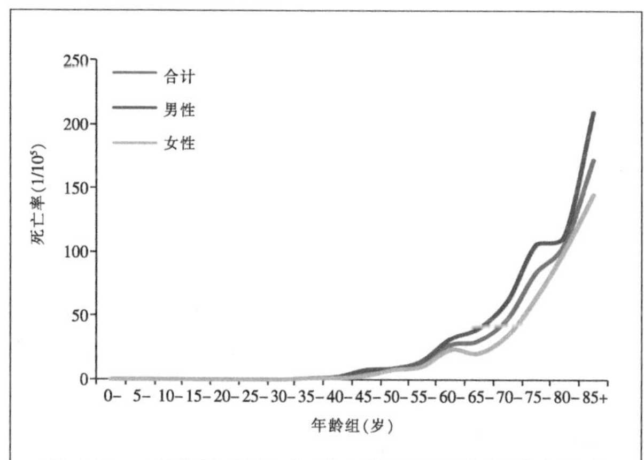

图 4-3e　河北省 2018 年城市肿瘤登记地区结直肠癌年龄别死亡率

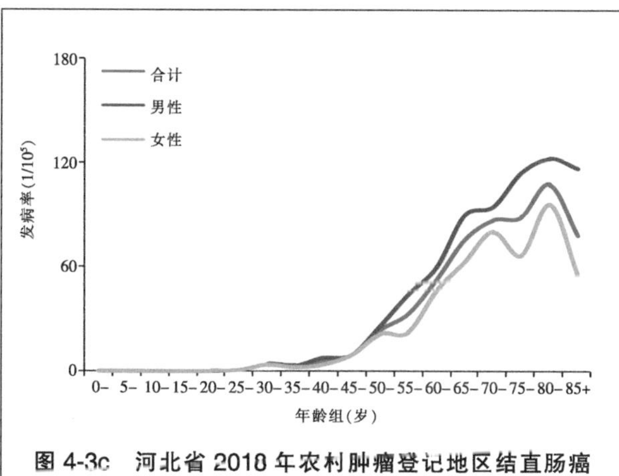

图 4-3c　河北省 2018 年农村肿瘤登记地区结直肠癌年龄别发病率

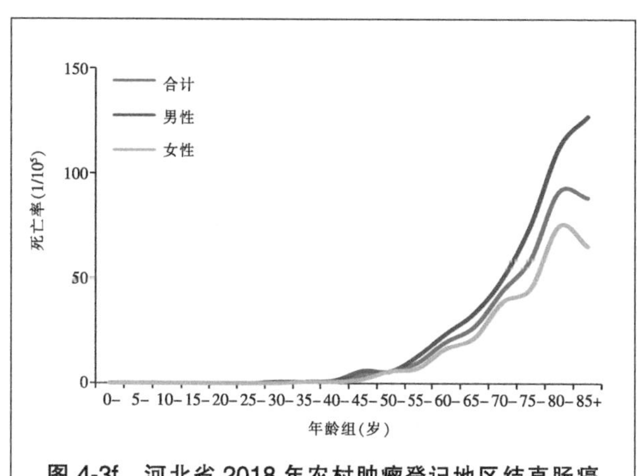

图 4-3f　河北省 2018 年农村肿瘤登记地区结直肠癌年龄别死亡率

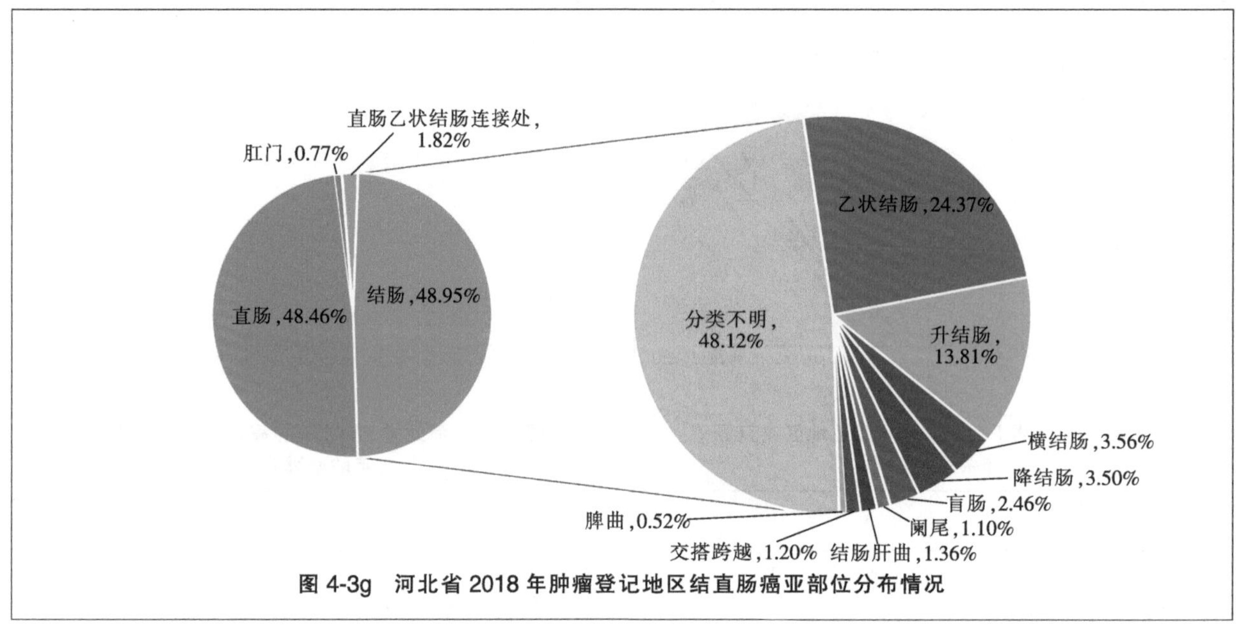

图 4-3g 河北省 2018 年肿瘤登记地区结直肠癌亚部位分布情况

在全省 11 个地市中，结直肠癌发病率最高的是秦皇岛市(31.27/10 万)，其次是承德市(26.94/10 万)和张家口市(25.61/10 万)。死亡率最高的是张家口市(13.81/10 万)，其次是唐山市(12.49/10 万)和秦皇岛市(11.72/10 万)

2011—2018 年，河北省肿瘤登记地区结直肠癌发病率和死亡率整体呈现平稳状态，2011 年，男性结直肠癌世标发病率为 16.92/10 万，女性结直肠癌世标发病率为 11.33/10 万；2018 年，男性结直肠癌世标发病率为 16.03/10 万，略低于 2011 年男性结直肠癌世标发病率，女性结直肠癌世标发病率为 11.37/10 万，略高于 2011 年女性结直肠癌世标发病率。2011 年，男性结直肠癌世标死亡率为 10.49/10 万，女性结直肠癌世标死亡率为 5.46/10 万；2018 年，男性结直肠癌世标死亡率为 7.17/10 万，女性结直肠癌世标死亡率为 4.72/10 万，均略低于 2011 年死亡率(图 4-3i)。

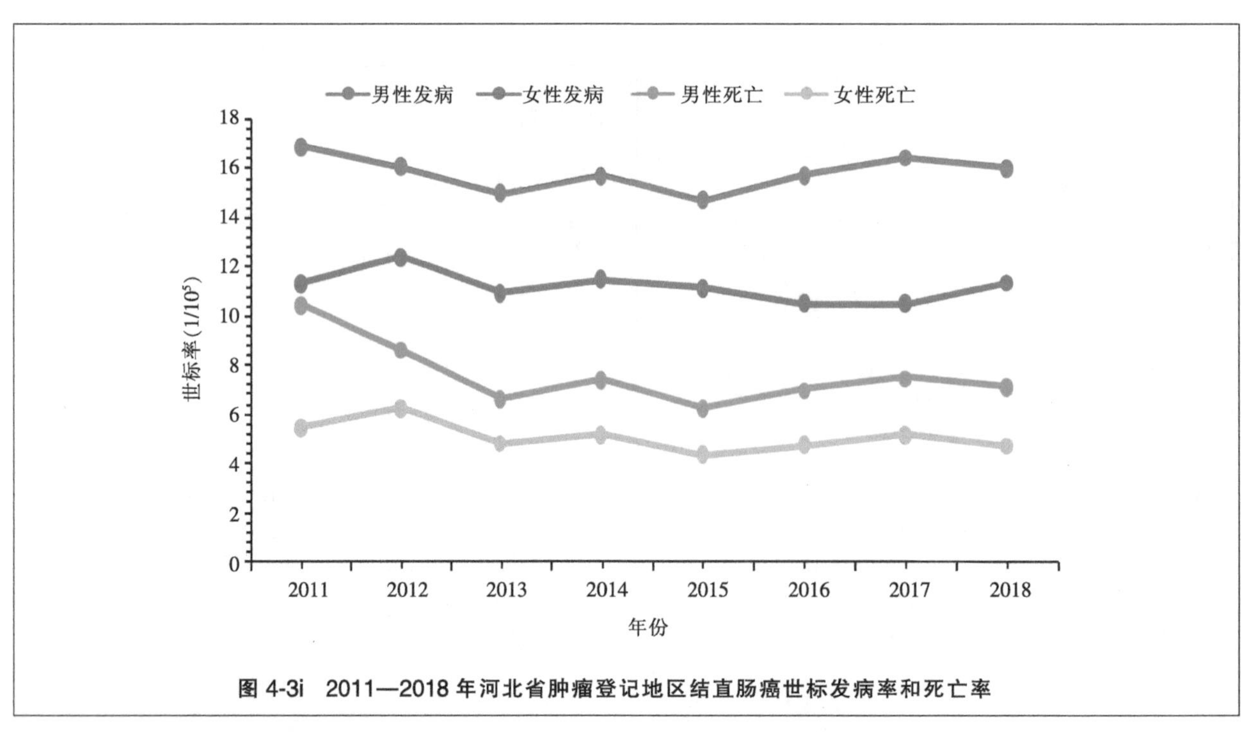

图 4-3i 2011—2018 年河北省肿瘤登记地区结直肠癌世标发病率和死亡率

四、乳房（C50）

河北省肿瘤登记地区 2018 年女性乳腺癌的发病率为 37.64/10 万，中国人口标化率 28.12/10 万，世界人口标化率为 26.40/10 万，全省估计女性新发病例 14 560 例，占女性全部恶性肿瘤发病的 17.84%。城市地区女性乳腺癌发病率显著高于农村地区，城市地区发病率为 42.57/10 万，估计新发病例 8 960 例，农村地区发病率为 34.47/10 万，估计新发病例 5 600 例，城市地区发病率是农村的 1.23 倍，年龄标化后为1.14 倍。全省女性乳腺癌的死亡率为 10.77/10 万，中国人口标化率为 7.37/10 万，世界人口标化率为 7.12/10 万，占女性全部恶性肿瘤死亡的 9.28%。城市地区女性乳腺癌死亡率（13.31/10 万）是农村地区死亡率(9.14/10 万)的 1.46 倍，年龄标化后为 1.34 倍。

女性乳腺癌年龄别发病率在 0~25 岁年龄段处于较低水平，30–岁年龄组后迅速上升，发病率分别在 50–岁组、60–岁组达到高峰，之后逐渐下降。城市地区女性乳腺癌发病率分别在 50–岁组、60–岁组和 75–岁组达到高峰，之后逐渐下降，农村地区女性乳腺癌发病率趋势与全省基本一致。女性乳腺癌年龄别死亡率在 0~40 岁年龄段处于较低水平，45–岁年龄组以后开始上升，死亡率在 75–岁组达到高峰。城市地区和农村地区女性乳腺癌年龄别死亡率分别在 75–岁组和 80–岁年龄组达到最高峰(表 4-4，图 4-4a~4-4b)。

40.98%的乳腺癌发生在乳房上外象限，其次是乳房上内象限 15.74%，交搭跨越 13.05%，乳房下外象限 9.02%，乳头和乳晕部 8.16%，乳房下内象限 7.68%，乳房中央部 4.80%以及乳房腋尾部 0.58%。导管癌是乳腺癌的主要病理类型，占全部乳腺癌的 76.53%，其次是小叶性癌(3.05%)，Paget 病(0.18%)以及髓样癌(0.14%)，其他病理类型占 20.10%(图 4-4c~4-4d)。

表 4-4　河北省 2018 年乳腺癌发病与死亡

指标	性别	全省估计病例数	肿瘤登记地区病例数	粗率(1/10⁵)	构成(%)	中国人口标化率(1/10⁵)	世界人口标化率(1/10⁵)	0~74 岁累积率(%)
发病								
全省	合计	14 640	3 507	18.88	8.26	14.25	13.39	1.49
	男性	80	22	0.24	0.10	0.17	0.16	0.02
	女性	14 560	3 485	37.64	17.84	28.12	26.40	2.94
城市	合计	8 990	1 547	21.53	9.45	15.42	14.65	1.63
	男性	30	5	0.14	0.06	0.09	0.09	0.01
	女性	8 960	1 542	42.57	19.49	30.38	28.87	3.21
农村	合计	5 650	1 960	17.21	7.51	13.46	12.55	1.40
	男性	50	17	0.30	0.12	0.23	0.21	0.02
	女性	5 600	1 943	34.47	16.72	26.62	24.76	2.76
死亡								
全省	合计	4 310	1 005	5.41	3.63	3.78	3.65	0.42
	男性	30	8	0.09	0.05	0.05	0.06	0.01
	女性	4 280	997	10.77	9.28	7.37	7.12	0.81
城市	合计	2 810	483	6.72	4.73	4.45	4.35	0.49
	男性	10	1	0.03	0.02	0.02	0.02	0.00
	女性	2 800	482	13.31	11.62	8.72	8.53	0.97
农村	合计	1 500	522	4.58	2.98	3.34	3.20	0.36
	男性	20	7	0.12	0.06	0.08	0.09	0.01
	女性	1 480	515	9.14	7.81	6.50	6.20	0.71

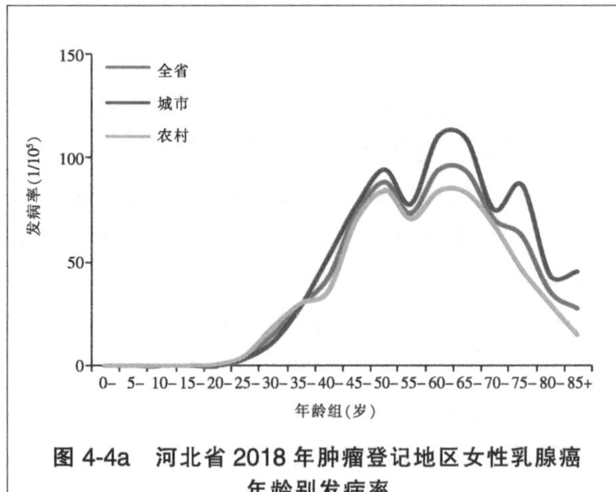

图 4-4a 河北省 2018 年肿瘤登记地区女性乳腺癌年龄别发病率

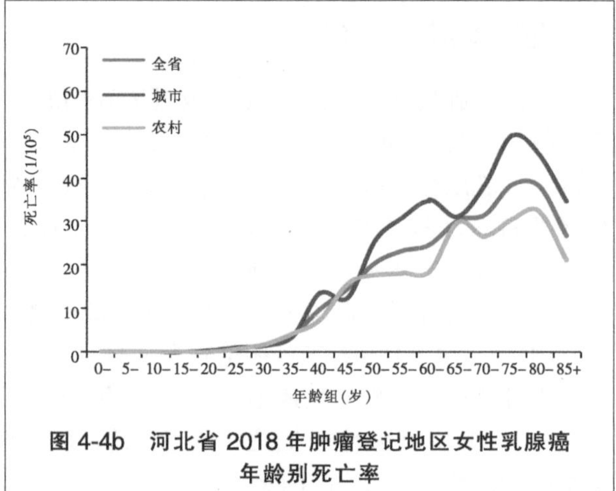

图 4-4b 河北省 2018 年肿瘤登记地区女性乳腺癌年龄别死亡率

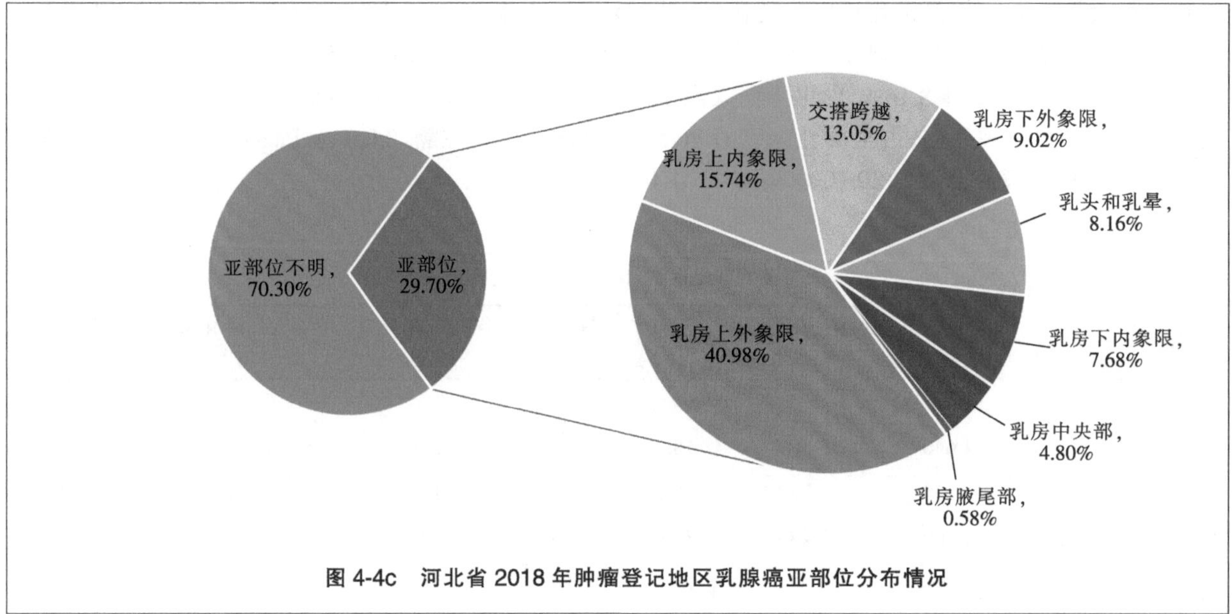

图 4-4c 河北省 2018 年肿瘤登记地区乳腺癌亚部位分布情况

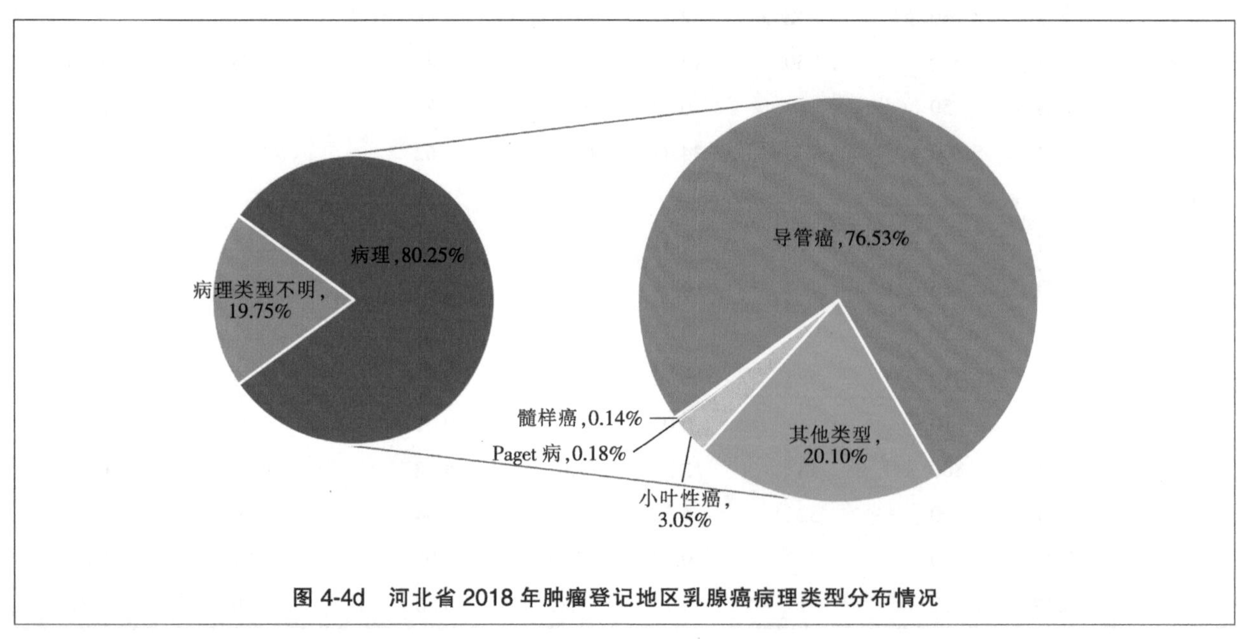

图 4-4d 河北省 2018 年肿瘤登记地区乳腺癌病理类型分布情况

在全省 11 个地市中，女性乳腺癌发病率最高的是保定市(51.93/10 万)，其次是承德市(48.86/10 万)和秦皇岛市(44.54/10 万)。死亡率最高的是保定市(24.14/10 万)，其次是唐山市(12.16/10 万)和沧州市(10.64/10 万)。

2011—2018 年，河北省肿瘤登记地区女性乳腺癌发病率和死亡率整体呈现平稳状态，2011 年，女性乳腺癌世标发病率为 26.04/10 万；2018 年，女性乳腺癌世标发病率为 26.40/10 万，略高于 2011 年发病率。2011 年，女性乳腺癌世标死亡率为 6.64/10 万；2018 年，女性乳腺癌世标死亡率为 7.12/10 万，略高于 2011 年死亡率(图 4-4e)。

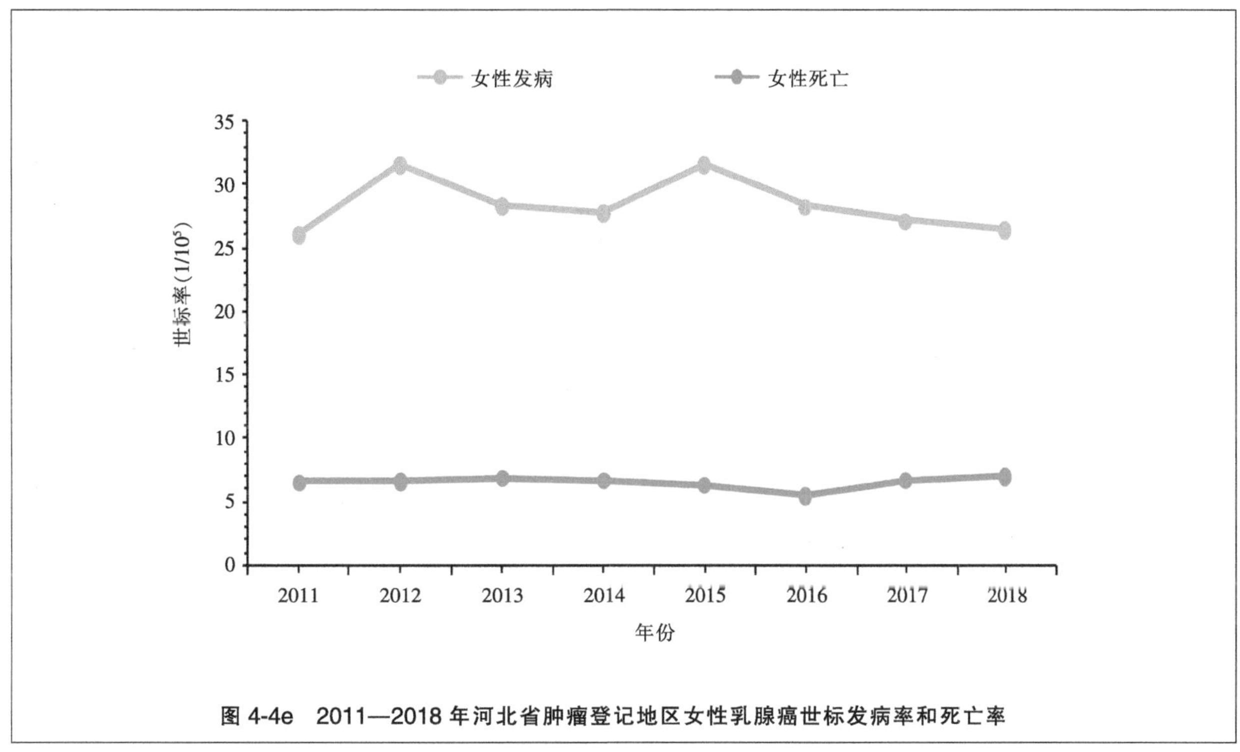

图 4-4e　2011—2018 年河北省肿瘤登记地区女性乳腺癌世标发病率和死亡率

五、食管（C15）

河北省肿瘤登记地区 2018 年食管癌的发病率为 16.69/10 万，中国人口标化率为 10.48/10 万，世界人口标化率为 10.54/10 万，全省估计新发病例 11 400 例，其中男性 7 710 例，女性 3 690 例。城市地区发病率为 9.03/10 万，估计新发病例 3 890 例，农村地区发病率为 21.52/10 万，估计新发病例 7 510 例，农村地区发病率是城市地区的 2.38 倍，年龄标化后为 2.61 倍。同期食管癌的死亡率为 12.96/10 万，城市地区死亡率为 7.50/10 万，农村地区死亡率为 16.41/10 万，农村地区是城市地区的 2.19 倍，年龄标化后差距为 2.46 倍。

食管癌年龄别发病率在 0~45 岁年龄段处于较低水平，50–岁年龄组以后开始上升，在 80–岁组达到高峰，城市地区和农村地区也均在 80–岁组达到高峰。食管癌年龄别死亡率在 0~50 岁年龄段处于较低水平，55–岁年龄组以后开始升高，在 80–岁组达到高峰，城市地区在 85+岁组达到高峰，农村地区在 80–岁组达到高峰(表 4-5，图 4-5a~4-5f)。

表 4-5　河北省 2018 年食管癌发病与死亡

指标	性别	全省估计病例数	肿瘤登记地区病例数	粗率 (1/10⁵)	构成 (%)	中国人口标化率 (1/10⁵)	世界人口标化率 (1/10⁵)	0~74 岁累积率 (%)
发病								
全省	合计	11 400	3 101	16.69	7.30	10.48	10.54	1.36
	男性	7 710	2 072	22.24	9.03	14.59	14.73	1.89
	女性	3 690	1 029	11.11	5.27	6.66	6.65	0.86
城市	合计	3 890	649	9.03	3.97	5.35	5.35	0.64
	男性	2 770	457	12.83	5.41	7.86	7.88	0.97
	女性	1 120	192	5.30	2.43	2.97	2.94	0.33
农村	合计	7 510	2 452	21.52	9.39	13.98	14.07	1.84
	男性	4 940	1 615	28.06	11.15	19.27	19.48	2.52
	女性	2 570	837	14.85	7.20	9.16	9.14	1.21
死亡								
全省	合计	9 040	2 408	12.96	8.69	7.92	7.96	0.94
	男性	5 930	1 621	17.40	9.55	11.31	11.34	1.36
	女性	3 110	787	8.50	7.33	4.83	4.89	0.55
城市	合计	3 230	539	7.50	5.27	4.25	4.27	0.46
	男性	2 360	389	10.92	6.41	6.54	6.61	0.75
	女性	870	150	4.14	3.62	2.10	2.07	0.18
农村	合计	5 810	1 869	16.41	10.69	10.46	10.50	1.27
	男性	3 570	1 232	21.41	11.30	14.72	14.72	1.78
	女性	2 240	637	11.30	9.67	6.68	6.78	0.79

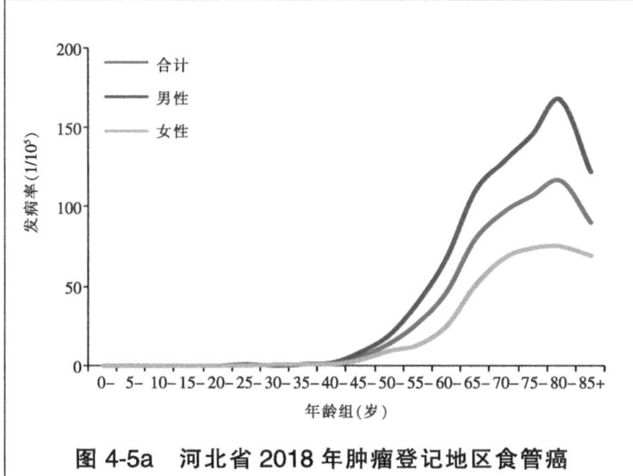

图 4-5a　河北省 2018 年肿瘤登记地区食管癌年龄别发病率

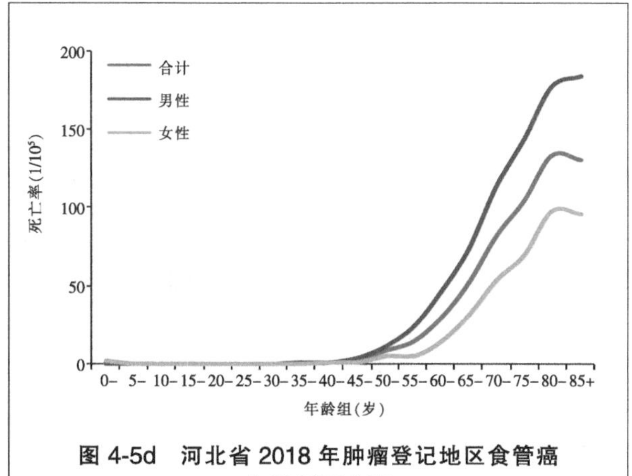

图 4-5d　河北省 2018 年肿瘤登记地区食管癌年龄别死亡率

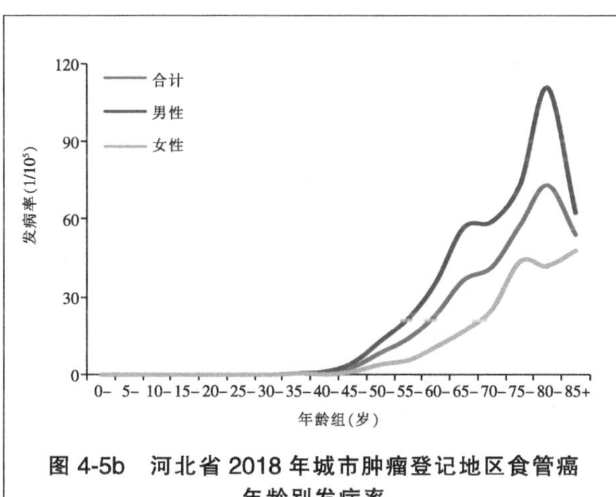

图 4-5b　河北省 2018 年城市肿瘤登记地区食管癌年龄别发病率

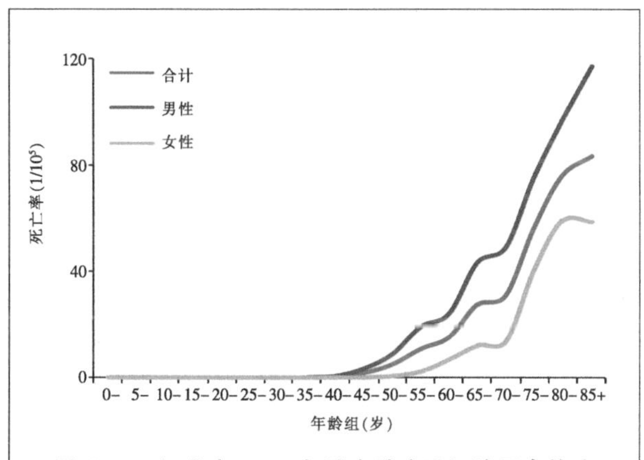

图 4-5e　河北省 2018 年城市肿瘤登记地区食管癌年龄别死亡率

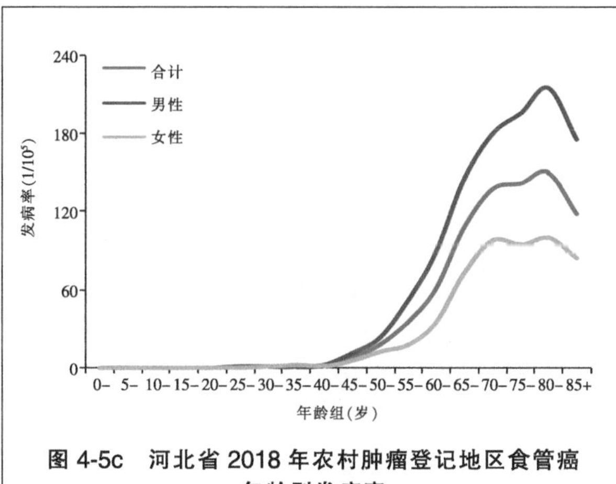

图 4-5c　河北省 2018 年农村肿瘤登记地区食管癌年龄别发病率

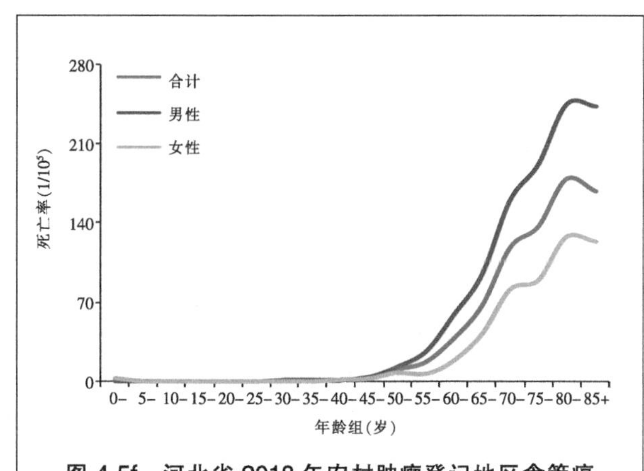

图 4-5f　河北省 2018 年农村肿瘤登记地区食管癌年龄别死亡率

食管癌病例有明确的亚部位信息占 43.70%。其中,50.85%的病例发生在食管中 1/3,其次是食管下 1/3,占 28.41%,食管上 1/3 占 16.68%,食管交搭跨越占 4.06%。有病理学诊断信息的病例占 70.78%。其中,鳞状细胞癌是最主要的病理类型,占全部食管癌的 87.93%,其次是腺癌(11.12%)和腺鳞癌(0.23%),其他类型占 0.73%(图 4-5g~4-5h)。

在全省 11 个地市中,食管癌发病率最高的是邯郸市(35.89/10 万),其次是衡水市(31.34/10 万)和邢台市(16.98/10 万)。死亡率最高的是邯郸市(26.83/10 万),其次是衡水市(21.76/10 万)和邢台市(13.76/10 万)。

2011—2018 年,河北省食管癌发病率和死亡率均呈明显的下降趋势。2011 年,河北省男性食管癌世标发病率为 37.38/10 万,女性食管癌世标发病率为 19.53/10 万; 2018 年,男性食管癌世标发病率为14.73/10 万,女性食管癌世标发病率为 6.65/10 万,均呈现大幅下降。2011 年,河北省男性食管癌世标死亡率为 29.71/10 万,女性食管癌世标死亡率为 15.35/10 万; 2018 年,男性食管癌世标死亡率为 11.34/10 万,女性食管癌世标死亡率为 4.89/10 万,也均表现出大幅度的下降(图 4-5i)。

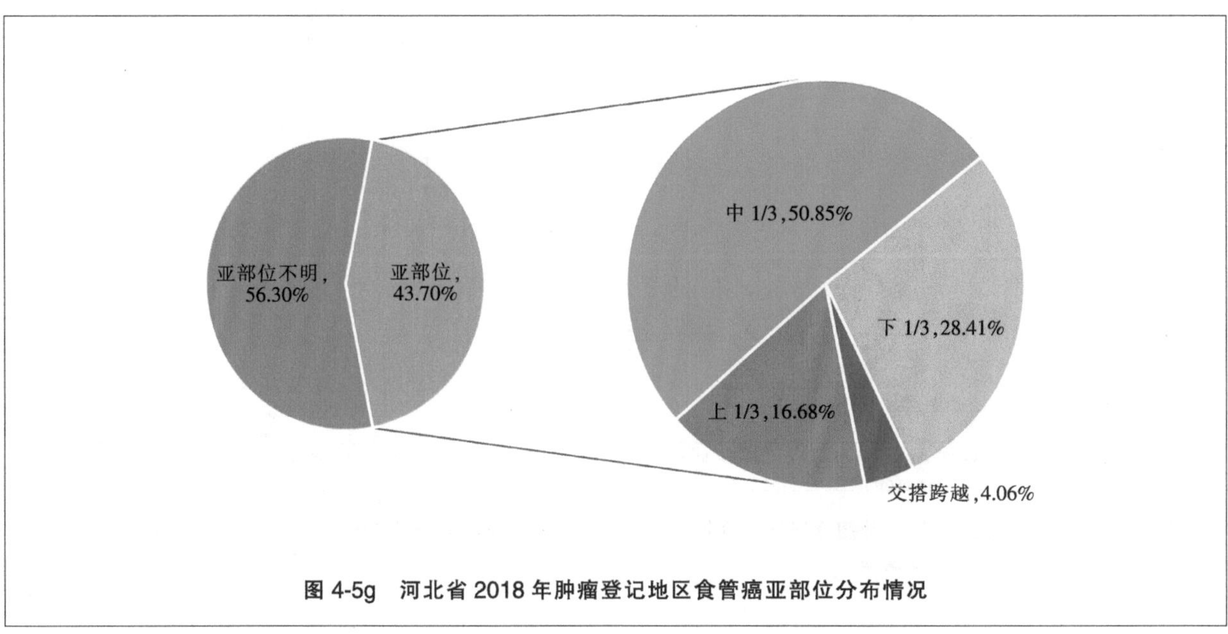

图 4-5g　河北省 2018 年肿瘤登记地区食管癌亚部位分布情况

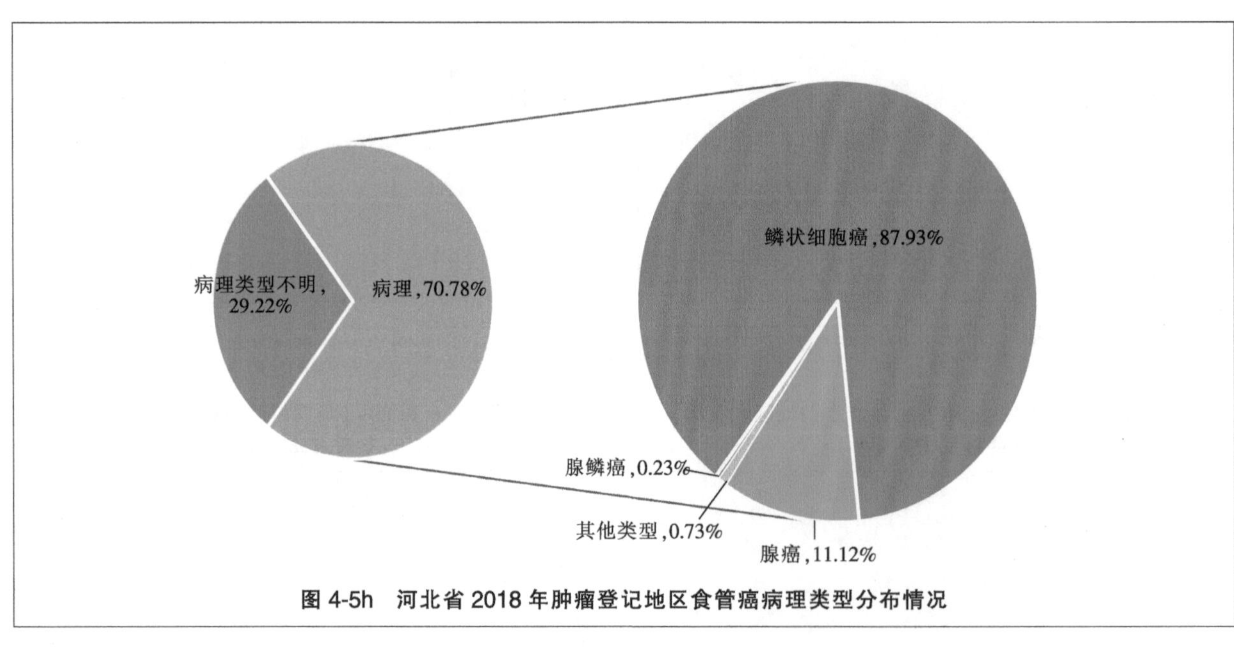

图 4-5h　河北省 2018 年肿瘤登记地区食管癌病理类型分布情况

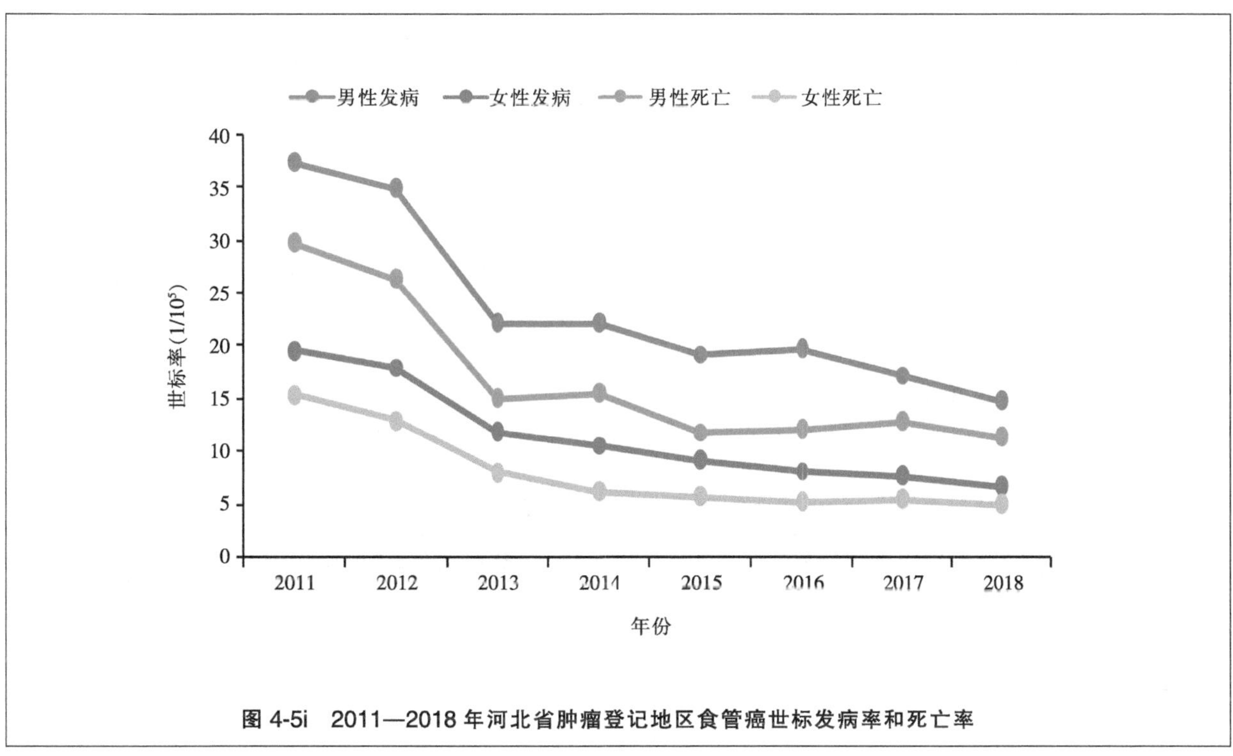

图 4-5i 2011—2018 年河北省肿瘤登记地区食管癌世标发病率和死亡率

六、肝脏（C22）

河北省肿瘤登记地区 2018 年肝癌的发病率为 15.79/10 万，中国人口标化率为 10.47/10 万，世界人口标化率为 10.50/10 万，全省估计新发病例 11 390 例，其中男性 8 780 例，女性 2 610 例。城市地区发病率为 13.00/10 万，估计新发病例 5 600 例，农村地区发病率为 17.56/10 万，估计新发病例 5 790 例，农村地区发病率是城市地区的 1.35 倍，年龄标化后为 1.47 倍。同期肝癌的死亡率为 16.03/10 万，城市地区死亡率为 13.46/10 万，农村地区死亡率为 17.65/10 万，农村地区是城市地区的 1.31 倍，年龄标化后农村地区是城市地区的 1.46 倍。

肝癌年龄别发病率在 0~40 岁年龄段处于较低水平，45–岁年龄组以后开始逐渐上升，在 85+岁组达到最高峰，城市地区在 85+岁组达高峰，农村地区在 70–岁组达到高峰。肝癌年龄别死亡率在 0~40 岁年龄段处于较低水平，45–岁年龄组以后开始逐渐升高，在 85+岁组达到高峰，城市地区和农村地区也均在 85+岁组达到高峰(表 4-6，图 4-6a~4-6f)。

表 4-6　河北省 2018 年肝癌发病与死亡

指标	性别	全省估计病例数	肿瘤登记地区病例数	粗率 ($1/10^5$)	构成 (%)	中国人口标化率 ($1/10^5$)	世界人口标化率 ($1/10^5$)	0~74 岁累积率 (%)
发病								
全省	合计	11 390	2 934	15.79	6.91	10.47	10.50	1.29
	男性	8 780	2 149	23.06	9.37	15.93	15.96	1.95
	女性	2 610	785	8.48	4.02	5.20	5.25	0.65
城市	合计	5 600	934	13.00	5.71	8.16	8.16	0.97
	男性	4 350	718	20.15	8.49	13.10	13.09	1.57
	女性	1 250	216	5.96	2.73	3.41	3.41	0.38
农村	合计	5 790	2 000	17.56	7.66	12.00	12.04	1.50
	男性	4 430	1 431	24.87	9.88	17.82	17.87	2.21
	女性	1 360	569	10.09	4.90	6.39	6.45	0.82
死亡								
全省	合计	11 620	2 978	16.03	10.75	10.41	10.52	1.27
	男性	8 340	2 110	22.65	12.43	15.39	15.55	1.92
	女性	3 280	868	9.37	8.08	5.68	5.76	0.65
城市	合计	5 800	967	13.46	9.46	8.15	8.31	0.97
	男性	4 260	702	19.71	11.56	12.38	12.66	1.56
	女性	1 540	265	7.32	6.39	4.10	4.15	0.41
农村	合计	5 820	2 011	17.65	11.50	11.93	11.99	1.47
	男性	4 080	1 408	24.47	12.92	17.44	17.52	2.18
	女性	1 740	603	10.70	9.15	6.73	6.82	0.81

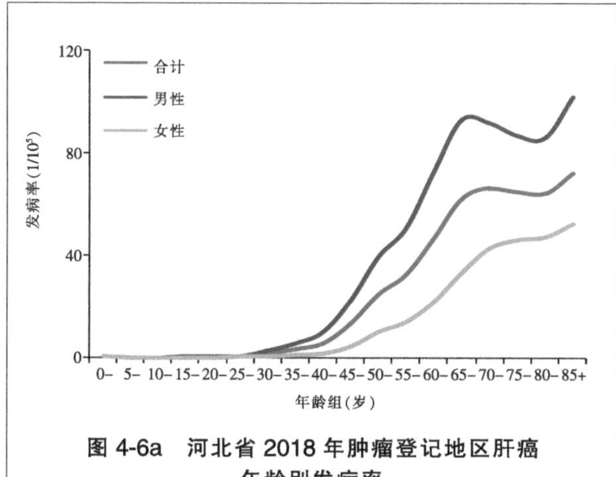

图 4-6a　河北省 2018 年肿瘤登记地区肝癌年龄别发病率

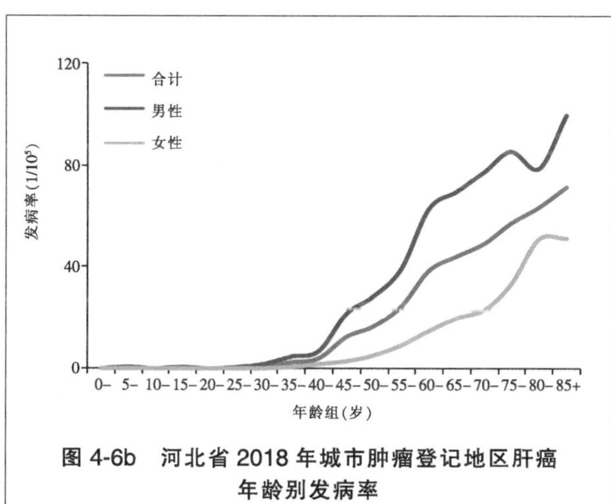

图 4-6b　河北省 2018 年城市肿瘤登记地区肝癌年龄别发病率

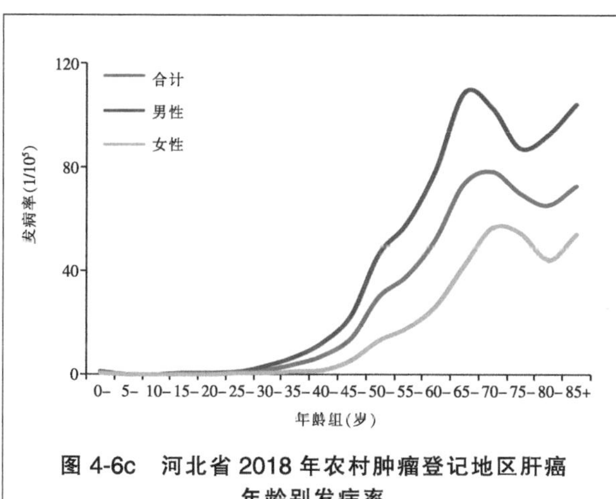

图 4-6c　河北省 2018 年农村肿瘤登记地区肝癌年龄别发病率

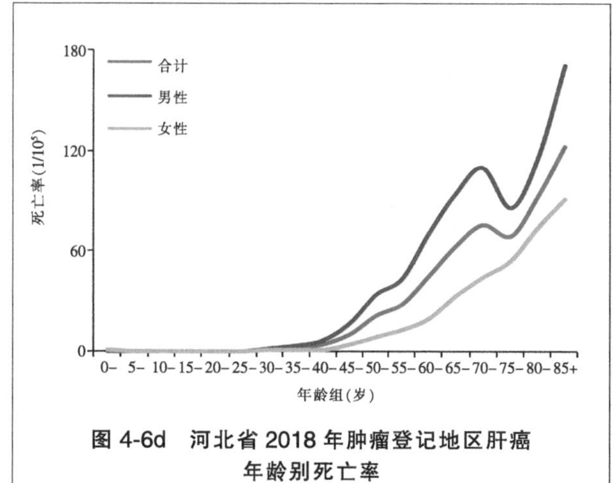

图 4-6d　河北省 2018 年肿瘤登记地区肝癌年龄别死亡率

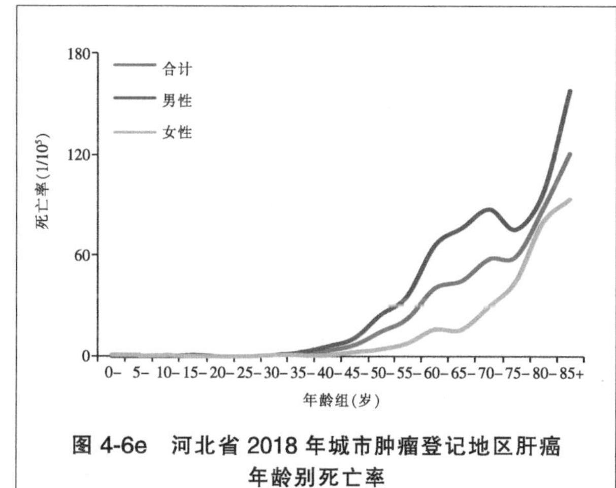

图 4-6e　河北省 2018 年城市肿瘤登记地区肝癌年龄别死亡率

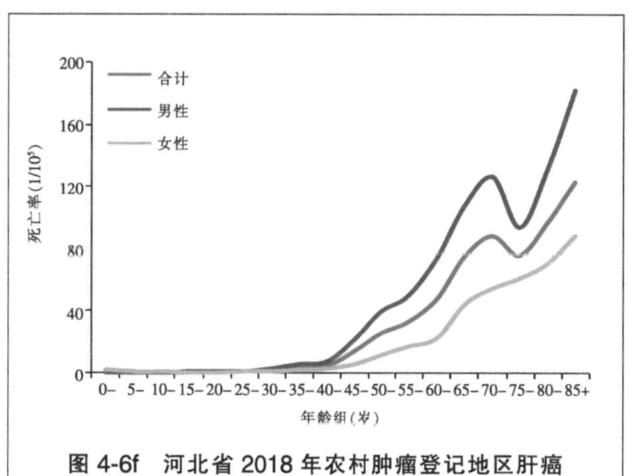

图 4-6f　河北省 2018 年农村肿瘤登记地区肝癌年龄别死亡率

在全省 11 个地市中，肝癌发病率最高的是唐山市(24.39/10 万)，其次是张家口市(21.49/10 万)和邯郸市(17.99/10 万)。死亡率最高的是唐山市(23.72/10 万)，其次是邯郸市(18.64/10 万)和石家庄市(16.67/10 万)。

2011—2018 年，河北省肝癌发病率和死亡率整体略有下降。2011 年，河北省男性肝癌世标发病率为 21.34/10 万，女性肝癌世标发病率为 8.28/10 万；2018 年，男性肝癌世标发病率为 15.96/10 万，女性肝癌世标发病率为 5.25/10 万，均略低于 2011 年肝癌发病率。 2011 年，河北省男性肝癌世标死亡率为 21.49/10 万，女性肝癌世标死亡率为 9.24/10 万；2018 年，男性肝癌世标死亡率为 15.55/10 万，女性肝癌世标死亡率为 5.76/10 万，较 2011 年肝癌死亡率有所下降(图 4-6g)。

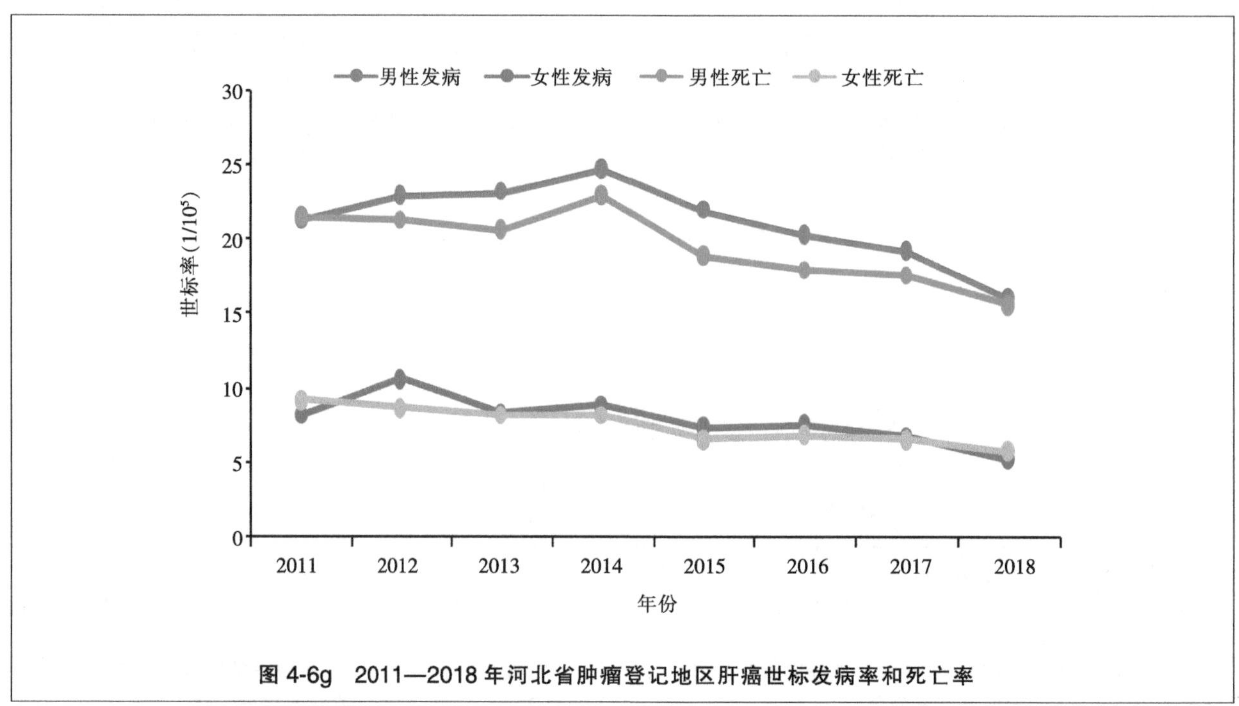

图 4-6g 2011—2018 年河北省肿瘤登记地区肝癌世标发病率和死亡率

七、甲状腺（C73）

河北省肿瘤登记地区 2018 年甲状腺癌的发病率为 9.16/10 万，中国人口标化率为 7.92/10 万，世界人口标化率为 6.91/10 万，全省估计新发病例 7 620 例，其中男性 2 240 例，女性 5 380 例。城市地区发病率为 14.70/10 万，估计新发病例 5 760 例，农村地区发病率为 5.66/10 万，估计新发病例 1 860 例，城市地区发病率高于农村地区。同期全省肿瘤登记地区甲状腺癌的死亡率为 0.89/10 万，中国人口标化率为 0.66/10 万，世界人口标化率为 0.61/10 万。全省甲状腺癌估计死亡例数为 790 例，其中男性 270 例，女性 520 例。城市地区死亡率为 1.46/10 万，农村地区死亡率为 0.53/10 万。

甲状腺癌年龄别发病率在 0~19 岁年龄段处于较低水平，20–岁年龄组后迅速升高，在 50–岁组达到高峰。甲状腺癌年龄别死亡率从 65–岁年龄组开始上升。城市地区和农村地区年龄别率的水平有一定差异，但总体趋势相同(表 4-7，图 4-7a~4-7f)。

表 4-7　河北省 2018 年甲状腺癌发病与死亡

指标	性别	全省估计病例数	肿瘤登记地区病例数	粗率 ($1/10^5$)	构成 (%)	中国人口标化率 ($1/10^5$)	世界人口标化率 ($1/10^5$)	0~74 岁累积率 (%)
发病								
全省	合计	7 620	1 701	9.16	4.01	7.92	6.91	0.68
	男性	2 240	432	4.64	1.88	4.06	3.55	0.35
	女性	5 380	1 269	13.71	6.50	11.78	10.26	1.00
城市	合计	5 760	1 056	14.70	6.45	12.45	10.82	1.03
	男性	1 730	286	8.03	3.38	7.01	6.07	0.58
	女性	4 030	770	21.26	9.73	17.76	15.47	1.47
农村	合计	1 860	645	5.66	2.47	4.85	4.30	0.44
	男性	510	146	2.54	1.01	2.13	1.92	0.20
	女性	1 350	499	8.85	4.29	7.61	6.70	0.68
死亡								
全省	合计	790	165	0.89	0.60	0.66	0.61	0.07
	男性	270	51	0.55	0.30	0.40	0.37	0.04
	女性	520	114	1.23	1.06	0.92	0.83	0.09
城市	合计	620	105	1.46	1.03	1.06	0.96	0.10
	男性	240	39	1.09	0.64	0.74	0.70	0.07
	女性	380	66	1.82	1.59	1.36	1.21	0.12
农村	合计	170	60	0.53	0.34	0.39	0.37	0.05
	男性	30	12	0.21	0.11	0.16	0.15	0.02
	女性	140	48	0.85	0.73	0.62	0.58	0.07

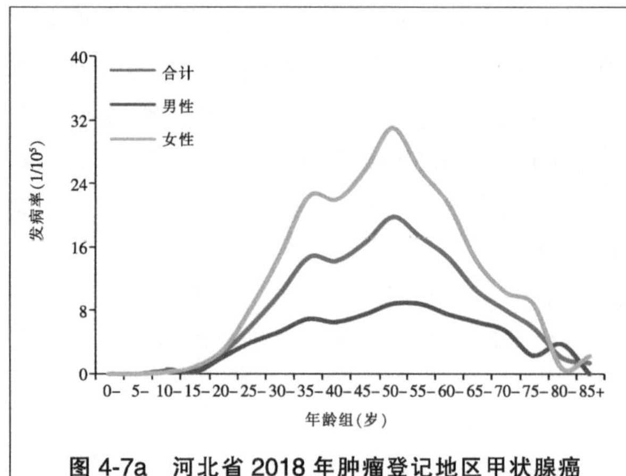

图 4-7a　河北省 2018 年肿瘤登记地区甲状腺癌年龄别发病率

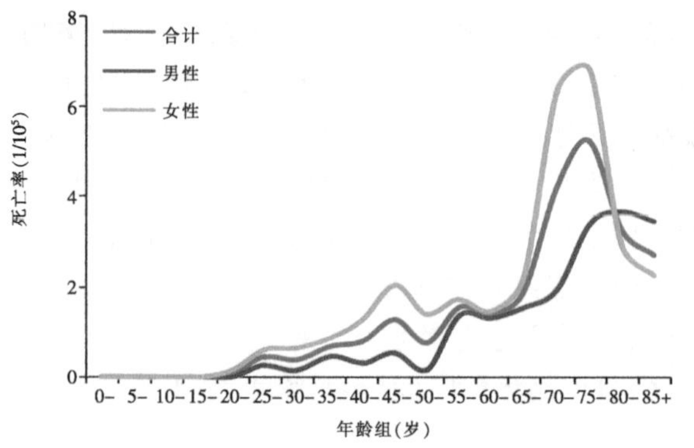

图 4-7d　河北省 2018 年肿瘤登记地区甲状腺癌年龄别死亡率

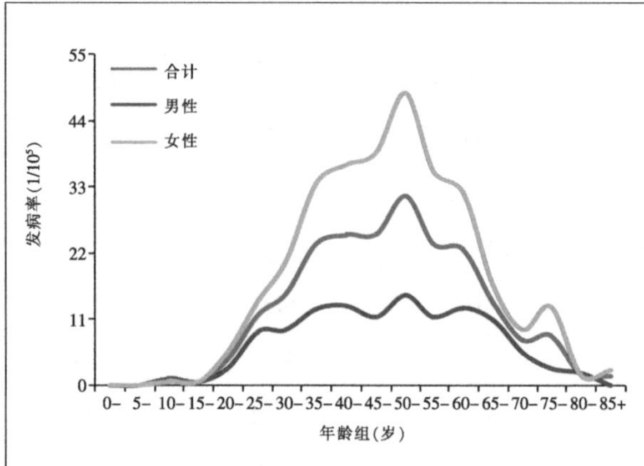

图 4-7b　河北省 2018 年城市肿瘤登记地区甲状腺癌年龄别发病率

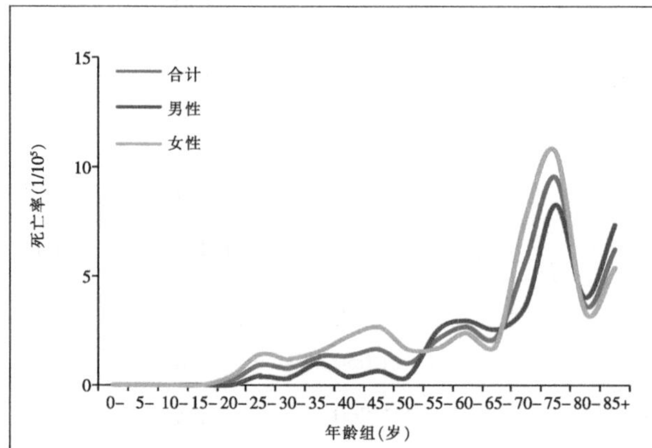

图 4-7e　河北省 2018 年城市肿瘤登记地区甲状腺癌年龄别死亡率

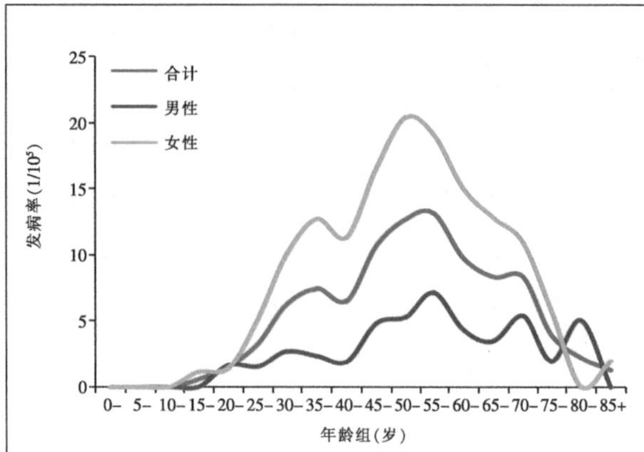

图 4-7c　河北省 2018 年农村肿瘤登记地区甲状腺癌年龄别发病率

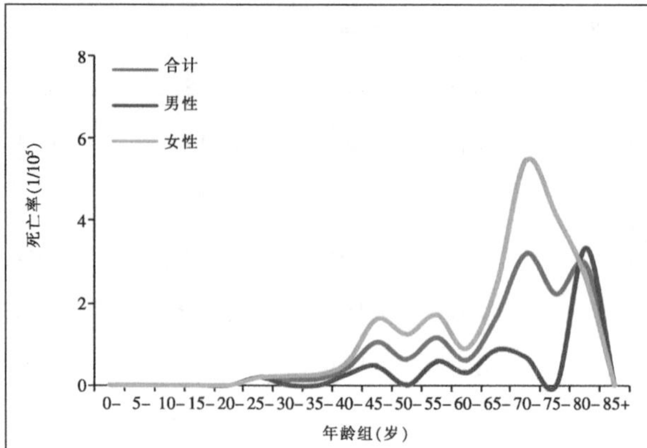

图 4-7f　河北省 2018 年农村肿瘤登记地区甲状腺癌年龄别死亡率

87.84%的甲状腺癌病例具有明确的组织学类型，其中乳头状癌是最主要的病理类型，占全部甲状腺癌的 90.43%，其次是滤泡性腺癌(2.27%)和髓样癌(1.07%)，其他病理占 6.22%(图 4-7g)。

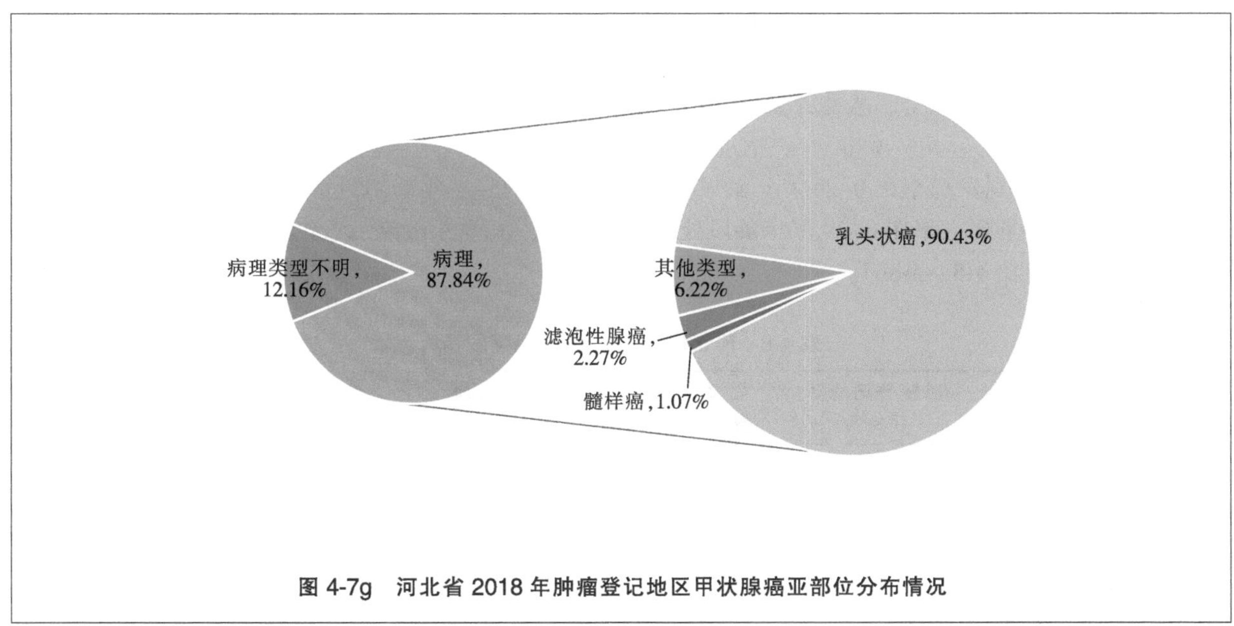

图 4-7g　河北省 2018 年肿瘤登记地区甲状腺癌亚部位分布情况

在全省 11 个地市中，甲状腺癌发病率最高的是沧州市(13.63/10 万)，其次是石家庄市(12.45/10 万)、秦皇岛市(11.86/10 万)和保定市(11.22/10 万)。死亡率最高的是保定市(3.01/10 万)，其次是唐山市(1.27/10 万)和沧州市(1.25/10 万)。

2011—2018 年，河北省肿瘤登记地区甲状腺癌发病率有所升高，死亡率整体呈现平稳状态。2011 年，男性甲状腺癌世标发病率为 1.92/10 万，女性甲状腺癌世标发病率为 4.78/10 万；2018 年，男性甲状腺癌世标发病率为 3.55/10 万，女性甲状腺癌世标发病率为 10.26/10 万，2018 年女性甲状腺癌发病率较 2011 年增长 114.72%。2011 年，男性甲状腺癌世标死亡率为 0.04/10 万，女性甲状腺癌世标死亡率为 0.60/10 万；2018 年，男性甲状腺癌世标死亡率为 0.37/10 万，女性甲状腺癌世标死亡率为 0.83/10 万(图 4-7h)。

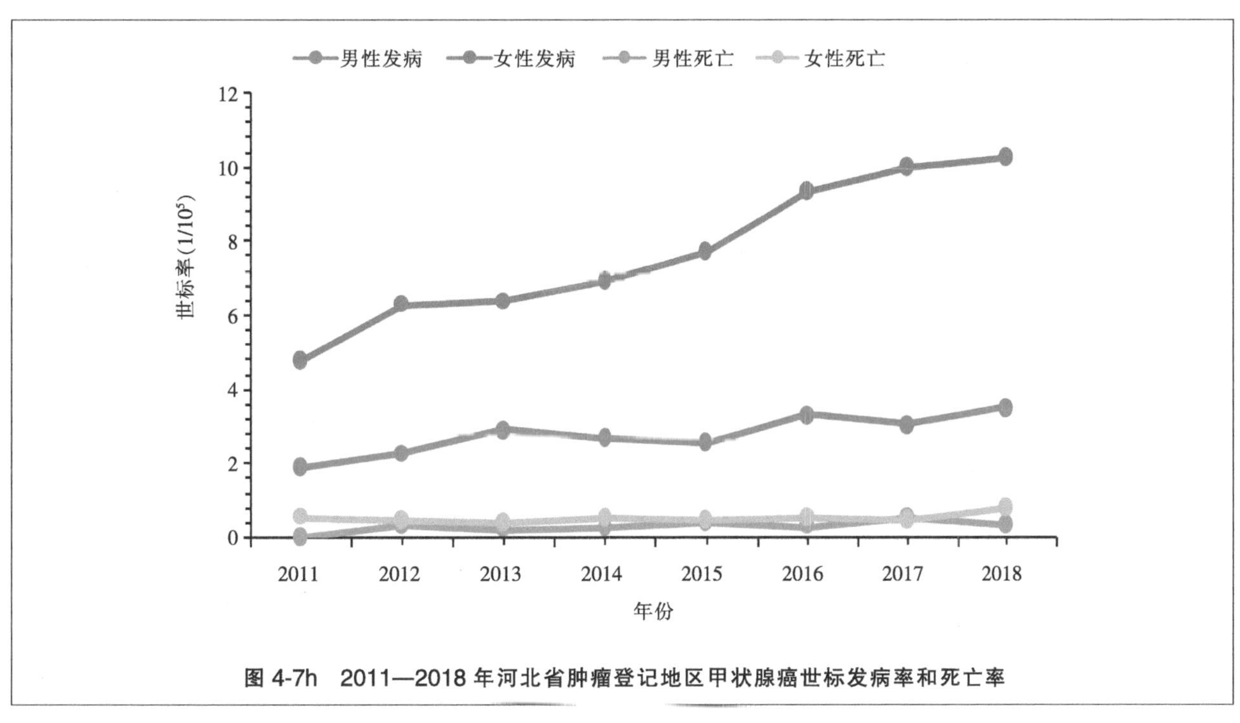

图 4-7h　2011—2018 年河北省肿瘤登记地区甲状腺癌世标发病率和死亡率

八、子宫颈（C53）

河北省肿瘤登记地区 2018 年子宫颈癌的发病率为 13.84/10 万，中国人口标化率为 10.78/10 万，世界人口标化率为 9.85/10 万，占女性全部恶性肿瘤发病的 6.56%，农村地区发病率低于城市地区。全省估计新发病例 5 480 例，其中城市地区 3 240 例，农村地区 2 240 例。同期全省肿瘤登记地区子宫颈癌的死亡率为 5.00/10 万，占女性全部恶性肿瘤死亡的 4.31%，农村地区死亡率高于城市地区。全省子宫颈癌估计死亡例数为 1 820 例，其中城市地区 970 例，农村地区 850 例。

子宫颈癌年龄别发病率在 0~24 岁年龄段处于较低水平，25–岁年龄组后迅速上升，发病率在 50–岁组达到高峰。年龄别死亡率在 0~29 岁年龄段处于较低水平，30–岁年龄组后逐渐上升，死亡率在 75–岁组达到高峰（表 4-8，图 4-8a~4-8b）。

表 4-8 河北省 2018 年子宫颈癌发病与死亡

指标	全省估计病例数	肿瘤登记地区病例数	粗率 ($1/10^5$)	构成 (%)	中国人口标化率 ($1/10^5$)	世界人口标化率 ($1/10^5$)	0~74 岁累积率 (%)
发病							
全省	5 480	1 281	13.84	6.56	10.78	9.85	1.04
城市	3 240	503	13.89	6.36	10.76	9.70	1.01
农村	2 240	778	13.80	6.69	10.71	9.88	1.06
死亡							
全省	1 820	463	5.00	4.31	3.50	3.34	0.38
城市	970	167	4.61	4.03	3.18	3.00	0.31
农村	850	296	5.25	4.49	3.71	3.56	0.42

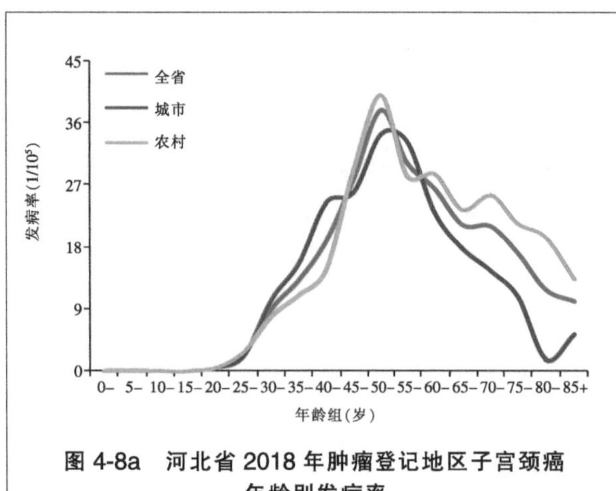

图 4-8a 河北省 2018 年肿瘤登记地区子宫颈癌年龄别发病率

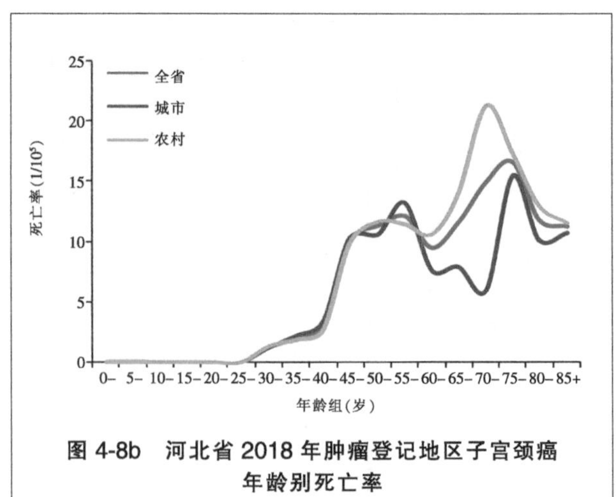

图 4-8b 河北省 2018 年肿瘤登记地区子宫颈癌年龄别死亡率

在具有亚部位信息的所有子宫颈癌中，宫颈内膜癌、外宫颈癌、交搭跨越癌分别占 52.60%、24.48%和 22.92%(图 4-8c)。

74.71%的子宫颈癌病例具有明确的组织学类型，其中鳞状细胞癌是子宫颈癌最主要的病理类型，占全部子宫颈癌的 81.92%，其次是腺癌(15.78%)和腺鳞癌(0.84%)，其他病理占 1.46%(图 4-8d)。

在全省 11 个地市中，子宫颈癌发病率最高的是保定市(19.82/10 万)，其次是唐山市(18.23/10 万)和邯郸市(15.37/10 万)。死亡率最高的是唐山市(8.51/10 万)，其次是保定市(7.42/10 万)和邯郸市(6.08/10 万)。

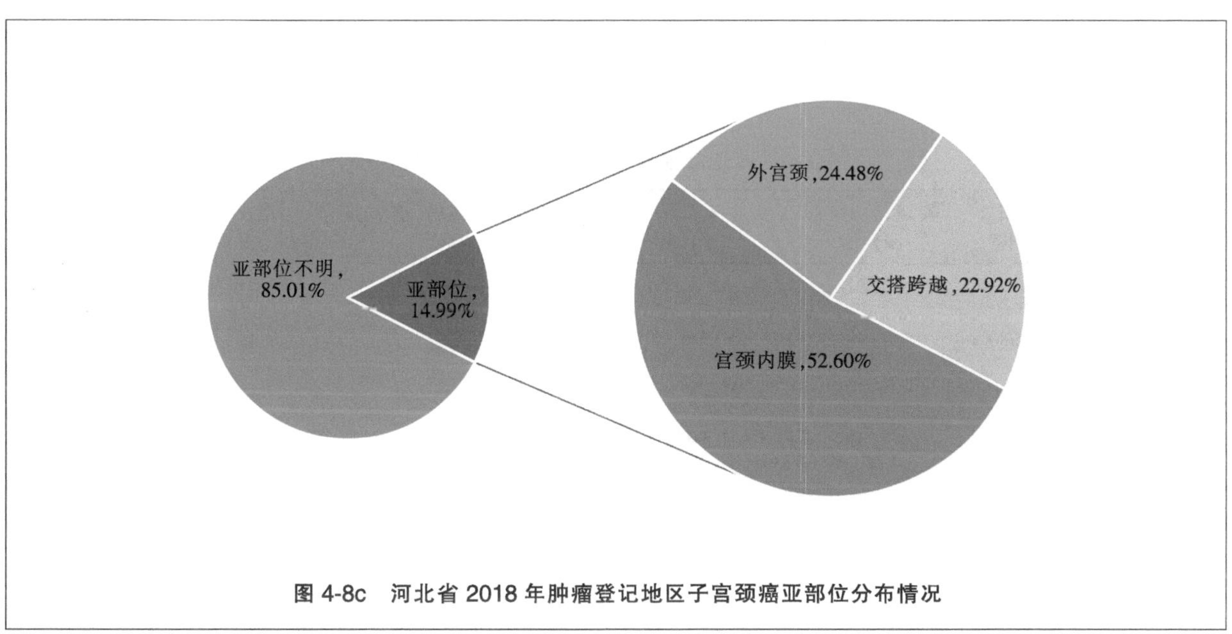

图 4-8c 河北省 2018 年肿瘤登记地区子宫颈癌亚部位分布情况

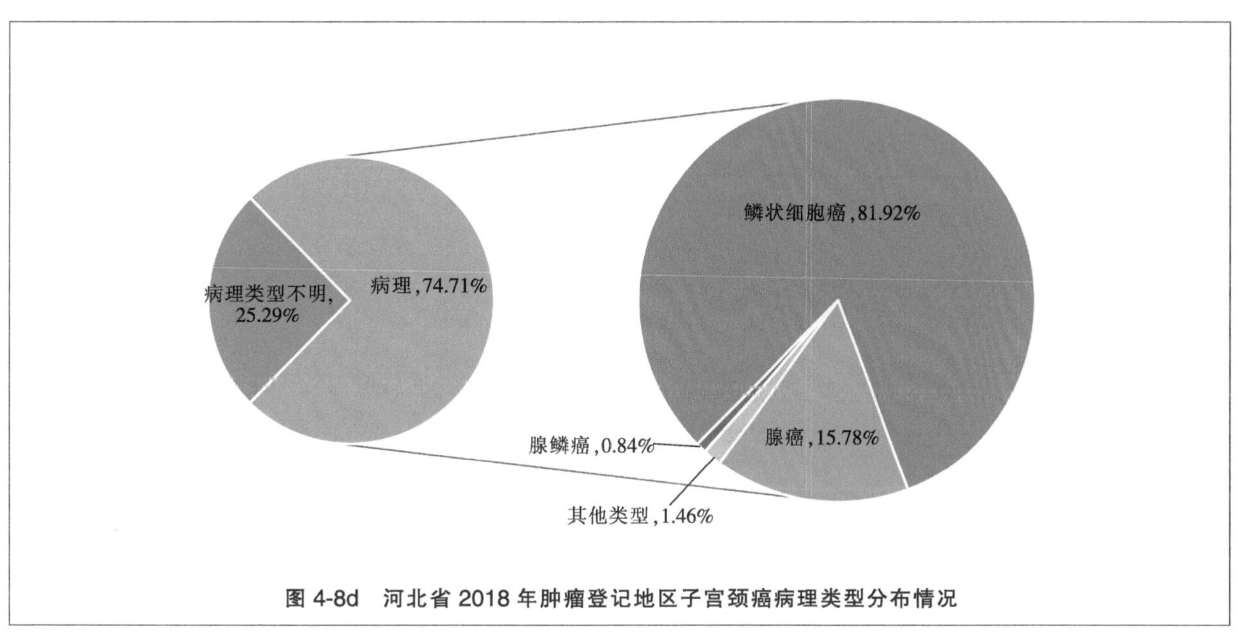

图 4-8d 河北省 2018 年肿瘤登记地区子宫颈癌病理类型分布情况

九、子宫体及子宫部位不明（C54–C55）

河北省肿瘤登记地区 2018 年子宫体及子宫部位不明恶性肿瘤(简称子宫体癌)的发病率为 10.75/10 万,中国人口标化率为 7.68/10 万,世界人口标化率为 7.45/10 万,占女性全部恶性肿瘤发病的 5.09%,城市地区发病率高于农村地区。全省估计新发病例 3 680 例,其中城市地区 2 310 例,农村地区 1 370 例。同期全省肿瘤登记地区子宫体癌的死亡率为 2.58/10 万,占女性全部恶性肿瘤死亡的 2.23%,城市地区高于农村地区。全省女性子宫体癌估计死亡例数为 1 010 例,其中城市地区 640 例,农村地区 370 例。

全省、城市和农村肿瘤登记地区子宫体癌发病病例中,45~64 岁年龄段所占比例均最大, 分别为 65.73%、60.80%及 69.01%。在全省、城市和农村肿瘤登记地区子宫体癌死亡病例中,45~64 岁年龄段所占比例均最大,分别为 50.21%、50.45%和 50.00%(表 4-9,图 4-9a~图 4-9f)。

表 4-9 河北省 2018 年子宫体癌发病与死亡

指标	全省估计病例数	肿瘤登记地区病例数	粗率 ($1/10^5$)	构成 (%)	中国人口标化率 ($1/10^5$)	世界人口标化率 ($1/10^5$)	0~74 岁累积率 (%)
发病							
全省	3 680	995	10.75	5.09	7.68	7.45	0.86
城市	2 310	398	10.99	5.03	7.68	7.45	0.88
农村	1 370	597	10.59	5.14	7.69	7.45	0.84
死亡							
全省	1 010	239	2.58	2.23	1.68	1.64	0.19
城市	640	111	3.06	2.68	1.91	1.91	0.22
农村	370	128	2.27	1.94	1.54	1.48	0.18

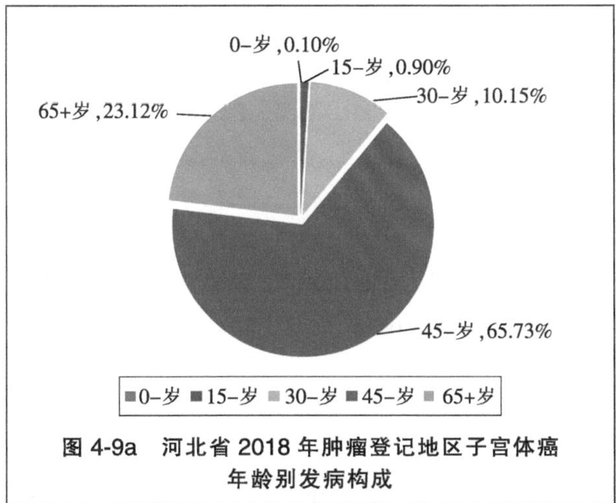

图 4-9a 河北省 2018 年肿瘤登记地区子宫体癌年龄别发病构成

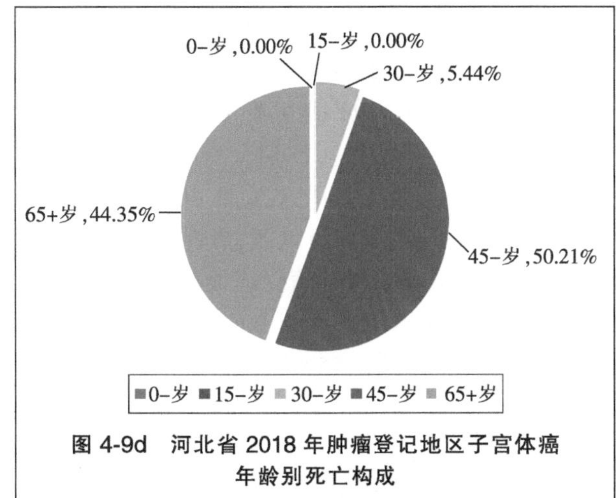

图 4-9d 河北省 2018 年肿瘤登记地区子宫体癌年龄别死亡构成

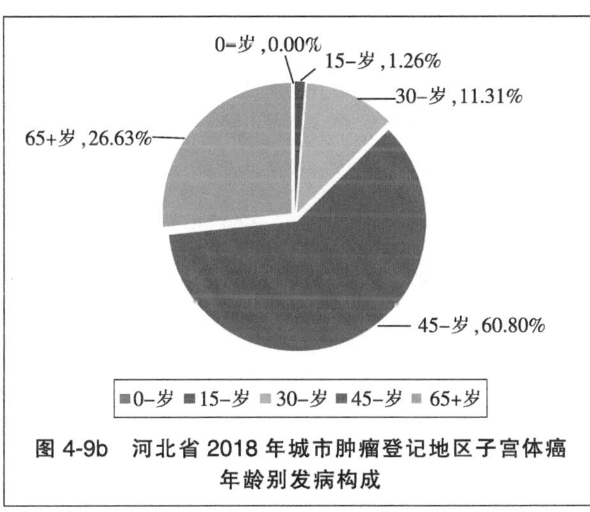

图 4-9b 河北省 2018 年城市肿瘤登记地区子宫体癌年龄别发病构成

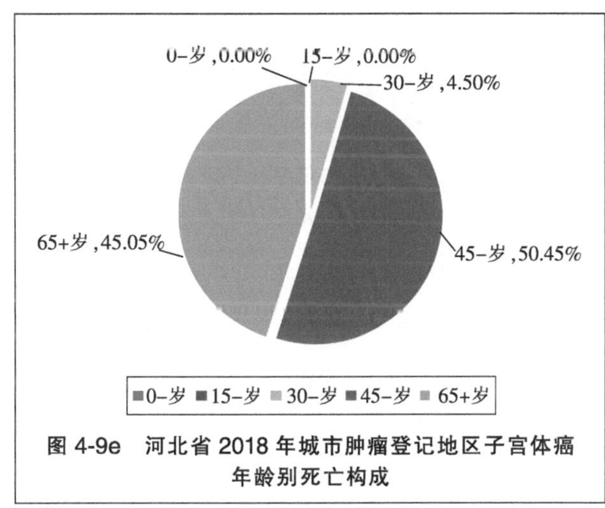

图 4-9e 河北省 2018 年城市肿瘤登记地区子宫体癌年龄别死亡构成

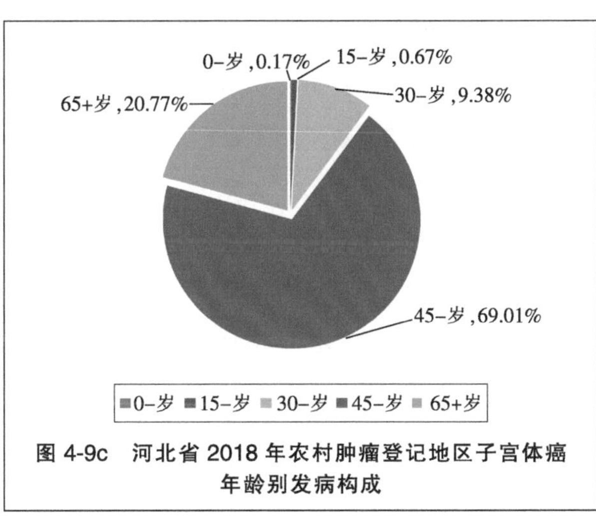

图 4-9c 河北省 2018 年农村肿瘤登记地区子宫体癌年龄别发病构成

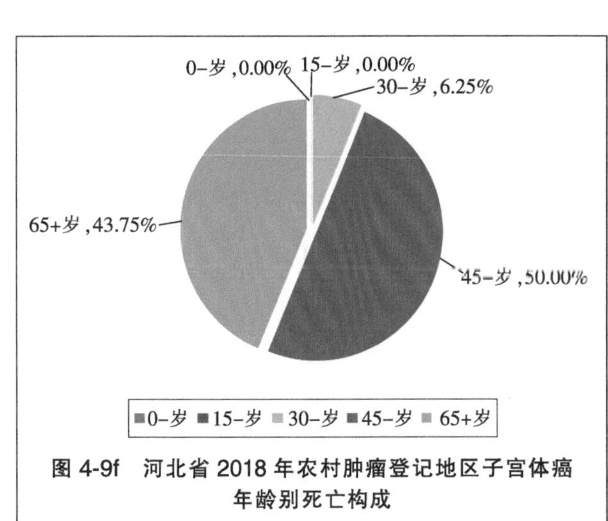

图 4-9f 河北省 2018 年农村肿瘤登记地区子宫体癌年龄别死亡构成

十、肾及泌尿系统不明（C64–C66,C68）

河北省肿瘤登记地区 2018 年肾及泌尿系统不明恶性肿瘤(简称肾癌)的发病率为 4.81 /10 万,中国人口标化率为 3.28/10 万，世界人口标化率为 3.27/10 万。全省估计新发病例 3 650 例，其中男性 2 430 例,女性 1 220 例。城市地区发病率为 6.63/10 万,农村地区发病率为 3.67/10 万,城市地区发病率高于农村地区,男性高于女性。同期全省肿瘤登记地区肾癌的死亡率为 1.87/10 万,全省肾癌估计死亡例数为 1 590 例,其中男性 1 130 例,女性 460 例。城市地区死亡率为 2.63/10 万,农村地区死亡率为 1.39/10 万,城市地区死亡率高于农村地区,男性死亡率高于女性。

全省、城市和农村肿瘤登记地区肾癌发病病例中,45~64 岁年龄段所占比例均最大,分别为 46.98%、47.27%和 46.65%。在全省、城市和农村肿瘤登记地区肾癌死亡病例中,65 岁及以上年龄段所占比例均最大,分别为 57.35%、64.55%和 48.73%(表 4-10,图 4-10a~4-10f)。

表 4-10　河北省 2018 年肾癌发病与死亡

指标	性别	全省估计病例数	肿瘤登记地区病例数	粗率 (1/10⁵)	构成 (%)	中国人口标化率 (1/10⁵)	世界人口标化率 (1/10⁵)	0~74 岁累积率 (%)
发病								
全省	合计	3 650	894	4.81	2.11	3.28	3.27	0.40
	男性	2 430	585	6.28	2.55	4.44	4.39	0.54
	女性	1 220	309	3.34	1.58	2.18	2.20	0.27
城市	合计	2 780	476	6.63	2.91	4.31	4.27	0.51
	男性	1 880	320	8.98	3.78	5.99	5.90	0.71
	女性	900	156	4.31	1.97	2.71	2.70	0.32
农村	合计	870	418	3.67	1.60	2.59	2.60	0.32
	男性	550	265	4.60	1.83	3.39	3.39	0.42
	女性	320	153	2.71	1.32	1.82	1.86	0.23
死亡								
全省	合计	1 590	347	1.87	1.25	1.21	1.22	0.14
	男性	1 130	239	2.57	1.41	1.73	1.76	0.20
	女性	460	108	1.17	1.01	0.72	0.72	0.08
城市	合计	1 130	189	2.63	1.85	1.59	1.61	0.18
	男性	830	137	3.85	2.26	2.42	2.46	0.26
	女性	300	52	1.44	1.25	0.82	0.83	0.09
农村	合计	460	158	1.39	0.90	0.94	0.95	0.11
	男性	300	102	1.77	0.94	1.25	1.27	0.15
	女性	160	56	0.99	0.85	0.66	0.65	0.08

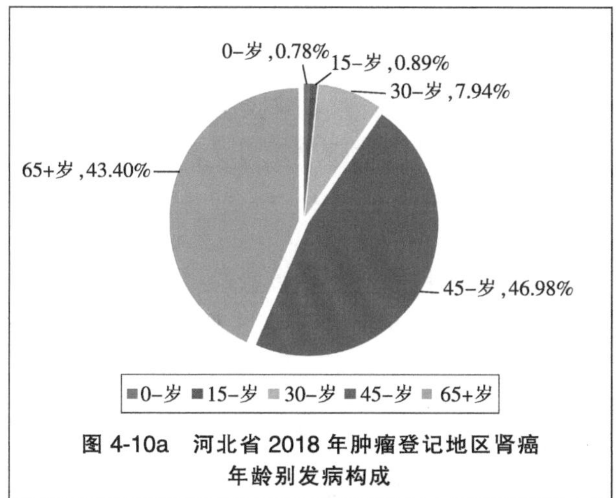

图 4-10a 河北省 2018 年肿瘤登记地区肾癌年龄别发病构成

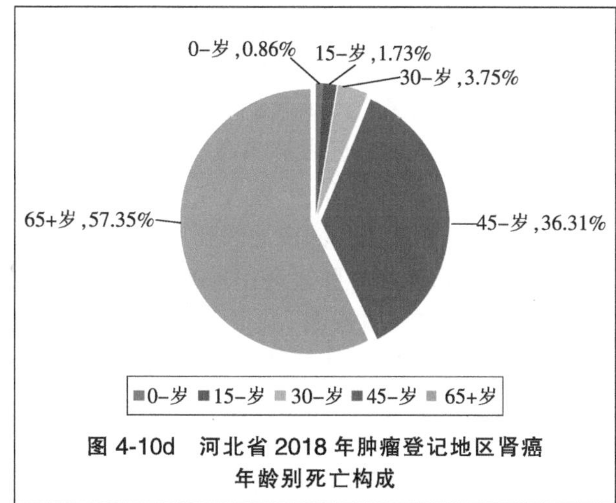

图 4-10d 河北省 2018 年肿瘤登记地区肾癌年龄别死亡构成

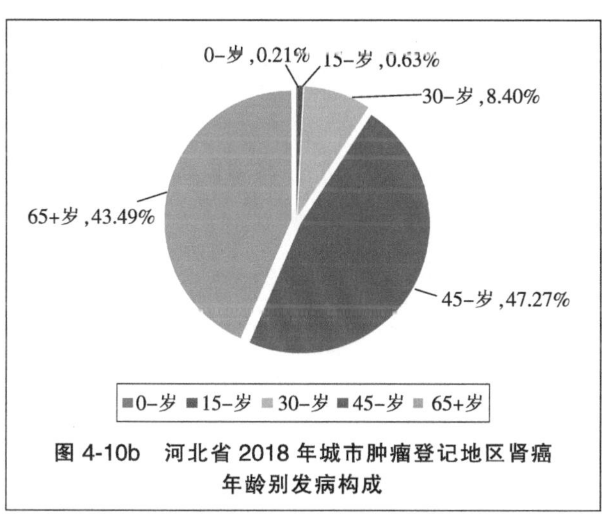

图 4-10b 河北省 2018 年城市肿瘤登记地区肾癌年龄别发病构成

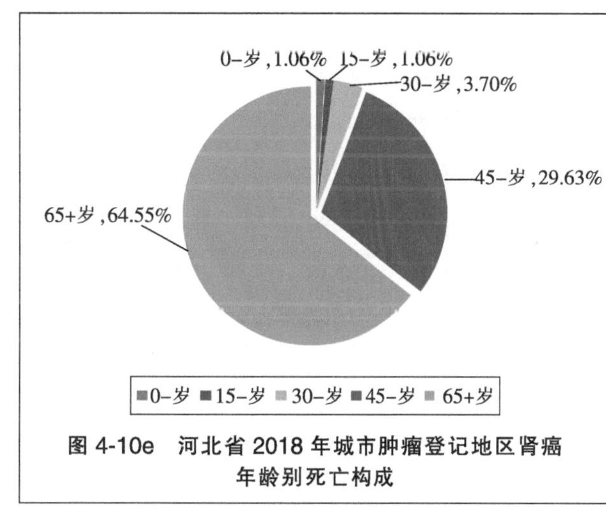

图 4-10e 河北省 2018 年城市肿瘤登记地区肾癌年龄别死亡构成

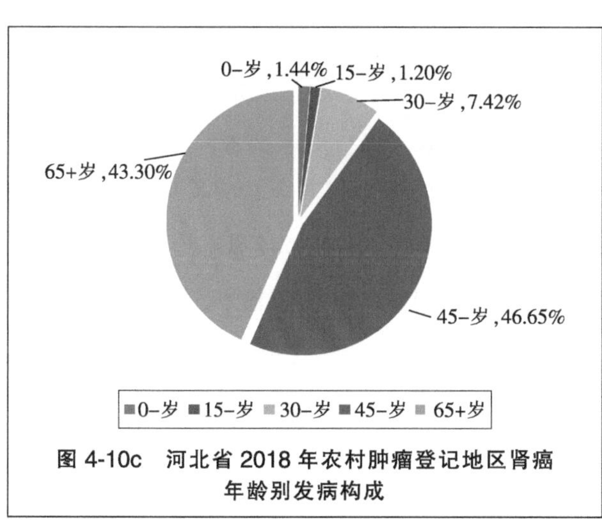

图 4-10c 河北省 2018 年农村肿瘤登记地区肾癌年龄别发病构成

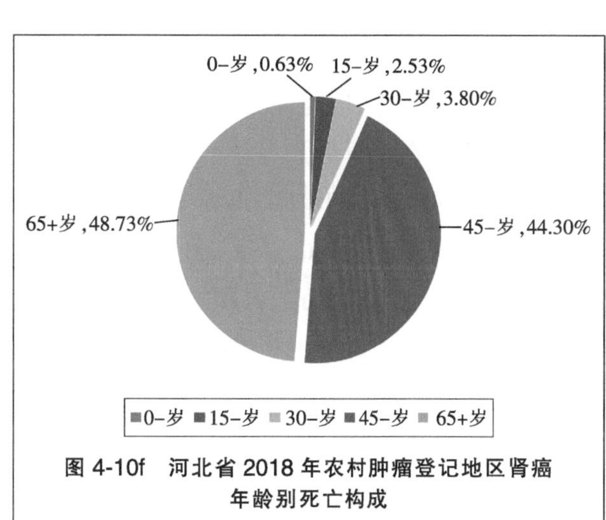

图 4-10f 河北省 2018 年农村肿瘤登记地区肾癌年龄别死亡构成

十一、脑及中枢神经系统（C70–C72）

河北省肿瘤登记地区 2018 年脑及中枢神经系统肿瘤(简称脑瘤)的发病率为 4.79/10 万，中国人口标化率为 3.72/10 万，世界人口标化率为 3.73/10 万，全省估计新发病例 3 390 例，其中男性 1 680 例，女性 1 710 例。城市地区发病率为 3.73/10 万，估计新发病例 1 590 例，农村地区发病率为 5.45/10 万，估计新发病例 1 800 例，农村地区发病率高于城市地区。同期全省肿瘤登记地区脑瘤的死亡率为 3.32/10 万，中国人口标化率为 2.39/10 万，世界人口标化率为 2.41/10 万。全省脑瘤估计死亡例数为 2 480 例，其中男性 1 400 例，女性 1 080 例。城市地区死亡率为 3.15/10 万，农村地区死亡率为 3.42/10 万。

全省、城市和农村肿瘤登记地区脑瘤发病病例中，45~64 岁年龄段所占比例均最大，分别为 45.11%、41.79%和 46.54%。在全省、城市和农村肿瘤登记地区脑瘤死亡病例中，65 岁及以上年龄段所占比例均最大，分别为 47.56%、46.90%和 47.95%(表 4-11，图 4-11a~4-11f)。

表 4-11 河北省 2018 年脑瘤发病与死亡

指标	性别	全省估计病例数	肿瘤登记地区病例数	粗率 $(1/10^5)$	构成 (%)	中国人口标化率 $(1/10^5)$	世界人口标化率 $(1/10^5)$	0~74 岁累积率 (%)
发病								
全省	合计	3 390	889	4.79	2.09	3.72	3.73	0.37
	男性	1 680	432	4.64	1.88	3.74	3.71	0.37
	女性	1 710	457	4.94	2.34	3.71	3.75	0.36
城市	合计	1 590	268	3.73	1.64	2.83	2.87	0.28
	男性	810	133	3.73	1.57	2.95	3.02	0.29
	女性	780	135	3.73	1.71	2.71	2.72	0.26
农村	合计	1 800	621	5.45	2.38	4.33	4.30	0.43
	男性	870	299	5.20	2.06	4.28	4.19	0.43
	女性	930	322	5.71	2.77	4.38	4.43	0.43
死亡								
全省	合计	2 480	616	3.32	2.22	2.39	2.41	0.26
	男性	1 400	339	3.64	2.00	2.73	2.75	0.31
	女性	1 080	277	2.99	2.58	2.06	2.08	0.22
城市	合计	1 350	226	3.15	2.21	2.25	2.30	0.23
	男性	800	132	3.71	2.17	2.79	2.81	0.30
	女性	550	94	2.60	2.27	1.71	1.80	0.17
农村	合计	1 130	390	3.42	2.23	2.50	2.51	0.29
	男性	600	207	3.60	1.90	2.71	2.74	0.32
	女性	530	183	3.25	2.78	2.31	2.29	0.25

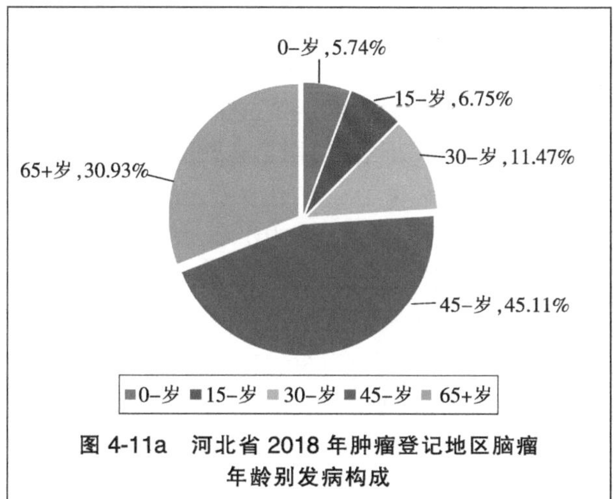

图 4-11a 河北省 2018 年肿瘤登记地区脑瘤年龄别发病构成

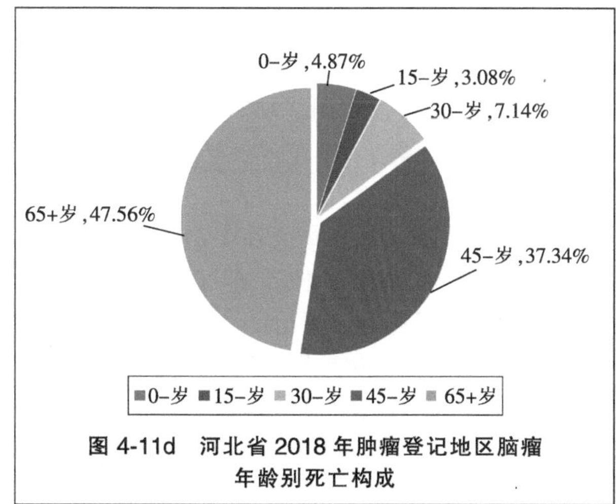

图 4-11d 河北省 2018 年肿瘤登记地区脑瘤年龄别死亡构成

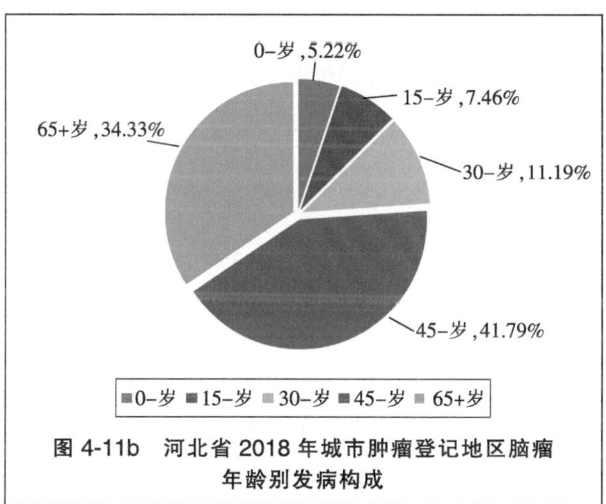

图 4-11b 河北省 2018 年城市肿瘤登记地区脑瘤年龄别发病构成

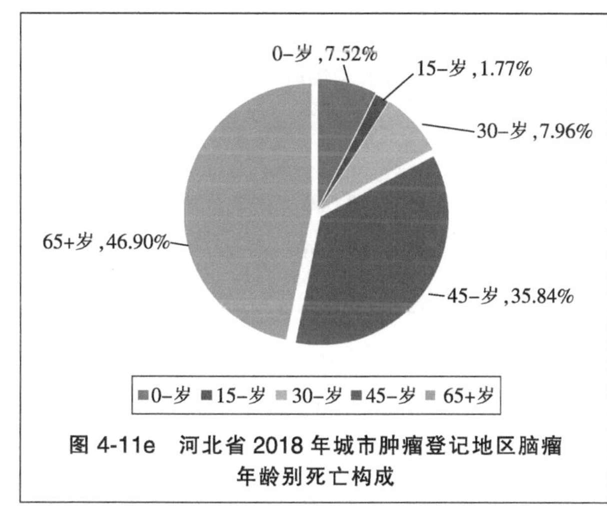

图 4-11e 河北省 2018 年城市肿瘤登记地区脑瘤年龄别死亡构成

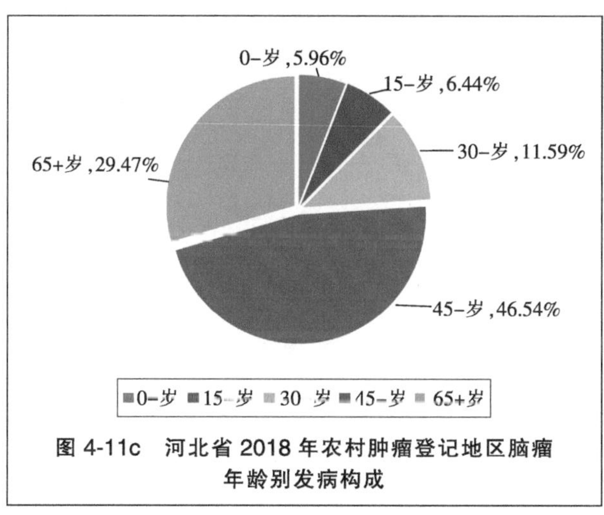

图 4-11c 河北省 2018 年农村肿瘤登记地区脑瘤年龄别发病构成

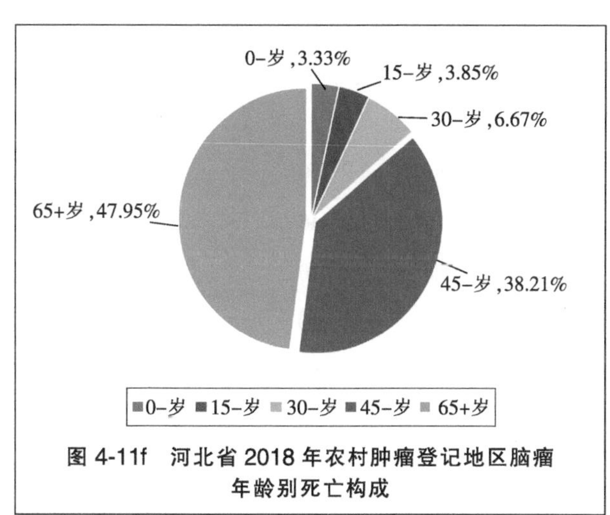

图 4-11f 河北省 2018 年农村肿瘤登记地区脑瘤年龄别死亡构成

十二、白血病（C91-C95）

河北省肿瘤登记地区 2018 年白血病的发病率为 4.74/10 万，中国人口标化率为 3.88/10 万，世界人口标化率为 3.96/10 万，全省估计新发病例 3 660 例，其中男性 2 170 例，女性 1 490 例。城市地区发病率为 5.04/10 万，估计新发病例 2 160 例，农村地区发病率为 4.56/10 万，估计新发病例 1 500 例，城市地区发病率是农村地区发病率的 1.11 倍，年龄标化后城市地区是农村地区的 1.01 倍。同期全省肿瘤登记地区白血病的死亡率为2.86/10 万，中国人口标化率为 2.28/10 万，世界人口标化率为 2.27/10 万。全省白血病估计死亡例数为 2 250 例，其中男性 1 240 例，女性 1 010 例。城市地区死亡率为 3.27/10 万，农村地区死亡率为 2.60/10 万，农村地区比城市地区低 20.49%，年龄标化后低 9.09%。

全省和农村肿瘤登记地区白血病发病病例中，45~64 岁年龄段所占比例均最大，分别为 36.10%和 37.38%，城市肿瘤登记地区发病例数中，65 岁及以上年龄段所占比例最大，为 39.23%。在全省肿瘤登记地区白血病死亡病例中，45~64 岁和 65 岁及以上年龄段所占比例最大，均为 37.10%，城市和农村肿瘤登记地区白血病死亡病例中，65 岁及以上和 45~64 岁年龄段所占比例最大，分别为 43.83% 和 38.85%（表 4-12，图 4-12a~4-12f）。

表 4-12　河北省 2018 年白血病发病与死亡

指标	性别	全省估计病例数	肿瘤登记地区病例数	粗率 (1/10⁵)	构成 (%)	中国人口标化率 (1/10⁵)	世界人口标化率 (1/10⁵)	0~74 岁累积率 (%)
发病								
全省	合计	3 660	881	4.74	2.07	3.88	3.96	0.37
	男性	2 170	510	5.47	2.22	4.54	4.58	0.42
	女性	1 490	371	4.01	1.90	3.25	3.37	0.32
城市	合计	2 160	362	5.04	2.21	3.88	4.00	0.38
	男性	1 320	217	6.09	2.57	4.70	4.85	0.46
	女性	840	145	4.00	1.83	3.10	3.18	0.31
农村	合计	1 500	519	4.56	1.99	3.86	3.92	0.36
	男性	850	293	5.09	2.02	4.42	4.39	0.40
	女性	650	226	4.01	1.94	3.32	3.46	0.33
死亡								
全省	合计	2 250	531	2.86	1.92	2.28	2.27	0.22
	男性	1 240	288	3.09	1.70	2.52	2.41	0.23
	女性	1 010	243	2.62	2.26	2.08	2.17	0.21
城市	合计	1 400	235	3.27	2.30	2.42	2.52	0.25
	男性	780	129	3.62	2.12	2.67	2.73	0.27
	女性	620	106	2.93	2.55	2.21	2.35	0.24
农村	合计	850	296	2.60	1.69	2.20	2.11	0.20
	男性	460	159	2.76	1.46	2.42	2.21	0.21
	女性	390	137	2.43	2.08	2.00	2.05	0.19

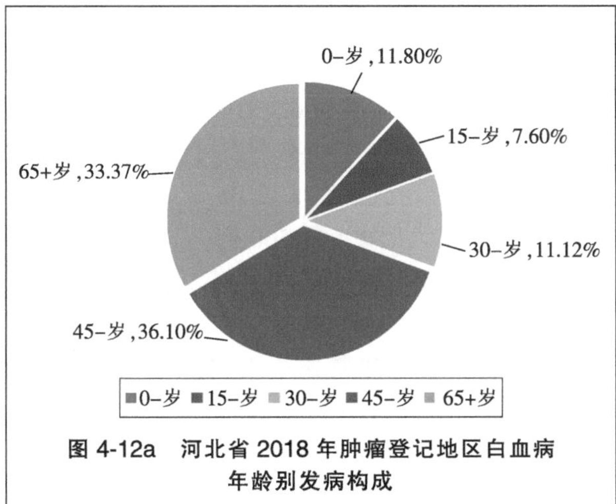

图 4-12a　河北省 2018 年肿瘤登记地区白血病年龄别发病构成

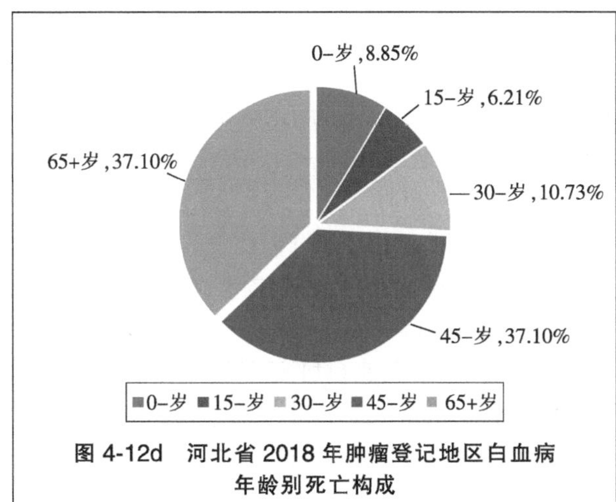

图 4-12d　河北省 2018 年肿瘤登记地区白血病年龄别死亡构成

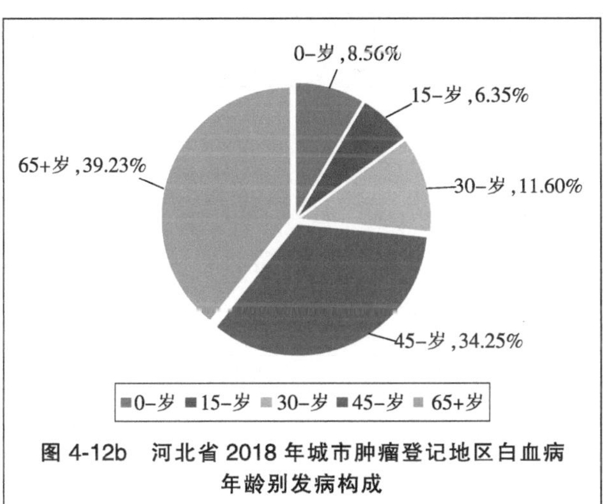

图 4-12b　河北省 2018 年城市肿瘤登记地区白血病年龄别发病构成

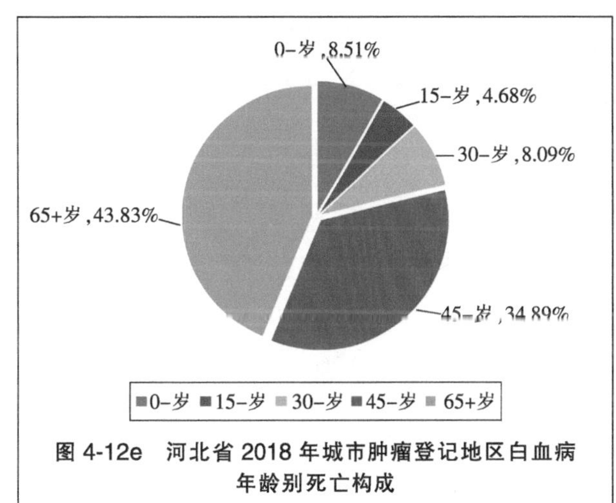

图 4-12e　河北省 2018 年城市肿瘤登记地区白血病年龄别死亡构成

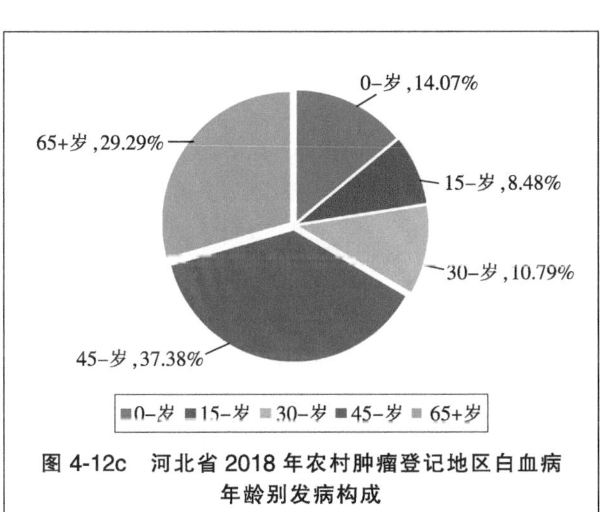

图 4-12c　河北省 2018 年农村肿瘤登记地区白血病年龄别发病构成

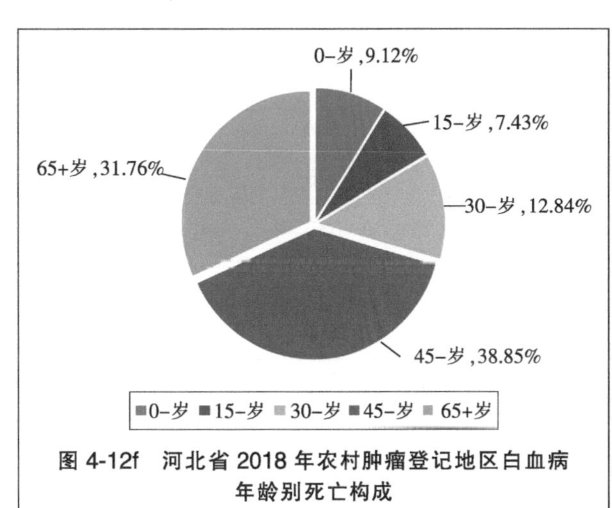

图 4-12f　河北省 2018 年农村肿瘤登记地区白血病年龄别死亡构成

十三、膀胱（C67）

河北省肿瘤登记地区 2018 年膀胱癌的发病率为 4.74/10 万，中国人口标化率为 3.01/10 万，世界人口标化率为 2.97/10 万，全省估计新发病例 3 980 例，其中男性 3 230 例，女性 750 例。全省男性发病率为 7.59/10 万，女性发病率为 1.87/10 万，男性发病率高于女性。城市地区发病率为 6.39/10 万，估计新发病例 2 760 例，农村地区发病率为 3.70/10 万，估计新发病例 1 220 例，城市地区发病率是农村地区的 1.73 倍，年龄标化后是农村地区的 1.56 倍。同期全省肿瘤登记地区膀胱癌的死亡率为 1.79/10 万，中国人口标化率为 1.07/10 万，世界人口标化率为 1.04/10 万。全省膀胱癌估计死亡例数为 1 500 例，其中男性 1 170 例，女性 330 例，男性死亡率高于女性。城市地区死亡率为 2.39/10 万，农村地区死亡率为 1.40/10 万，城市地区高于农村地区。

全省、城市和农村肿瘤登记地区膀胱癌发病病例中，65 岁及以上年龄段所占比例最大，分别为 61.59%、61.22%及 62.00%。全省、城市和农村肿瘤登记地区膀胱癌死亡病例中，也是 65 岁及以上年龄段所占比例最大，分别为 82.53%、79.65%及 85.63%(表 4-13，图 4-13a~4-13f)。

表 4-13　河北省 2018 年膀胱癌发病与死亡

指标	性别	全省估计病例数	肿瘤登记地区病例数	粗率 ($1/10^5$)	构成 (%)	中国人口标化率 ($1/10^5$)	世界人口标化率 ($1/10^5$)	0~74 岁累积率 (%)
发病								
全省	合计	3 980	880	4.74	2.07	3.01	2.97	0.34
	男性	3 230	707	7.59	3.08	5.07	5.02	0.57
	女性	750	173	1.87	0.89	1.13	1.11	0.12
城市	合计	2 760	459	6.39	2.80	3.83	3.81	0.43
	男性	2 260	373	10.47	4.41	6.51	6.49	0.74
	女性	500	86	2.37	1.09	1.34	1.33	0.14
农村	合计	1 220	421	3.70	1.61	2.45	2.40	0.28
	男性	970	334	5.80	2.31	4.07	3.99	0.45
	女性	250	87	1.54	0.75	0.98	0.97	0.11
死亡								
全省	合计	1 500	332	1.79	1.20	1.07	1.04	0.10
	男性	1 170	257	2.76	1.51	1.79	1.75	0.18
	女性	330	75	0.81	0.70	0.43	0.42	0.03
城市	合计	1 040	172	2.39	1.68	1.35	1.31	0.13
	男性	810	133	3.73	2.19	2.22	2.17	0.23
	女性	230	39	1.08	0.94	0.55	0.52	0.04
农村	合计	460	160	1.40	0.91	0.88	0.85	0.09
	男性	360	124	2.15	1.14	1.49	1.45	0.14
	女性	100	36	0.64	0.55	0.35	0.35	0.03

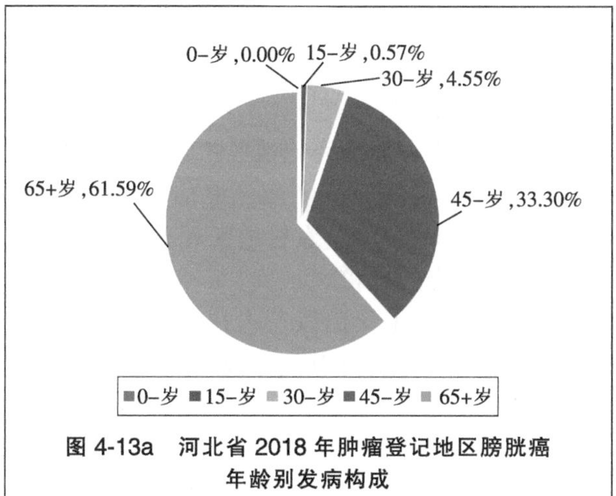

图 4-13a 河北省 2018 年肿瘤登记地区膀胱癌年龄别发病构成

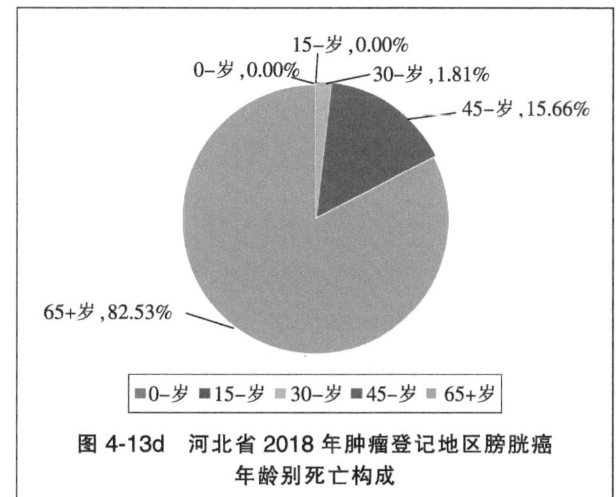

图 4-13d 河北省 2018 年肿瘤登记地区膀胱癌年龄别死亡构成

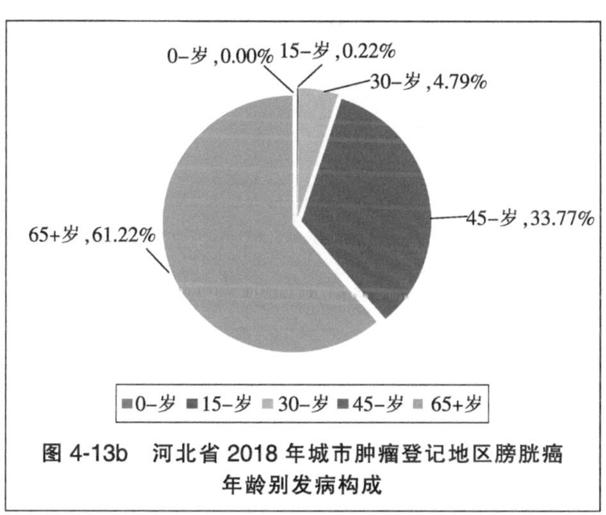

图 4-13b 河北省 2018 年城市肿瘤登记地区膀胱癌年龄别发病构成

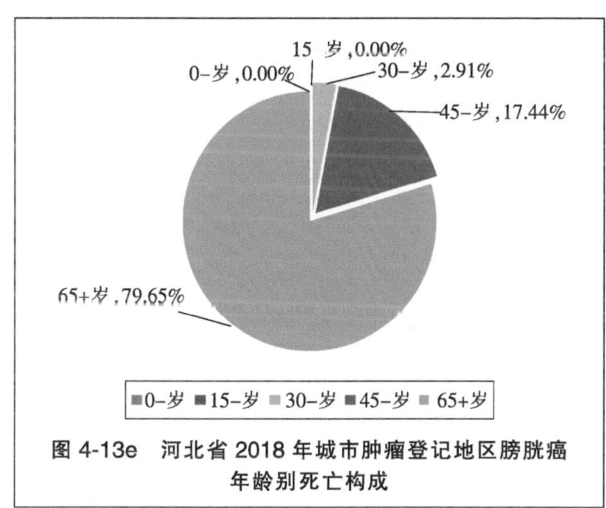

图 4-13e 河北省 2018 年城市肿瘤登记地区膀胱癌年龄别死亡构成

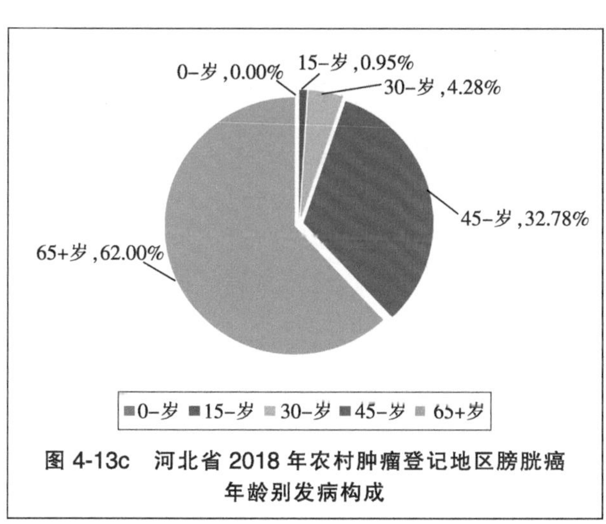

图 4-13c 河北省 2018 年农村肿瘤登记地区膀胱癌年龄别发病构成

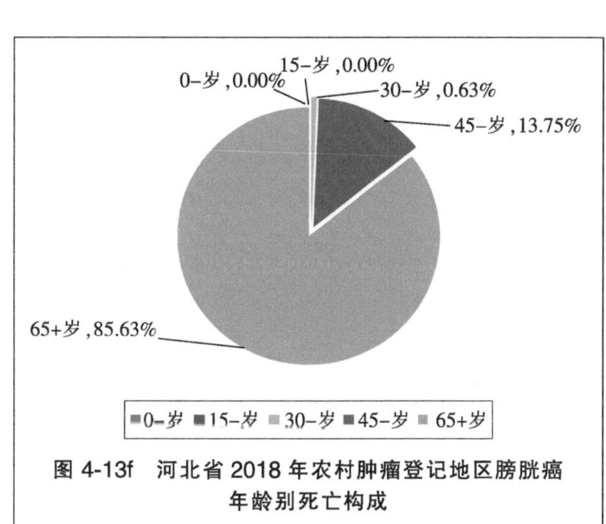

图 4-13f 河北省 2018 年农村肿瘤登记地区膀胱癌年龄别死亡构成

十四、胰腺（C25）

河北省肿瘤登记地区 2018 年胰腺癌的发病率为 4.23/10 万，中国人口标化率为 2.69/10 万，世界人口标化率为 2.68/10 万，全省估计新发病例 3 110 例，其中男性 1 780 例，女性 1 330 例。城市地区发病率为 3.84/10 万，估计新发病例 1 640 例，农村地区发病率为 4.48/10 万，估计新发病例 1 470 例，农村地区发病率是城市地区的 1.17 倍，年龄标化后是城市地区的 1.30 倍。同期全省肿瘤登记地区胰腺癌的死亡率为 4.29/10 万，中国人口标化率为 2.70/10 万，世界人口标化率为 2.70/10 万。全省胰腺癌估计死亡例数为 3 320 例，其中男性 1 880 例，女性 1 440 例。城市地区死亡率为 4.63/10 万，农村地区死亡率为 4.07/10 万，城市地区死亡率是农村地区的 1.14 倍，年龄标化后是农村地区的 1.04 倍。

全省、城市和农村肿瘤登记地区胰腺癌发病病例中，65 岁及以上年龄段所占比例最大，分别为 63.23%、66.67%及 61.37%。全省、城市和农村肿瘤登记地区胰腺癌死亡病例中，也是 65 岁及以上年龄段所占比例最大，分别为66.37%、70.57%及 63.36%（表 4-14，图 4-14a~4-14f）。

表 4-14　河北省 2018 年胰腺癌发病与死亡

指标	性别	全省估计病例数	肿瘤登记地区病例数	粗率 $(1/10^5)$	构成 (%)	中国人口标化率 $(1/10^5)$	世界人口标化率 $(1/10^5)$	0~74 岁累积率 (%)
发病								
全省	合计	3 110	786	4.23	1.85	2.69	2.68	0.34
	男性	1 780	449	4.82	1.96	3.22	3.22	0.40
	女性	1 330	337	3.64	1.73	2.18	2.15	0.27
城市	合计	1 640	276	3.84	1.69	2.29	2.28	0.28
	男性	930	154	4.32	1.82	2.65	2.66	0.33
	女性	710	122	3.37	1.54	1.93	1.90	0.22
农村	合计	1 470	510	4.48	1.95	2.97	2.96	0.38
	男性	850	295	5.13	2.04	3.61	3.61	0.45
	女性	620	215	3.81	1.85	2.37	2.34	0.31
死亡								
全省	合计	3 320	797	4.29	2.88	2.70	2.70	0.32
	男性	1 880	450	4.83	2.65	3.21	3.22	0.39
	女性	1 440	347	3.75	3.23	2.23	2.21	0.24
城市	合计	1 980	333	4.63	3.26	2.76	2.71	0.30
	男性	1 110	183	5.14	3.01	3.17	3.14	0.37
	女性	870	150	4.14	3.62	2.36	2.30	0.23
农村	合计	1 340	464	4.07	2.65	2.66	2.68	0.33
	男性	770	267	4.64	2.45	3.23	3.27	0.41
	女性	570	197	3.49	2.99	2.15	2.15	0.26

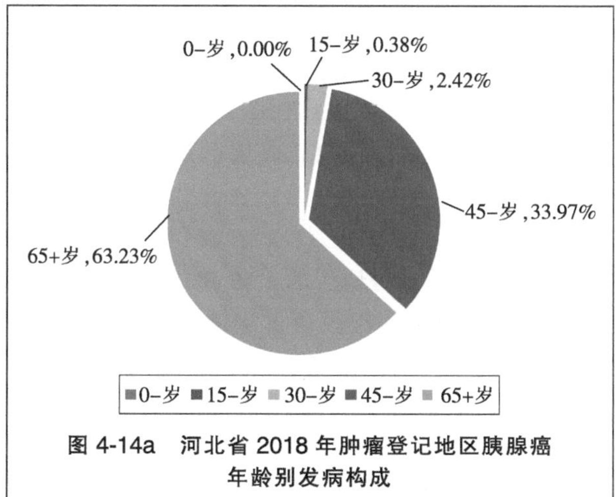

图 4-14a　河北省 2018 年肿瘤登记地区胰腺癌年龄别发病构成

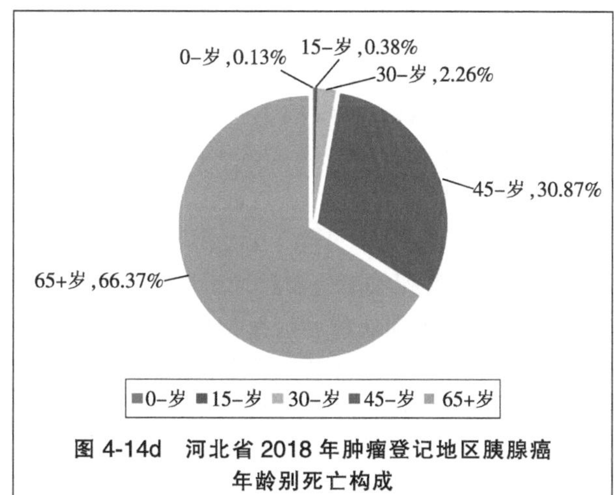

图 4-14d　河北省 2018 年肿瘤登记地区胰腺癌年龄别死亡构成

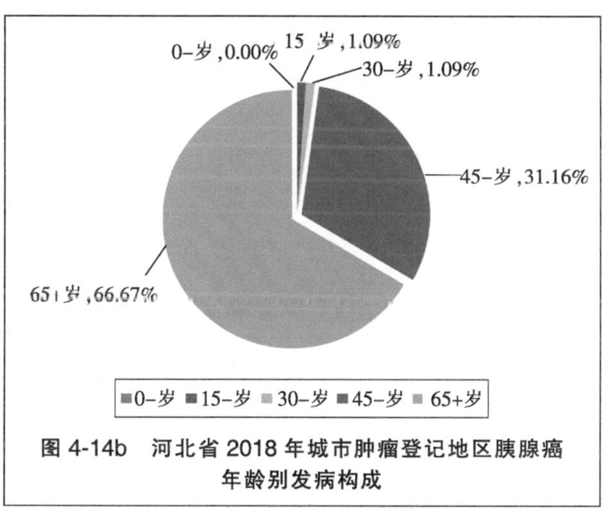

图 4-14b　河北省 2018 年城市肿瘤登记地区胰腺癌年龄别发病构成

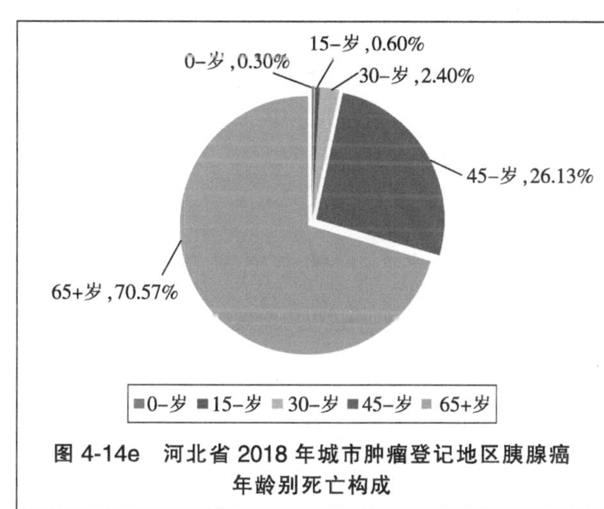

图 4-14e　河北省 2018 年城市肿瘤登记地区胰腺癌年龄别死亡构成

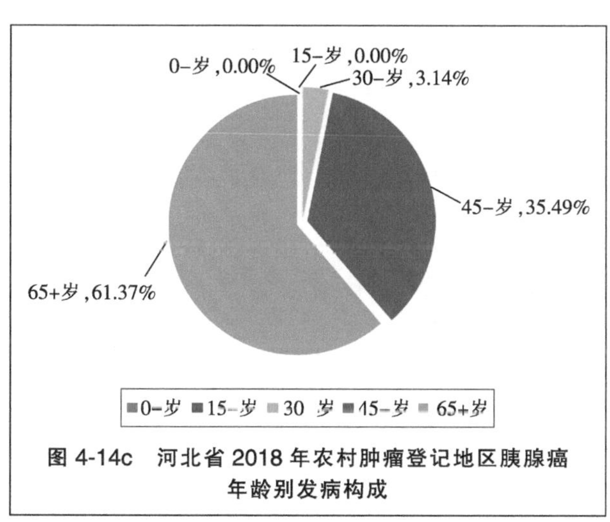

图 4-14c　河北省 2018 年农村肿瘤登记地区胰腺癌年龄别发病构成

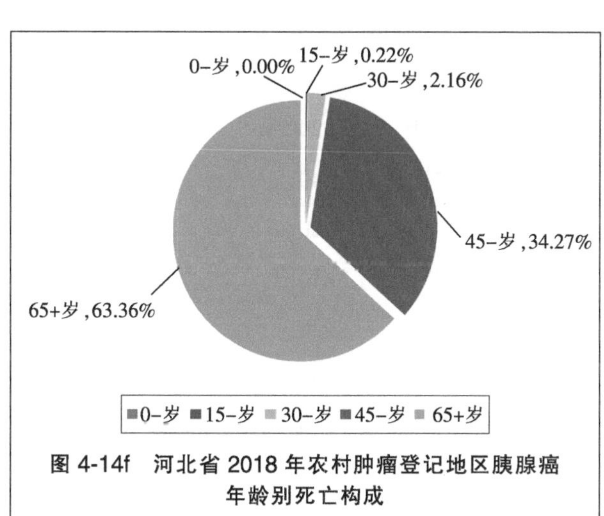

图 4-14f　河北省 2018 年农村肿瘤登记地区胰腺癌年龄别死亡构成

十五、淋巴瘤（C81–C85,C88,C90,C96）

河北省肿瘤登记地区 2018 年淋巴瘤的发病率为 4.16/10 万，中国人口标化率为 2.96/10 万，世界人口标化率为 2.91/10 万，全省估计新发病例 3 380 例，其中男性 1 790 例，女性 1 590 例。城市地区发病率为5.28/10 万，估计新发病例 2 250 例，农村地区发病率为 3.45/10 万，估计新发病例 1 130 例，城市地区发病率是农村地区的 1.53 倍，年龄标化后城市地区是农村地区的 1.37 倍。同期全省肿瘤登记地区淋巴瘤的死亡率为 2.40/10 万，中国人口标化率为 1.62/10 万，世界人口标化率为 1.60/10 万。全省淋巴瘤估计死亡例数为 2 020 例，其中男性 1 240 例，女性 780 例。城市地区死亡率为 3.30/10 万，农村地区死亡率为 1.83/10 万，城市地区死亡率是农村地区的 1.81 倍，年龄标化后城市地区是农村地区的 1.59 倍。

全省、城市和农村肿瘤登记地区淋巴瘤发病病例中，65 岁及以上年龄段所占比例均最大，分别为 47.02%、49.60%和 44.53%。在全省、城市和农村肿瘤登记地区淋巴瘤死亡病例中，65 岁及以上年龄段所占比例均最大，分别为 52.81%、56.54%和 48.56%(表 4-15，图 4-15a~4-15f)。

表 4-15　河北省 2018 年淋巴瘤发病与死亡

指标	性别	全省估计病例数	肿瘤登记地区病例数	粗率 (1/10^5)	构成 (%)	中国人口标化率 (1/10^5)	世界人口标化率 (1/10^5)	0~74 岁累积率 (%)
发病								
全省	合计	3 380	772	4.16	1.82	2.96	2.91	0.35
	男性	1 790	407	4.37	1.77	3.19	3.15	0.38
	女性	1 590	365	3.94	1.87	2.76	2.70	0.32
城市	合计	2 250	379	5.28	2.32	3.52	3.46	0.41
	男性	1 180	195	5.47	2.31	3.67	3.62	0.42
	女性	1 070	184	5.08	2.33	3.40	3.33	0.39
农村	合计	1 130	393	3.45	1.51	2.57	2.53	0.31
	男性	610	212	3.68	1.46	2.83	2.79	0.36
	女性	520	181	3.21	1.56	2.32	2.27	0.27
死亡								
全省	合计	2 020	445	2.40	1.61	1.62	1.60	0.18
	男性	1 240	270	2.90	1.59	2.05	2.03	0.24
	女性	780	175	1.89	1.63	1.23	1.20	0.13
城市	合计	1 410	237	3.30	2.32	2.07	2.04	0.22
	男性	870	144	4.04	2.37	2.62	2.59	0.29
	女性	540	93	2.57	2.24	1.55	1.54	0.17
农村	合计	610	208	1.83	1.19	1.30	1.28	0.15
	男性	370	126	2.19	1.16	1.63	1.61	0.20
	女性	240	82	1.45	1.24	1.00	0.97	0.11

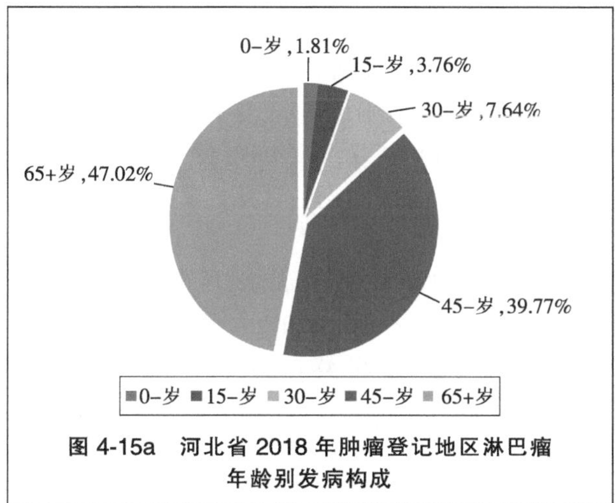

图 4-15a　河北省 2018 年肿瘤登记地区淋巴瘤年龄别发病构成

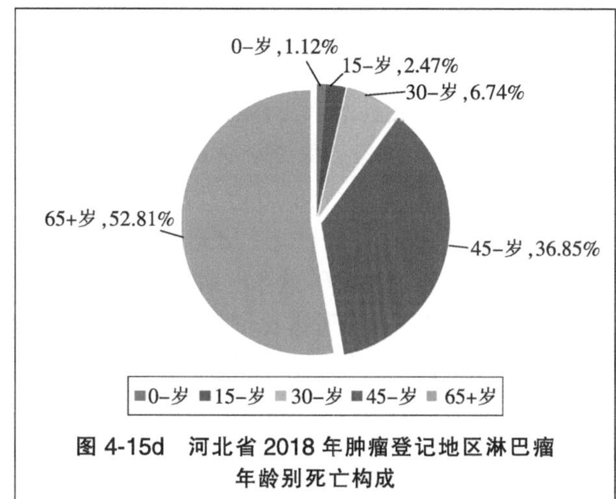

图 4-15d　河北省 2018 年肿瘤登记地区淋巴瘤年龄别死亡构成

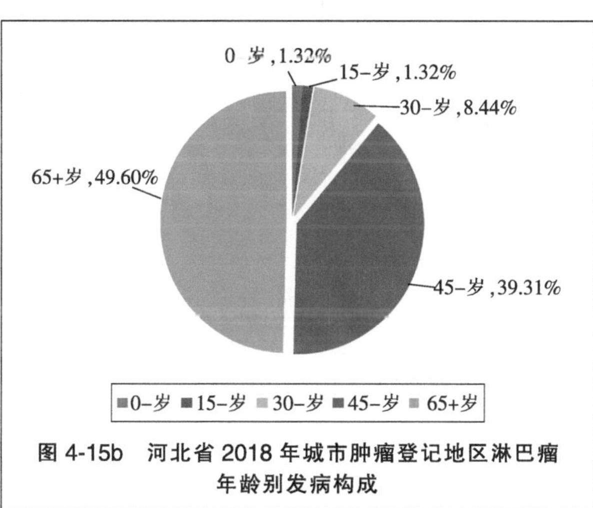

图 4-15b　河北省 2018 年城市肿瘤登记地区淋巴瘤年龄别发病构成

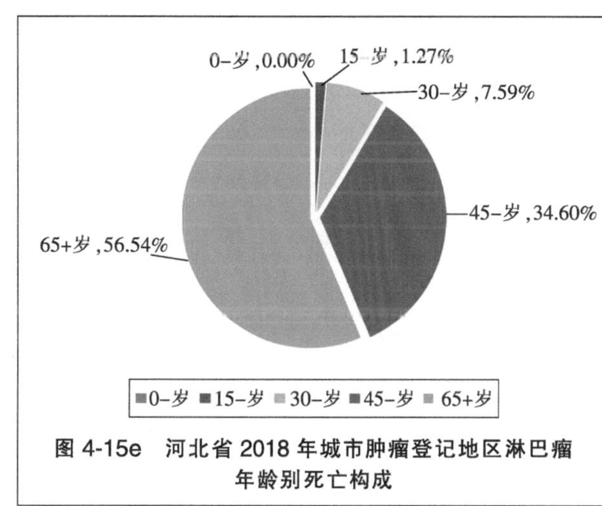

图 4-15e　河北省 2018 年城市肿瘤登记地区淋巴瘤年龄别死亡构成

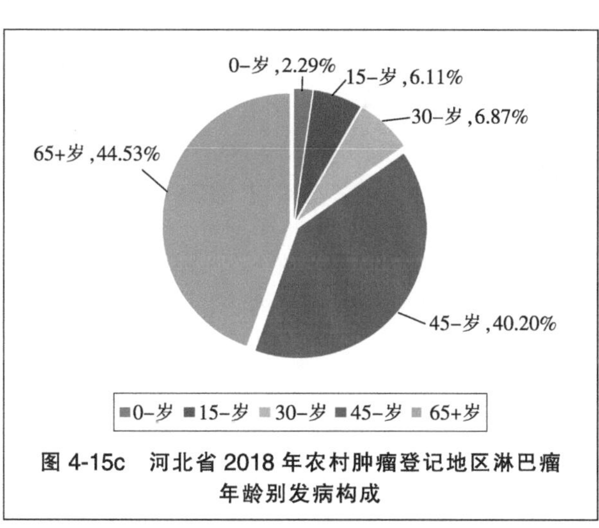

图 4-15c　河北省 2018 年农村肿瘤登记地区淋巴瘤年龄别发病构成

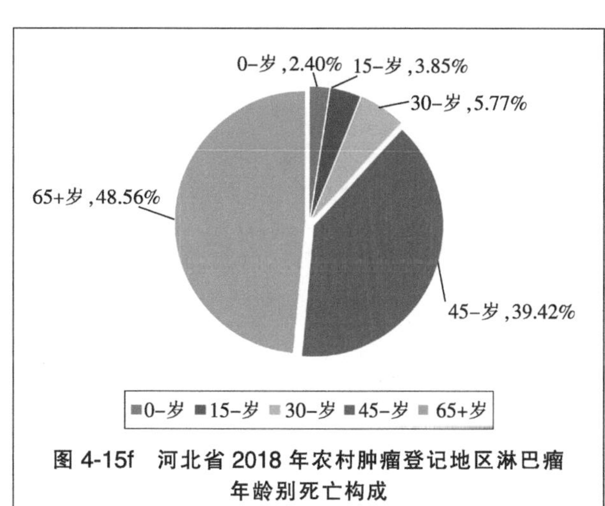

图 4-15f　河北省 2018 年农村肿瘤登记地区淋巴瘤年龄别死亡构成

十六、卵巢（C56）

河北省肿瘤登记地区 2018 年卵巢癌发病率为 6.75/10 万，中国人口标化率为 5.00/10 万，世界人口标化率为 4.74/10 万。全省估计新发病例 2 430 例，其中城市地区 1 440 例，农村地区 990 例。城市地区发病率为 7.81/10 万，农村地区发病率为 6.07/10 万，城市地区发病率是农村的 1.29 倍，年龄标化后城市地区是农村地区的 1.22 倍。同期全省肿瘤登记地区卵巢癌死亡率为 3.40/10 万，城市地区死亡率为 4.56/10 万，农村地区死亡率为 2.66/10 万，城市地区死亡率高于农村地区。全省卵巢癌估计死亡病例为 1 390 例，其中城市地区 960 例，农村地区 430 例。

全省肿瘤登记地区卵巢癌发病病例中，45~64 岁年龄段所占比例最大，占 55.52%，城市和农村肿瘤登记也是45~64 岁年龄段所占比例最大，分别占 56.54%和 54.68%。在全省、城市和农村肿瘤登记地区卵巢癌死亡病例中，65 岁及以上年龄段所占比例最大，分别占50.48%、52.12%和 48.67%（表 4-16，图 4-16a~4-16f）。

表 4-16　河北省 2018 年卵巢癌发病与死亡

指标	全省估计病例数	肿瘤登记地区病例数	粗率 ($1/10^5$)	构成 (%)	中国人口标化率 ($1/10^5$)	世界人口标化率 ($1/10^5$)	0~74 岁累积率 (%)
发病							
全省	2 430	625	6.75	3.20	5.00	4.74	0.54
城市	1 440	283	7.81	3.58	5.62	5.34	0.59
农村	990	342	6.07	2.94	4.61	4.36	0.51
死亡							
全省	1 390	315	3.40	2.93	2.19	2.14	0.25
城市	960	165	4.56	3.98	2.84	2.74	0.30
农村	430	150	2.66	2.28	1.76	1.75	0.23

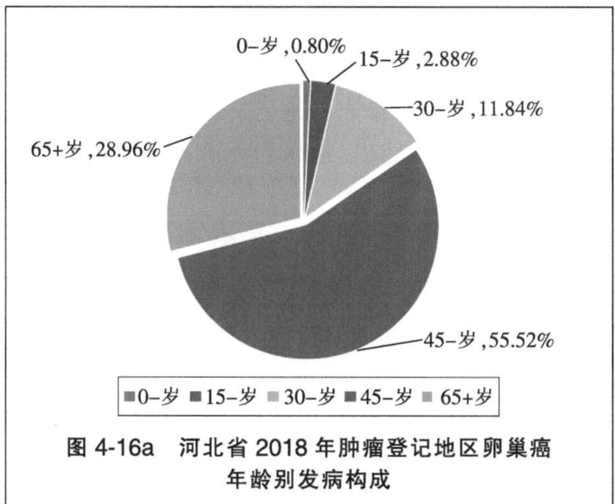

图 4-16a　河北省 2018 年肿瘤登记地区卵巢癌年龄别发病构成

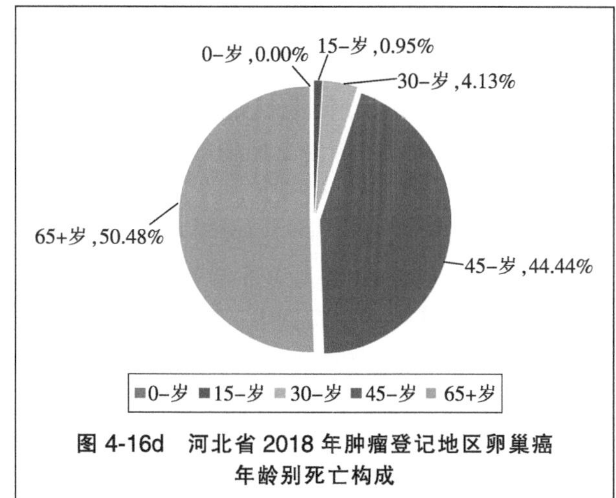

图 4-16d　河北省 2018 年肿瘤登记地区卵巢癌年龄别死亡构成

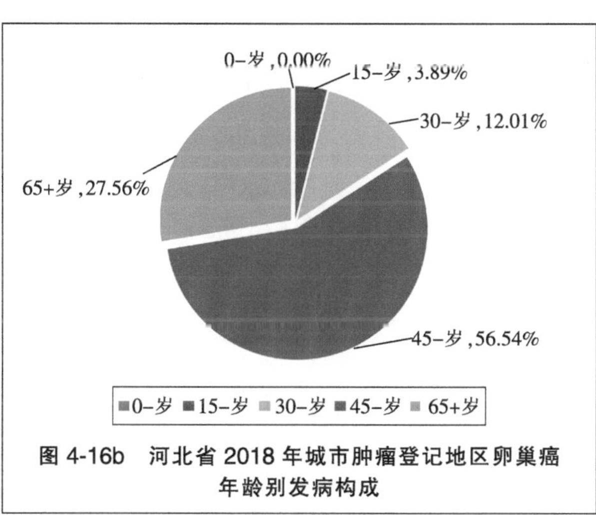

图 4-16b　河北省 2018 年城市肿瘤登记地区卵巢癌年龄别发病构成

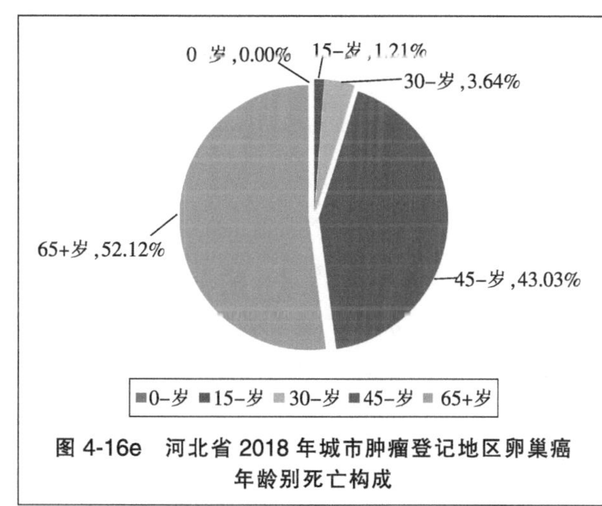

图 4-16e　河北省 2018 年城市肿瘤登记地区卵巢癌年龄别死亡构成

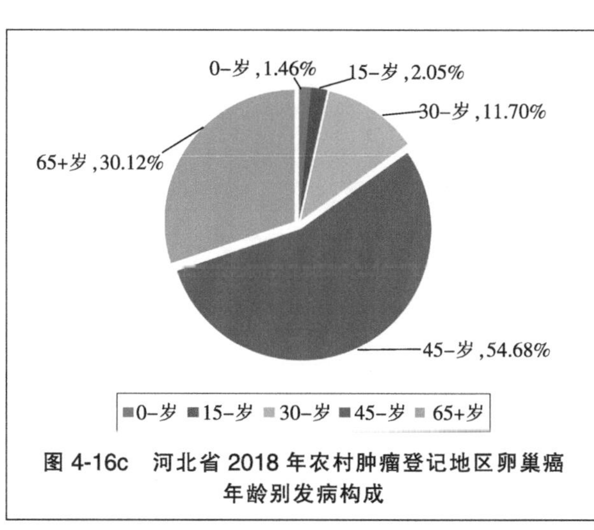

图 4-16c　河北省 2018 年农村肿瘤登记地区卵巢癌年龄别发病构成

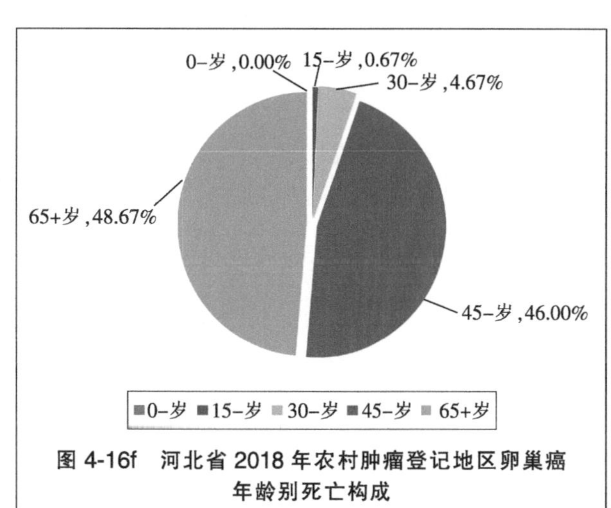

图 4-16f　河北省 2018 年农村肿瘤登记地区卵巢癌年龄别死亡构成

十七、前列腺（C61）

河北省肿瘤登记地区 2018 年前列腺癌的发病率为 6.56/10 万，中国人口标化率为 4.22/10 万，世界人口标化率为 4.10/10 万。全省估计新发病例 2 930 例，其中城市地区 2 230 例，农村地区 700 例。城市地区发病率为 10.33/10 万，农村地区发病率为 4.22/10 万，城市地区发病率高于农村地区。同期全省肿瘤登记地区前列腺癌的死亡率为 2.65/10 万，城市地区的死亡率为 4.38/10 万，农村地区的死亡率为 1.58/10 万，城市地区死亡率高于农村地区。

全省肿瘤登记地区前列腺癌发病病例中，65 岁及以上年龄段所占比例最大，占 83.31%，城市和农村肿瘤登记地区也是 65 岁及以上年龄段所占比例最大，分别占 83.70%和 82.72%。在全省、城市和农村肿瘤登记地区前列腺癌死亡病例中，也是 65 岁及以上年龄段所占比例最大，分别为 93.12%、94.87%和 90.11%（表 4-17，图 4-17a~4-17f）。

表 4-17　河北省 2018 年前列腺癌发病与死亡

指标	全省估计病例数	肿瘤登记地区病例数	粗率 ($1/10^5$)	构成 (%)	中国人口标化率 ($1/10^5$)	世界人口标化率 ($1/10^5$)	0~74 岁累积率 (%)
发病							
全省	2 930	611	6.56	2.66	4.22	4.10	0.44
城市	2 230	368	10.33	4.35	6.01	5.86	0.62
农村	700	243	4.22	1.68	2.92	2.83	0.32
死亡							
全省	1 210	247	2.65	1.46	1.66	1.65	0.14
城市	950	156	4.38	2.57	2.43	2.43	0.19
农村	260	91	1.58	0.83	1.08	1.05	0.10

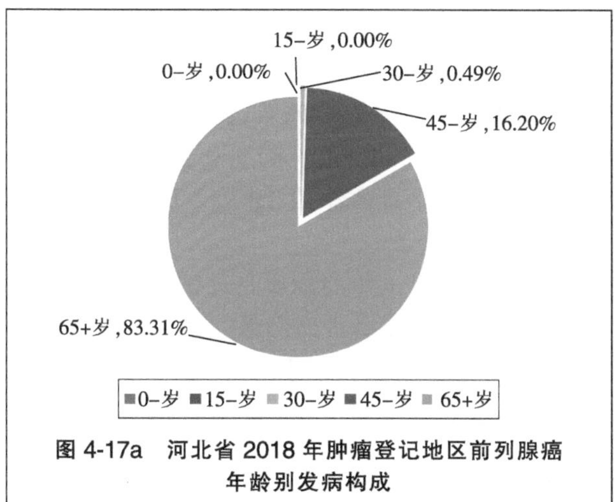

图 4-17a　河北省 2018 年肿瘤登记地区前列腺癌年龄别发病构成

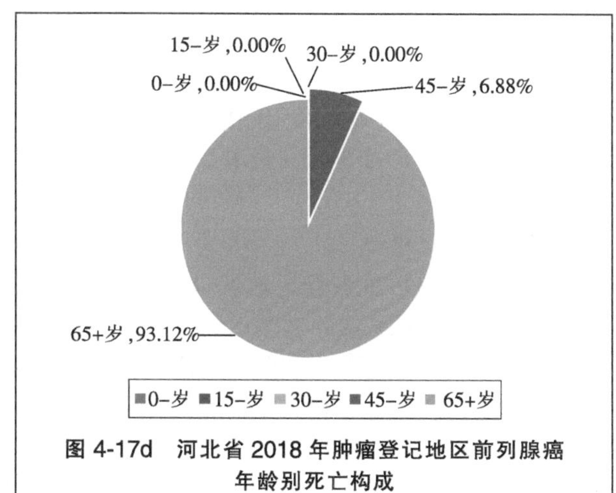

图 4-17d　河北省 2018 年肿瘤登记地区前列腺癌年龄别死亡构成

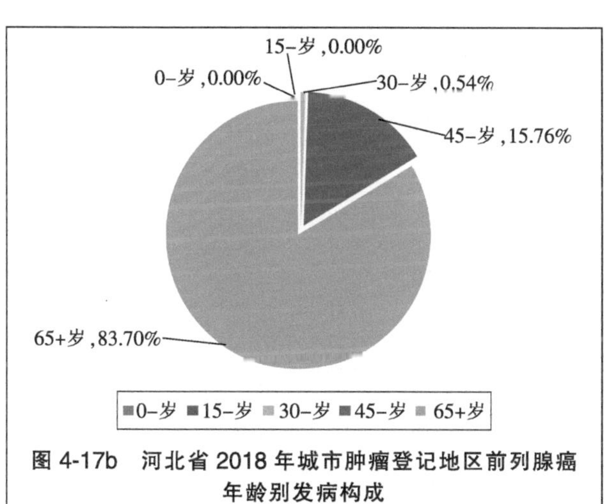

图 4-17b　河北省 2018 年城市肿瘤登记地区前列腺癌年龄别发病构成

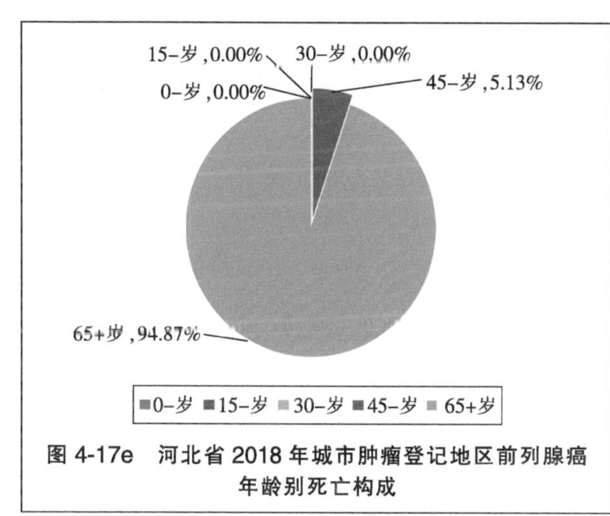

图 4-17e　河北省 2018 年城市肿瘤登记地区前列腺癌年龄别死亡构成

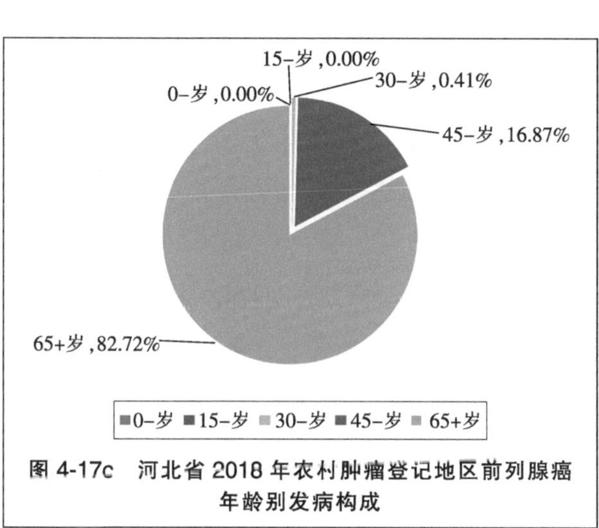

图 4-17c　河北省 2018 年农村肿瘤登记地区前列腺癌年龄别发病构成

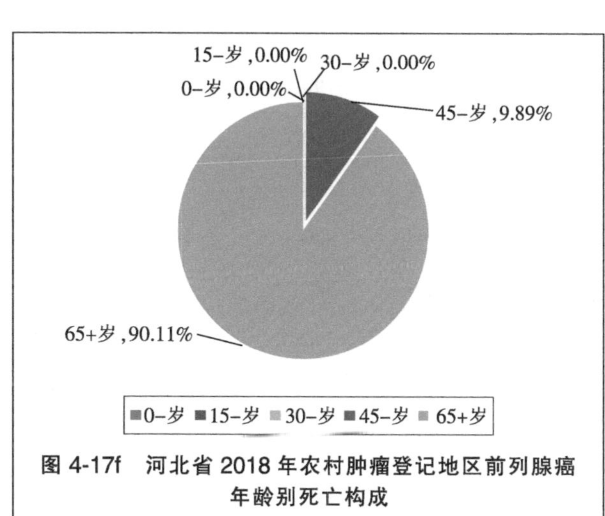

图 4-17f　河北省 2018 年农村肿瘤登记地区前列腺癌年龄别死亡构成

十八、口腔和咽喉（除外鼻咽）（C00–C10，C12–C14）

河北省肿瘤登记地区 2018 年口腔和咽喉恶性肿瘤(简称口咽癌)的发病率为 2.98/10 万,中国人口标化率为 2.03/10 万,世界人口标化率为 2.02/10 万。全省估计新发病例 2 370 例,其中男性 1 630 例,女性 740 例。男性发病率为 4.06/10 万,女性发病率为 1.90/10 万,男性发病率是女性的 2.14 倍。城市地区发病率为 3.47/10 万,农村地区发病率为 2.68/10 万,城市地区是农村地区的 1.29 倍。同期全省肿瘤登记地区口咽癌的死亡率为 1.43/10 万,城市地区死亡率为 1.85/10 万,农村地区死亡率为 1.17/10 万,城市地区死亡率明显高于农村地区。

在全省和农村肿瘤登记地区口咽癌发病病例中，均是 65 岁及以上年龄段所占比例最大，分别为 45.13%和 47.87%,城市肿瘤登记地区口咽癌发病病例中,45~64 岁年龄段所占比例最大,为 47.79%。在全省、城市和农村肿瘤登记地区口咽癌死亡病例中,65 岁及以上年龄段所占比例均最大，分别为 53.38%、50.38%及 56.39%(表 4-18,图 4-18a~4-18f)。

表 4-18　河北省 2018 年口咽癌发病与死亡

指标	性别	全省估计病例数	肿瘤登记地区病例数	粗率 (1/10⁵)	构成 (%)	中国人口标化率 (1/10⁵)	世界人口标化率 (1/10⁵)	0~74 岁累积率 (%)
发病								
全省	合计	2 370	554	2.98	1.30	2.03	2.02	0.25
	男性	1 630	378	4.06	1.65	2.83	2.82	0.35
	女性	740	176	1.90	0.90	1.27	1.25	0.15
城市	合计	1 480	249	3.47	1.52	2.30	2.29	0.28
	男性	1 020	169	4.74	2.00	3.15	3.18	0.39
	女性	460	80	2.21	1.01	1.48	1.43	0.17
农村	合计	890	305	2.68	1.17	1.86	1.84	0.23
	男性	610	209	3.63	1.44	2.62	2.60	0.32
	女性	280	96	1.70	0.83	1.13	1.13	0.14
死亡								
全省	合计	1 190	266	1.43	0.96	0.92	0.93	0.11
	男性	810	178	1.91	1.05	1.28	1.32	0.17
	女性	380	88	0.95	0.82	0.58	0.57	0.06
城市	合计	800	133	1.85	1.30	1.15	1.16	0.14
	男性	560	92	2.58	1.52	1.65	1.68	0.20
	女性	240	41	1.13	0.99	0.67	0.66	0.08
农村	合计	390	133	1.17	0.76	0.76	0.78	0.10
	男性	250	86	1.49	0.79	1.03	1.09	0.15
	女性	140	47	0.83	0.71	0.52	0.50	0.05

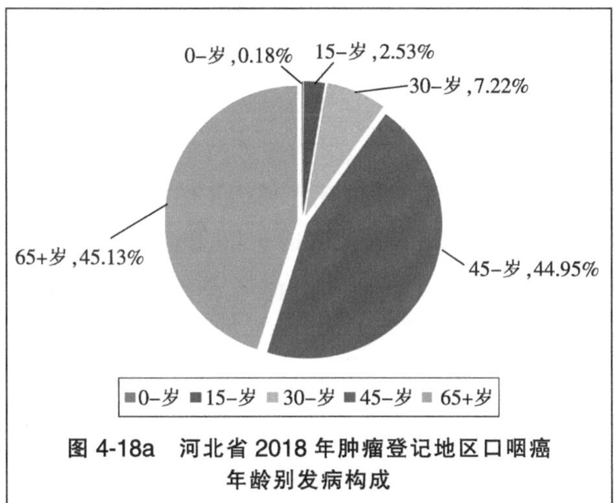

图 4-18a　河北省 2018 年肿瘤登记地区口咽癌年龄别发病构成

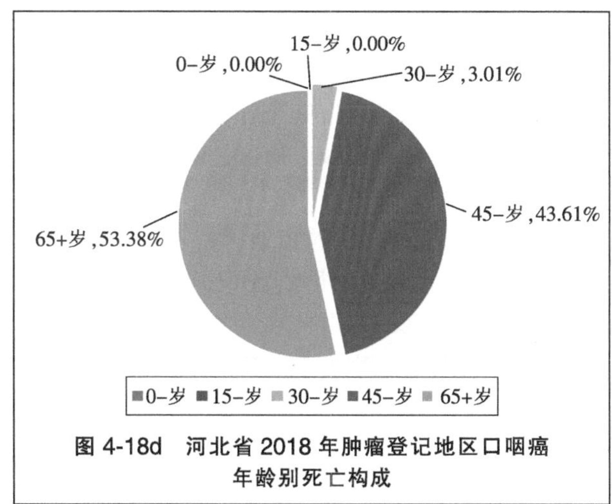

图 4-18d　河北省 2018 年肿瘤登记地区口咽癌年龄别死亡构成

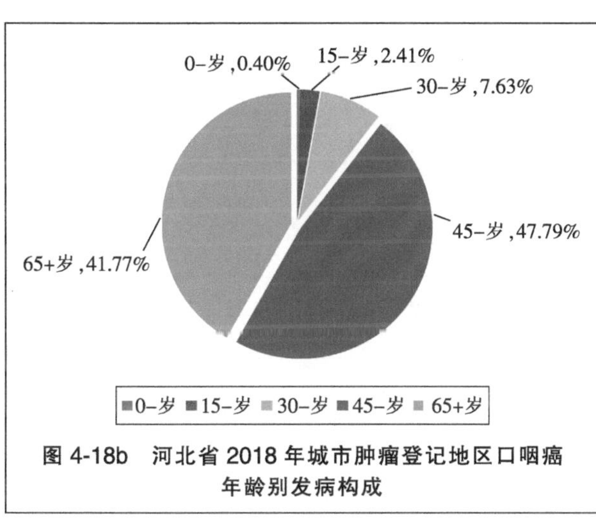

图 4-18b　河北省 2018 年城市肿瘤登记地区口咽癌年龄别发病构成

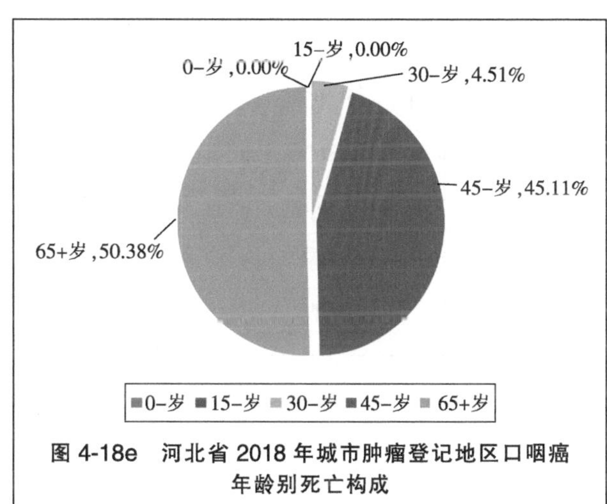

图 4-18e　河北省 2018 年城市肿瘤登记地区口咽癌年龄别死亡构成

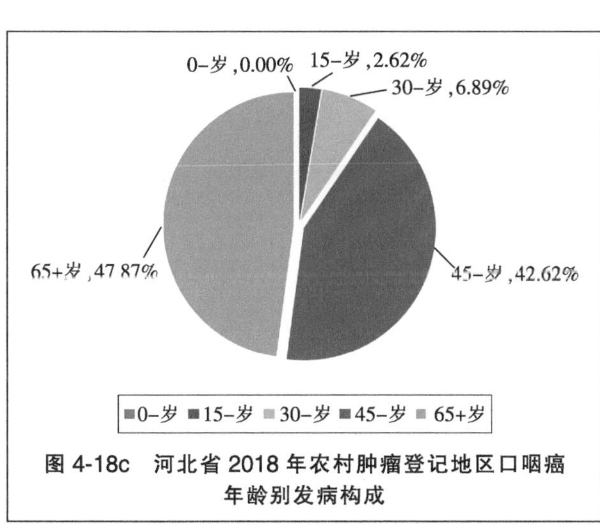

图 4-18c　河北省 2018 年农村肿瘤登记地区口咽癌年龄别发病构成

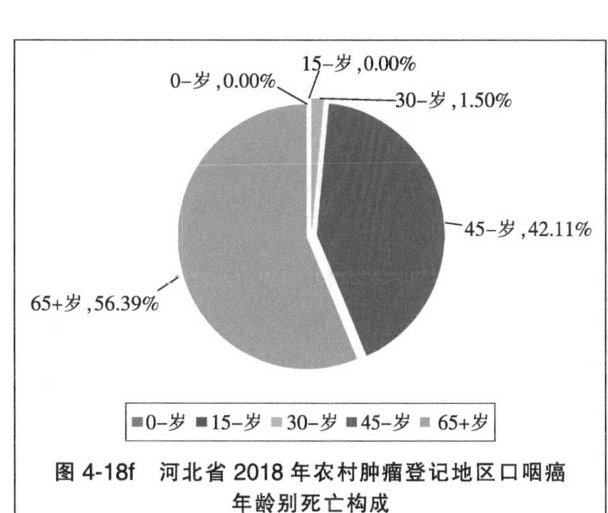

图 4-18f　河北省 2018 年农村肿瘤登记地区口咽癌年龄别死亡构成

十九、胆囊及胆道其他（C23–C24）

河北省肿瘤登记地区 2018 年胆囊及胆道其他恶性肿瘤(简称胆囊癌)的发病率为 2.85/10 万,中国人口标化率为 1.80/10 万,世界人口标化率为 1.81/10 万。全省估计新发病例 2 190 例,其中男性 1 300 例,女性 890 例。城市地区发病率为 3.03/10 万,农村地区发病率为 2.73/10 万,城市地区发病率是农村地区的 1.11 倍,而年龄标化后城市地区是农村地区的 1.02 倍。同期全省肿瘤登记地区胆囊癌的死亡率为 1.71/10 万,全省估计死亡例数为 1 340 例,其中男性 710 例,女性 630 例。城市地区死亡率为 1.93/10 万,农村地区死亡率为 1.56/10 万,城市地区是农村地区的 1.24 倍,年龄标化后是农村地区的 1.11 倍。

全省、城市和农村肿瘤登记地区胆囊癌发病病例中,65 岁及以上年龄段所占比例均最大，分别为 61.06%、62.84%和 59.81%;在全省、城市和农村肿瘤登记地区胆囊癌死亡病例中,也是 65 岁及以上年龄段所占比例最大,分别为 70.35%、75.54%和 66.29%(表 4-19,图 4-19a~4-19f)。

表 4-19　河北省 2018 年胆囊癌发病与死亡

指标	性别	全省估计病例数	肿瘤登记地区病例数	粗率 (1/10⁵)	构成 (%)	中国人口标化率 (1/10⁵)	世界人口标化率 (1/10⁵)	0~74 岁累积率 (%)
发病								
全省	合计	2 190	529	2.85	1.25	1.80	1.81	0.23
	男性	1 300	312	3.35	1.36	2.22	2.25	0.29
	女性	890	217	2.34	1.11	1.42	1.41	0.17
城市	合计	1 290	218	3.03	1.33	1.82	1.83	0.22
	男性	760	126	3.54	1.49	2.19	2.21	0.27
	女性	530	92	2.54	1.16	1.47	1.46	0.16
农村	合计	900	311	2.73	1.19	1.79	1.80	0.24
	男性	540	186	3.23	1.28	2.23	2.28	0.30
	女性	360	125	2.22	1.08	1.39	1.37	0.17
死亡								
全省	合计	1 340	317	1.71	1.14	1.05	1.05	0.12
	男性	710	170	1.82	1.00	1.19	1.21	0.15
	女性	630	147	1.59	1.37	0.93	0.91	0.10
城市	合计	830	139	1.93	1.36	1.11	1.09	0.11
	男性	420	69	1.94	1.14	1.16	1.16	0.14
	女性	410	70	1.93	1.69	1.07	1.02	0.09
农村	合计	510	178	1.56	1.02	1.00	1.01	0.13
	男性	290	101	1.75	0.93	1.21	1.23	0.16
	女性	220	77	1.37	1.17	0.82	0.83	0.10

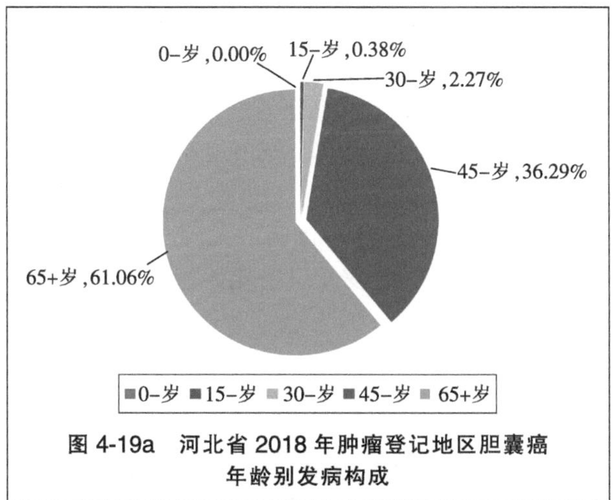

图 4-19a　河北省 2018 年肿瘤登记地区胆囊癌年龄别发病构成

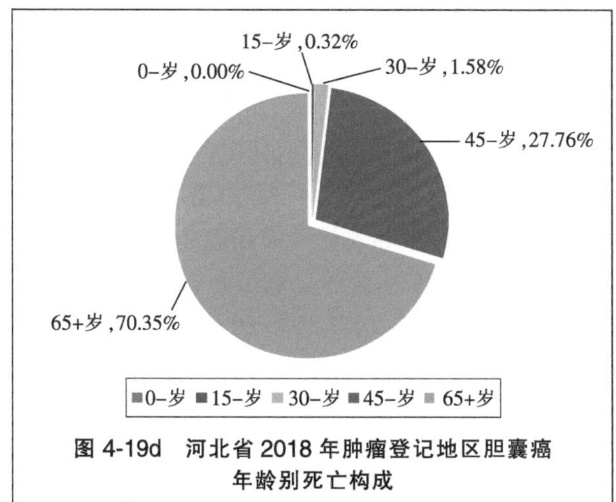

图 4-19d　河北省 2018 年肿瘤登记地区胆囊癌年龄别死亡构成

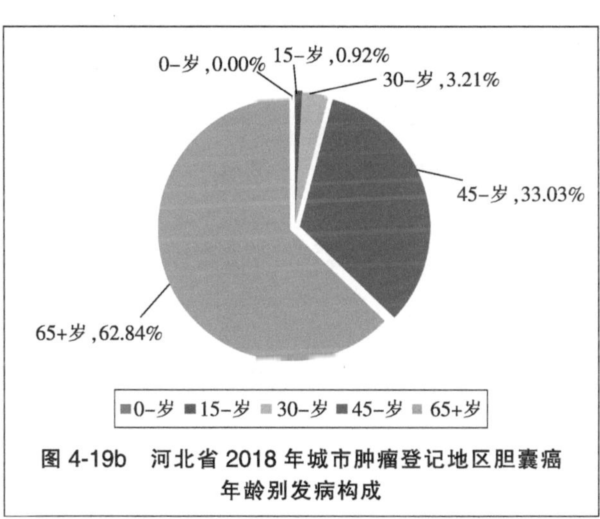

图 4-19b　河北省 2018 年城市肿瘤登记地区胆囊癌年龄别发病构成

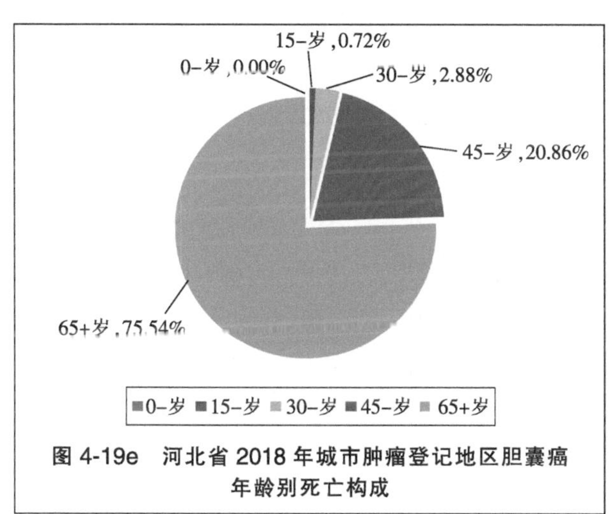

图 4-19e　河北省 2018 年城市肿瘤登记地区胆囊癌年龄别死亡构成

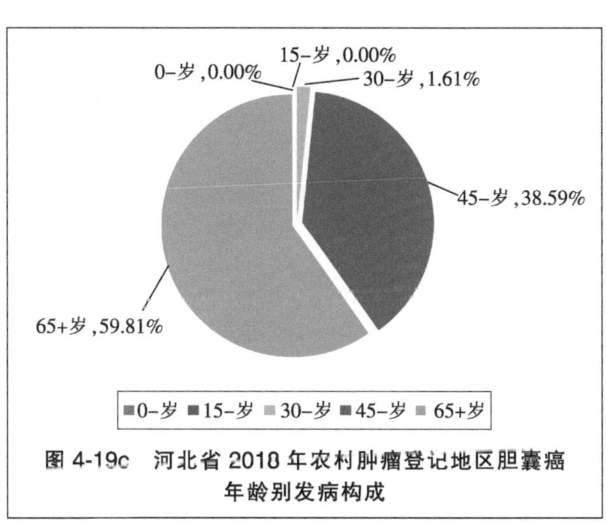

图 4-19c　河北省 2018 年农村肿瘤登记地区胆囊癌年龄别发病构成

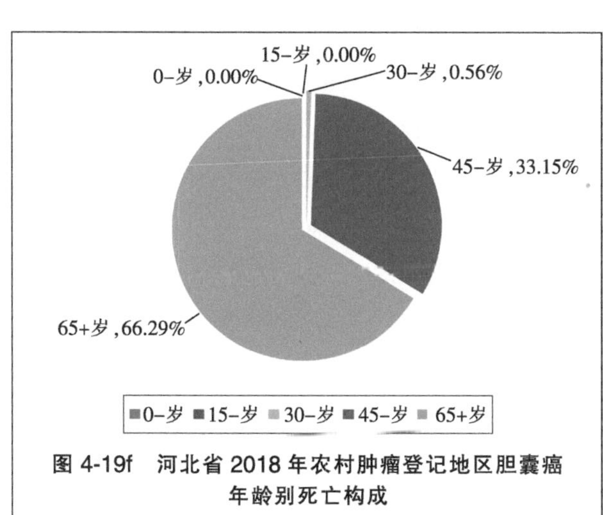

图 4-19f　河北省 2018 年农村肿瘤登记地区胆囊癌年龄别死亡构成

二十、喉（C32）

河北省肿瘤登记地区 2018 年喉癌的发病率为 1.43/10 万，中国人口标化率为 0.92/10 万，世界人口标化率为 0.93/10 万。全省估计新发病例 1 140 例，其中男性 980 例，女性 160 例。城市地区发病率为 1.70/10 万，农村地区发病率为 1.26/10 万，城市地区发病率是农村地区的 1.35 倍。同期全省肿瘤登记地区喉癌的死亡率为 0.75/10 万，全省估计死亡例数为 570 例，其中男性 490 例，女性 80 例。城市地区死亡率为 0.71/10 万，农村地区死亡率为 0.78/10 万，城市地区死亡率低于农村地区。

在全省、城市和农村肿瘤登记地区喉癌发病病例中，45~64 岁年龄段所占比例最大，分别为 52.83%、53.28%和 52.45%。全省、城市和农村肿瘤登记地区喉癌死亡病例中，65 岁及以上年龄段所占比例均最大，分别为 57.86%、52.94%和 60.67%（表 4-20，图 4-20a~4-20f）。

表 4-20　河北省 2018 年喉癌发病与死亡

指标	性别	全省估计病例数	肿瘤登记地区病例数	粗率 ($1/10^5$)	构成 (%)	中国人口标化率 ($1/10^5$)	世界人口标化率 ($1/10^5$)	0~74 岁累积率 (%)
发病								
全省	合计	1 140	265	1.43	0.62	0.92	0.93	0.12
	男性	980	227	2.44	0.99	1.62	1.66	0.22
	女性	160	38	0.41	0.19	0.25	0.24	0.03
城市	合计	730	122	1.70	0.75	1.05	1.08	0.14
	男性	620	103	2.89	1.22	1.83	1.89	0.24
	女性	110	19	0.52	0.24	0.29	0.29	0.03
农村	合计	410	143	1.26	0.55	0.84	0.84	0.11
	男性	360	124	2.15	0.86	1.49	1.51	0.20
	女性	50	19	0.34	0.16	0.23	0.21	0.03
死亡								
全省	合计	570	140	0.75	0.51	0.47	0.48	0.06
	男性	490	119	1.28	0.70	0.85	0.86	0.11
	女性	80	21	0.23	0.20	0.13	0.13	0.01
城市	合计	310	51	0.71	0.50	0.44	0.44	0.05
	男性	280	46	1.29	0.76	0.82	0.83	0.09
	女性	30	5	0.14	0.12	0.07	0.06	0.00
农村	合计	260	89	0.78	0.51	0.50	0.51	0.07
	男性	210	73	1.27	0.67	0.86	0.88	0.12
	女性	50	16	0.28	0.24	0.17	0.17	0.02

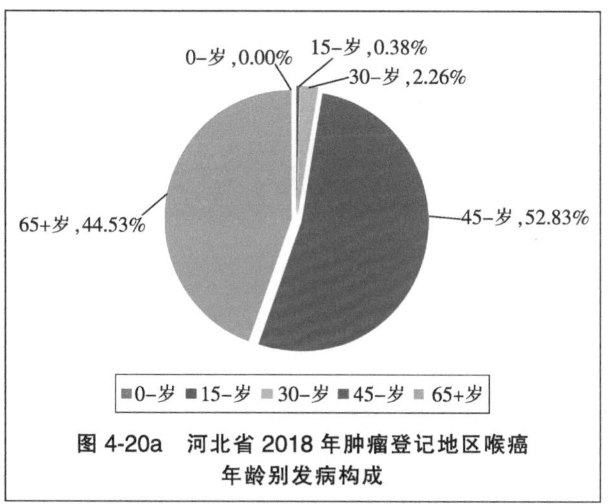

图 4-20a　河北省 2018 年肿瘤登记地区喉癌年龄别发病构成

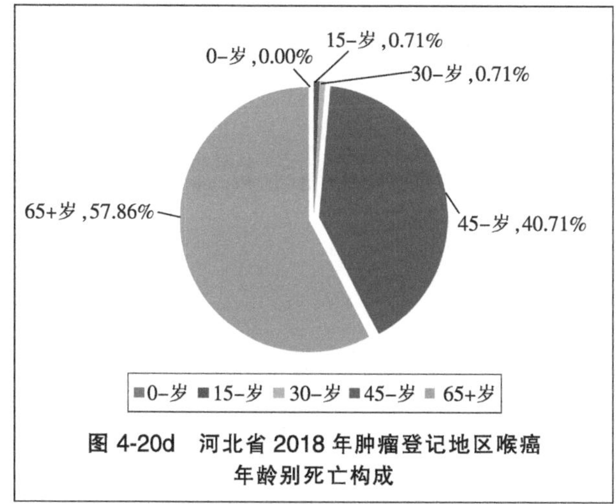

图 4-20d　河北省 2018 年肿瘤登记地区喉癌年龄别死亡构成

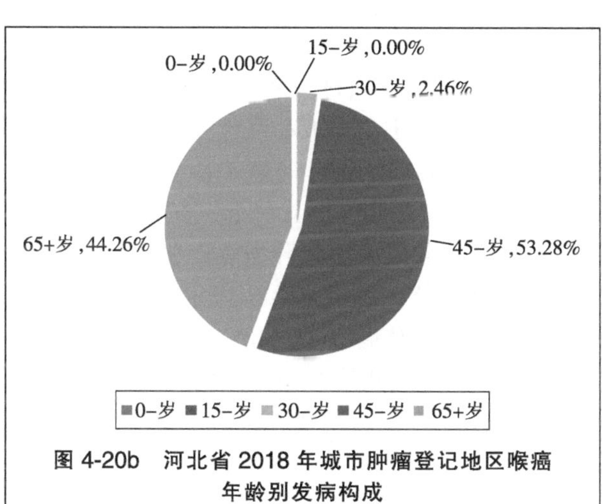

图 4-20b　河北省 2018 年城市肿瘤登记地区喉癌年龄别发病构成

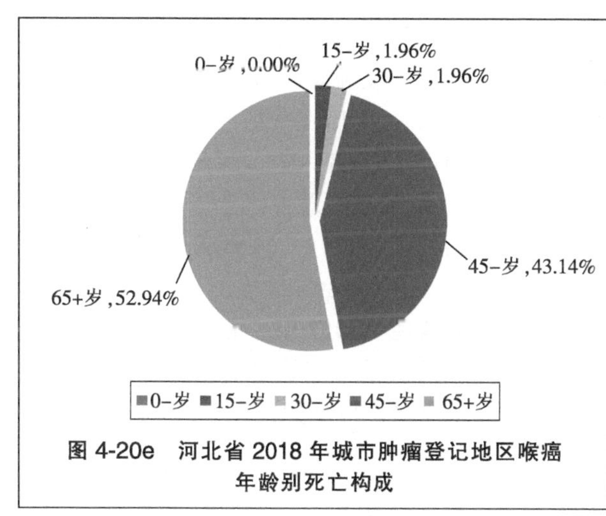

图 4-20e　河北省 2018 年城市肿瘤登记地区喉癌年龄别死亡构成

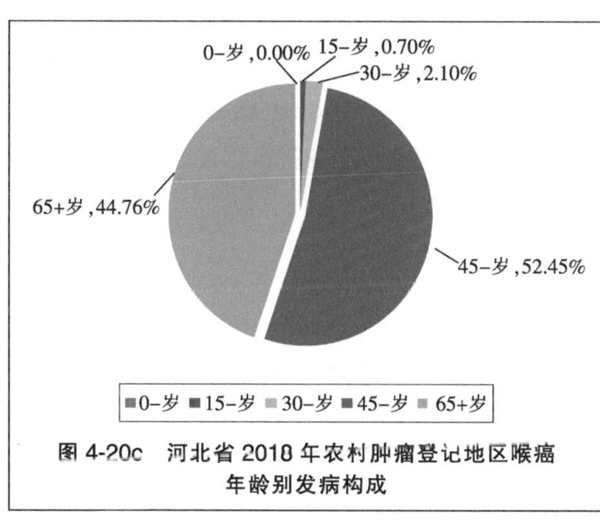

图 4-20c　河北省 2018 年农村肿瘤登记地区喉癌年龄别发病构成

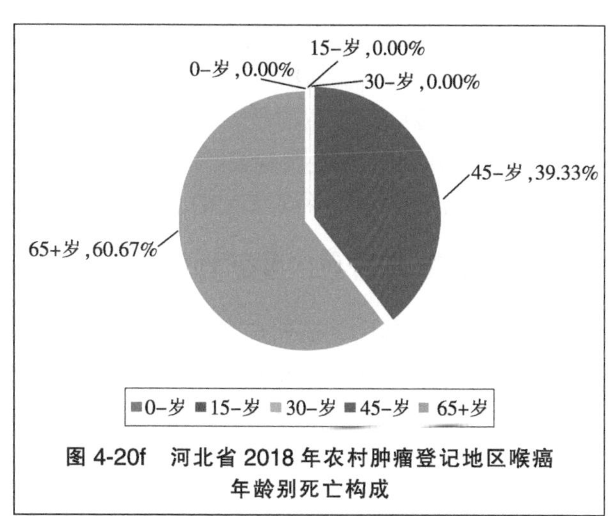

图 4-20f　河北省 2018 年农村肿瘤登记地区喉癌年龄别死亡构成

（李道娟　梁　迪　师　金　刘言玉）

第五章

河北省肿瘤登记地区主要恶性肿瘤发病与死亡

第一节 磁县肿瘤发病与死亡情况

一、磁县肿瘤登记基本情况

磁县古称磁州，位于河北省南端，太行山东麓，冀豫交接处，面积约 1 014 平方千米，全县辖 19 个乡镇。1973 年 5 月建立肿瘤防治现场，建立健全肿瘤登记制度，形成了县、乡、村三级防癌网，按户口所在地对全县居民全死因、肿瘤发病情况进行监测和登记，并进行随访。采用主动与被动两种方法。1993—1997 年、2003—2007 年、2008—2012 年磁县肿瘤登记资料先后被《五大洲癌症发病率》第 8 卷、第 10 卷、第 11 卷收录。在国家、省领导及专家业务指导下，配合完成了国家“八五”“九五”“十五”“十一五”“十二五”“十三五”食管癌科技攻关项目，科研成果多次在国内国际获奖。1996 年成为国际肿瘤登记协会正式会员；2002 年被国家卫生部、全国肿瘤防办授予“全国肿瘤登记中心示范基地”；2004 年，成为我国首批“食管癌早诊早治示范基地”，2017 年又被评为我国“上消化道癌早诊早治示范基地”。自 2005 年承担国家重大公共卫生服务项目农村癌症早诊早治项目以来，成立了“癌症普查中心”，开始对全县高危人群(40~69 岁)进行上消化道癌早诊早治大普查，目前已经完成覆盖全县的首轮筛查。全县高危人群内镜碘染色大普查，提高了磁县上消化道癌症的早诊早治率及组织学诊断比例。

二、2018 年磁县主要恶性肿瘤发病情况

2018 年磁县恶性肿瘤发病率为 286.60/10 万，其中男性 322.47/10 万，女性 250.13/10 万。恶性肿瘤发病第 1 位的是食管癌，其次是胃癌、肺癌、肝癌和结直肠癌，前 10 位恶性肿瘤占全部恶性肿瘤发病的 87.14%。男性发病第 1 位的是食管癌，其次是胃癌、肺癌、肝癌和结直肠癌，男性前 10 位恶性肿瘤占全部恶性肿瘤发病的 91.70%；女性发病第 1 位的是食管癌，其次是胃癌、肺癌、乳腺癌和结直肠癌，女性前 10 位恶性肿瘤占全部恶性肿瘤发病 87.29%(表 5-1a，图 5-1a~5-1c)。

三、2018 年磁县主要恶性肿瘤死亡情况

2018 年磁县恶性肿瘤死亡率为 213.66/10 万，其中男性 252.38/10 万，女性 174.30/10 万。恶性肿瘤死亡第 1 位的是食管癌，其次是胃癌、肺癌、肝癌和结直肠癌，前 10 位恶性肿瘤占全部恶性肿瘤死亡的 90.92%。男性死亡第 1 位的也是食管癌，其次是胃癌、肺癌、肝癌和结直肠癌，男性前 10 位恶性肿瘤占全部恶性肿瘤死亡的 94.64%；女性死亡第 1 位的也是食管癌，其次为胃癌、肺癌、肝癌和乳腺癌，女性前 10 位恶性肿瘤占全部恶性肿瘤死亡的 89.65%(表 5-1b，图 5-1d~5-1f)。磁县 2018 年各主要恶性肿瘤死亡率与 2017 年相比有所上升，其中女性上升比例较大。

表 5-1a 2018 年磁县主要恶性肿瘤发病指标

顺位	合计				男性				女性			
	部位	发病率 (1/10^5)	构成 (%)	中标率 (1/10^5)	部位	发病率 (1/10^5)	构成 (%)	中标率 (1/10^5)	部位	发病率 (1/10^5)	构成 (%)	中标率 (1/10^5)
1	食管(C15)	69.45	24.23	72.73	食管(C15)	83.93	26.03	100.35	食管(C15)	54.74	21.88	52.67
2	胃(C16)	57.93	20.21	59.41	胃(C16)	80.02	24.81	91.24	胃(C16)	35.47	14.18	32.90
3	气管,支气管,肺(C33–C34)	48.68	16.98	50.39	气管,支气管,肺(C33–C34)	62.87	19.50	71.86	气管,支气管,肺(C33–C34)	34.25	13.69	33.06
4	肝脏(C22)	20.77	7.25	21.06	肝脏(C22)	28.88	8.96	30.34	乳房(C50)	29.36	11.74	27.87
5	结直肠肛门(C18–C21)	16.98	5.93	17.37	结直肠肛门(C18–C21)	15.64	4.85	17.46	结直肠肛门(C18–C21)	18.35	7.33	17.71
6	乳房(C50)	14.56	5.08	14.35	脑,神经系统(C70–C72)	6.62	2.05	7.47	子宫颈(C53)	13.45	5.38	11.91
7	子宫颈(C53)	6.67	2.33	6.19	白血病(C91–C95)	5.41	1.68	6.70	肝脏(C22)	12.54	5.01	12.56
8	脑,神经系统(C70–C72)	6.22	2.17	6.64	口腔和咽喉(除外鼻咽)(C00–C10,C12–C14)	4.81	1.49	4.54	子宫体及子宫部位不明(C54–C55)	7.34	2.93	6.13
9	白血病(C91–C95)	4.85	1.69	5.39	前列腺(C61)	3.91	1.21	4.60	卵巢(C56)	7.03	2.81	6.72
10	子宫体及子宫部位不明(C54–C55)	3.64	1.27	3.21	膀胱(C67)	3.61	1.12	4.48	脑,神经系统(C70–C72)	5.81	2.32	6.34
合计	所有部位	286.60	100.00	294.11	所有部位	322.47	100.00	369.86	所有部位	250.13	100.00	238.74

表 5-1b 2018 年磁县主要恶性肿瘤死亡指标

顺位	合计				男性				女性			
	部位	死亡率 (1/10^5)	构成 (%)	中标率 (1/10^5)	部位	死亡率 (1/10^5)	构成 (%)	中标率 (1/10^5)	部位	死亡率 (1/10^5)	构成 (%)	中标率 (1/10^5)
1	食管(C15)	56.56	26.47	60.29	食管(C15)	66.18	26.22	82.31	食管(C15)	46.78	26.84	45.62
2	胃(C16)	45.64	21.36	48.59	胃(C16)	60.76	24.08	71.48	胃(C16)	30.27	17.37	29.38
3	气管,支气管,肺(C33–C34)	42.61	19.94	44.80	气管,支气管,肺(C33–C34)	57.76	22.88	68.73	气管,支气管,肺(C33–C34)	27.21	15.61	26.60
4	肝脏(C22)	22.14	10.36	22.60	肝脏(C22)	29.48	11.68	31.75	肝脏(C22)	14.68	8.42	14.92
5	结直肠肛门(C18–C21)	7.28	3.41	7.54	结直肠肛门(C18–C21)	6.92	2.74	8.19	乳房(C50)	11.93	6.84	10.65
6	乳房(C50)	6.07	2.84	5.67	淋巴瘤(C81–C85,C88,C90,C96)	4.51	1.79	5.08	结直肠肛门(C18–C21)	7.64	4.39	7.21
7	脑,神经系统(C70–C72)	3.79	1.77	4.77	白血病(C91–C95)	3.91	1.55	5.53	子宫颈(C53)	7.03	4.04	6.71
8	白血病(C91–C95)	3.49	1.63	3.86	胰腺(C25)	3.91	1.55	4.59	脑,神经系统(C70–C72)	4.28	2.46	5.99
9	子宫颈(C53)	3.49	1.63	3.47	脑,神经系统(C70–C72)	3.31	1.31	4.47	卵巢(C56)	3.36	1.93	2.91
10	淋巴瘤(C81–C85,C88,C90,C96)	3.18	1.49	3.36	胆囊及其他(C23–C24)	2.11	0.83	2.69	白血病(C91–C95)	3.06	1.75	2.77
合计	所有部位	213.66	100.00	224.31	所有部位	252.38	100.00	300.74	所有部位	174.30	100.00	169.32

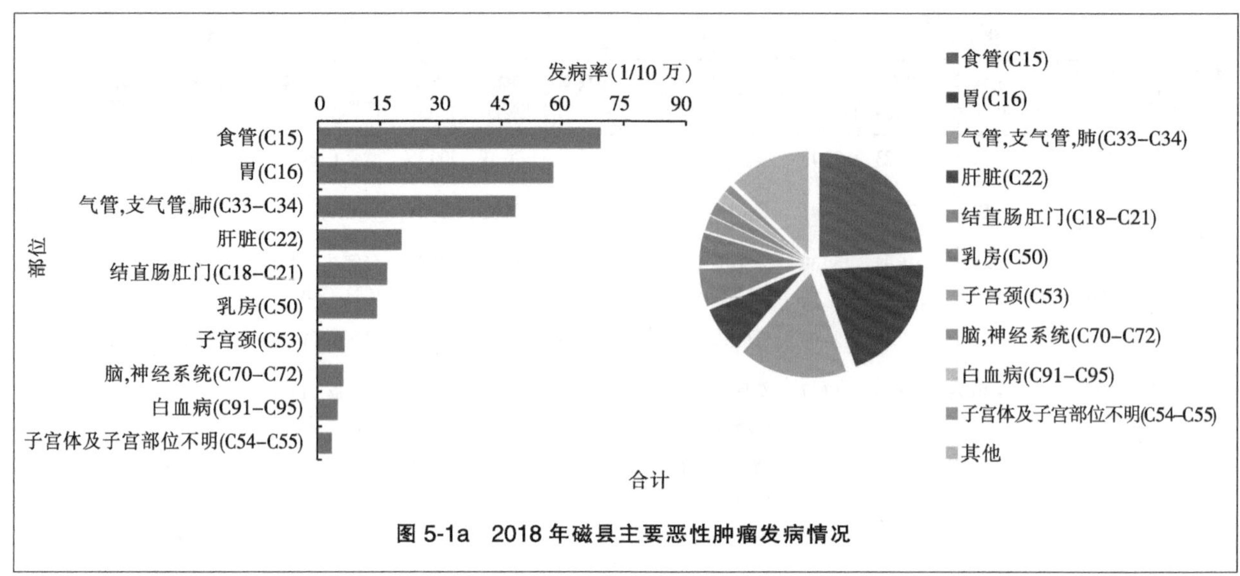

图 5-1a　2018 年磁县主要恶性肿瘤发病情况

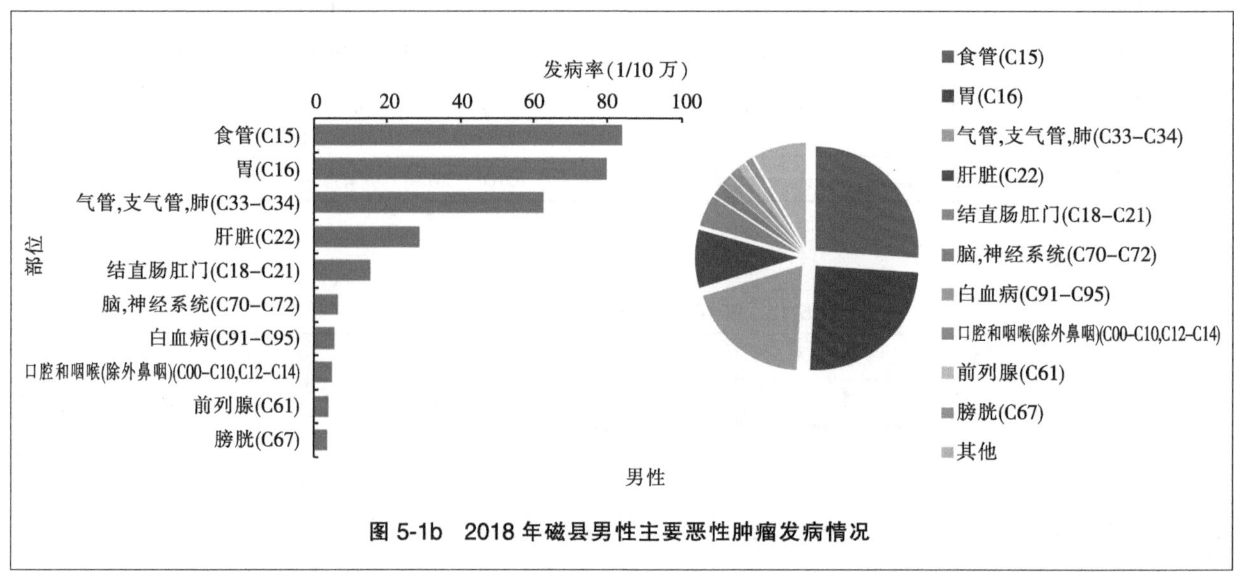

图 5-1b　2018 年磁县男性主要恶性肿瘤发病情况

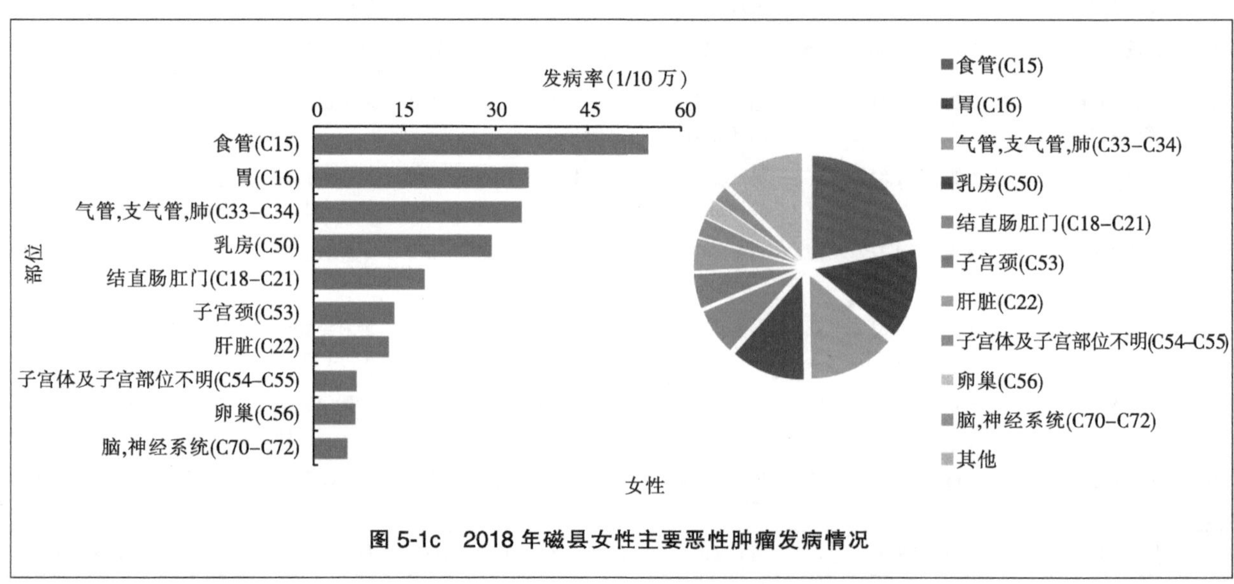

图 5-1c　2018 年磁县女性主要恶性肿瘤发病情况

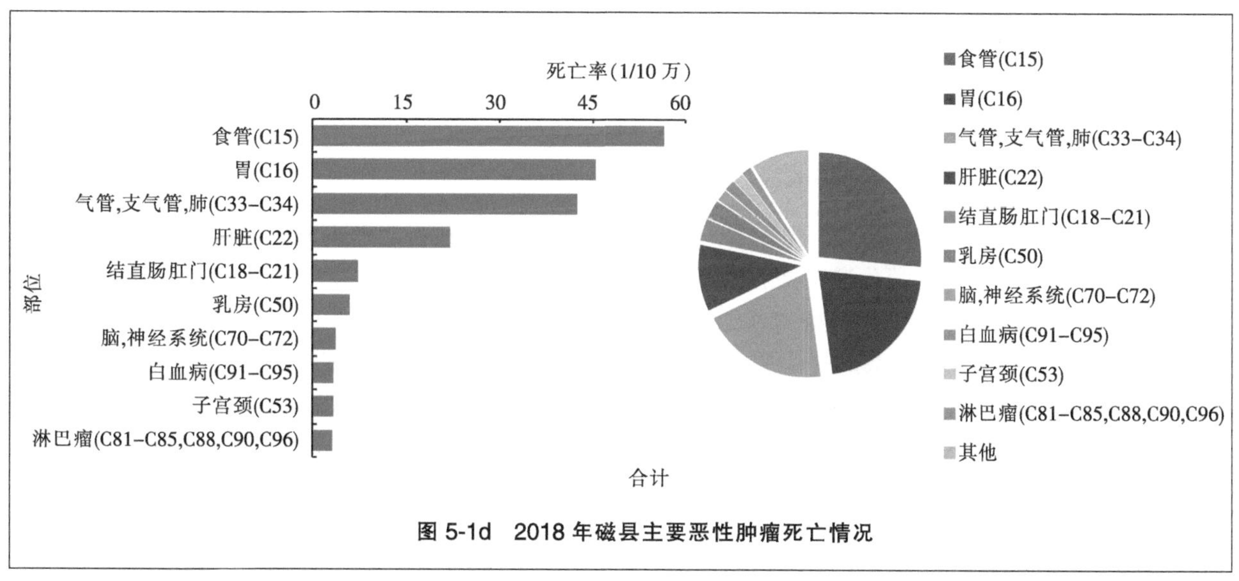

图 5-1d　2018 年磁县主要恶性肿瘤死亡情况

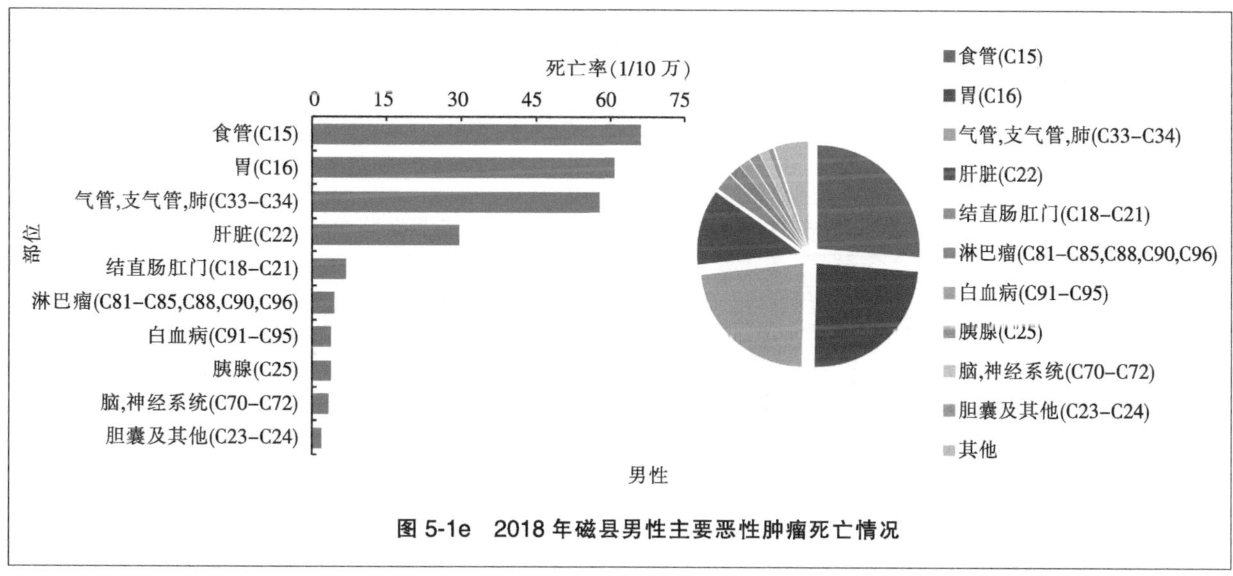

图 5-1e　2018 年磁县男性主要恶性肿瘤死亡情况

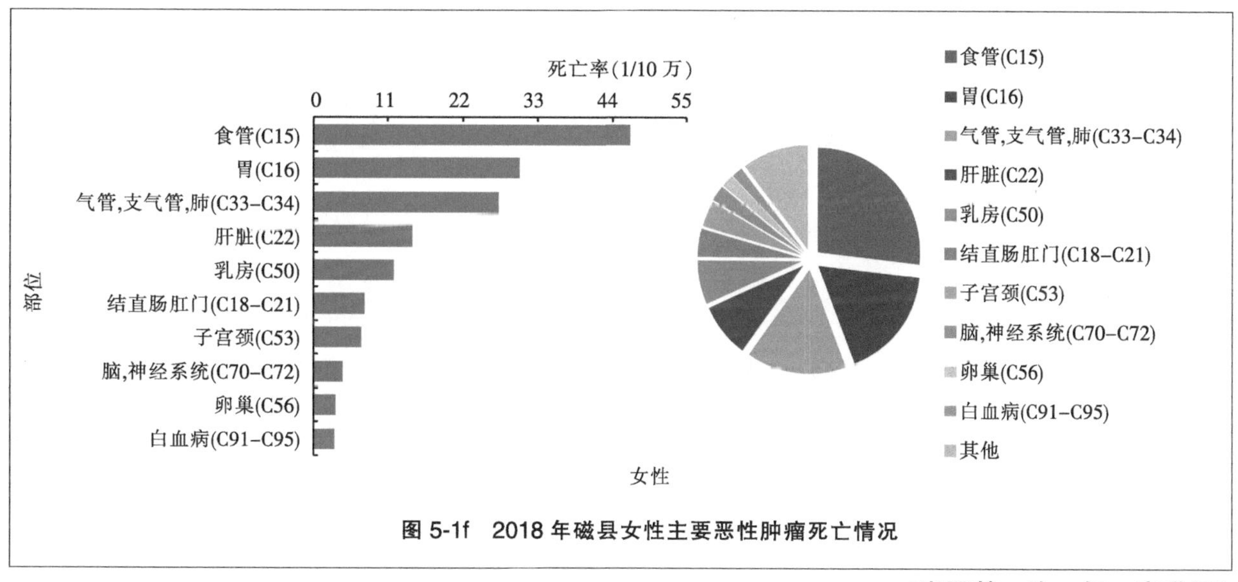

图 5-1f　2018 年磁县女性主要恶性肿瘤死亡情况

（宋国慧　陈　超　李道娟）

第二节 涉县肿瘤发病与死亡情况

一、涉县肿瘤登记基本情况

涉县位于河北省西南部，晋、冀、豫三省七县交接的太行山东麓，全县总面积 1 509 平方千米，总人口 41.8 万，是食管、贲门、胃上消化道恶性肿瘤高发县。涉县于 1977 年成立肿瘤登记处，期间曾一度中断，1999 年在河北省肿瘤医院、省肿瘤研究所的帮助支持下恢复登记并与国家肿瘤登记制度接轨。通过县、乡、村三级网络及多种渠道收集肿瘤病例，建立完整肿瘤登记网络。从 2000 年开始，登记资料录入国家肿瘤登记数据库，编入《中国部分市、县恶性肿瘤的发病与死亡》(现更名为中国肿瘤登记年报)，为肿瘤预防与控制提供科学依据。

二、2018 年涉县主要恶性肿瘤发病情况

2018 年涉县恶性肿瘤发病率为 324.02/10 万，其中男性 359.01/10 万，女性 285.80/10 万。恶性肿瘤发病第 1 位的是胃癌，其次是食管癌、肺癌、结直肠癌和肝癌，前 10 位恶性肿瘤占全部恶性肿瘤发病的 86.76%。男性发病第 1 位的是胃癌，其次是食管癌、肺癌、结直肠癌和肝癌，男性前 10 位恶性肿瘤占全部恶性肿瘤发病的 91.58%；女性发病第 1 位的是胃癌，其次是食管癌、子宫颈癌、乳腺癌和肺癌，女性前 10 位恶性肿瘤占全部恶性肿瘤发病的 85.23%(表 5-2a，图 5-2a~5-2c)。

表 5-2a 2018 年涉县主要恶性肿瘤发病指标

顺位	合计				男性				女性			
	部位	发病率 (1/10⁵)	构成 (%)	中标率 (1/10⁵)	部位	发病率 (1/10⁵)	构成 (%)	中标率 (1/10⁵)	部位	发病率 (1/10⁵)	构成 (%)	中标率 (1/10⁵)
1	胃(C16)	102.05	31.50	69.20	胃(C16)	143.52	39.98	103.18	胃(C16)	56.77	19.86	36.12
2	食管(C15)	45.46	14.03	30.94	食管(C15)	51.99	14.48	37.88	食管(C15)	38.33	13.41	24.02
3	气管,支气管,肺(C33–C34)	35.02	10.81	25.06	气管,支气管,肺(C33–C34)	43.10	12.00	31.59	子宫颈(C53)	32.51	11.38	23.82
4	结直肠肛门(C18–C21)	23.89	7.37	17.31	结直肠肛门(C18–C21)	28.44	7.92	21.20	乳房(C50)	26.69	9.34	21.13
5	肝脏(C22)	22.03	6.80	16.13	肝脏(C22)	27.55	7.67	22.06	气管,支气管,肺(C33–C34)	26.20	9.17	18.63
6	子宫颈(C53)	15.54	4.80	11.89	脑,神经系统(C70–C72)	12.00	3.34	11.68	结直肠肛门(C18–C21)	18.92	6.62	13.67
7	乳房(C50)	12.76	3.94	10.46	甲状腺(C73)	7.11	1.98	5.58	肝脏(C22)	16.01	5.60	10.22
8	脑,神经系统(C70–C72)	10.90	3.36	9.68	白血病(C91–C95)	5.33	1.49	4.60	脑,神经系统(C70–C72)	9.70	3.40	7.42
9	甲状腺(C73)	8.12	2.51	6.66	胰腺(C25)	5.33	1.49	4.07	甲状腺(C73)	9.22	3.23	7.82
10	白血病(C91–C95)	5.33	1.65	5.00	膀胱(C67)	4.44	1.24	3.10	子宫体及子宫部位不明(C54–C55)	9.22	3.23	5.98
合计	所有部位	324.02	100.00	234.61	所有部位	359.01	100.00	270.02	所有部位	285.80	100.00	200.41

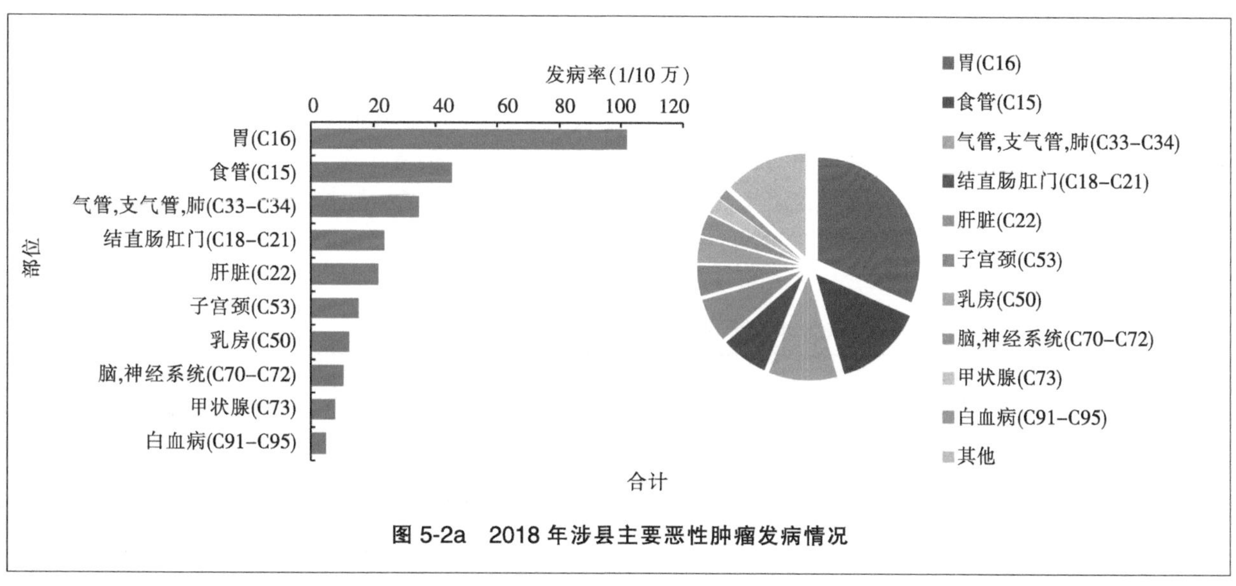

图 5-2a 2018 年涉县主要恶性肿瘤发病情况

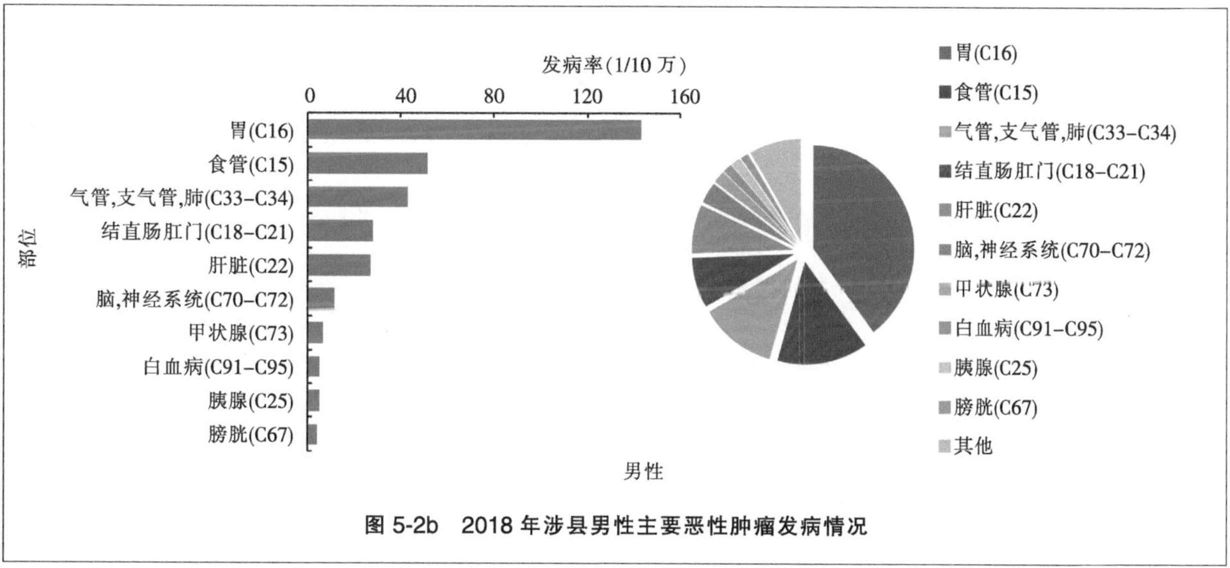

图 5-2b 2018 年涉县男性主要恶性肿瘤发病情况

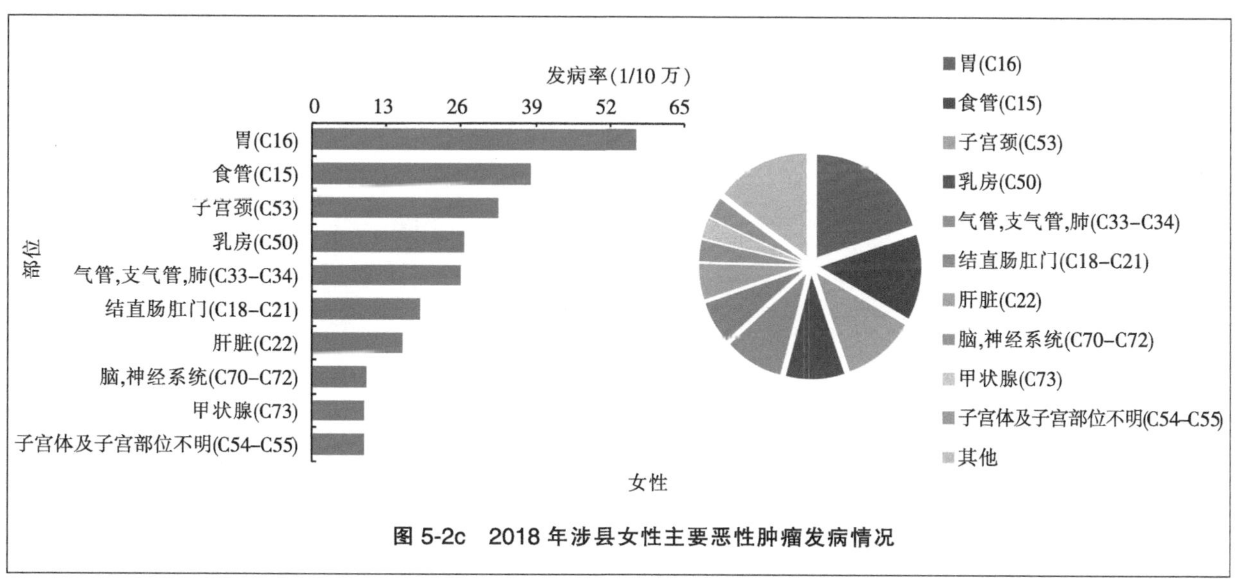

图 5-2c 2018 年涉县女性主要恶性肿瘤发病情况

三、2018 年涉县主要恶性肿瘤死亡情况

2018 年涉县恶性肿瘤死亡率为 239.59/10 万，其中男性 279.04/10 万，女性 196.52/10 万。恶性肿瘤死亡第 1 位的是胃癌，其次是食管癌、肺癌、肝癌和结直肠癌，前 10 位恶性肿瘤占全部恶性肿瘤死亡的 91.67%。男性死亡第 1 位的也是胃癌，其次是食管癌、肺癌、肝癌和结直肠癌，男性前 10 位恶性肿瘤占全部恶性肿瘤死亡的 94.59%；女性死亡第 1 位的也是胃癌，其次为食管癌、肺癌、子宫颈癌和肝癌，女性前 10 位恶性肿瘤占全部恶性肿瘤死亡的 91.11%（表 5-2b，图 5-2d~5-2f）。

表 5-2b 2018 年涉县主要恶性肿瘤死亡指标

顺位	合计				男性				女性			
	部位	死亡率 (1/10⁵)	构成 (%)	中标率 (1/10⁵)	部位	死亡率 (1/10⁵)	构成 (%)	中标率 (1/10⁵)	部位	死亡率 (1/10⁵)	构成 (%)	中标率 (1/10⁵)
1	胃(C16)	84.43	35.24	58.91	胃(C16)	110.19	39.49	82.49	胃(C16)	56.29	28.64	36.20
2	食管(C15)	43.84	18.30	30.77	食管(C15)	51.54	18.47	38.27	食管(C15)	35.42	18.02	23.52
3	气管,支气管,肺(C33–C34)	34.10	14.23	24.05	气管,支气管,肺(C33–C34)	40.43	14.49	30.58	气管,支气管,肺(C33–C34)	27.17	13.83	17.56
4	肝脏(C22)	18.32	7.65	13.09	肝脏(C22)	23.10	8.28	17.53	子宫颈(C53)	15.53	7.90	11.30
5	结直肠肛门(C18–C21)	13.45	5.61	9.88	结直肠肛门(C18–C21)	15.11	5.41	12.10	肝脏(C22)	13.10	6.67	8.68
6	子宫颈(C53)	7.42	3.10	5.62	白血病(C91–C95)	6.22	2.23	6.32	乳房(C50)	12.13	6.17	9.44
7	乳房(C50)	5.80	2.42	4.70	胰腺(C25)	5.33	1.91	4.08	结直肠肛门(C18–C21)	11.65	5.93	7.74
8	白血病(C91–C95)	4.41	1.84	4.18	脑,神经系统(C70–C72)	5.33	1.91	3.98	胰腺(C25)	3.40	1.73	2.11
9	胰腺(C25)	4.41	1.84	3.02	胆囊及其他(C23–C24)	3.55	1.27	2.71	白血病(C91–C95)	2.43	1.23	2.00
10	脑,神经系统(C70–C72)	3.48	1.45	2.42	喉(C32)	3.11	1.11	2.11	骨(C40–C41)	1.94	0.99	1.96
合计	所有部位	239.59	100.00	171.96	所有部位	279.04	100.00	212.32	所有部位	196.52	100.00	133.29

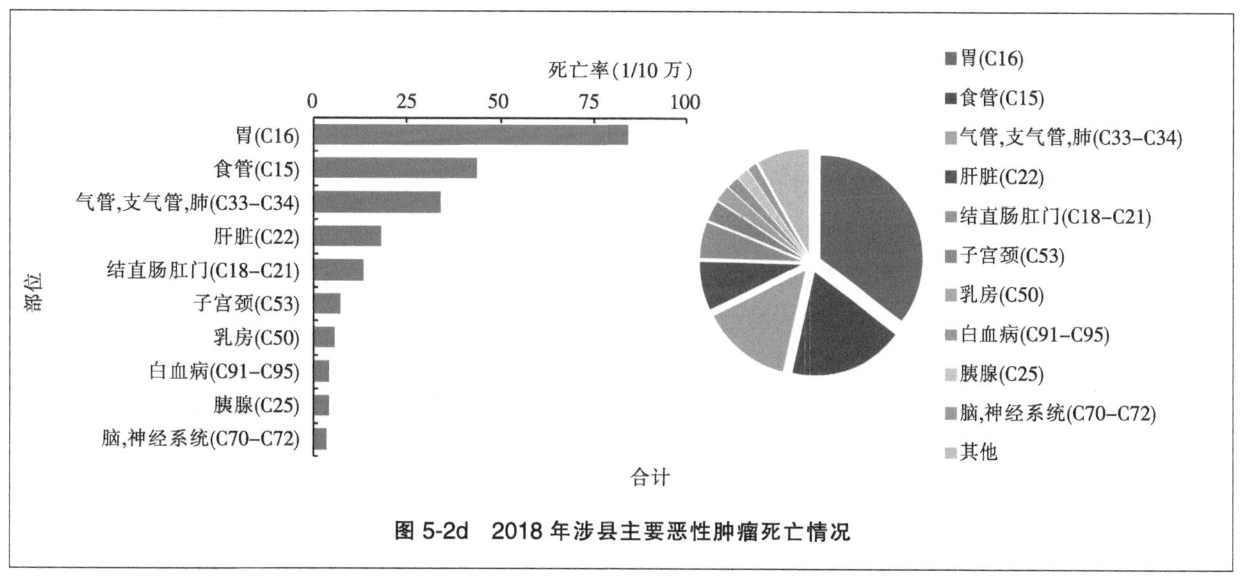

图 5-2d　2018 年涉县主要恶性肿瘤死亡情况

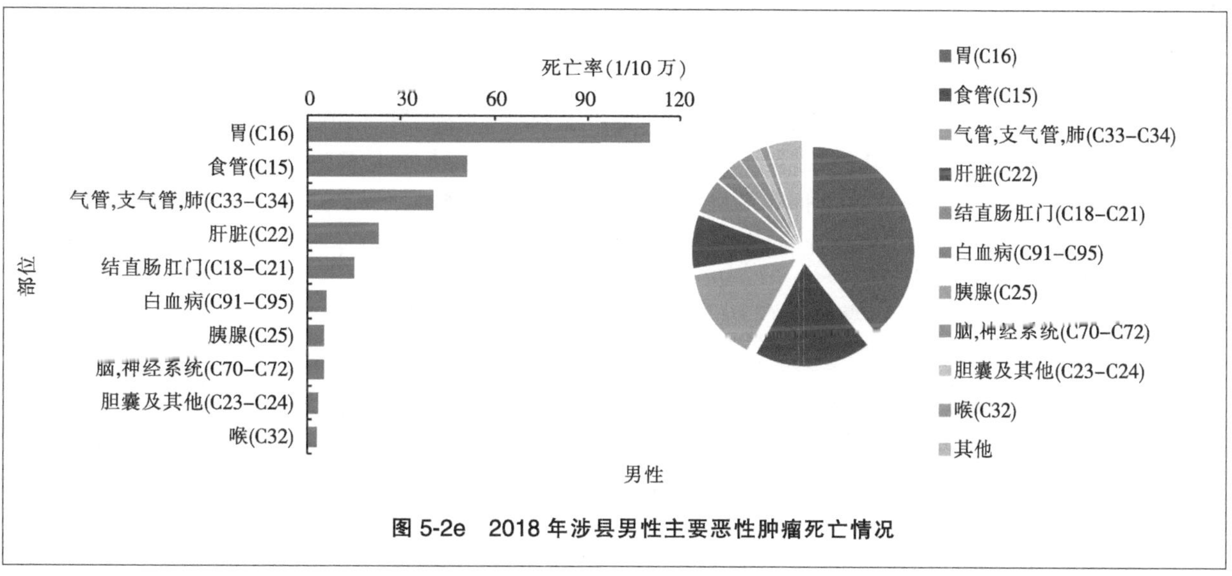

图 5-2e　2018 年涉县男性主要恶性肿瘤死亡情况

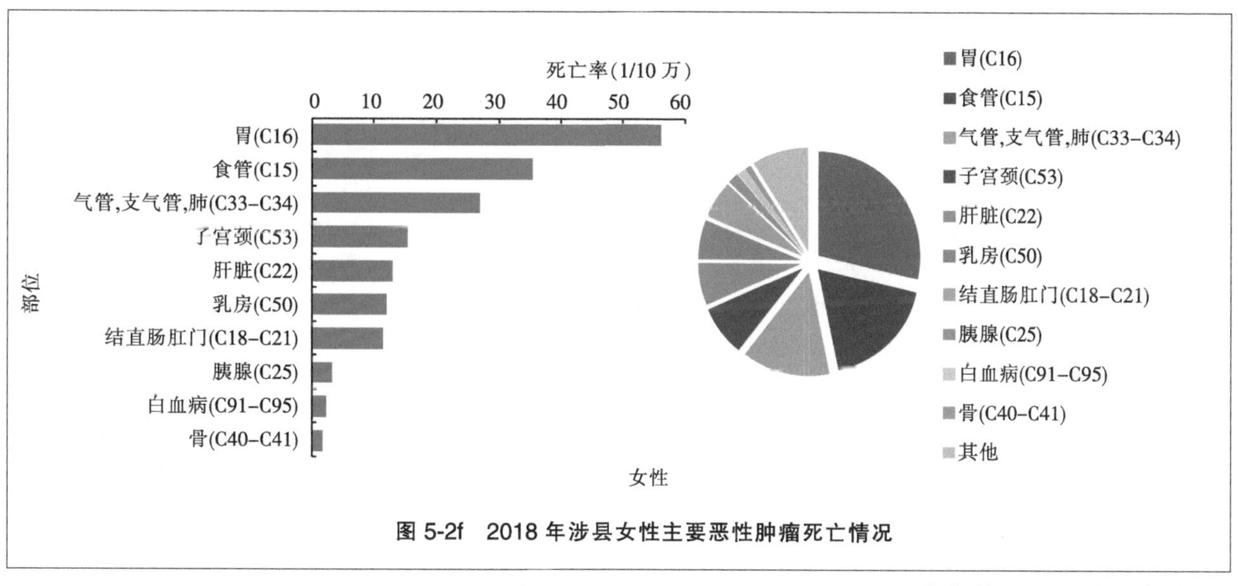

图 5-2f　2018 年涉县女性主要恶性肿瘤死亡情况

（李永伟　温登瑰　李道娟）

第三节 保定市区肿瘤发病与死亡情况

一、保定市肿瘤登记基本情况

保定市位于太行山东麓,冀中平原西部,是首都“南大门”,以“保卫大都,安定天下”而得名。全市辖3市、5区、12县,另设2个开发区,总面积1.9万平方千米,常住人口939.91万(上述数字不含雄安三县)。2009年经全国肿瘤防治研究办公室、省肿瘤登记办公室研究决定,保定市成立了以人群为基础的覆盖保定市市区的肿瘤登记处。登记处办公室设在保定市疾病预防控制中心慢性病防治科,负责辖区内户籍人口中全部新发恶性肿瘤、中枢神经系统良性肿瘤的发病及死亡病例信息的收集、随访及报告工作。登记处下设竞秀区和莲池区两个肿瘤登记处。自2009年6月建立肿瘤登记监测系统以来,经过不断地摸索、规范,保定市的肿瘤登记工作取得了一定的成效,数据资料更加可靠,连续多年被收录到中国肿瘤登记年报,为今后制定恶性肿瘤防治规划提供了数据支持。

二、2018年保定市区主要恶性肿瘤发病情况

2018年保定市区恶性肿瘤发病率为217.10/10万,其中男性217.25/10万,女性216.95/10万。恶性肿瘤发病第1位的是肺癌,其次是乳腺癌、结直肠癌、甲状腺癌和子宫颈癌,前10位恶性肿瘤占全部恶性肿瘤发病的77.75%。男性发病第1位的是肺癌,其次是结直肠癌、胃癌、肝癌和前列腺癌,男性前10位恶性肿瘤占全部恶性肿瘤发病的84.88%;女性发病第1位的是乳腺癌,其次是肺癌、子宫颈癌、甲状腺癌和结直肠癌,女性前10位恶性肿瘤占全部恶性肿瘤发病的86.32%(表5-3a,图5-3a~5-3c)。保定市区2018年恶性肿瘤总体发病率与2017年相比有所下降,男、女性恶性肿瘤发病率均有所下降。

表5-3a 2018年保定市区主要恶性肿瘤发病指标

顺位	合计				男性				女性			
	部位	发病率 $(1/10^5)$	构成 (%)	中标率 $(1/10^5)$	部位	发病率 $(1/10^5)$	构成 (%)	中标率 $(1/10^5)$	部位	发病率 $(1/10^5)$	构成 (%)	中标率 $(1/10^5)$
1	气管,支气管,肺(C33–C34)	45.50	20.96	35.37	气管,支气管,肺(C33–C34)	64.85	29.85	52.99	乳房(C50)	57.67	26.58	46.76
2	乳房(C50)	28.98	13.35	23.76	结直肠肛门(C18–C21)	27.94	12.86	22.45	气管,支气管,肺(C33–C34)	26.12	12.04	19.63
3	结直肠肛门(C18–C21)	23.05	10.62	18.00	胃(C16)	15.58	7.17	12.74	子宫颈(C53)	24.76	11.42	21.54
4	甲状腺(C73)	15.08	6.95	13.61	肝脏(C22)	15.41	7.09	12.92	甲状腺(C73)	21.20	9.77	18.57
5	子宫颈(C53)	12.37	5.70	10.72	前列腺(C61)	13.72	6.31	11.50	结直肠肛门(C18–C21)	18.15	8.37	13.99
6	肝脏(C22)	11.19	5.15	8.87	膀胱(C67)	9.82	4.52	8.02	子宫体及子宫部位不明(C54–C55)	12.21	5.63	9.50
7	胃(C16)	11.19	5.15	8.84	食管(C15)	9.48	4.36	7.84	卵巢(C56)	7.80	3.60	6.51
8	白血病(C91–C95)	7.37	3.40	6.31	肾及泌尿系统不明(C64–C66,C68)	9.48	4.36	7.70	肝脏(C22)	6.95	3.21	4.88
9	肾及泌尿系统不明(C64–C66,C68)	7.20	3.32	5.63	白血病(C91–C95)	9.14	4.21	7.87	胃(C16)	6.78	3.13	5.38
10	前列腺(C61)	6.86	3.16	5.36	甲状腺(C73)	8.97	4.13	8.75	白血病(C91–C95)	5.60	2.58	4.76
合计	所有部位	217.10	100.00	175.24	所有部位	217.25	100.00	180.69	所有部位	216.95	100.00	174.20

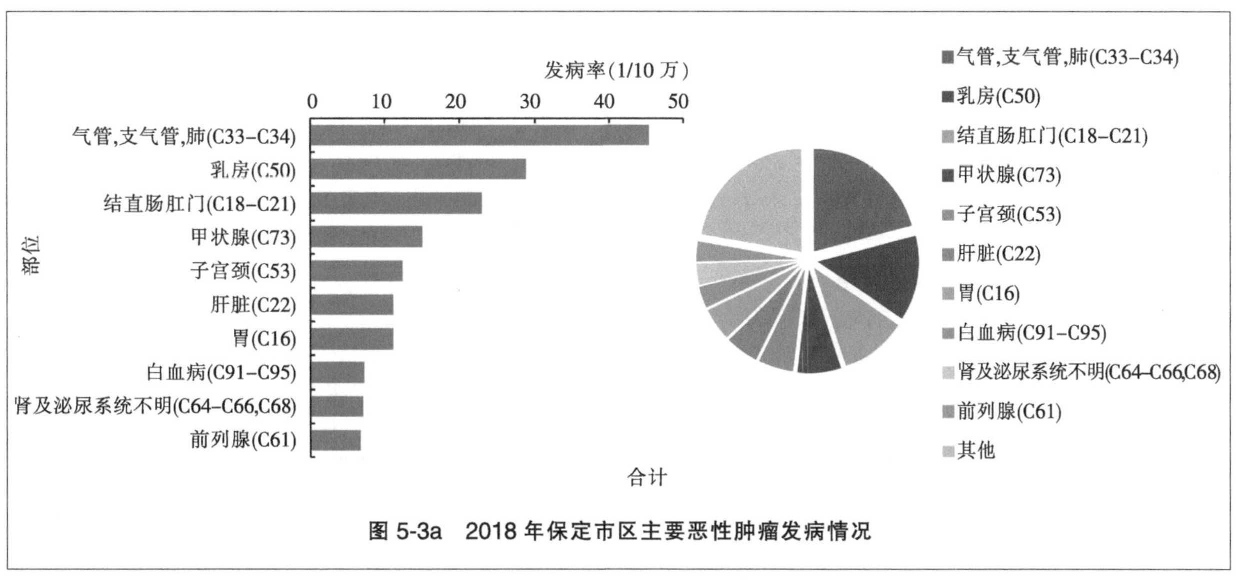

图 5-3a　2018 年保定市区主要恶性肿瘤发病情况

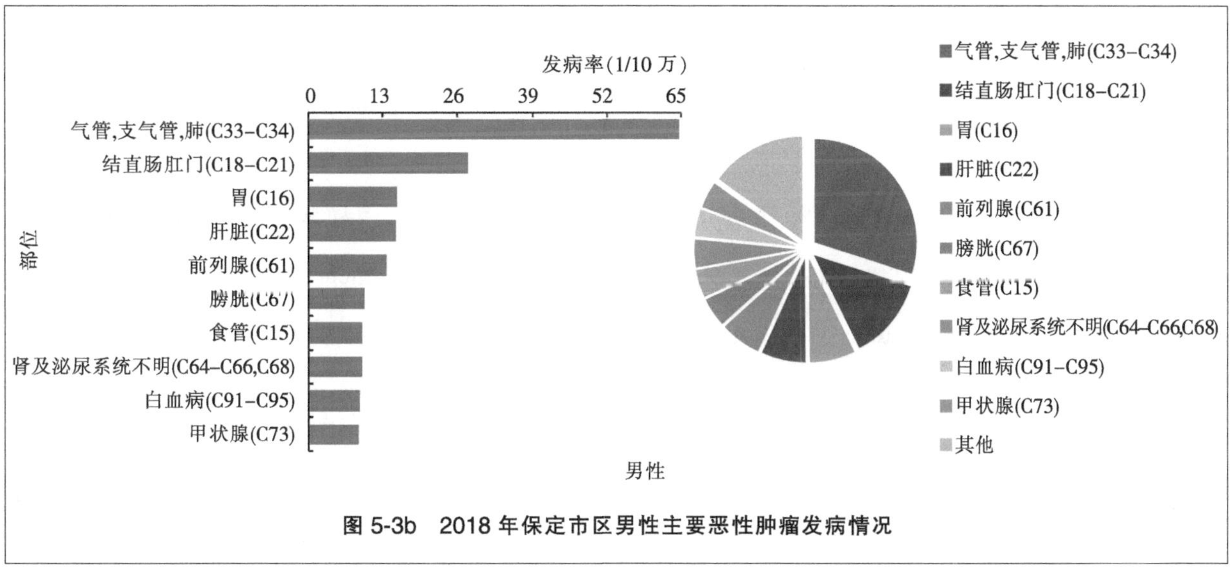

图 5-3b　2018 年保定市区男性主要恶性肿瘤发病情况

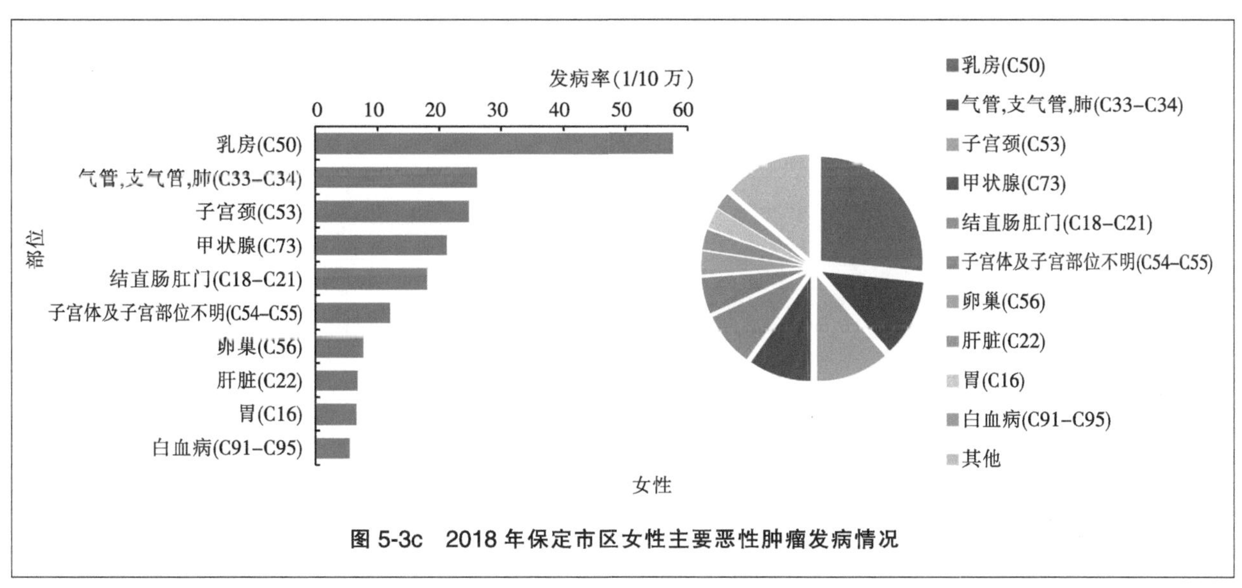

图 5-3c　2018 年保定市区女性主要恶性肿瘤发病情况

三、2018 年保定市区主要恶性肿瘤死亡情况

2018 年保定市区恶性肿瘤死亡率为 155.32/10 万，其中男性 175.08/10 万，女性 135.53/10 万。恶性肿瘤死亡第 1 位的是肺癌，其次是乳腺癌、结直肠癌、胃癌和肝癌，前 10 位恶性肿瘤占全部恶性肿瘤死亡的 73.38%。男性死亡第 1 位的也是肺癌，其次是结直肠癌、胃癌、肝癌和食管癌，男性前 10 位恶性肿瘤占全部恶性肿瘤死亡的 80.56%；女性死亡第 1 位的是乳腺癌，其次为肺癌、结直肠癌、子宫颈癌和卵巢癌，女性前 10 位恶性肿瘤占全部恶性肿瘤死亡的 80.35%（表 5-3b，图 5-3d~5-3f）。保定市区 2018 年主要恶性肿瘤死亡率与 2017 年相比均有所下降。

表 5-3b　2018 年保定市区主要恶性肿瘤死亡指标

顺位	合计				男性				女性			
	部位	死亡率 (1/10⁵)	构成 (%)	中标率 (1/10⁵)	部位	死亡率 (1/10⁵)	构成 (%)	中标率 (1/10⁵)	部位	死亡率 (1/10⁵)	构成 (%)	中标率 (1/10⁵)
1	气管,支气管,肺(C33–C34)	40.42	26.02	31.41	气管,支气管,肺(C33–C34)	56.72	32.40	46.98	乳房(C50)	32.57	24.03	24.77
2	乳房(C50)	16.27	10.47	12.67	结直肠肛门(C18–C21)	16.42	9.38	13.39	气管,支气管,肺(C33–C34)	24.09	17.77	17.74
3	结直肠肛门(C18–C21)	13.39	8.62	10.46	胃(C16)	14.39	8.22	11.74	结直肠肛门(C18–C21)	10.35	7.63	7.79
4	胃(C16)	10.42	6.71	8.17	肝脏(C22)	13.72	7.83	11.41	子宫颈(C53)	9.33	6.88	7.41
5	肝脏(C22)	8.98	5.78	7.08	食管(C15)	11.68	6.67	9.66	卵巢(C56)	6.62	4.88	5.13
6	食管(C15)	6.86	4.42	5.34	前列腺(C61)	7.45	4.26	6.19	胃(C16)	6.45	4.76	4.99
7	子宫颈(C53)	4.66	3.00	3.68	肾及泌尿系统不明(C64–C66,C68)	6.43	3.68	5.57	甲状腺(C73)	5.77	4.26	4.96
8	甲状腺(C73)	4.49	2.89	3.79	膀胱(C67)	5.08	2.90	4.28	子宫体及子宫部位不明(C54–C55)	5.60	4.13	4.31
9	肾及泌尿系统不明(C64–C66,C68)	4.49	2.89	3.59	口腔和咽喉(除外鼻咽)(C00–C10,C12–C14)	4.91	2.80	4.05	肝脏(C22)	4.24	3.13	3.00
10	白血病(C91–C95)	3.98	2.56	3.36	淋巴瘤(C81–C85,C88,C90,C96)	4.23	2.42	3.60	胰腺(C25)	3.90	2.88	2.85
合计	所有部位	155.32	100.00	122.39	所有部位	175.08	100.00	145.66	所有部位	135.53	100.00	103.28

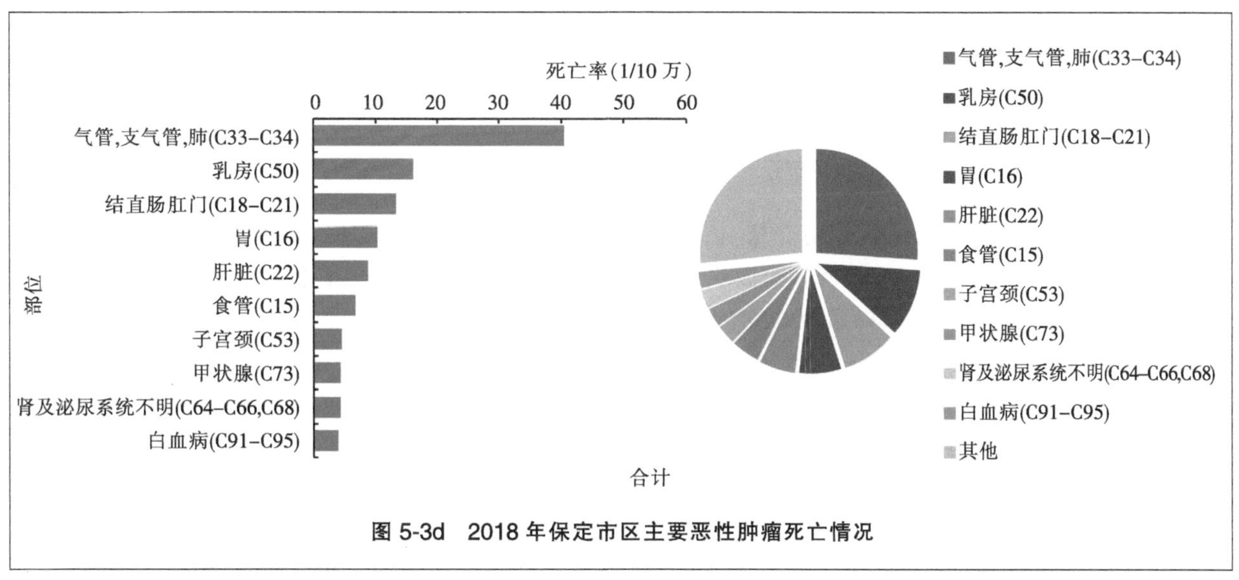

图 5-3d　2018 年保定市区主要恶性肿瘤死亡情况

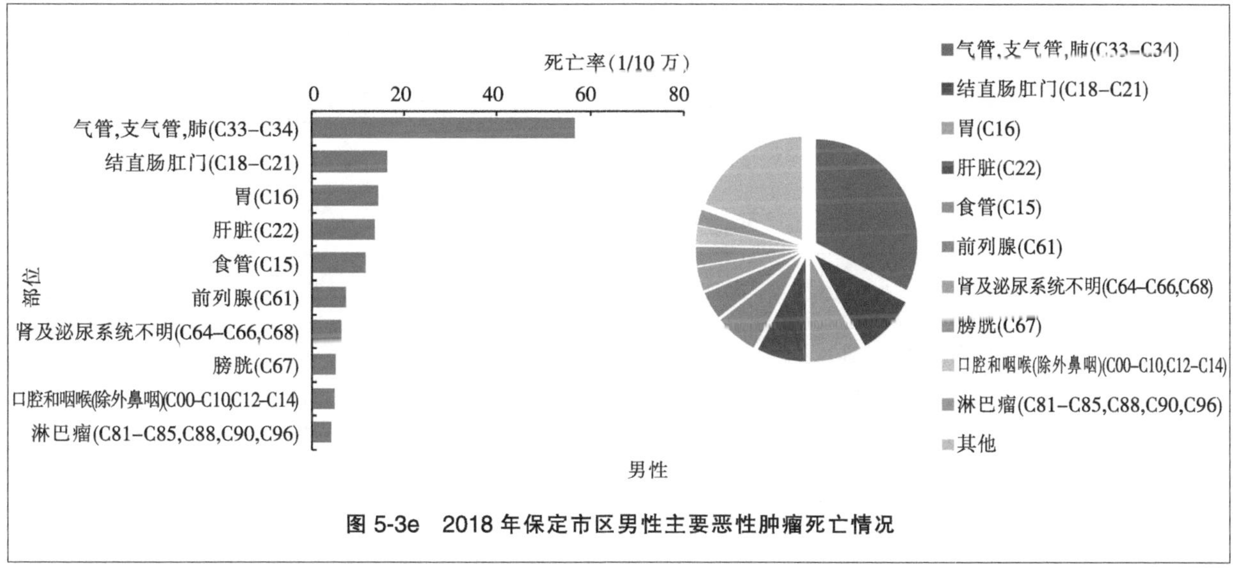

图 5-3e　2018 年保定市区男性主要恶性肿瘤死亡情况

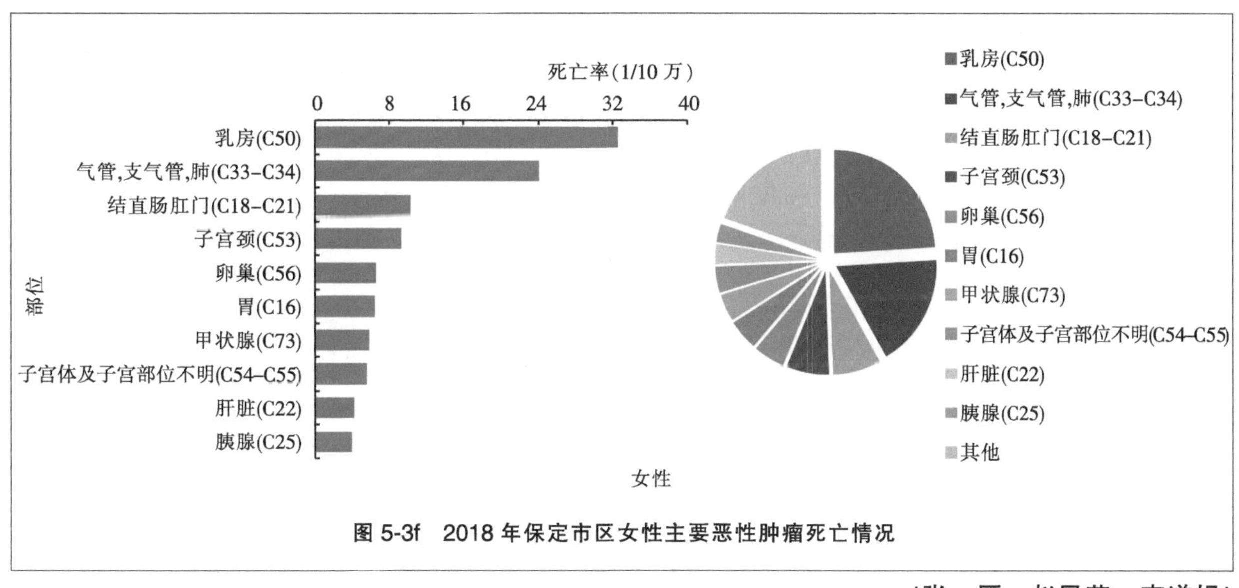

图 5-3f　2018 年保定市区女性主要恶性肿瘤死亡情况

（张　雁　赵凤芹　李道娟）

第四节　迁西县肿瘤发病与死亡情况

一、迁西县肿瘤登记基本情况

迁西县地处河北省东北部，燕山南麓，长城脚下，属环渤海经济圈，地处东经 118°6′—118°37′，北纬 39°57′—40°27′。截至 2014 年，迁西县总面积 1 439 平方千米，辖 17 个乡镇、1 个街道办事处，417 个行政村。2014 年年末，迁西县总人口达 396 387 人，其中城镇人口 52 704 人，农业人口 343 683 人，人口出生率为 13.1‰，人口死亡率为 6.5‰。迁西县人均 GDP 为 106 531 元，城镇居民人均可支配收入 28 890 元，农村居民家庭纯收入为 12 626 元。迁西县肿瘤登记处创建于 2009 年，设立于迁西县疾病预防控制中心的疾病控制科。

二、2018 年迁西县主要恶性肿瘤发病情况

2018 年迁西县恶性肿瘤发病率为 222.81/10 万，其中男性 252.47/10 万，女性 191.74/10 万。迁西县恶性肿瘤发病第 1 位的是肺癌，其次是胃癌、肝癌、结直肠癌和食管癌，前 10 位恶性肿瘤占全部恶性肿瘤发病的 84.82%。男性发病第 1 位的是肺癌，其次是胃癌、肝癌、食管癌和结直肠癌，男性前 10 位恶性肿瘤占全部恶性肿瘤发病的 89.75%；女性发病第 1 位的是肺癌，其次是乳腺癌、胃癌、肝癌和结直肠癌，女性前 10 位恶性肿瘤占全部恶性肿瘤发病的 84.55%(表 5-4a，图 5-4a~5-4c)。迁西县 2018 年恶性肿瘤发病率与 2017 年相比有所下降。

表 5-4a　2018 年迁西县主要恶性肿瘤发病指标

顺位	合计				男性				女性			
	部位	发病率 (1/10^5)	构成 (%)	中标率 (1/10^5)	部位	发病率 (1/10^5)	构成 (%)	中标率 (1/10^5)	部位	发病率 (1/10^5)	构成 (%)	中标率 (1/10^5)
1	气管,支气管,肺(C33–C34)	42.16	18.92	28.16	气管,支气管,肺(C33–C34)	51.26	20.30	34.98	气管,支气管,肺(C33–C34)	32.63	17.02	21.47
2	胃(C16)	33.34	14.96	21.44	胃(C16)	44.08	17.46	29.35	乳房(C50)	30.62	15.97	25.02
3	肝脏(C22)	30.64	13.75	20.30	肝脏(C22)	40.72	16.13	27.13	胃(C16)	22.09	11.52	13.21
4	结直肠肛门(C18–C21)	23.04	10.34	15.67	食管(C15)	32.10	12.71	20.45	肝脏(C22)	20.08	10.47	13.34
5	食管(C15)	18.87	8.47	11.73	结直肠肛门(C18–C21)	29.22	11.57	20.27	结直肠肛门(C18–C21)	16.56	8.64	10.90
6	乳房(C50)	15.20	6.82	12.54	肾及泌尿系统不明(C64–C66,C68)	8.62	3.42	6.63	子宫颈(C53)	13.55	7.07	10.19
7	脑,神经系统(C70–C72)	7.11	3.19	5.89	脑,神经系统(C70–C72)	8.14	3.23	6.88	子宫体及子宫部位不明(C54–C55)	11.04	5.76	8.67
8	子宫颈(C53)	6.62	2.97	5.04	白血病(C91–C95)	4.31	1.71	3.79	脑,神经系统(C70–C72)	6.02	3.14	4.89
9	肾及泌尿系统不明(C64–C66,C68)	6.62	2.97	4.90	膀胱(C67)	4.31	1.71	2.90	食管(C15)	5.02	2.62	3.02
10	子宫体及子宫部位不明(C54–C55)	5.39	2.42	4.28	骨(C40–C41)	3.83	1.52	3.01	白血病(C91–C95)	4.52	2.36	3.94
合计	所有部位	222.81	100.00	153.67	所有部位	252.47	100.00	172.44	所有部位	191.74	100.00	134.90

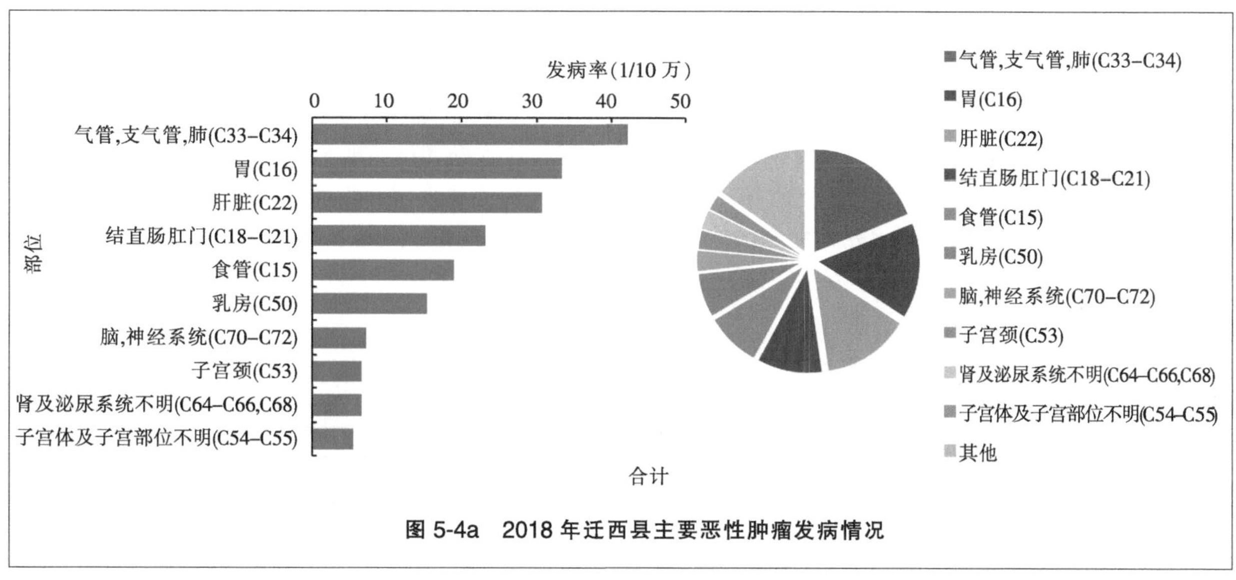

图 5-4a　2018 年迁西县主要恶性肿瘤发病情况

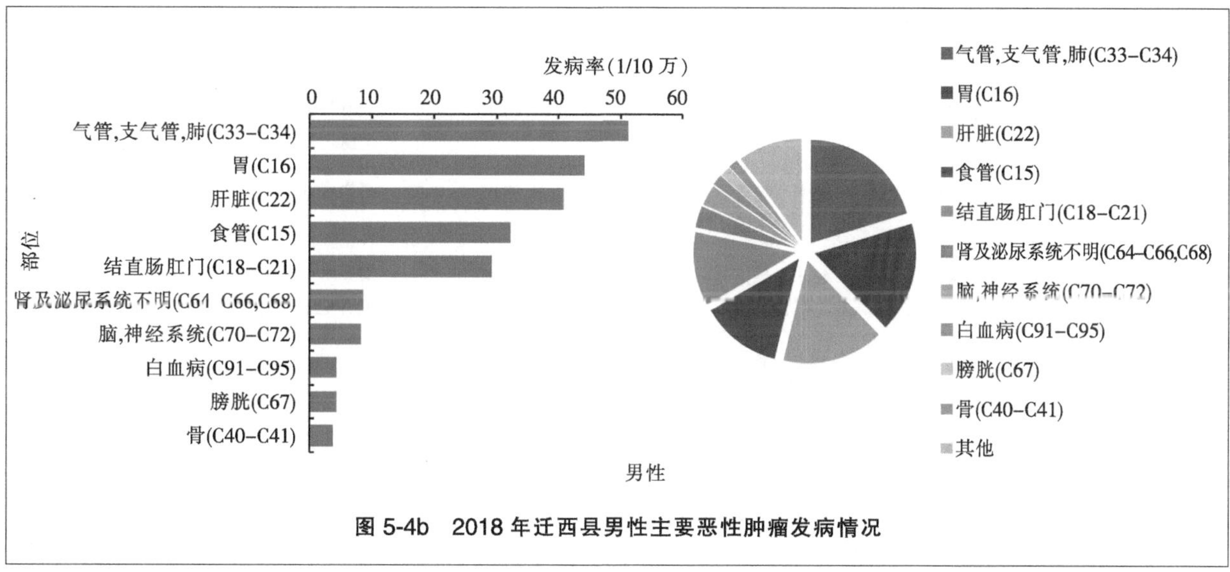

图 5-4b　2018 年迁西县男性主要恶性肿瘤发病情况

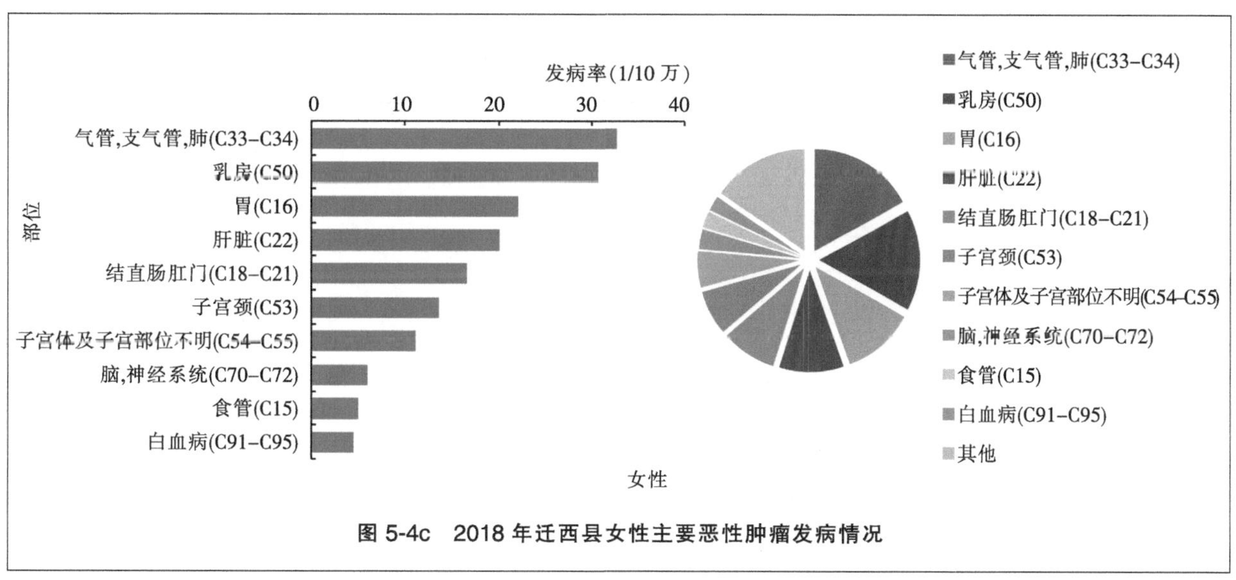

图 5-4c　2018 年迁西县女性主要恶性肿瘤发病情况

三、2018 年迁西县主要恶性肿瘤死亡情况

2018 年迁西县恶性肿瘤死亡率为 156.14/10 万，其中男性 190.19/10 万，女性 120.46/10 万。迁西县恶性肿瘤死亡第 1 位的是肺癌，其次是肝癌、胃癌、食管癌和结直肠癌，前 10 位恶性肿瘤占全部恶性肿瘤死亡的 88.54%。男性死亡第 1 位的是肺癌，其次是肝癌、胃癌、食管癌和结直肠癌，男性前 10 位恶性肿瘤占全部恶性肿瘤死亡的 90.93%；女性死亡第 1 位的是肺癌，其次为胃癌、肝癌、结直肠癌和乳腺癌，女性前 10 位恶性肿瘤占全部恶性肿瘤死亡的 88.75%（表 5-4b，图 5-4d~5-4f）。迁西县 2018 年恶性肿瘤总体死亡率与 2017 年相比有所下降，其中女性下降比例较大。

表 5-4b　2018 年迁西县主要恶性肿瘤死亡指标

顺位	合计				男性				女性			
	部位	死亡率 ($1/10^5$)	构成 (%)	中标率 ($1/10^5$)	部位	死亡率 ($1/10^5$)	构成 (%)	中标率 ($1/10^5$)	部位	死亡率 ($1/10^5$)	构成 (%)	中标率 ($1/10^5$)
1	气管,支气管,肺(C33–C34)	38.97	24.96	24.50	气管,支气管,肺(C33–C34)	45.51	23.93	29.72	气管,支气管,肺(C33–C34)	32.12	26.67	19.35
2	肝脏(C22)	27.94	17.90	18.39	肝脏(C22)	38.33	20.15	25.24	胃(C16)	21.08	17.50	11.41
3	胃(C16)	26.23	16.80	16.34	胃(C16)	31.14	16.37	20.80	肝脏(C22)	17.07	14.17	11.51
4	食管(C15)	13.24	8.48	8.07	食管(C15)	22.52	11.84	14.34	结直肠肛门(C18–C21)	9.54	7.92	6.62
5	结直肠肛门(C18–C21)	11.52	7.38	8.21	结直肠肛门(C18–C21)	13.41	7.05	9.78	乳房(C50)	6.53	5.42	4.31
6	肾及泌尿系统不明(C64–C66,C68)	5.64	3.61	4.00	脑,神经系统(C70–C72)	5.75	3.02	5.30	肾及泌尿系统不明(C64–C66,C68)	6.02	5.00	4.08
7	脑,神经系统(C70–C72)	4.41	2.83	3.64	肾及泌尿系统不明(C64–C66,C68)	5.27	2.77	3.98	子宫颈(C53)	4.52	3.75	3.28
8	白血病(C91–C95)	3.68	2.35	2.95	白血病(C91–C95)	4.31	2.27	3.11	胆囊及其他(C23–C24)	3.51	2.92	2.13
9	胆囊及其他(C23–C24)	3.43	2.20	2.16	胰腺(C25)	3.35	1.76	2.24	食管(C15)	3.51	2.92	1.80
10	乳房(C50)	3.19	2.04	2.12	胆囊及其他(C23–C24)	3.35	1.76	2.10	白血病(C91–C95)	3.01	2.50	2.78
合计	所有部位	156.14	100.00	101.77	所有部位	190.19	100.00	127.45	所有部位	120.46	100.00	75.72

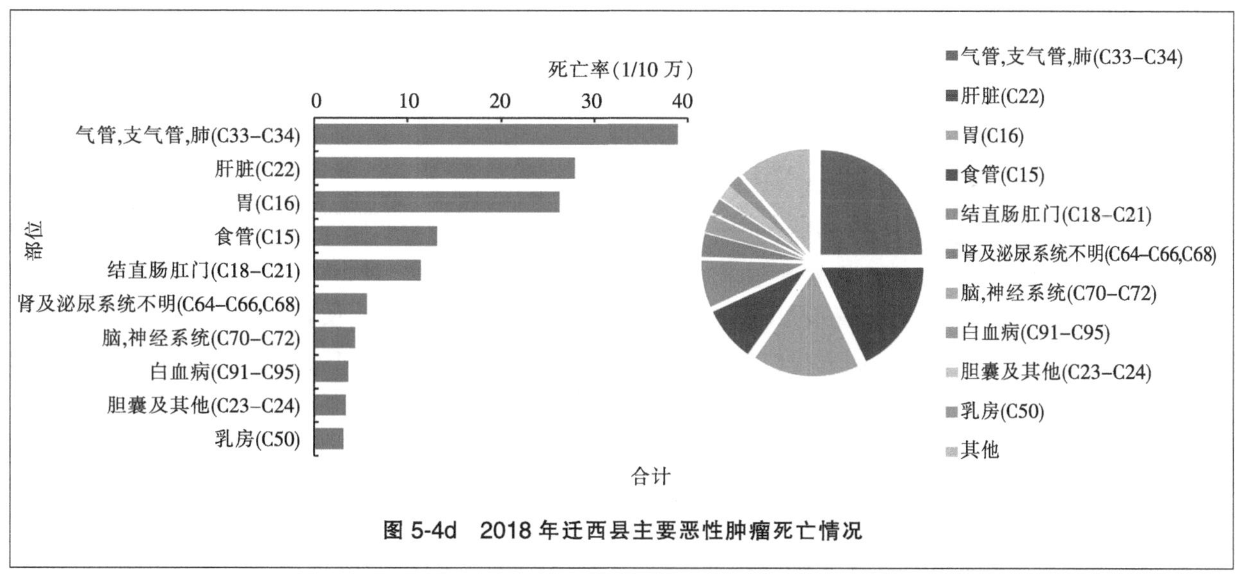

图 5-4d　2018 年迁西县主要恶性肿瘤死亡情况

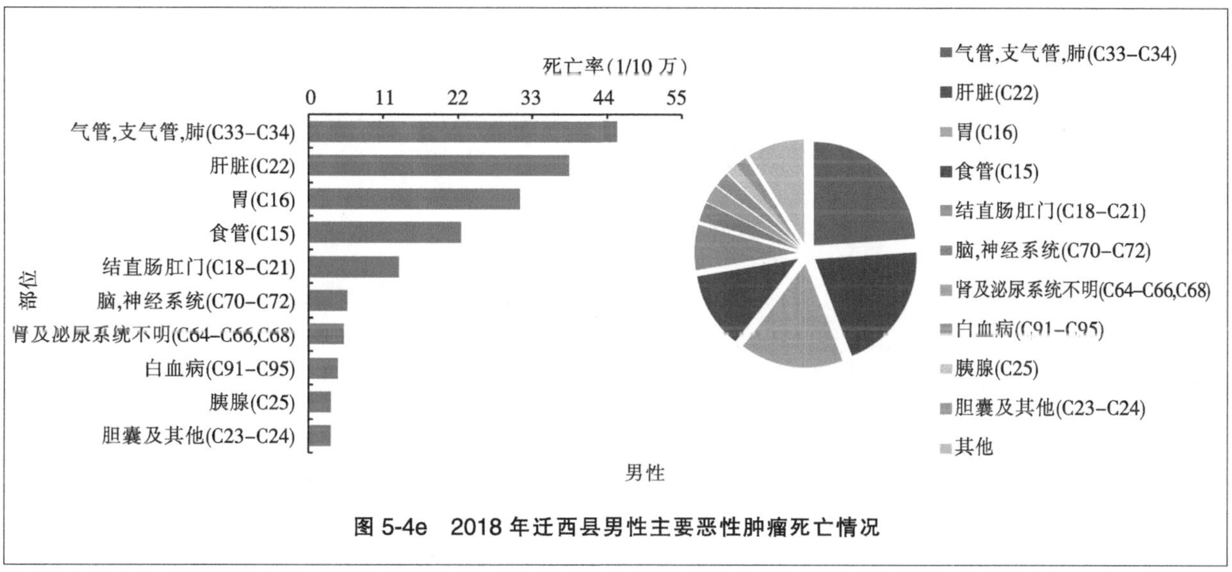

图 5-4e　2018 年迁西县男性主要恶性肿瘤死亡情况

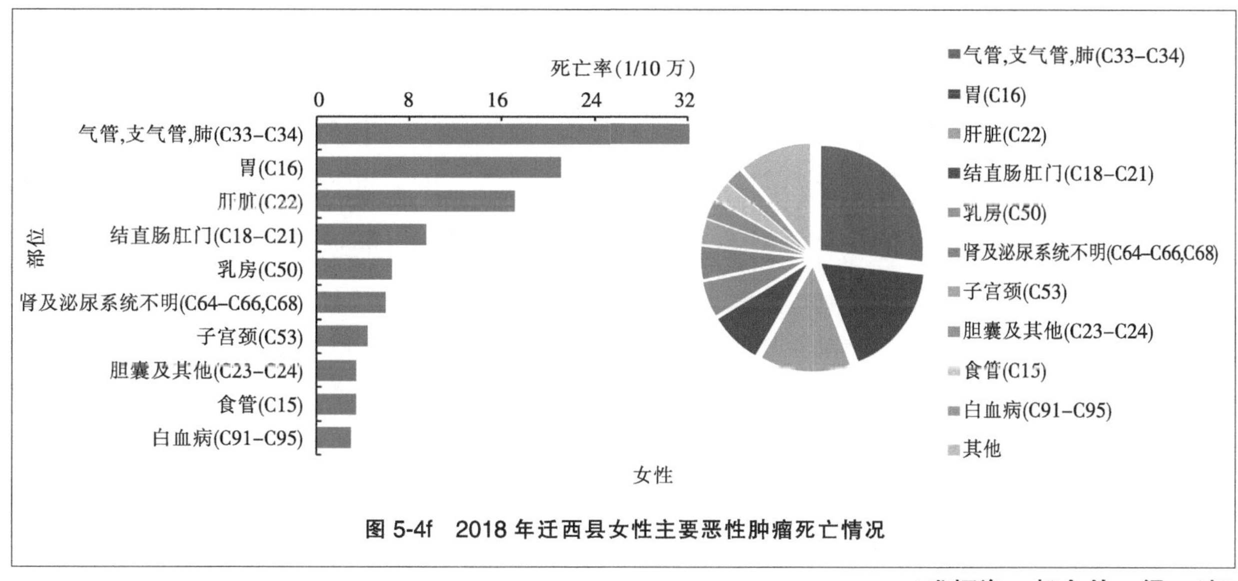

图 5-4f　2018 年迁西县女性主要恶性肿瘤死亡情况

（盛振海　赵金鸽　梁　迪）

第五节　秦皇岛市区肿瘤发病与死亡情况

一、秦皇岛市肿瘤登记基本情况

秦皇岛市地处华北地区、冀东北部，北纬 39°24′—40°37′，东经 118°33′—119°51′。全市总面积 7 812 平方千米，人口 306 万，辖海港、北戴河、山海关、抚宁、经济技术开发区、北戴河新区 6 个城市区和昌黎、卢龙、青龙满族自治县 3 个县。截至 2016 年，全市共有医院总数 3 738 家，医疗卫生机构床位数 17 274 张，拥有卫生技术人员 19 662 人，其中执业(助理)医师 8 524 人，乡村医生和卫生员 2 660 人。2015 年 3 月，根据秦皇岛市卫生局文件秦卫疾控【2015】4 号文件要求，登记工作由秦皇岛市疾控中心变更为秦皇岛市第四医院承担。

二、2018 年秦皇岛市区主要恶性肿瘤发病情况

2018 年秦皇岛市区恶性肿瘤发病率为 219.60/10 万，其中男性 231.19/10 万，女性 208.24/10 万。恶性肿瘤发病第 1 位的是肺癌，其次是结直肠癌、乳腺癌、胃癌和甲状腺癌，前 10 位恶性肿瘤占全部恶性肿瘤发病的 76.61%。男性发病第 1 位的是肺癌，其次是结直肠癌、胃癌、肝癌和膀胱癌，男性前 10 位恶性肿瘤占全部恶性肿瘤发病 82.08%；女性发病第 1 位的是乳腺癌，其次是肺癌、结直肠癌、甲状腺癌和子宫体癌，女性前 10 位恶性肿瘤占全部恶性肿瘤发病的 83.02%(表 5-5a，图 5-5a~5-5c)。秦皇岛市区 2018 年恶性肿瘤总体发病率与 2017 年相比有所下降，其中女性发病率有所上升。

表 5-5a　2018 年秦皇岛市区主要恶性肿瘤发病指标

顺位	合计				男性				女性			
	部位	发病率(1/10⁵)	构成(%)	中标率(1/10⁵)	部位	发病率(1/10⁵)	构成(%)	中标率(1/10⁵)	部位	发病率(1/10⁵)	构成(%)	中标率(1/10⁵)
1	气管,支气管,肺(C33–C34)	49.13	22.37	25.36	气管,支气管,肺(C33–C34)	63.03	27.26	32.97	乳房(C50)	44.54	21.39	28.84
2	结直肠肛门(C18–C21)	31.27	14.24	16.95	结直肠肛门(C18–C21)	39.63	17.14	21.59	气管,支气管,肺(C33–C34)	35.49	17.04	18.14
3	乳房(C50)	22.48	10.24	14.71	胃(C16)	20.50	8.87	10.60	结直肠肛门(C18–C21)	23.08	11.08	12.54
4	胃(C16)	14.99	6.83	7.84	肝脏(C22)	15.83	6.85	8.71	甲状腺(C73)	18.49	8.88	14.85
5	甲状腺(C73)	11.86	5.40	9.78	膀胱(C67)	14.04	6.07	7.61	子宫体及子宫部位不明(C54–C55)	14.98	7.19	9.08
6	肝脏(C22)	10.08	4.59	5.41	食管(C15)	8.94	3.87	4.63	子宫颈(C53)	10.80	5.18	7.40
7	膀胱(C67)	8.79	4.00	4.65	前列腺(C61)	8.81	3.81	4.40	胃(C16)	9.58	4.60	5.23
8	子宫体及子宫部位不明(C54–C55)	7.56	3.44	4.62	肾及泌尿系统不明(C64–C66,C68)	8.39	3.63	4.85	卵巢(C56)	6.61	3.18	4.07
9	肾及泌尿系统不明(C64–C66,C68)	6.61	3.01	3.65	口腔和咽喉(除外鼻咽)(C00–C10,C12–C14)	5.50	2.38	3.06	肾及泌尿系统不明(C64–C66,C68)	4.86	2.33	2.51
10	子宫颈(C53)	5.45	2.48	3.77	甲状腺(C73)	5.09	2.20	4.55	肝脏(C22)	4.45	2.14	2.25
合计	所有部位	219.60	100.00	125.72	所有部位	231.19	100.00	127.15	所有部位	208.24	100.00	124.86

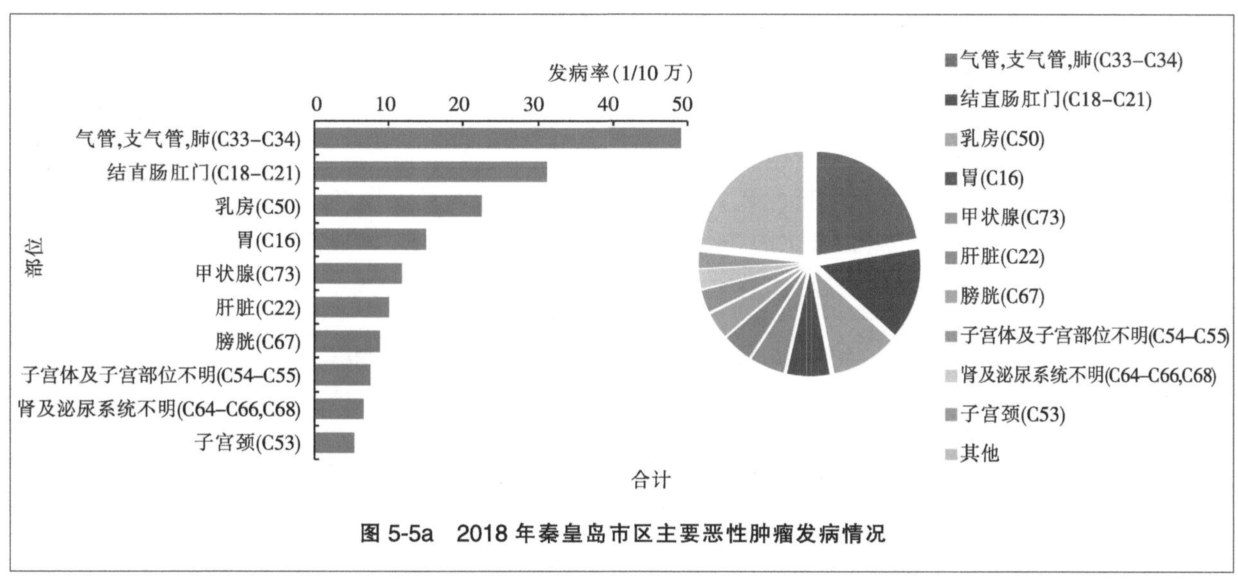

图 5-5a　2018 年秦皇岛市区主要恶性肿瘤发病情况

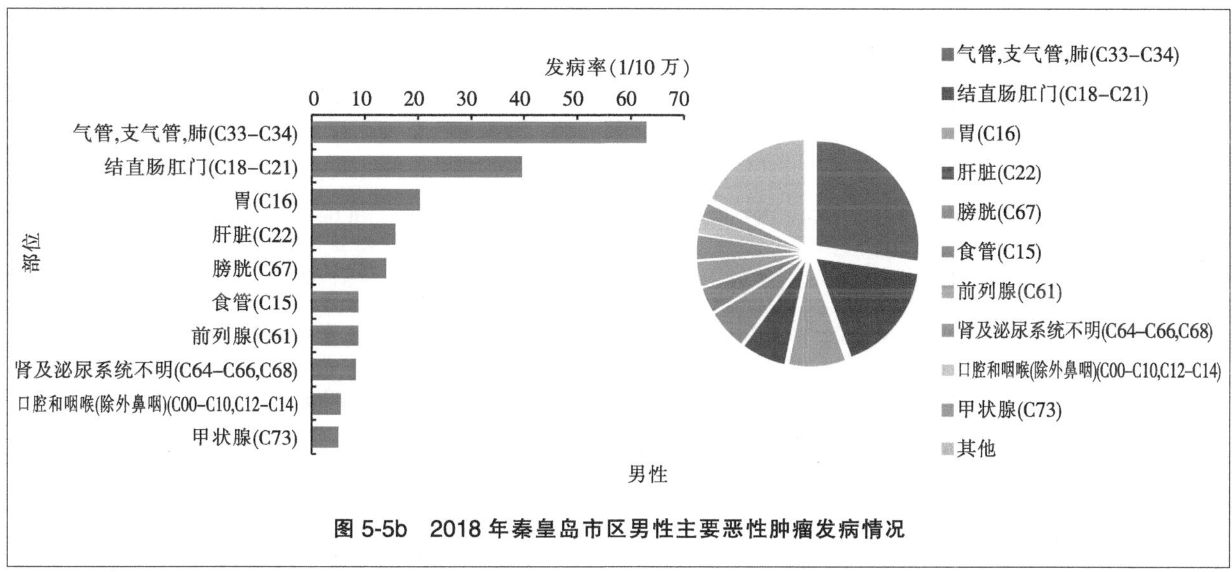

图 5-5b　2018 年秦皇岛市区男性主要恶性肿瘤发病情况

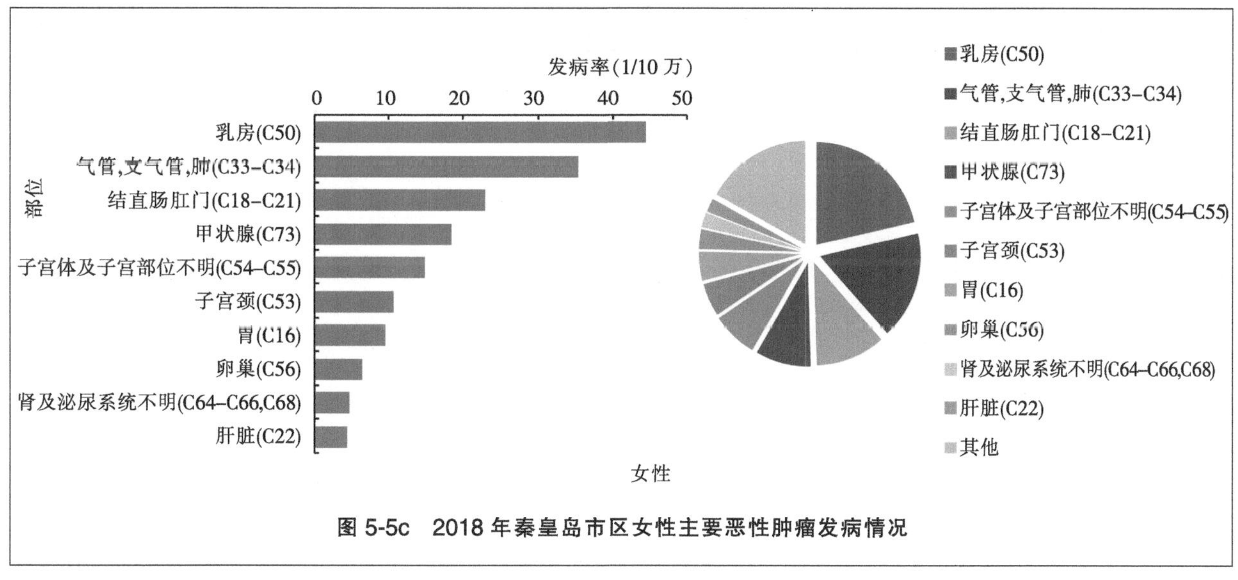

图 5-5c　2018 年秦皇岛市区女性主要恶性肿瘤发病情况

三、2018 年秦皇岛市区主要恶性肿瘤死亡情况

2018 年秦皇岛市区恶性肿瘤死亡率为 136.41/10 万，其中男性 166.92/10 万，女性 106.48/10 万。恶性肿瘤死亡第 1 位的是肺癌，其次是肝癌、结直肠癌、胃癌和胰腺癌，前 10 位恶性肿瘤占全部恶性肿瘤死亡的 75.47%。男性死亡第 1 位的也是肺癌，其次是肝癌、胃癌、结直肠癌和食管癌，男性前 10 位恶性肿瘤占全部恶性肿瘤死亡的 81.62%；女性死亡第 1 位的也是肺癌，其次为乳腺癌、结直肠癌、肝癌和胃癌，女性前 10 位恶性肿瘤占全部恶性肿瘤死亡的 76.17%(表 5-5b，图 5-5d~5-5f)。秦皇岛市区 2018 年恶性肿瘤总体死亡率与 2017 年相比有所下降。

表 5-5b　2018 年秦皇岛市区主要恶性肿瘤死亡指标

顺位	合计				男性				女性			
	部位	死亡率 (1/10⁵)	构成 (%)	中标率 (1/10⁵)	部位	死亡率 (1/10⁵)	构成 (%)	中标率 (1/10⁵)	部位	死亡率 (1/10⁵)	构成 (%)	中标率 (1/10⁵)
1	气管,支气管,肺(C33–C34)	40.34	29.57	19.97	气管,支气管,肺(C33–C34)	53.94	32.32	27.52	气管,支气管,肺(C33–C34)	26.99	25.35	12.88
2	肝脏(C22)	14.04	10.29	7.18	肝脏(C22)	20.23	12.12	10.63	乳房(C50)	9.45	8.87	5.27
3	结直肠肛门(C18–C21)	11.72	8.59	5.92	胃(C16)	16.10	9.65	8.09	结直肠肛门(C18–C21)	8.91	8.37	4.41
4	胃(C16)	11.45	8.39	5.78	结直肠肛门(C18–C21)	14.59	8.74	7.54	肝脏(C22)	7.96	7.48	3.88
5	胰腺(C25)	6.06	4.45	3.24	食管(C15)	8.94	5.36	4.66	胃(C16)	6.88	6.46	3.65
6	食管(C15)	5.11	3.75	2.56	胰腺(C25)	7.29	4.37	3.92	子宫颈(C53)	5.67	5.32	3.57
7	乳房(C50)	4.84	3.55	2.73	前列腺(C61)	4.40	2.64	2.00	胰腺(C25)	4.86	4.56	2.58
8	淋巴瘤(C81–C85,C88,C90,C96)	3.61	2.65	1.89	淋巴瘤(C81–C85,C88,C90,C96)	3.99	2.39	2.25	卵巢(C56)	4.32	4.06	2.44
9	脑,神经系统(C70–C72)	2.93	2.15	1.84	膀胱(C67)	3.44	2.06	1.79	淋巴瘤(C81–C85,C88,C90,C96)	3.24	3.04	1.55
10	子宫颈(C53)	2.86	2.10	1.82	脑,神经系统(C70–C72)	3.30	1.98	2.12	子宫体及子宫部位不明(C54–C55)	2.83	2.66	1.47
合计	所有部位	136.41	100.00	70.08	所有部位	166.92	100.00	86.36	所有部位	106.48	100.00	54.87

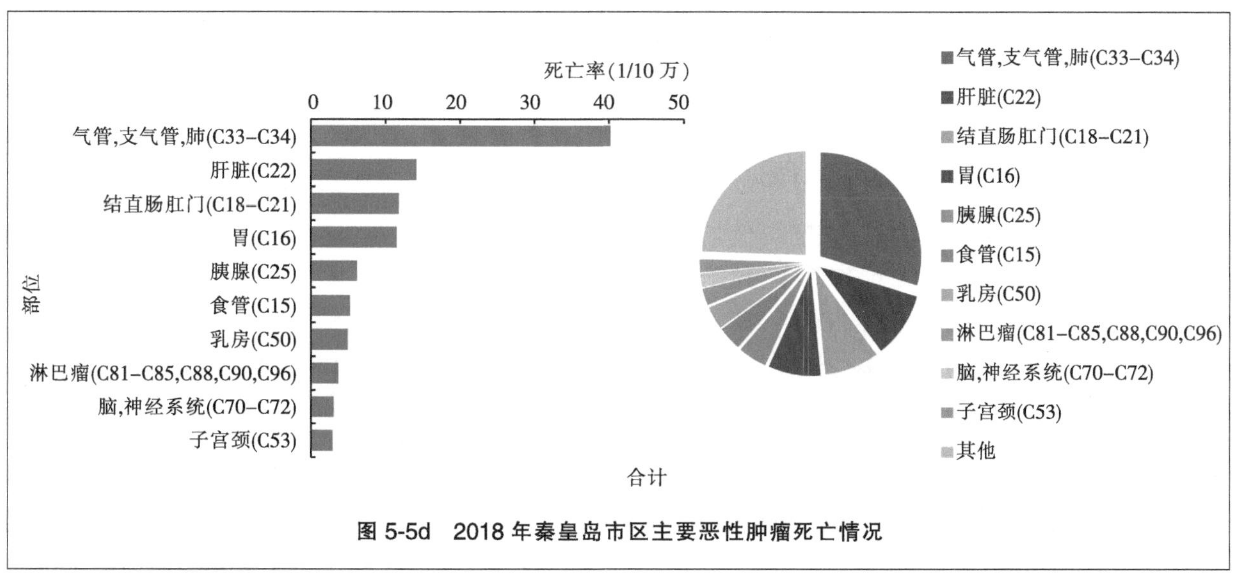

图 5-5d　2018 年秦皇岛市区主要恶性肿瘤死亡情况

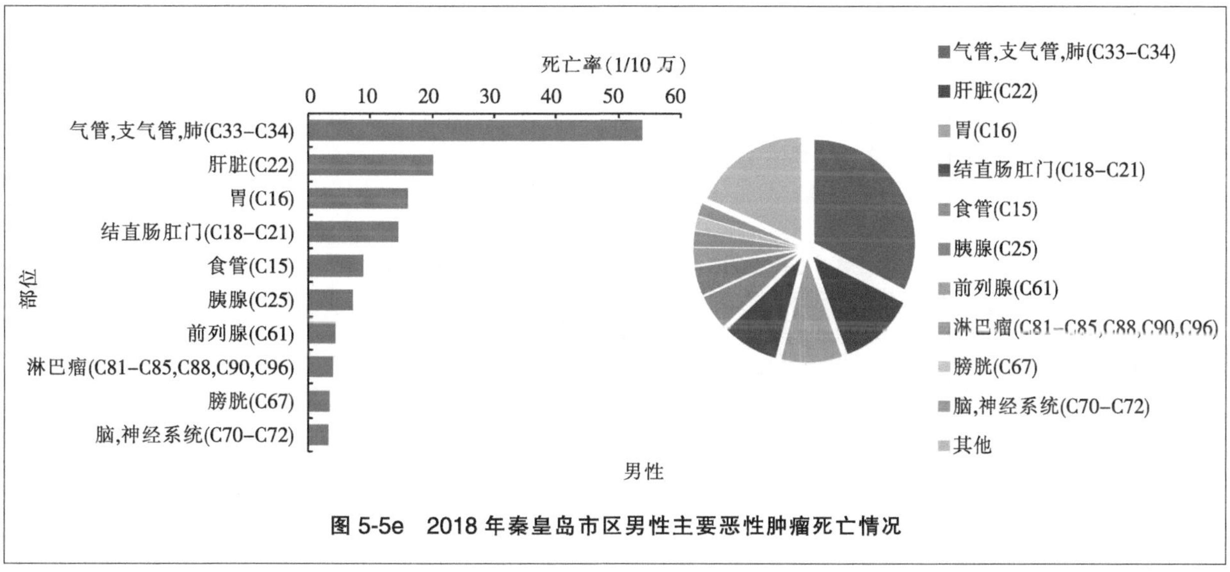

图 5-5e　2018 年秦皇岛市区男性主要恶性肿瘤死亡情况

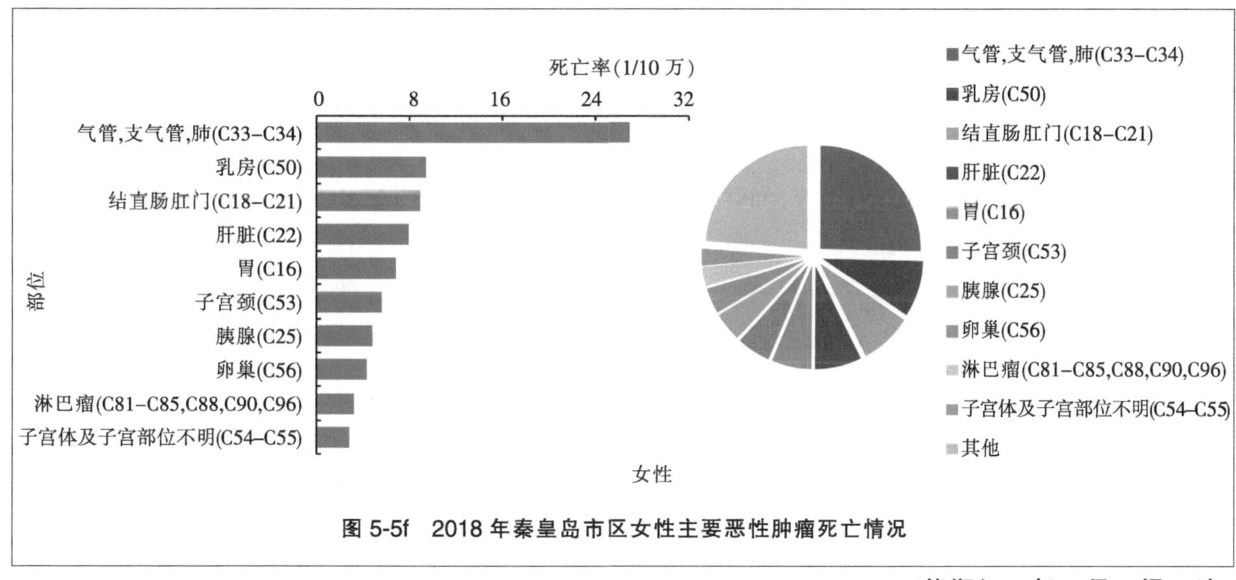

图 5-5f　2018 年秦皇岛市区女性主要恶性肿瘤死亡情况

（熊润红　赵　月　梁　迪）

第六节　武安市肿瘤发病与死亡情况

一、武安市肿瘤登记基本情况

武安市为河北省直辖，邯郸市代管，位于河北省南部、太行山东麓，总面积 1 806 平方千米，辖 13 个镇、9 个乡、1 个工业园区。截至 2020 年，武安市常住人口为 811 631 人。全市共有各级各类医疗机构 667 个，病床总数 4 070 张，卫生技术人员 4 287 人，其中执业(助理)医师 1 987 人。2010 年，武安市被列为全国肿瘤登记处的一员，市肿瘤登记处设置于武安市疾病预防控制中心，挂靠于防疫科，负责人由武安市疾控中心主任魏延其同志担任，现有工作人员 3 名。武安市属于县级市，市疾控中心通过多年的工作，已经形成了成熟的县、乡、村三级防疫网络，并于 2006 年被列为国家死因监测县。

二、2018 年武安市主要恶性肿瘤发病情况

2018 年武安市恶性肿瘤发病率为 212.94/10 万，其中男性 229.44/10 万，女性 195.76/10 万。恶性肿瘤发病第 1 位的是胃癌，其次是食管癌、肺癌、结直肠癌和乳腺癌，前 10 位恶性肿瘤占全部恶性肿瘤发病的 85.73%。男性发病第 1 位的也是胃癌，其次是食管癌、肺癌、结直肠癌和肝癌，男性前 10 位恶性肿瘤占全部恶性肿瘤发病的 90.24%；女性发病第 1 位的也是胃癌，其次是乳腺癌、子宫颈癌、肺癌和食管癌，女性前 10 位恶性肿瘤占全部恶性肿瘤发病的 87.59%(表 5-6a，图 5-6a~5-6c)。武安市 2018 年各主要恶性肿瘤发病率与 2017 年相比有所上升，其中男性上升比例较大。

表 5-6a　2018 年武安市主要恶性肿瘤发病指标

顺位	合计				男性				女性			
	部位	发病率(1/10⁵)	构成(%)	中标率(1/10⁵)	部位	发病率(1/10⁵)	构成(%)	中标率(1/10⁵)	部位	发病率(1/10⁵)	构成(%)	中标率(1/10⁵)
1	胃(C16)	59.48	27.93	47.45	胃(C16)	78.71	34.31	68.14	胃(C16)	39.44	20.15	29.52
2	食管(C15)	31.56	14.82	24.72	食管(C15)	44.09	19.22	37.96	乳房(C50)	31.50	16.09	26.08
3	气管,支气管,肺(C33–C34)	28.27	13.27	22.13	气管,支气管,肺(C33–C34)	36.24	15.79	30.76	子宫颈(C53)	20.44	10.44	17.88
4	结直肠肛门(C18–C21)	16.84	7.91	15.60	结直肠肛门(C18–C21)	17.08	7.44	16.54	气管,支气管,肺(C33–C34)	19.96	10.20	14.61
5	乳房(C50)	15.43	7.25	13.18	肝脏(C22)	12.93	5.63	11.48	食管(C15)	18.52	9.46	13.35
6	子宫颈(C53)	10.01	4.70	8.99	胆囊及其他(C23–C24)	4.39	1.91	3.65	结直肠肛门(C18–C21)	16.59	8.48	14.69
7	肝脏(C22)	8.24	3.87	6.67	膀胱(C67)	4.15	1.81	3.44	子宫体及子宫部位不明(C54–C55)	11.30	5.77	9.28
8	子宫体及子宫部位不明(C54–C55)	5.54	2.60	4.65	淋巴瘤(C81–C85,C88,C90,C96)	3.46	1.51	3.21	甲状腺(C73)	5.77	2.95	5.87
9	甲状腺(C73)	3.77	1.77	3.79	白血病(C91–C95)	3.23	1.41	2.66	卵巢(C56)	4.33	2.21	4.07
10	白血病(C91–C95)	3.42	1.60	2.89	前列腺(C61)	2.77	1.21	2.54	白血病(C91–C95)	3.61	1.84	3.19
合计	所有部位	212.94	100.00	176.07	所有部位	229.44	100.00	200.40	所有部位	195.76	100.00	158.60

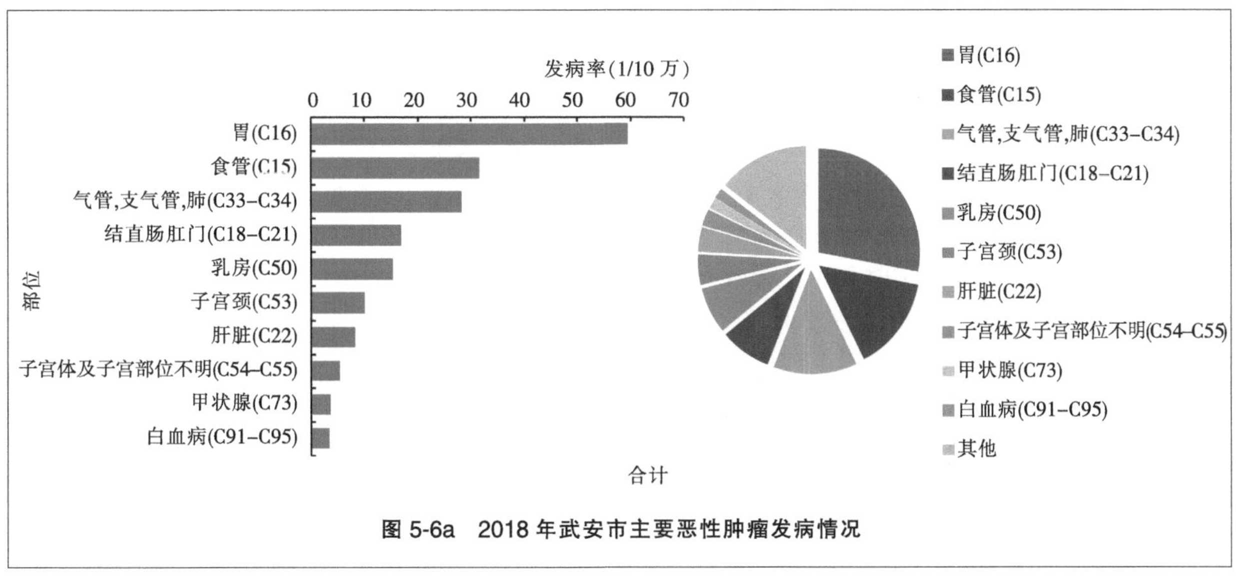

图 5-6a　2018 年武安市主要恶性肿瘤发病情况

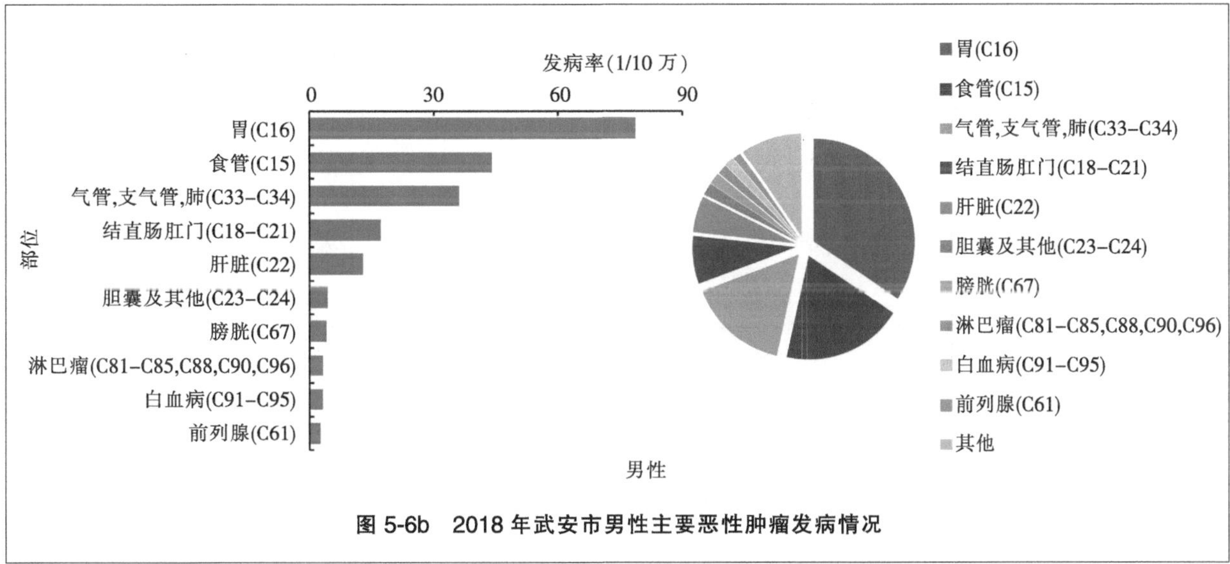

图 5-6b　2018 年武安市男性主要恶性肿瘤发病情况

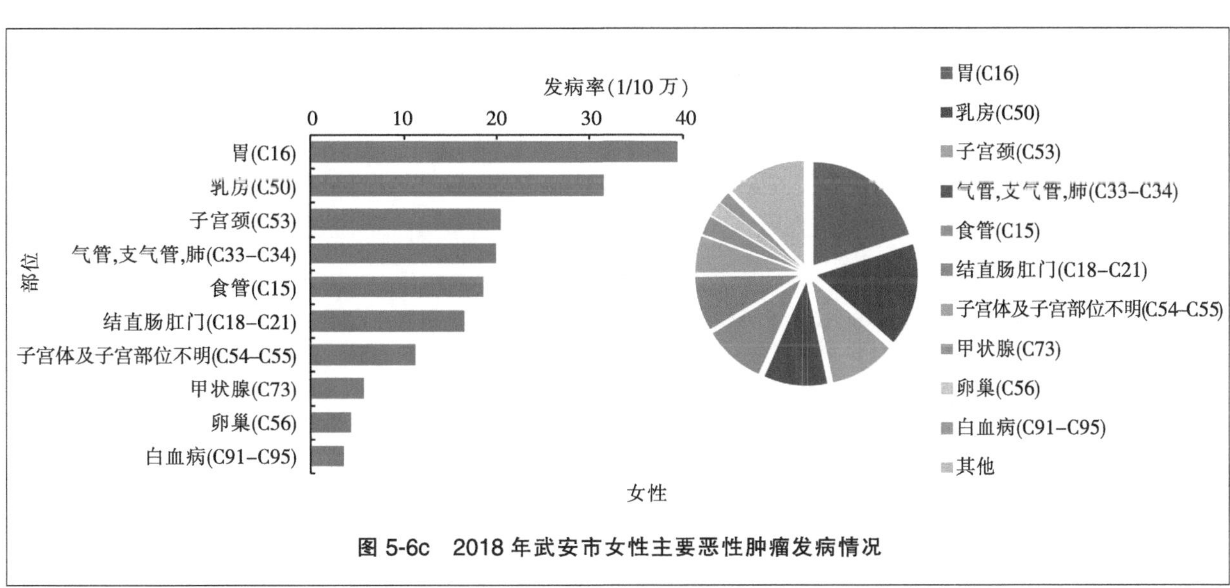

图 5-6c　2018 年武安市女性主要恶性肿瘤发病情况

三、2018 年武安市主要恶性肿瘤死亡情况

2018 年武安市恶性肿瘤死亡率为 140.51/10 万，其中男性 178.20/10 万，女性 101.25/10 万。恶性肿瘤死亡第 1 位的是胃癌，其次是肺癌、食管癌、肝癌和结直肠癌，前 10 位恶性肿瘤占全部恶性肿瘤死亡 94.30%。男性死亡第 1 位的也是胃癌，其次是肺癌、食管癌、肝癌和结直肠癌，男性前 10 位恶性肿瘤占全部恶性肿瘤死亡的 97.28%；女性死亡第 1 位的也是胃癌，其次为肺癌、食管癌、肝癌和乳腺癌，女性前 10 位恶性肿瘤占全部恶性肿瘤死亡的 92.64%(表 5-6b，图 5-6d~5-6f)。武安市 2018 年总体恶性肿瘤死亡率和男性恶性肿瘤死亡率与 2017 年相比有所上升，女性恶性肿瘤死亡率与 2017 年相比有所下降。

表 5-6b 2018 年武安市主要恶性肿瘤死亡指标

顺位	合计				男性				女性			
	部位	死亡率 (1/10^5)	构成 (%)	中标率 (1/10^5)	部位	死亡率 (1/10^5)	构成 (%)	中标率 (1/10^5)	部位	死亡率 (1/10^5)	构成 (%)	中标率 (1/10^5)
1	胃(C16)	49.59	35.29	40.11	胃(C16)	67.86	38.08	60.63	胃(C16)	30.54	30.17	22.73
2	气管,支气管,肺(C33–C34)	26.50	18.86	21.31	气管,支气管,肺(C33–C34)	38.78	21.76	34.96	气管,支气管,肺(C33–C34)	13.71	13.54	9.71
3	食管(C15)	19.55	13.91	15.32	食管(C15)	25.62	14.38	22.38	食管(C15)	13.23	13.06	9.46
4	肝脏(C22)	17.67	12.57	14.63	肝脏(C22)	24.93	13.99	22.73	肝脏(C22)	10.10	9.98	7.54
5	结直肠肛门(C18–C21)	5.18	3.69	4.28	结直肠肛门(C18–C21)	5.08	2.85	4.59	乳房(C50)	7.70	7.60	5.52
6	乳房(C50)	3.89	2.77	2.97	淋巴瘤(C81–C85,C88,C90,C96)	2.77	1.55	2.77	子宫颈(C53)	5.77	5.70	4.50
7	胰腺(C25)	2.83	2.01	2.47	白血病(C91–C95)	2.54	1.42	2.37	结直肠肛门(C18–C21)	5.29	5.23	3.90
8	子宫颈(C53)	2.83	2.01	2.30	胰腺(C25)	2.08	1.17	2.20	胰腺(C25)	3.61	3.56	2.66
9	白血病(C91–C95)	2.59	1.84	2.35	脑,神经系统(C70–C72)	1.85	1.04	1.90	白血病(C91–C95)	2.65	2.61	2.45
10	淋巴瘤(C81–C85,C88,C90,C96)	1.88	1.34	1.77	喉(C32)	1.85	1.04	1.66	喉(C32)	1.20	1.19	0.83
合计	所有部位	140.51	100.00	114.10	所有部位	178.20	100.00	160.45	所有部位	101.25	100.00	74.83

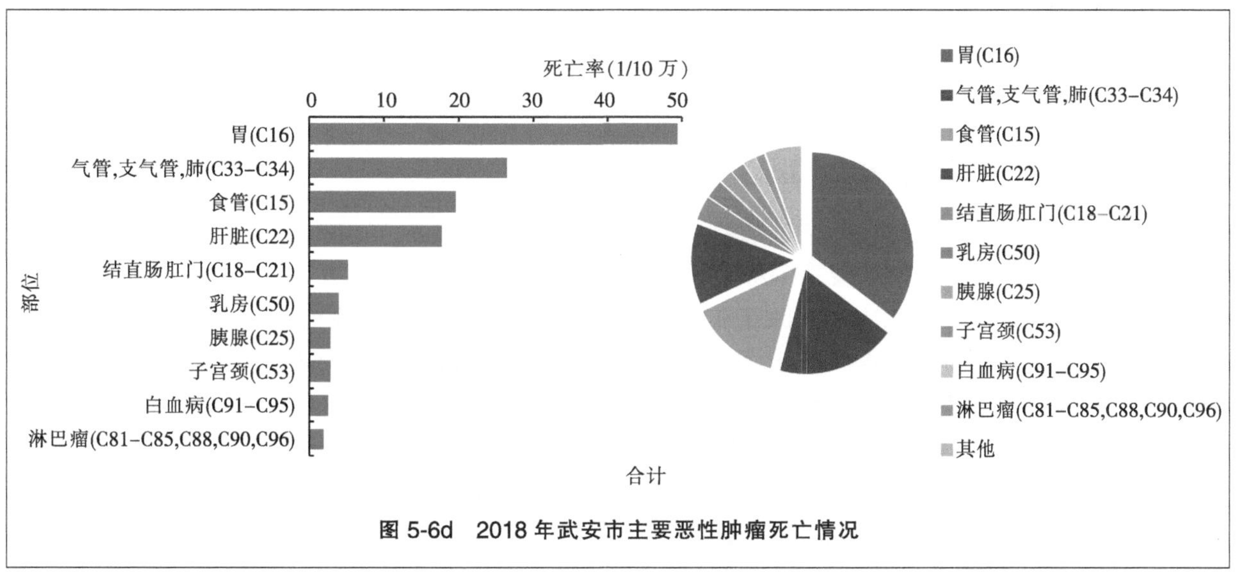

图 5-6d　2018 年武安市主要恶性肿瘤死亡情况

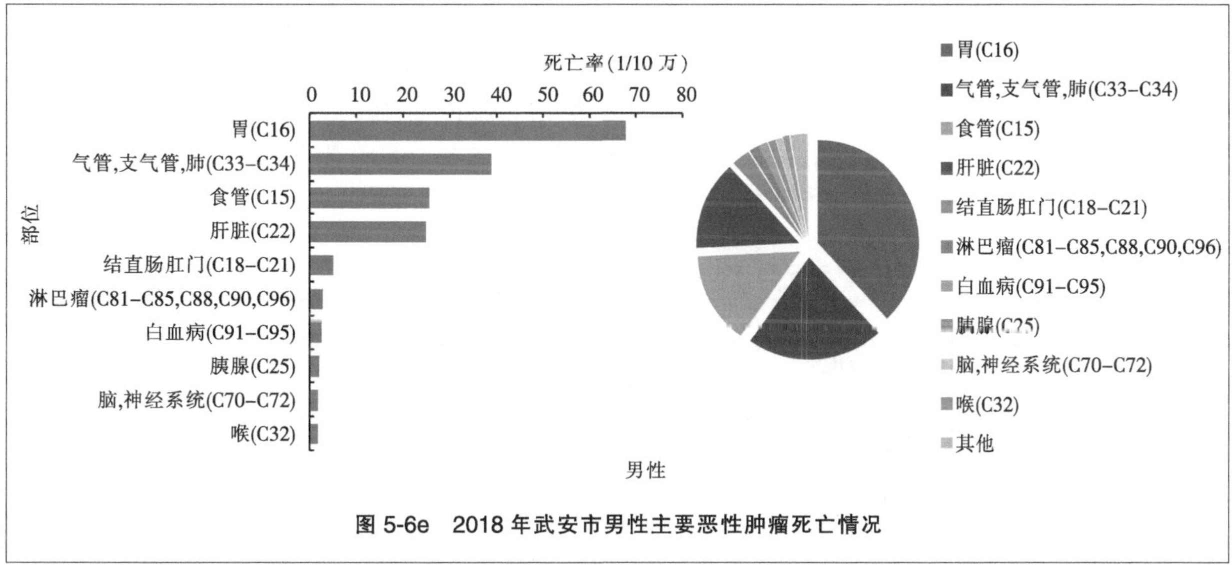

图 5-6e　2018 年武安市男性主要恶性肿瘤死亡情况

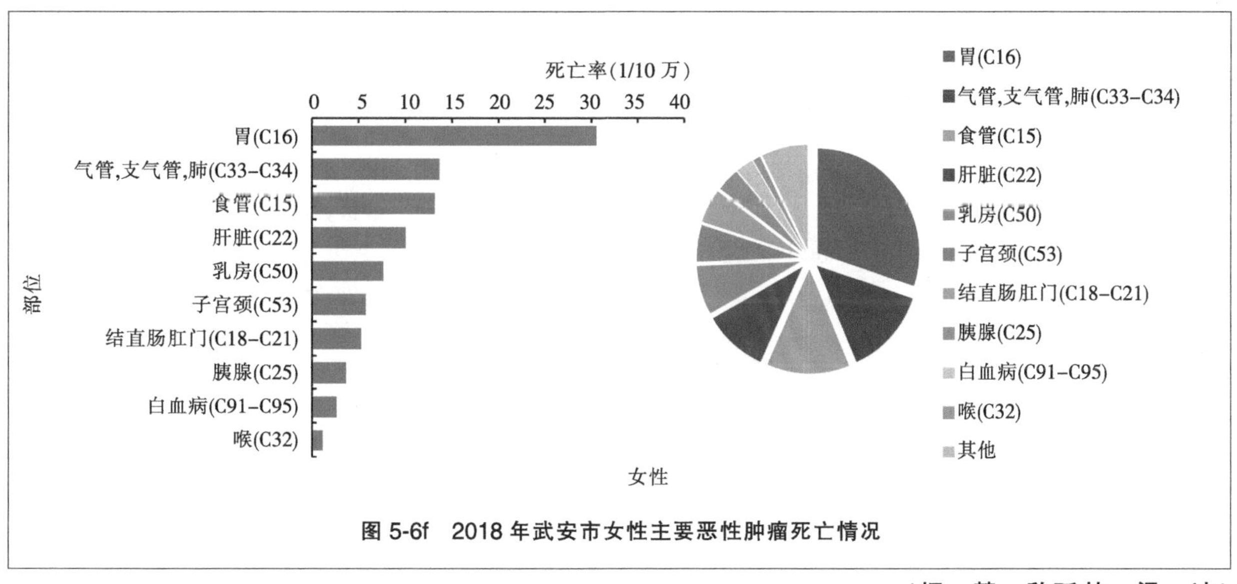

图 5-6f　2018 年武安市女性主要恶性肿瘤死亡情况

（杨　慧　魏延其　梁　迪）

第七节　赞皇县肿瘤发病与死亡情况

一、赞皇县肿瘤登记基本情况

赞皇县位于河北省西南部,太行山中段东麓,距首都北京300千米,距省会石家庄33千米,西邻煤海山西,全县面积1 210平方千米,现辖7乡4镇1个街道办事处,212个行政村,380个自然村,人口26万。赞皇县是山区县、老区县、国家扶贫开发工作重点县。赞皇县是全国胃癌高发区,2010年9月开始肿瘤随访登记工作,机构设在赞皇县疾控中心,负责全县恶性肿瘤新发病例以及恶性肿瘤死亡病例的登记报告工作,登记处设在赞皇县疾控中心慢性病防治科。全县共有县级医疗机构3所,乡镇卫生院11所。肿瘤发病资料从县医院、中医院、乡镇卫生院、新农合、社保局以及河北医科大学第四医院等县内外医疗机构获得,肿瘤死亡病例资料从国家死因监测系统中和县、乡、村三级调查中获得。

二、2018年赞皇县主要恶性肿瘤发病情况

2018年赞皇县恶性肿瘤发病率为226.29/10万,其中男性244.59/10万,女性206.45/10万。恶性肿瘤发病第1位的是胃癌，其次是肺癌、食管癌、乳腺癌和肝癌，前10位恶性肿瘤占全部恶性肿瘤发病的83.47%。男性发病第1位的也是胃癌,其次是肺癌、食管癌、肝癌和结直肠癌,男性前10位恶性肿瘤占全部恶性肿瘤发病的90.78%;女性发病第1位的是乳腺癌,其次是胃癌、肺癌、食管癌和子宫颈癌,女性前10位恶性肿瘤占全部恶性肿瘤发病的82.59%(表5-7a,图5-7a~5-7c)。赞皇县2018年男性恶性肿瘤发病率与2017年相比有所下降,女性恶性肿瘤发病率与2017年相比有所上升。

表5-7a　2018年赞皇县主要恶性肿瘤发病指标

顺位	合计				男性				女性			
	部位	发病率(1/10^5)	构成(%)	中标率(1/10^5)	部位	发病率(1/10^5)	构成(%)	中标率(1/10^5)	部位	发病率(1/10^5)	构成(%)	中标率(1/10^5)
1	胃(C16)	62.72	27.71	46.39	胃(C16)	92.34	37.75	71.70	乳房(C50)	37.47	18.15	34.59
2	气管,支气管,肺(C33–C34)	32.64	14.42	22.97	气管,支气管,肺(C33–C34)	41.59	17.00	31.10	胃(C16)	30.58	14.81	22.98
3	食管(C15)	20.91	9.24	15.04	食管(C15)	23.26	9.51	17.91	气管,支气管,肺(C33–C34)	22.94	11.11	15.23
4	乳房(C50)	17.97	7.94	16.72	肝脏(C22)	21.85	8.93	16.98	食管(C15)	18.35	8.89	12.11
5	肝脏(C22)	15.04	6.65	11.06	结直肠肛门(C18–C21)	17.62	7.20	13.59	子宫颈(C53)	16.06	7.78	13.27
6	结直肠肛门(C18–C21)	15.04	6.65	10.86	前列腺(C61)	5.64	2.31	3.97	结直肠肛门(C18–C21)	12.23	5.93	7.96
7	子宫颈(C53)	7.70	3.40	6.44	甲状腺(C73)	4.93	2.02	4.57	子宫体及子宫部位不明(C54–C55)	9.94	4.81	8.12
8	甲状腺(C73)	6.60	2.92	5.62	淋巴瘤(C81–C85,C88,C90,C96)	4.93	2.02	4.45	甲状腺(C73)	8.41	4.07	6.79
9	淋巴瘤(C81–C85,C88,C90,C96)	5.13	2.27	4.54	肾及泌尿系统不明(C64–C66,C68)	4.93	2.02	3.64	肝脏(C22)	7.65	3.70	5.11
10	肾及泌尿系统不明(C64–C66,C68)	5.13	2.27	3.73	口腔和咽喉(除外鼻咽)(C00–C10,C12–C14)	4.93	2.02	3.36	卵巢(C56)	6.88	3.33	4.81
合计	所有部位	226.29	100.00	172.29	所有部位	244.59	100.00	189.54	所有部位	206.45	100.00	159.18

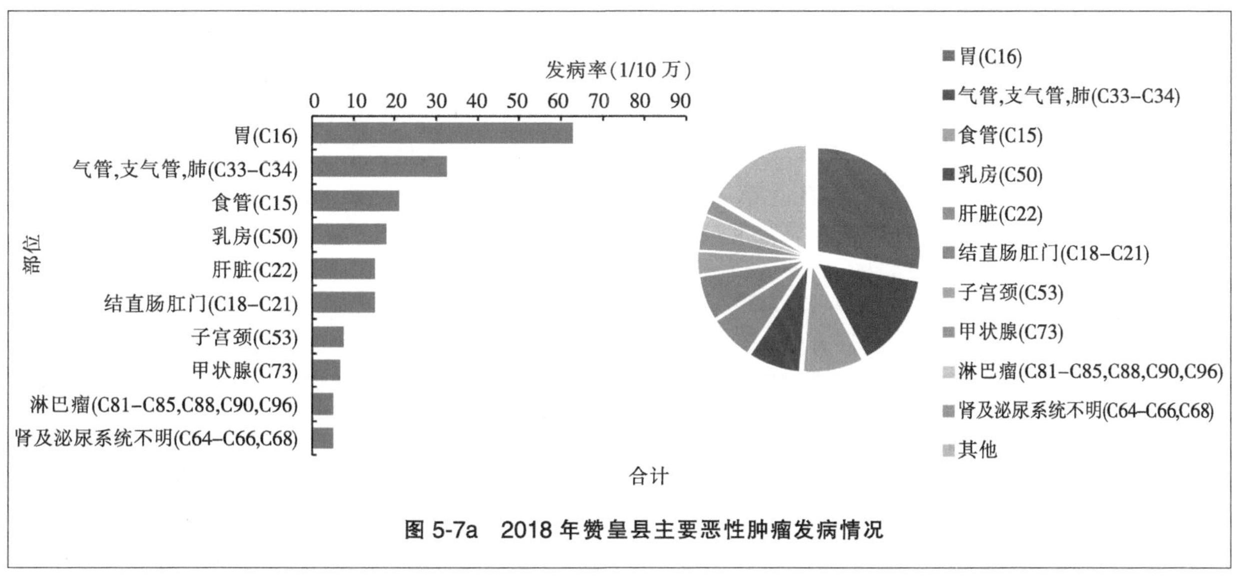

图 5-7a　2018 年赞皇县主要恶性肿瘤发病情况

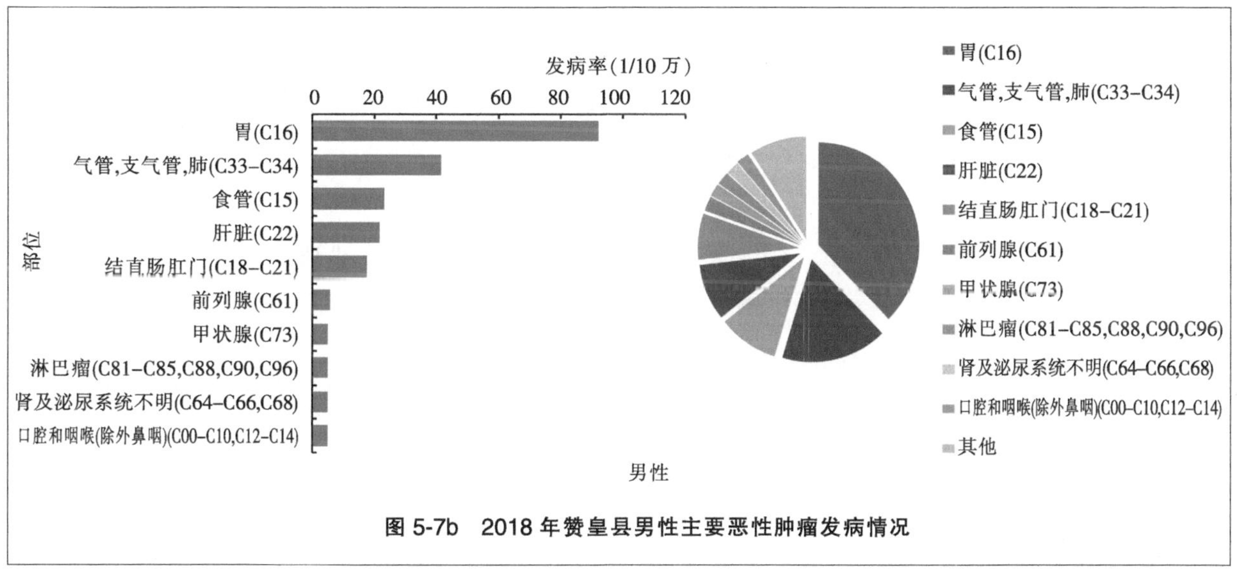

图 5-7b　2018 年赞皇县男性主要恶性肿瘤发病情况

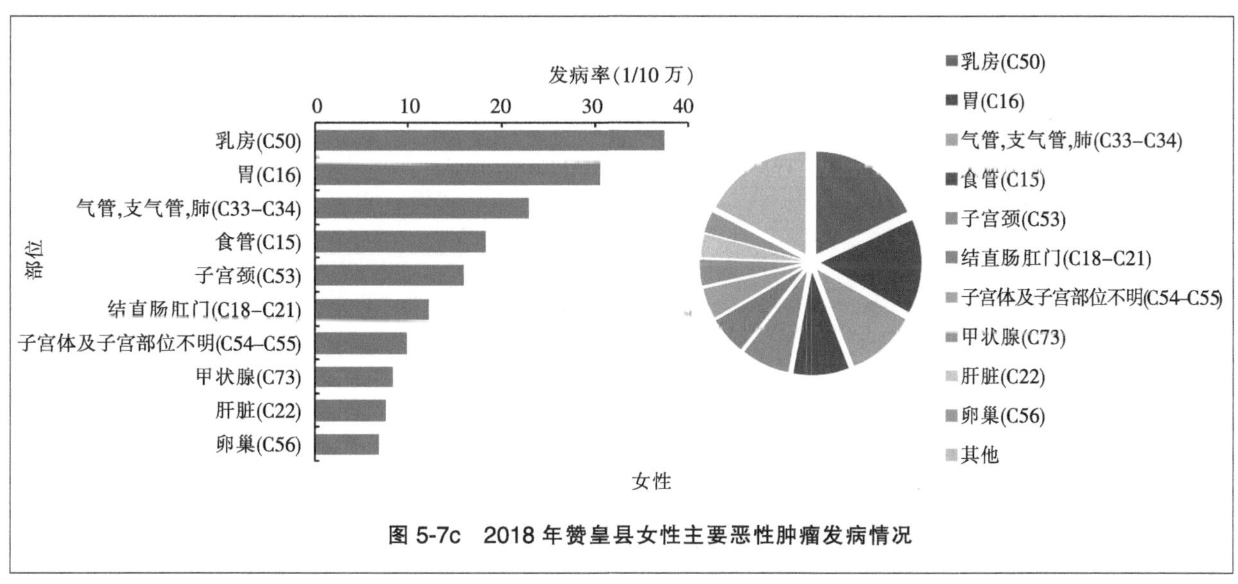

图 5-7c　2018 年赞皇县女性主要恶性肿瘤发病情况

三、2018 年赞皇县主要恶性肿瘤死亡情况

2018 年赞皇县恶性肿瘤死亡率为 167.98/10 万，其中男性 205.11/10 万，女性 127.69/10 万。赞皇县恶性肿瘤死亡第 1 位的是胃癌，其次是肺癌、食管癌、肝癌和胰腺癌，前 10 位恶性肿瘤占全部恶性肿瘤死亡的 88.43%。男性死亡第 1 位的也是胃癌，其次是肺癌、肝癌、食管癌和结直肠癌，男性前 10 位恶性肿瘤占全部恶性肿瘤死亡的 93.13%；女性死亡第 1 位的也是胃癌，其次为肺癌、食管癌、肝癌和子宫颈癌，女性前 10 位恶性肿瘤占全部恶性肿瘤死亡的 87.43%(表 5-7b，图 5-7d~5-7f))。赞皇县 2018 年恶性肿瘤死亡率与 2017 年相比有所下降。

表 5-7b　2018 年赞皇县主要恶性肿瘤死亡指标

顺位	合计				男性				女性			
	部位	死亡率 $(1/10^5)$	构成 (%)	中标率 $(1/10^5)$	部位	死亡率 $(1/10^5)$	构成 (%)	中标率 $(1/10^5)$	部位	死亡率 $(1/10^5)$	构成 (%)	中标率 $(1/10^5)$
1	胃(C16)	52.45	31.22	36.91	胃(C16)	72.60	35.40	56.72	胃(C16)	30.58	23.95	19.03
2	气管,支气管,肺(C33–C34)	41.08	24.45	28.73	气管,支气管,肺(C33–C34)	57.80	28.18	43.91	气管,支气管,肺(C33–C34)	22.94	17.96	13.62
3	食管(C15)	17.60	10.48	11.49	肝脏(C22)	23.26	11.34	17.97	食管(C15)	17.59	13.77	10.43
4	肝脏(C22)	16.50	9.83	12.13	食管(C15)	17.62	8.59	12.96	肝脏(C22)	9.18	7.19	6.75
5	胰腺(C25)	4.77	2.84	3.40	结直肠肛门(C18–C21)	5.64	2.75	4.12	子宫颈(C53)	8.41	6.59	6.21
6	子宫颈(C53)	4.03	2.40	3.08	胰腺(C25)	4.23	2.06	3.04	乳房(C50)	6.88	5.39	5.15
7	结直肠肛门(C18–C21)	4.03	2.40	2.94	前列腺(C61)	2.82	1.37	2.37	胰腺(C25)	5.35	4.19	3.83
8	乳房(C50)	3.30	1.97	2.59	脑,神经系统(C70–C72)	2.82	1.37	2.25	子宫体及子宫部位不明(C54–C55)	4.59	3.59	2.89
9	脑,神经系统(C70–C72)	2.57	1.53	2.02	胆囊及其他(C23–C24)	2.11	1.03	1.54	卵巢(C56)	3.82	2.99	2.35
10	子宫体及子宫部位不明(C54–C55)	2.20	1.31	1.44	口腔和咽喉(除外鼻咽)(C00–C10,C12–C14)	2.11	1.03	1.36	结直肠肛门(C18–C21)	2.29	1.80	1.85
合计	所有部位	167.98	100.00	119.01	所有部位	205.11	100.00	157.83	所有部位	127.69	100.00	83.42

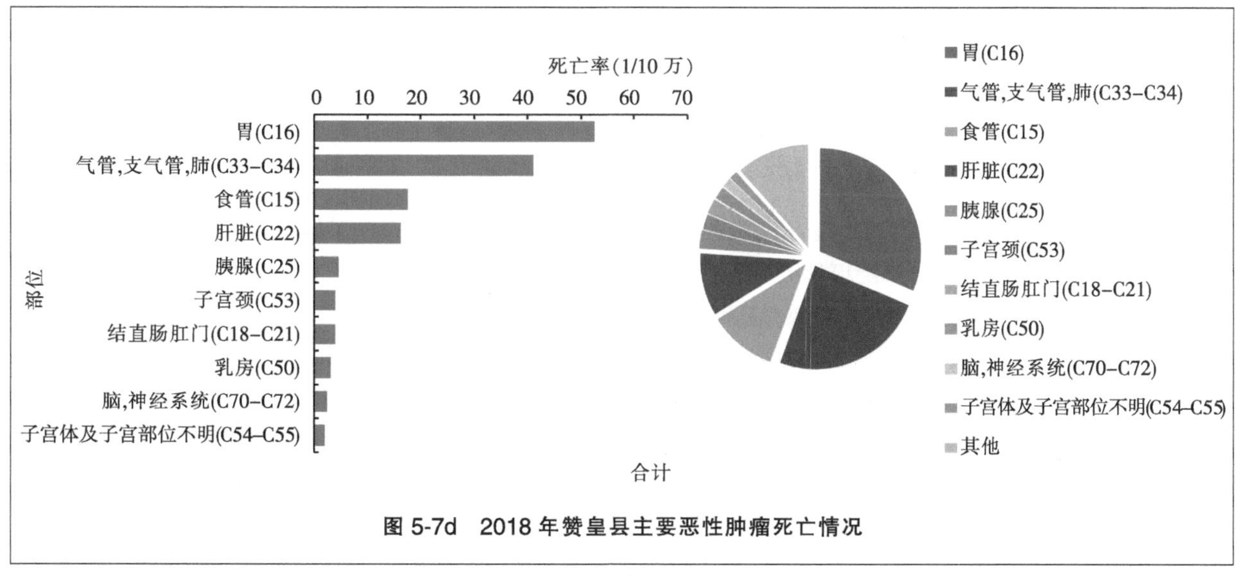

图 5-7d 2018 年赞皇县主要恶性肿瘤死亡情况

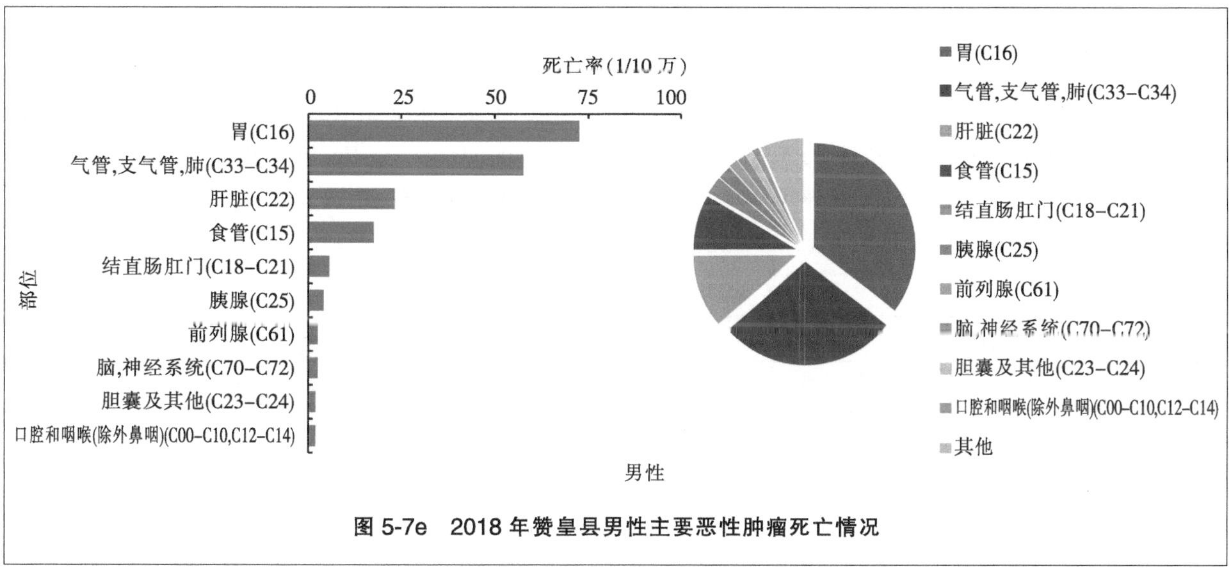

图 5-7e 2018 年赞皇县男性主要恶性肿瘤死亡情况

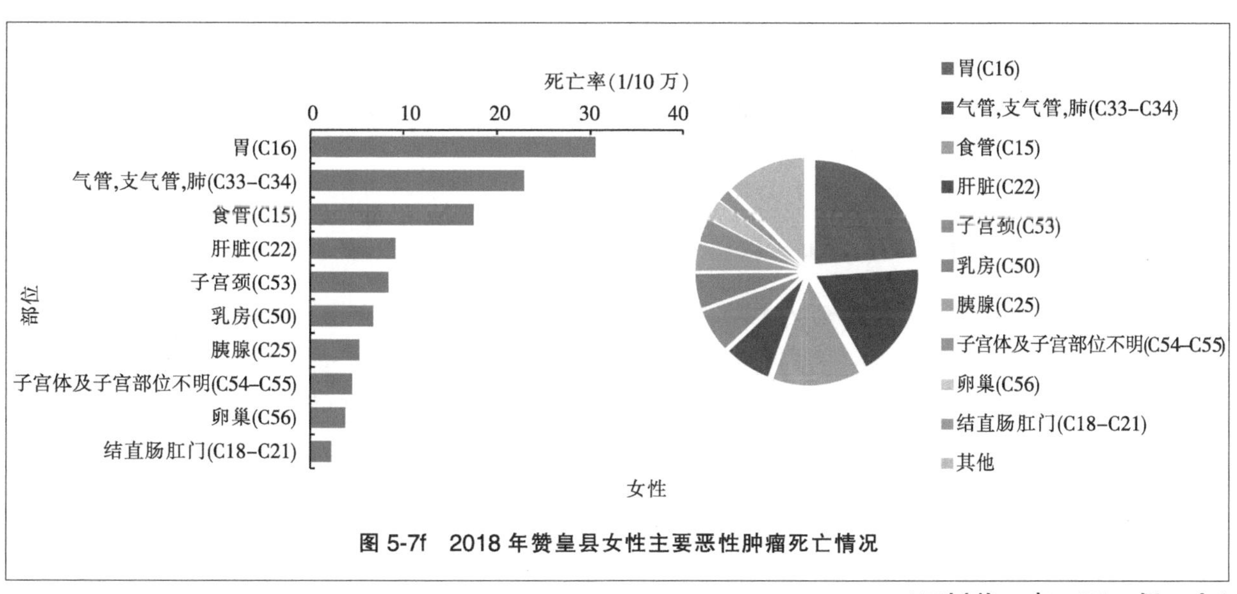

图 5-7f 2018 年赞皇县女性主要恶性肿瘤死亡情况

（王树革 李 丽 师 金）

第八节 沧州市区肿瘤发病与死亡情况

一、沧州市肿瘤登记基本情况

沧州市位于河北省东南部，地处环渤海中心地带，公路、铁路、港口构成了四通八达的交通网络，是国务院确定的经济开放区。沧州全境地处欧亚大陆东部，属中纬度地带，大陆性气候显著。沧州市辖有新华区、运河区2个城区，周边所辖16个县/县级市相环绕。沧州市肿瘤登记处成立于2011年1月1日，设立于沧州市疾控中心，属沧州市卫生计生委主管；登记范围是新华、运河2个城区，覆盖面积206.2平方千米，覆盖人口约50万。登记区域内有二级甲等以上医院6个，防治癌症协会1个，新华区、运河区卫计局负责肿瘤登记报告工作的业务指导和质量控制，区疾控中心负责收集本辖区医疗单位的全部肿瘤报告卡，并定期到医保、新农合等部门收集信息。市疾控中心负责全市肿瘤登记报告工作的技术培训、业务指导和督导检查工作，及时汇总全市肿瘤报告情况并按时上报。

二、2018年沧州市区主要恶性肿瘤发病情况

2018年沧州市区恶性肿瘤发病率为208.12/10万，其中男性211.04/10万，女性205.33/10万。恶性肿瘤发病第1位的是肺癌，其次是乳腺癌、结直肠癌、甲状腺癌和胃癌，前10位恶性肿瘤占全部恶性肿瘤发病的79.31%。男性发病第1位的也是肺癌，其次是结直肠癌、胃癌、肝癌和甲状腺癌，男性前10位恶性肿瘤占全部恶性肿瘤发病的84.56%；女性发病第1位的是乳腺癌，其次为肺癌、甲状腺癌、结直肠癌和子宫颈癌，女性前10位恶性肿瘤占全部恶性肿瘤发病的86.90%(表5-8a，图5-8a~5-8c)。沧州市区2018年恶性肿瘤发病率比2017年有所下降。

表5-8a 2018年沧州市区主要恶性肿瘤发病指标

顺位	合计				男性				女性			
	部位	发病率(1/10⁵)	构成(%)	中标率(1/10⁵)	部位	发病率(1/10⁵)	构成(%)	中标率(1/10⁵)	部位	发病率(1/10⁵)	构成(%)	中标率(1/10⁵)
1	气管,支气管,肺(C33–C34)	48.10	23.11	30.57	气管,支气管,肺(C33–C34)	55.64	26.37	35.11	乳房(C50)	48.87	23.80	35.73
2	乳房(C50)	25.21	12.12	18.59	结直肠肛门(C18–C21)	28.22	13.37	17.78	气管,支气管,肺(C33–C34)	40.91	19.93	26.44
3	结直肠肛门(C18–C21)	22.31	10.72	14.20	胃(C16)	19.08	9.04	12.41	甲状腺(C73)	25.00	12.18	20.96
4	甲状腺(C73)	18.23	8.76	15.32	肝脏(C22)	17.88	8.47	12.16	结直肠肛门(C18–C21)	16.67	8.12	10.83
5	胃(C16)	13.58	6.52	8.99	甲状腺(C73)	11.13	5.27	9.24	子宫颈(C53)	12.12	5.90	9.53
6	肝脏(C22)	11.06	5.31	7.41	前列腺(C61)	11.13	5.27	6.68	胃(C16)	8.33	4.06	5.84
7	膀胱(C67)	7.95	3.82	4.76	膀胱(C67)	10.73	5.08	6.32	卵巢(C56)	8.33	4.06	5.83
8	肾及泌尿系统不明(C64–C66,C68)	6.98	3.36	4.71	肾及泌尿系统不明(C64–C66,C68)	10.33	4.90	6.85	子宫体及子宫部位不明(C54–C55)	8.33	4.06	5.51
9	子宫颈(C53)	6.21	2.98	4.89	食管(C15)	9.94	4.71	6.19	膀胱(C67)	5.30	2.58	3.42
10	食管(C15)	5.43	2.61	3.30	口腔和咽喉(除外鼻咽)(C00–C10,C12–C14)	4.37	2.07	3.25	肝脏(C22)	4.55	2.21	2.97
合计	所有部位合计	208.12	100.00	141.91	所有部位合计	211.04	100.00	138.21	所有部位合计	205.33	100.00	146.00

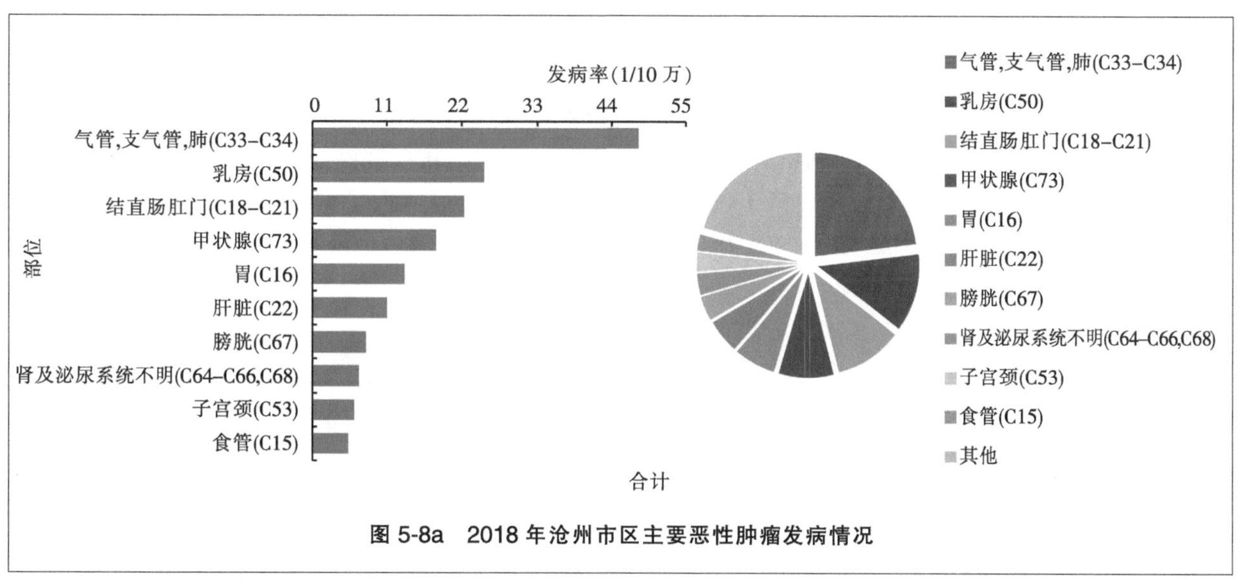

图 5-8a　2018 年沧州市区主要恶性肿瘤发病情况

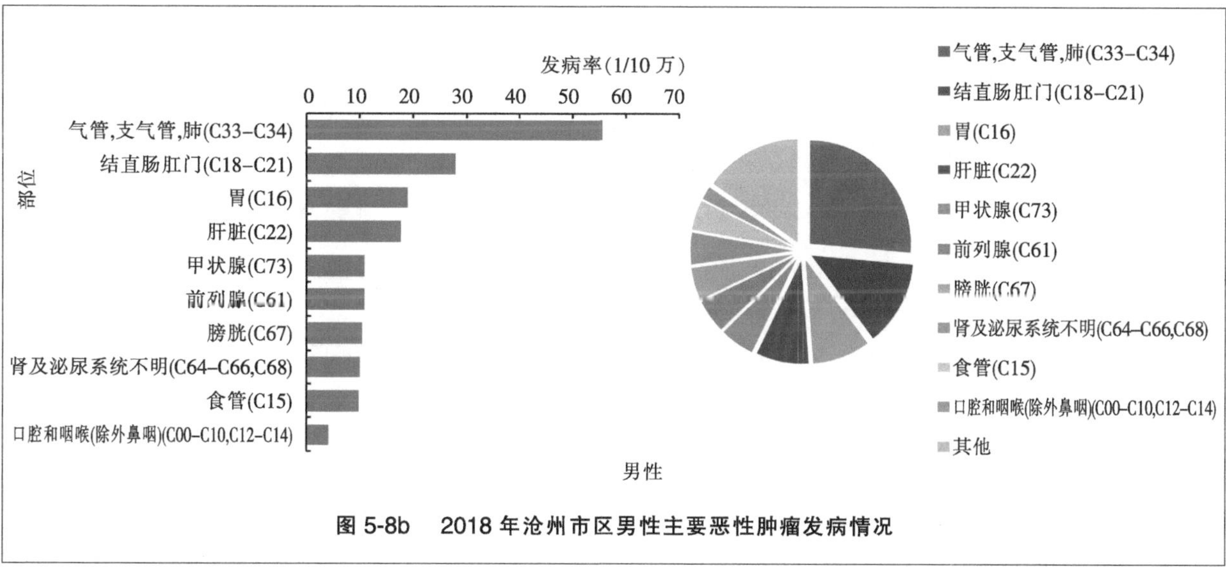

图 5-8b　2018 年沧州市区男性主要恶性肿瘤发病情况

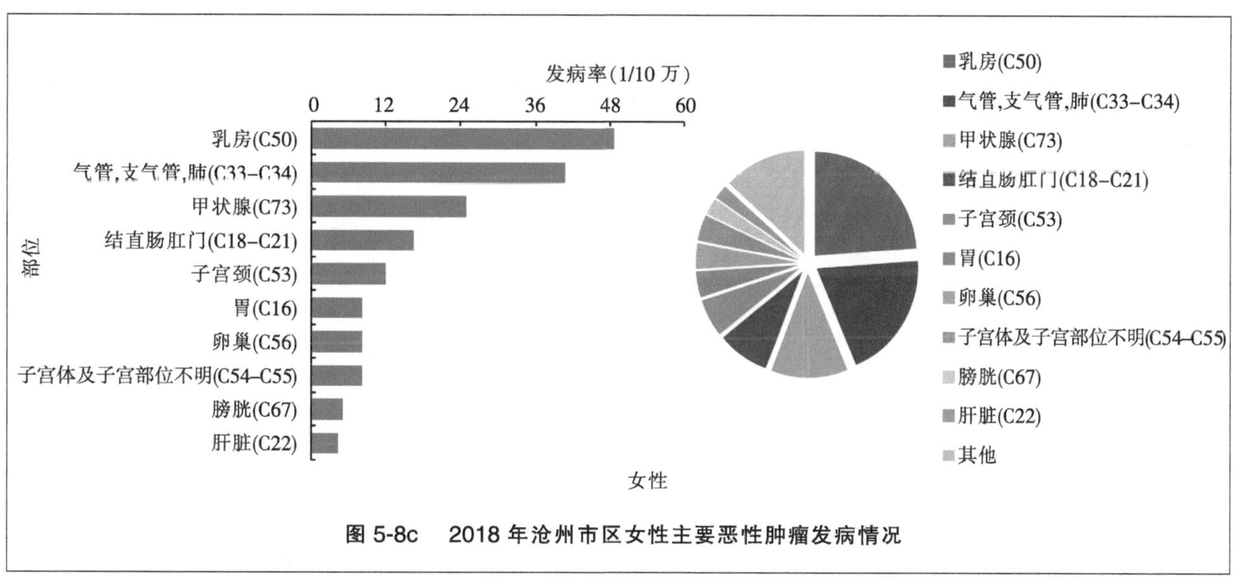

图 5-8c　2018 年沧州市区女性主要恶性肿瘤发病情况

三、2018 年沧州市区主要恶性肿瘤死亡情况

2018 年沧州市区恶性肿瘤死亡率为 123.94/10 万，其中男性 136.72/10 万，女性 111.76/10 万。恶性肿瘤死亡第 1 位的是肺癌，其次是结直肠癌、胃癌、乳腺癌和肝癌，前 10 位恶性肿瘤占全部恶性肿瘤死亡的 76.84%。男性死亡第 1 位的也是肺癌，其次是结直肠癌、胃癌、肝癌和食管癌，男性前 10 位恶性肿瘤占全部恶性肿瘤死亡的 88.08%；女性死亡第 1 位的也是肺癌，其次为乳腺癌、子宫体癌、胃癌和卵巢癌，女性前 10 位恶性肿瘤占全部恶性肿瘤死亡的 78.31%(表 5-8b，图 5-8d~5-8f)。沧州市区 2018 年恶性肿瘤总体死亡率与 2017 年相比有所下降。

表 5-8b　2018 年沧州市区主要恶性肿瘤死亡指标

顺位	合计				男性				女性			
	部位	死亡率 (1/10^5)	构成 (%)	中标率 (1/10^5)	部位	死亡率 (1/10^5)	构成 (%)	中标率 (1/10^5)	部位	死亡率 (1/10^5)	构成 (%)	中标率 (1/10^5)
1	气管,支气管,肺(C33–C34)	38.40	30.99	22.07	气管,支气管,肺(C33–C34)	44.91	32.85	26.11	气管,支气管,肺(C33–C34)	32.20	28.81	18.27
2	结直肠肛门(C18–C21)	11.06	8.92	6.38	结直肠肛门(C18–C21)	17.09	12.50	10.16	乳房(C50)	15.53	13.90	9.77
3	胃(C16)	9.70	7.82	5.50	胃(C16)	13.12	9.59	7.53	子宫体及子宫部位不明(C54–C55)	7.20	6.44	5.00
4	乳房(C50)	7.95	6.42	5.03	肝脏(C22)	9.94	7.27	7.05	胃(C16)	6.44	5.76	3.65
5	肝脏(C22)	7.18	5.79	4.82	食管(C15)	8.35	6.10	4.82	卵巢(C56)	6.06	5.42	3.79
6	食管(C15)	5.62	4.54	3.20	膀胱(C67)	7.55	5.52	4.46	结直肠肛门(C18–C21)	5.30	4.75	2.93
7	膀胱(C67)	4.46	3.60	2.60	肾及泌尿系统不明(C64–C66,C68)	7.15	5.23	4.75	肝脏(C22)	4.55	4.07	2.76
8	肾及泌尿系统不明(C64–C66,C68)	4.07	3.29	2.68	前列腺(C61)	5.17	3.78	2.59	甲状腺(C73)	3.79	3.39	2.57
9	子宫体及子宫部位不明(C54–C55)	3.69	2.97	2.58	脑,神经系统(C70–C72)	3.58	2.62	2.92	胰腺(C25)	3.41	3.05	2.24
10	卵巢(C56)	3.10	2.50	1.94	胆囊及其他(C23–C24)	3.58	2.62	2.17	食管(C15)	3.03	2.71	1.69
合计	所有部位合计	123.94	100.00	75.03	所有部位合计	136.72	100.00	82.64	所有部位合计	111.76	100.00	68.17

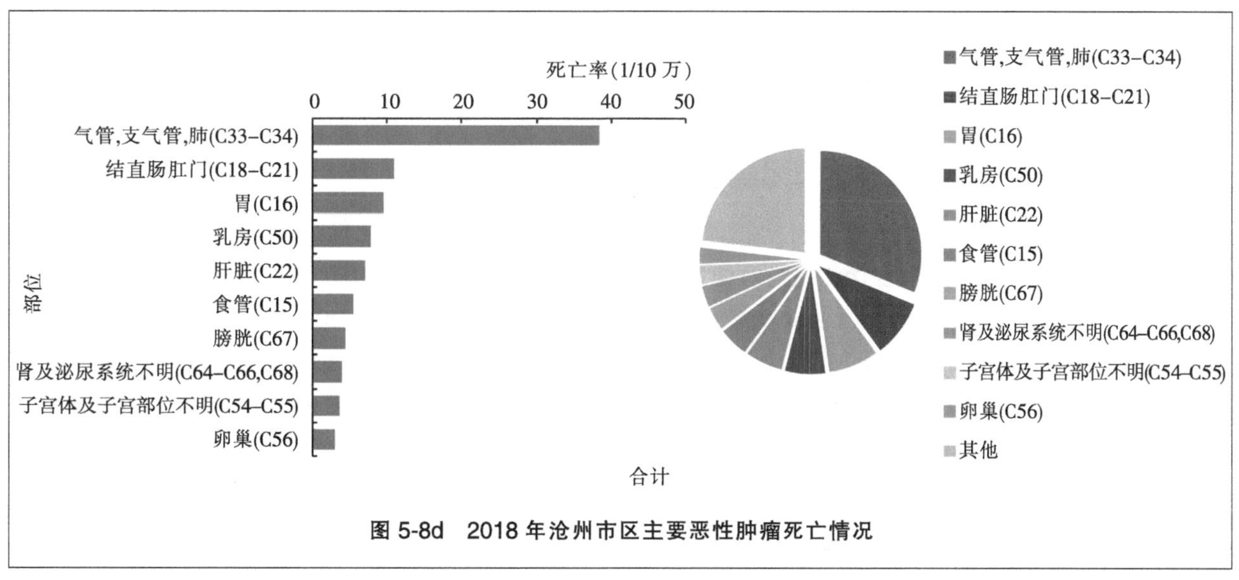

图 5-8d　2018 年沧州市区主要恶性肿瘤死亡情况

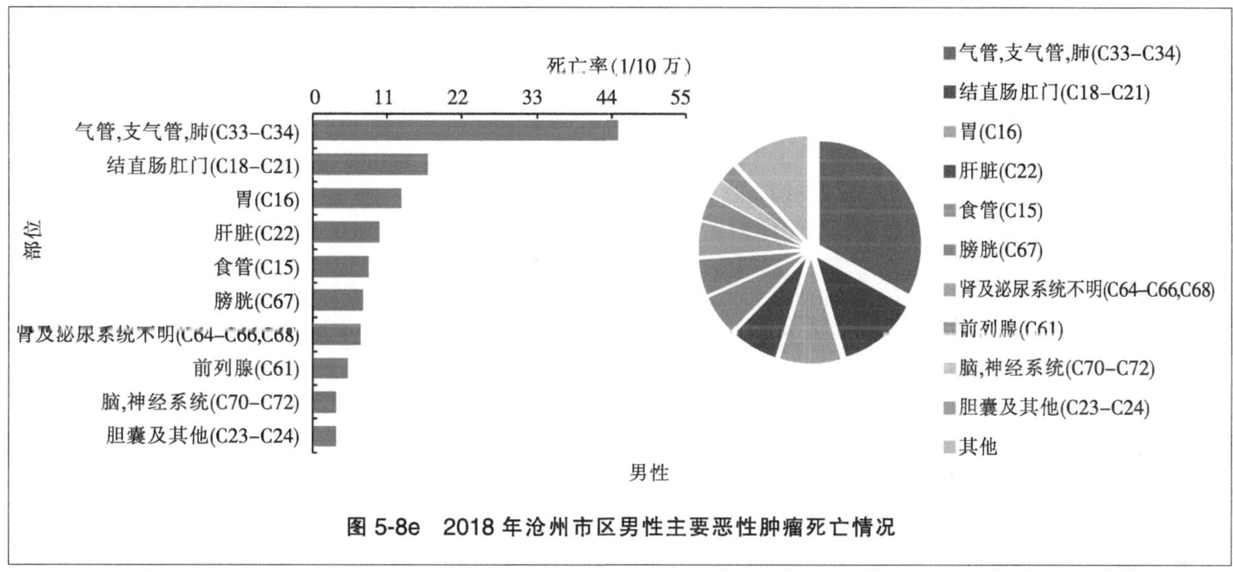

图 5-8e　2018 年沧州市区男性主要恶性肿瘤死亡情况

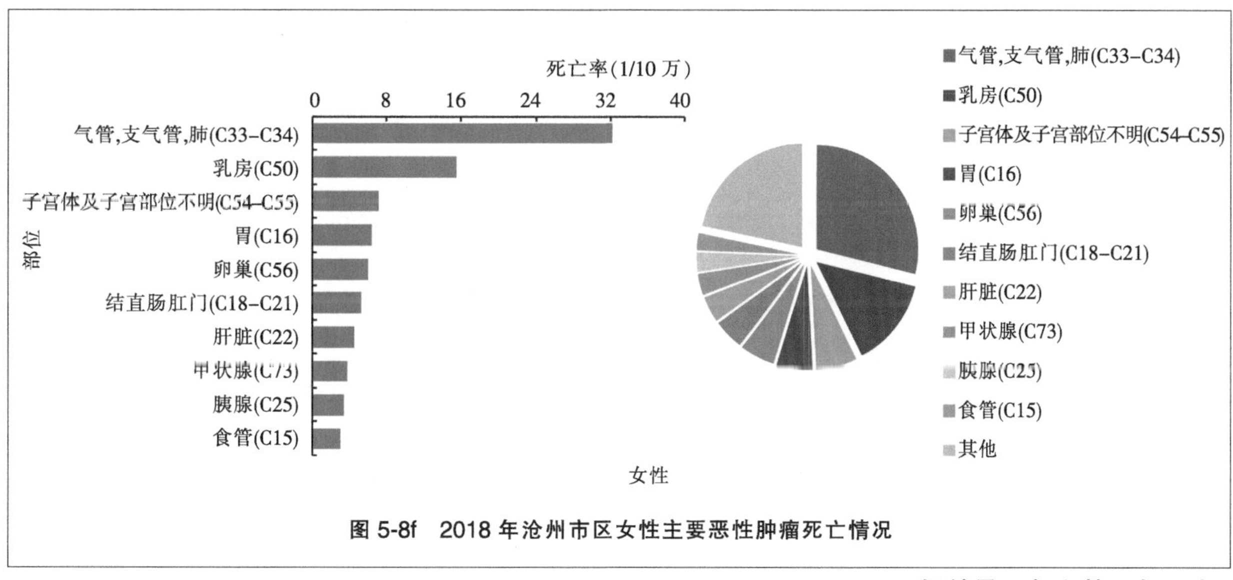

图 5-8f　2018 年沧州市区女性主要恶性肿瘤死亡情况

（杨希晨　鲁文慧　师　金）

第九节 丰宁满族自治县肿瘤发病与死亡情况

一、丰宁满族自治县肿瘤登记基本情况

丰宁满族自治县位于河北省北部、承德市西部，南邻北京市怀柔区，北靠内蒙古自治区正蓝旗、多伦县，东接承德市围场县、隆化县、滦平县，西面与张家口市赤城县、沽源县接壤，总面积 8 765 平方千米，辖 9 镇 17 乡，有满、蒙、回、汉等 13 个民族，满族人口占总人口的 63.5%。截至 2017 年年末丰宁县总人口数为 407 151 人。丰宁县卫生局下辖 35 个医疗卫生单位，其中有县医院、疾控中心、卫生监督所、卫生进修学校和红十字会等 9 个单位；乡镇有中心卫生院 10 所、乡镇卫生院 16 所。2012 年丰宁满族自治县被列为国家级肿瘤登记处的一员，2016 年丰宁县肿瘤登记处由县疾病预防控制中心转至丰宁县医院，负责人为县医院副院长梁树军同志，现有工作人员 3 名。

二、2018 年丰宁满族自治县主要恶性肿瘤发病情况

2018 丰宁满族自治县恶性肿瘤发病率为 201.73/10 万，其中男性 218.19/10 万，女性 184.32/10 万。恶性肿瘤发病第 1 位的是胃癌，其次是结直肠癌、肺癌、乳腺癌和肝癌，前 10 位恶性肿瘤占全部恶性肿瘤发病的 82.04%。男性发病第 1 位的也是胃癌，其次是肺癌、结直肠癌、肝癌和食管癌，男性前 10 位恶性肿瘤占全部恶性肿瘤发病的 86.90%；女性发病第 1 位的是乳腺癌，其次是结直肠癌、肺癌、子宫颈癌和甲状腺癌，女性前 10 位恶性肿瘤占全部恶性肿瘤发病的 87.98%(表 5-9a，图 5-9a~5-9c)。

表 5-9a 2018 年丰宁满族自治县主要恶性肿瘤发病指标

顺位	合计				男性				女性			
	部位	发病率 (1/10^5)	构成 (%)	中标率 (1/10^5)	部位	发病率 (1/10^5)	构成 (%)	中标率 (1/10^5)	部位	发病率 (1/10^5)	构成 (%)	中标率 (1/10^5)
1	胃(C16)	29.62	14.68	18.87	胃(C16)	47.16	21.62	29.77	乳房(C50)	49.86	27.05	34.52
2	结直肠肛门(C18–C21)	25.95	12.86	16.33	气管,支气管,肺(C33–C34)	31.92	14.63	20.05	结直肠肛门(C18–C21)	21.15	11.48	13.17
3	气管,支气管,肺(C33–C34)	24.24	12.01	15.70	结直肠肛门(C18–C21)	30.49	13.97	19.37	气管,支气管,肺(C33–C34)	16.12	8.74	11.28
4	乳房(C50)	24.24	12.01	16.84	肝脏(C22)	28.11	12.88	19.39	子宫颈(C53)	14.60	7.92	10.43
5	肝脏(C22)	19.59	9.71	13.20	食管(C15)	15.72	7.21	9.76	甲状腺(C73)	11.58	6.28	10.18
6	食管(C15)	13.22	6.55	8.41	淋巴瘤(C81–C85,C88,C90,C96)	10.96	5.02	6.89	胃(C16)	11.08	6.01	7.60
7	淋巴瘤(C81–C85,C88,C90,C96)	9.06	4.49	5.64	前列腺(C61)	8.10	3.71	5.55	食管(C15)	10.58	5.74	7.02
8	子宫颈(C53)	7.10	3.52	5.10	胰腺(C25)	7.62	3.49	4.46	肝脏(C22)	10.58	5.74	6.69
9	甲状腺(C73)	6.61	3.28	5.50	膀胱(C67)	5.24	2.40	3.16	子宫体及子宫部位不明(C54–C55)	9.57	5.19	5.99
10	胰腺(C25)	5.88	2.91	3.73	白血病(C91–C95)	4.29	1.97	2.88	淋巴瘤(C81–C85,C88,C90,C96)	7.05	3.83	4.36
合计	所有部位	201.73	100.00	134.51	所有部位	218.19	100.00	140.81	所有部位	184.32	100.00	128.42

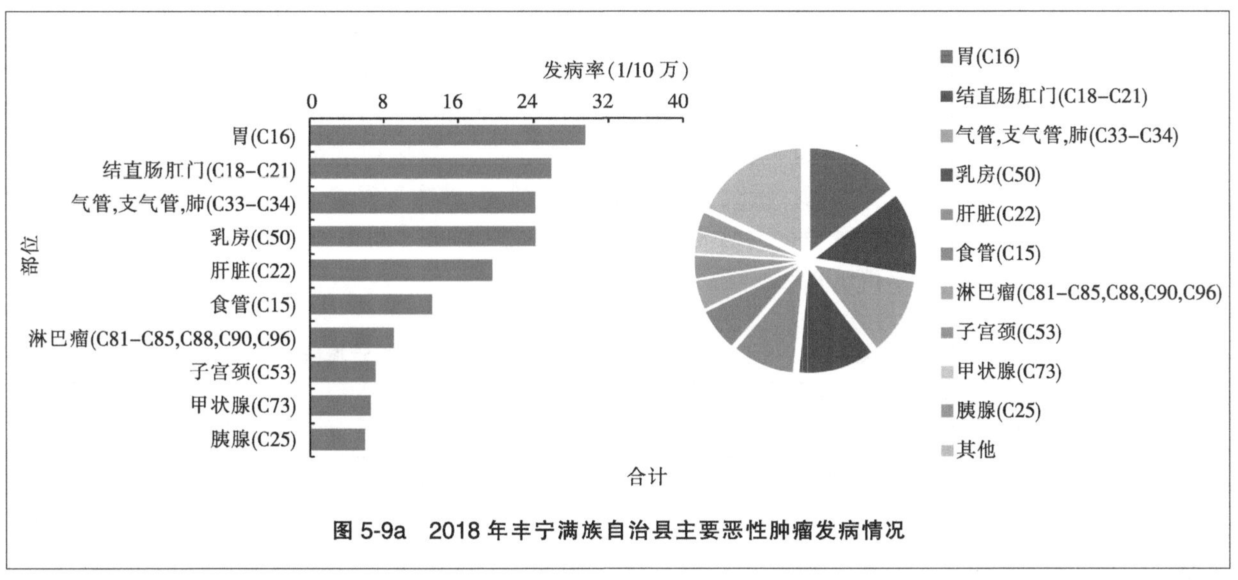

图 5-9a 2018 年丰宁满族自治县主要恶性肿瘤发病情况

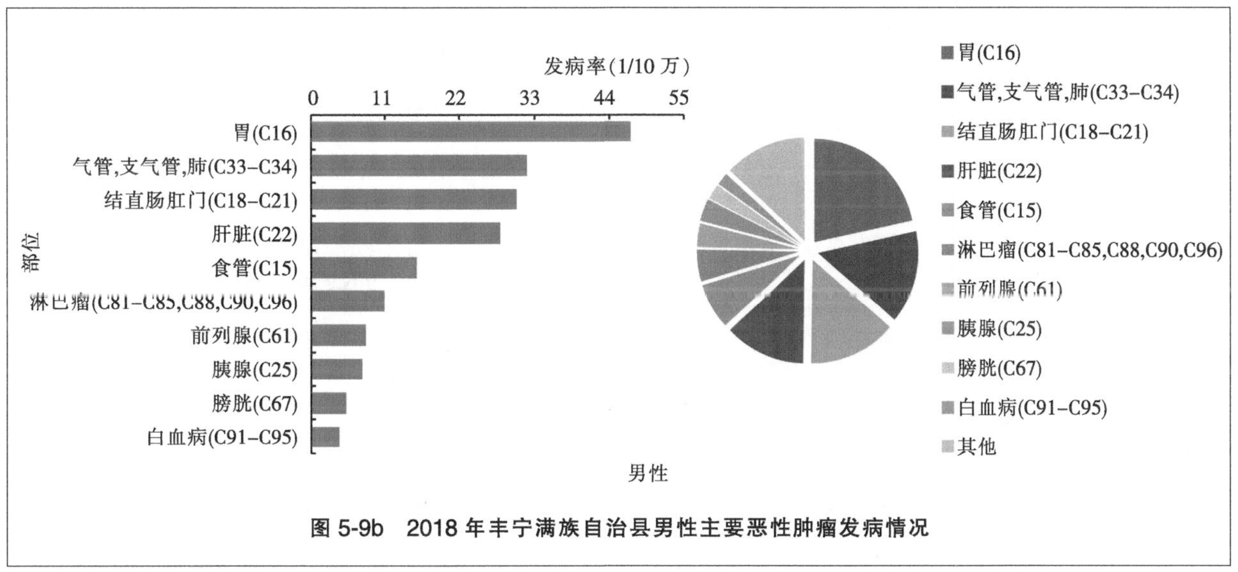

图 5-9b 2018 年丰宁满族自治县男性主要恶性肿瘤发病情况

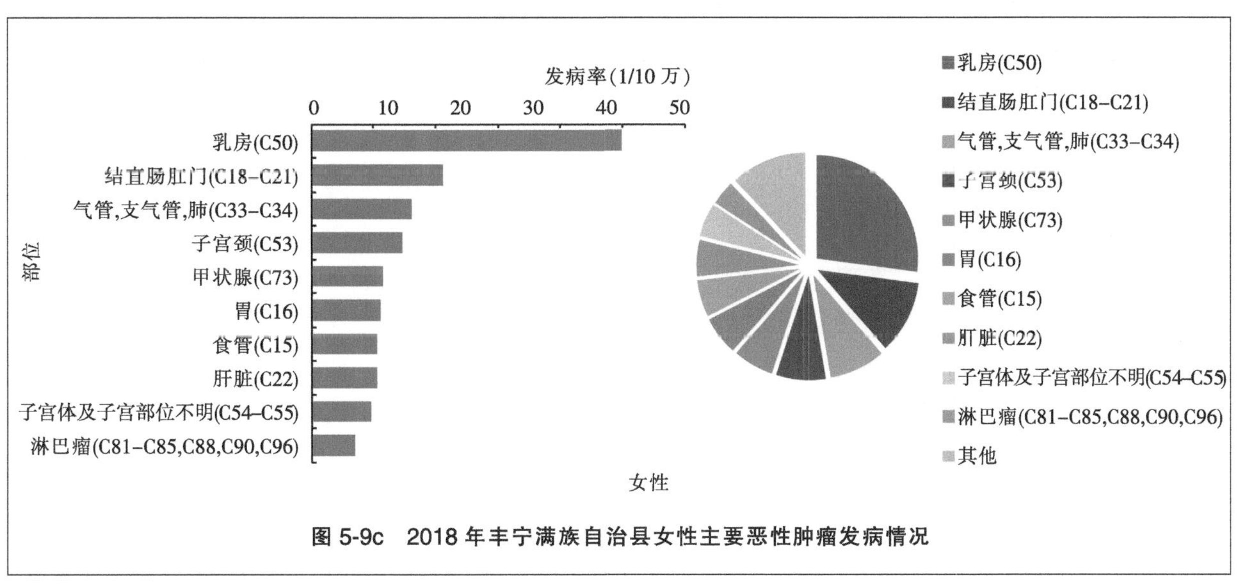

图 5-9c 2018 年丰宁满族自治县女性主要恶性肿瘤发病情况

三、2018 年丰宁满族自治县主要恶性肿瘤死亡情况

2018 年丰宁满族自治县恶性肿瘤死亡率为 127.55/10 万，其中男性 162.45/10 万，女性 90.65/10 万。恶性肿瘤死亡第 1 位的是肺癌，其次是胃癌、肝癌、食管癌和结直肠癌，前 10 位恶性肿瘤占全部恶性肿瘤死亡的 78.50%。男性死亡第 1 位的也是肺癌，其次为胃癌、肝癌、食管癌和结直肠癌，男性前 10 位恶性肿瘤占全部恶性肿瘤死亡的 82.11%；女性死亡第 1 位的也是肺癌，其次是胃癌、肝癌、乳腺癌和食管癌，女性前 10 位恶性肿瘤占全部恶性肿瘤死亡的 80.00%（表 5-9b，图 5-9d~5-9f）。丰宁满族自治县 2018 年恶性肿瘤总体死亡率与 2017 年相比有所下降。

表 5-9b　2018 年丰宁满族自治县主要恶性肿瘤死亡指标

顺位	合计				男性				女性			
	部位	死亡率 (1/10⁵)	构成 (%)	中标率 (1/10⁵)	部位	死亡率 (1/10⁵)	构成 (%)	中标率 (1/10⁵)	部位	死亡率 (1/10⁵)	构成 (%)	中标率 (1/10⁵)
1	气管,支气管,肺 (C33–C34)	26.93	21.11	17.29	气管,支气管,肺 (C33–C34)	33.35	20.53	21.61	气管,支气管,肺 (C33–C34)	20.14	22.22	12.79
2	胃(C16)	18.61	14.59	12.77	胃(C16)	26.68	16.42	17.67	胃(C16)	10.07	11.11	7.75
3	肝脏(C22)	17.14	13.44	12.05	肝脏(C22)	23.82	14.66	16.37	肝脏(C22)	10.07	11.11	7.53
4	食管(C15)	11.02	8.64	8.48	食管(C15)	15.24	9.38	10.67	乳房(C50)	7.55	8.33	4.68
5	结直肠肛门 (C18–C21)	8.81	6.91	5.90	结直肠肛门 (C18–C21)	11.91	7.33	8.09	食管(C15)	6.55	7.22	6.24
6	胰腺(C25)	4.65	3.65	2.90	胰腺(C25)	6.19	3.81	4.08	结直肠肛门 (C18–C21)	5.54	6.11	3.63
7	乳房(C50)	3.67	2.88	2.29	淋巴瘤 (C81–C85,C88,C90,C96)	5.72	3.52	4.46	子宫颈(C53)	5.04	5.56	3.64
8	淋巴瘤 (C81–C85,C88,C90,C96)	3.18	2.50	2.42	白血病(C91–C95)	3.81	2.35	3.11	胰腺(C25)	3.02	3.33	1.66
9	脑,神经系统 (C70–C72)	3.18	2.50	2.12	脑,神经系统 (C70–C72)	3.81	2.35	2.37	脑,神经系统 (C70–C72)	2.52	2.78	1.91
10	白血病(C91–C95)	2.94	2.30	2.26	前列腺(C61)	2.86	1.76	2.14	甲状腺(C73)	2.01	2.22	1.77
合计	所有部位	127.55	100.00	88.15	所有部位	162.45	100.00	110.81	所有部位	90.65	100.00	64.67

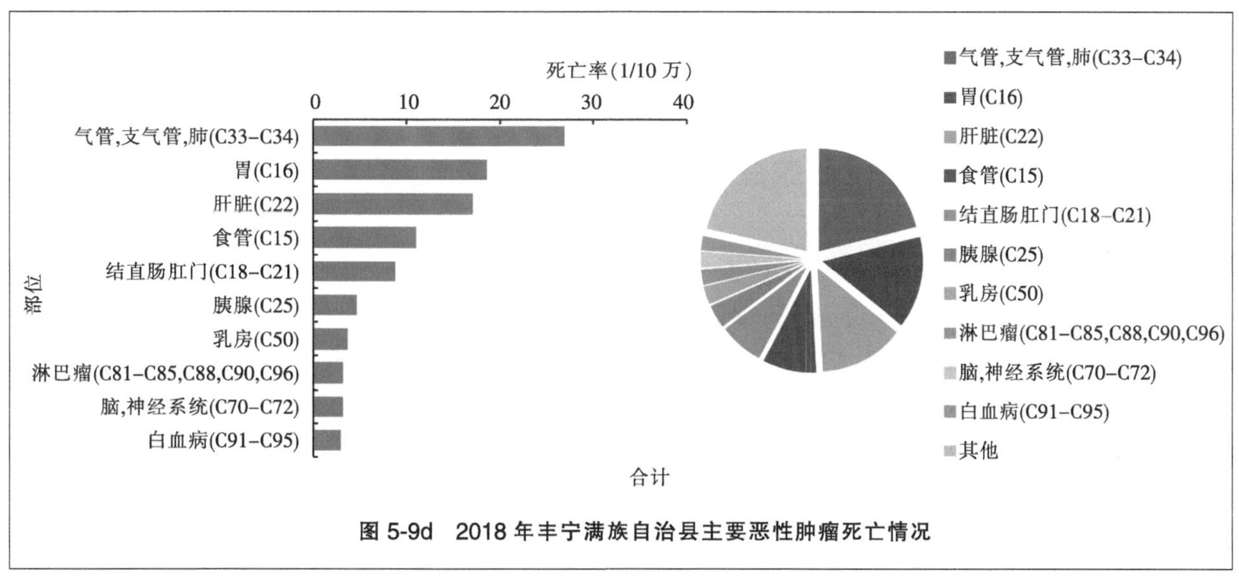

图 5-9d　2018 年丰宁满族自治县主要恶性肿瘤死亡情况

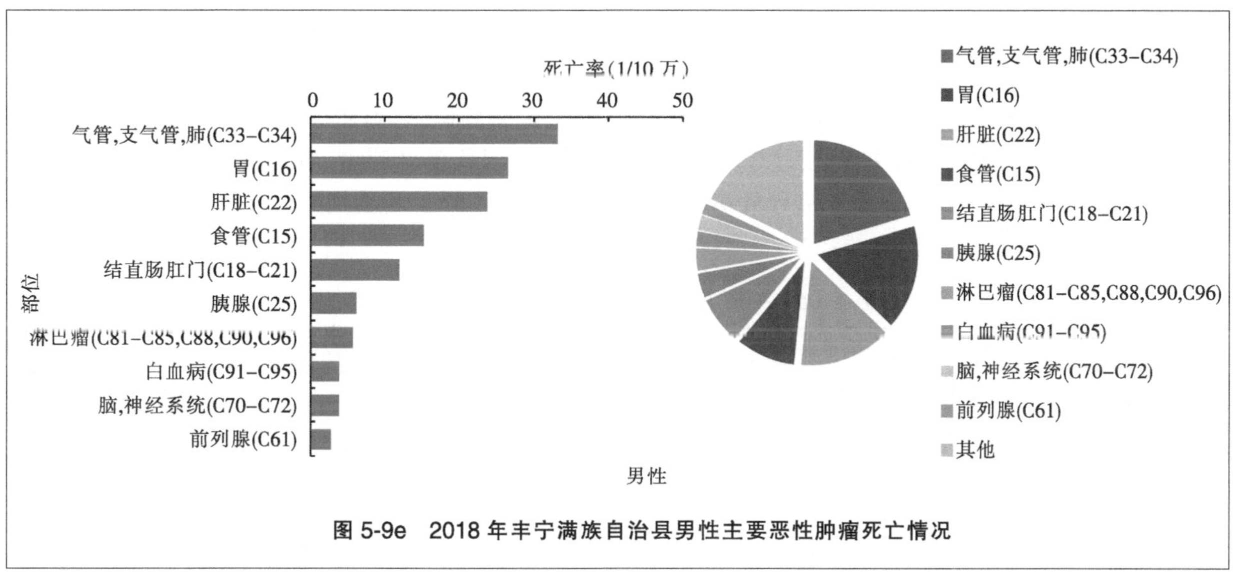

图 5-9e　2018 年丰宁满族自治县男性主要恶性肿瘤死亡情况

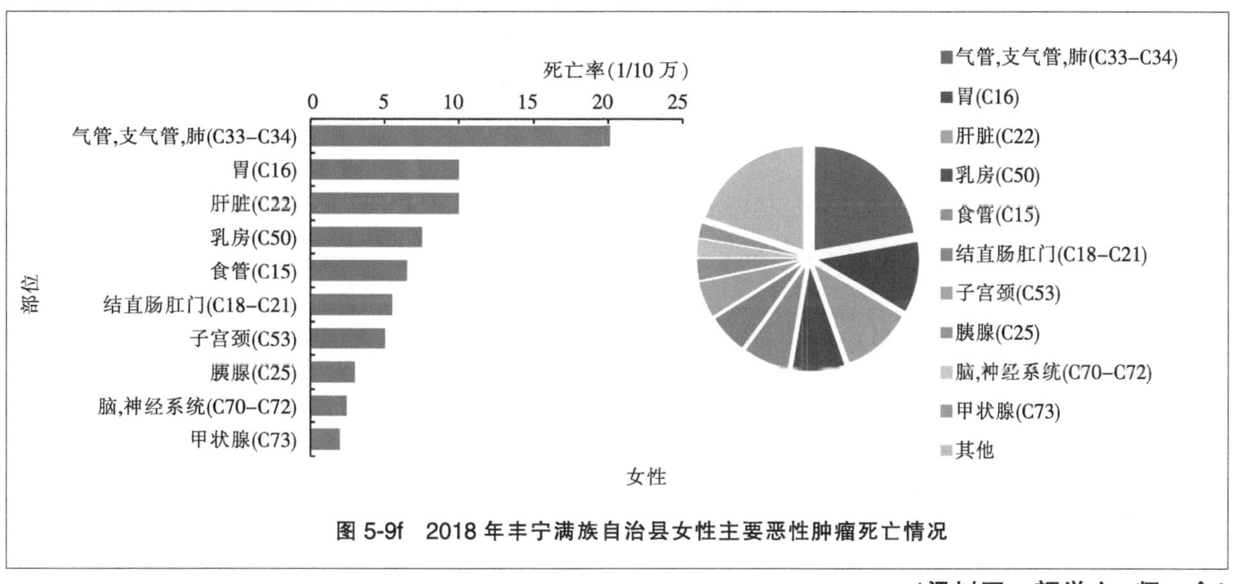

图 5-9f　2018 年丰宁满族自治县女性主要恶性肿瘤死亡情况

（梁树军　颜学文　师　金）

第十节 石家庄市区及郊县肿瘤发病与死亡情况

石家庄市区肿瘤发病与死亡情况

一、石家庄市肿瘤登记基本情况

石家庄市是河北省省会，地处华北平原腹地，河北省中南部，环渤海湾经济区，位于北纬 37°27′—38°47′，东经 113°30′—115°20′之间，东与衡水接壤，南与邢台毗连，西与山西为邻，北与保定交界，距首都北京 273 千米。全市现辖 8 个区、11 个县、2 个县级市和 1 个国家级高新技术开发区，辖区总面积 1.58 万平方千米。2013 年成立以人群为基础的覆盖石家庄市肿瘤登记处，登记处办公室设在石家庄市控中心慢性病防治所。2014 年城市登记处覆盖人口 2 096 556，覆盖面积 345 平方千米。登记处下设长安区、桥西区、新华区、裕华区 4 个肿瘤登记处。负责辖区内肿瘤发病和死亡病例的收集、录入、审核、报告和随访工作。

二、2018 年石家庄市区主要恶性肿瘤发病情况

2018 年石家庄市区恶性肿瘤发病率为 269.31/10 万，其中男性 279.93/10 万，女性 259.12/10 万。恶性肿瘤发病第 1 位的是肺癌，其次是结直肠癌、胃癌、乳腺癌和甲状腺癌，前 10 位恶性肿瘤占全部恶性肿瘤发病的 75.35%。男性发病第 1 位的也是肺癌，其次是胃癌、结直肠癌、肝癌和食管癌，男性前 10 位恶性肿瘤占全部恶性肿瘤发病的 81.33%；女性发病第 1 位的是肺癌，其次是乳腺癌、甲状腺癌、结直肠癌和子宫颈癌，女性前 10 位恶性肿瘤占全部恶性肿瘤发病的 80.79%（表 5-10a，图 5-10a~5-10c）。

表 5-10a 2018 年石家庄市区主要恶性肿瘤发病指标

顺位	合计				男性				女性			
	部位	发病率 (1/10⁵)	构成 (%)	中标率 (1/10⁵)	部位	发病率 (1/10⁵)	构成 (%)	中标率 (1/10⁵)	部位	发病率 (1/10⁵)	构成 (%)	中标率 (1/10⁵)
1	气管,支气管,肺 (C33–C34)	56.98	21.16	34.23	气管,支气管,肺 (C33–C34)	63.51	22.69	38.07	气管,支气管,肺 (C33–C34)	50.72	19.57	30.61
2	结直肠肛门 (C18–C21)	29.19	10.84	17.24	胃(C16)	38.09	13.61	22.46	乳房(C50)	41.20	15.90	29.06
3	胃(C16)	24.89	9.24	14.60	结直肠肛门 (C18–C21)	31.71	11.33	19.08	甲状腺(C73)	29.23	11.28	24.39
4	乳房(C50)	21.03	7.81	14.77	肝脏(C22)	27.73	9.91	17.24	结直肠肛门 (C18–C21)	26.76	10.33	15.44
5	甲状腺(C73)	20.25	7.52	17.27	食管(C15)	13.82	4.94	7.93	子宫颈(C53)	13.51	5.21	10.32
6	肝脏(C22)	16.74	6.22	10.11	前列腺(C61)	12.31	4.40	6.51	胃(C16)	12.23	4.72	7.23
7	食管(C15)	11.15	4.14	6.22	甲状腺(C73)	10.90	3.89	9.74	子宫体及子宫部位不明(C54–C55)	9.94	3.84	7.09
8	淋巴瘤 (C81–C85,C88,C90,C96)	8.24	3.06	5.45	膀胱(C67)	10.90	3.89	6.41	卵巢(C56)	8.67	3.34	6.19
9	肾及泌尿系统不明 (C64–C66,C68)	7.55	2.80	4.94	肾及泌尿系统不明 (C64–C66,C68)	10.72	3.83	6.97	食管(C15)	8.58	3.31	4.60
10	子宫颈(C53)	6.90	2.56	5.28	淋巴瘤 (C81–C85,C88,C90,C96)	7.97	2.85	5.11	淋巴瘤 (C81–C85,C88,C90,C96)	8.50	3.28	5.80
合计	所有部位	269.31	100.00	172.89	所有部位	279.93	100.00	174.31	所有部位	259.12	100.00	172.01

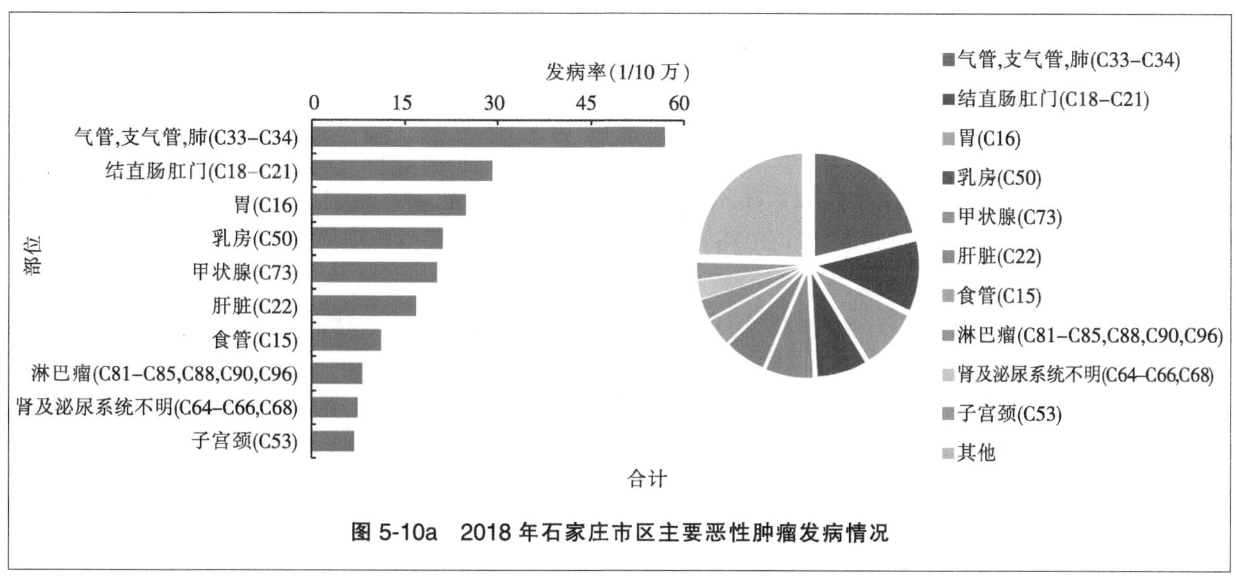

图 5-10a　2018 年石家庄市区主要恶性肿瘤发病情况

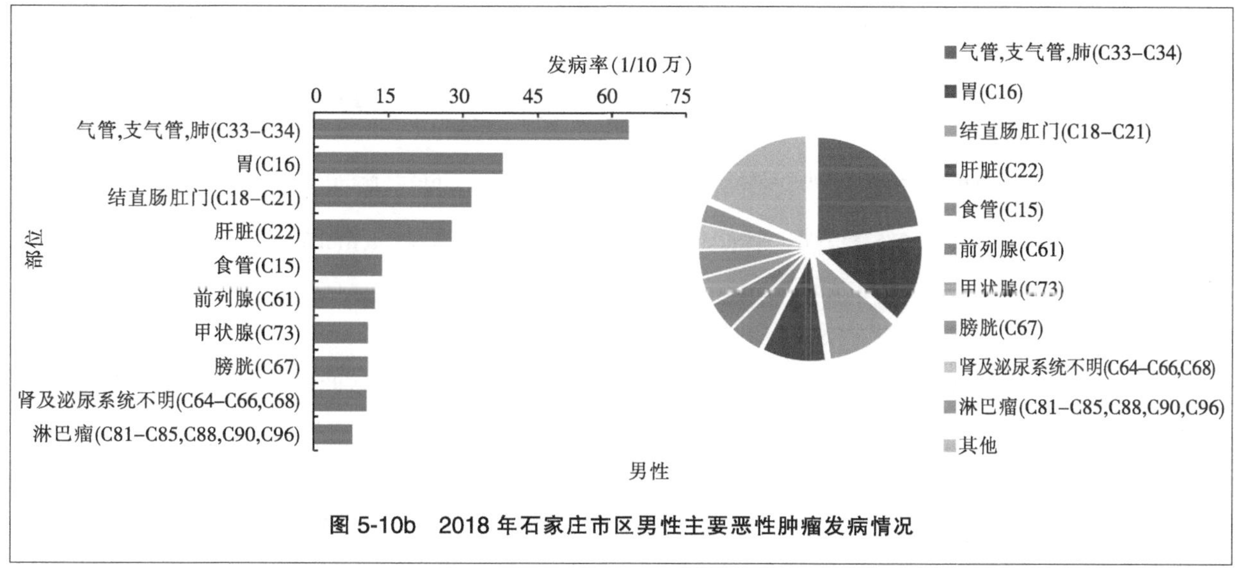

图 5-10b　2018 年石家庄市区男性主要恶性肿瘤发病情况

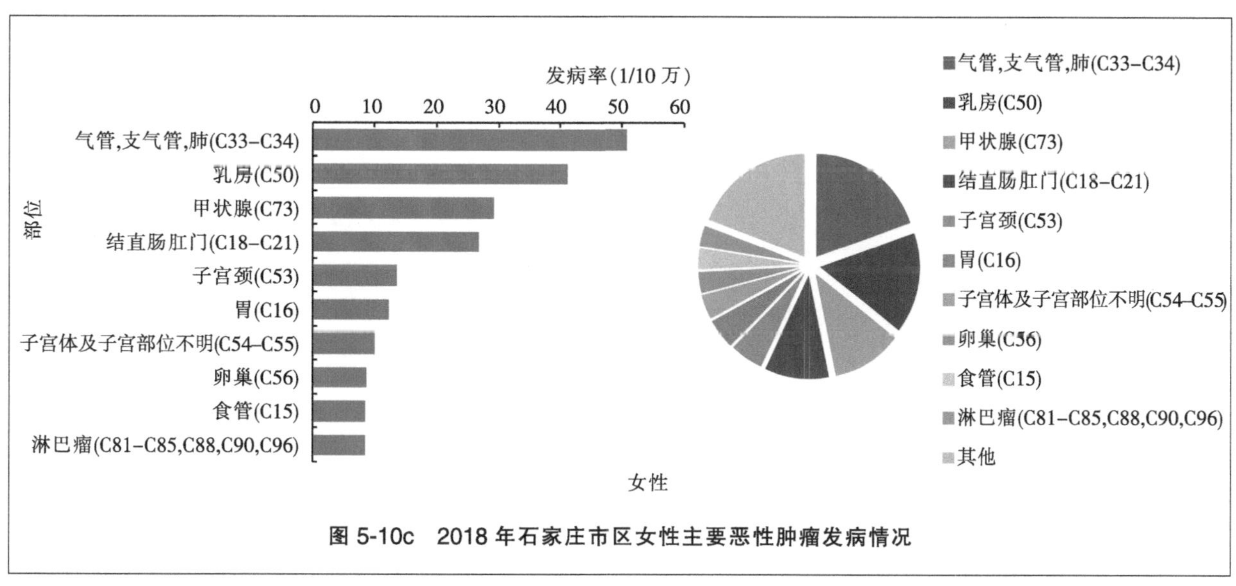

图 5-10c　2018 年石家庄市区女性主要恶性肿瘤发病情况

三、2018 年石家庄市区主要恶性肿瘤死亡情况

2018 年石家庄市区恶性肿瘤死亡率为 152.82/10 万，其中男性 190.81/10 万，女性 116.39/10 万。恶性肿瘤死亡第 1 位的是肺癌，其次是胃癌、肝癌、结直肠癌和食管癌，前 10 位恶性肿瘤占全部恶性肿瘤死亡的 81.53%。男性死亡第 1 位的也是肺癌，其次是胃癌、肝癌、结直肠癌和食管癌，男性前 10 位恶性肿瘤占全部恶性肿瘤死亡的 86.40%；女性死亡第 1 位的也是肺癌，其次为胃癌、结直肠癌、乳腺癌和肝癌，女性前 10 位恶性肿瘤占全部恶性肿瘤死亡的 78.83%（表 5-10b，图 5-10d~5-10f）。

表 5-10b　2018 年石家庄市区主要恶性肿瘤死亡指标

顺位	合计				男性				女性			
	部位	死亡率 (1/10^5)	构成 (%)	中标率 (1/10^5)	部位	死亡率 (1/10^5)	构成 (%)	中标率 (1/10^5)	部位	死亡率 (1/10^5)	构成 (%)	中标率 (1/10^5)
1	气管,支气管,肺 (C33–C34)	43.58	28.52	23.20	气管,支气管,肺 (C33–C34)	58.38	30.59	32.47	气管,支气管,肺 (C33–C34)	29.40	25.26	14.49
2	胃(C16)	20.34	13.31	10.87	胃(C16)	29.06	15.23	16.06	胃(C16)	11.98	10.29	6.09
3	肝脏(C22)	16.44	10.75	9.46	肝脏(C22)	26.04	13.65	15.43	结直肠肛门 (C18–C21)	11.89	10.22	5.58
4	结直肠肛门 (C18–C21)	12.88	8.43	6.59	结直肠肛门 (C18–C21)	13.91	7.29	7.67	乳房(C50)	9.69	8.32	6.40
5	食管(C15)	8.67	5.68	4.49	食管(C15)	11.96	6.27	6.66	肝脏(C22)	7.22	6.20	3.66
6	胰腺(C25)	5.72	3.75	3.17	胰腺(C25)	6.73	3.53	3.91	食管(C15)	5.52	4.74	2.38
7	乳房(C50)	4.94	3.23	3.27	淋巴瘤 (C81–C85,C88,C90,C96)	5.76	3.02	3.44	胰腺(C25)	4.76	4.09	2.46
8	淋巴瘤 (C81–C85,C88,C90,C96)	4.55	2.98	2.65	白血病(C91–C95)	4.69	2.46	3.35	卵巢(C56)	4.16	3.58	2.42
9	白血病(C91–C95)	4.21	2.75	3.03	前列腺(C61)	4.34	2.27	2.13	白血病(C91–C95)	3.74	3.21	2.77
10	脑,神经系统 (C70–C72)	3.25	2.13	2.22	脑,神经系统 (C70–C72)	3.99	2.09	3.01	淋巴瘤 (C81–C85,C88,C90,C96)	3.40	2.92	1.91
合计	所有部位	152.82	100.00	84.82	所有部位	190.81	100.00	108.65	所有部位	116.39	100.00	62.54

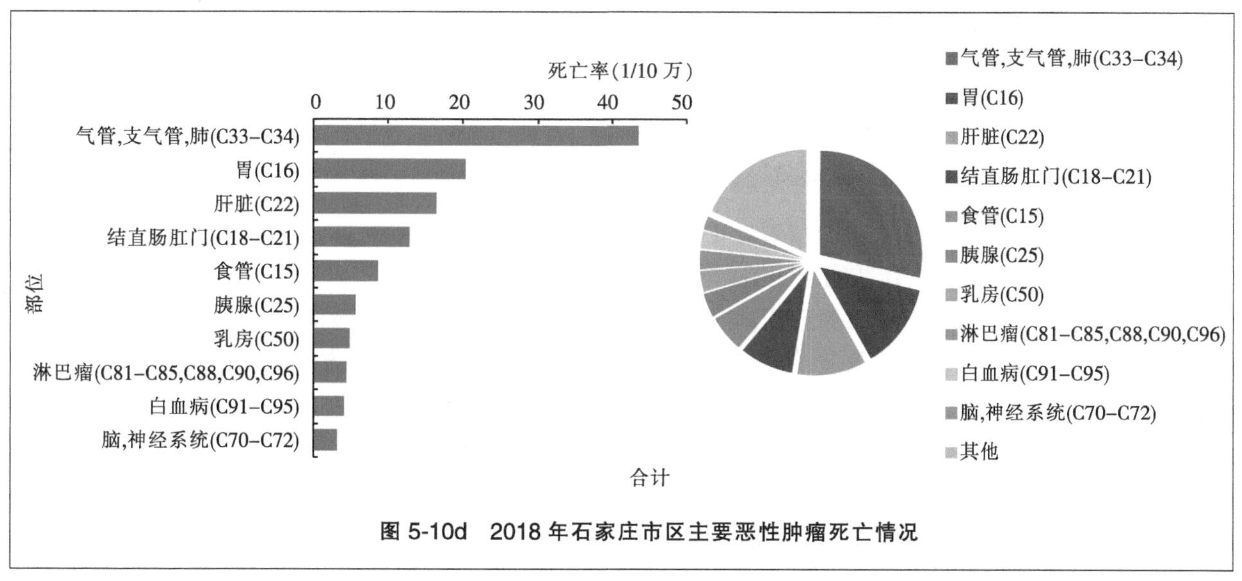

图 5-10d　2018 年石家庄市区主要恶性肿瘤死亡情况

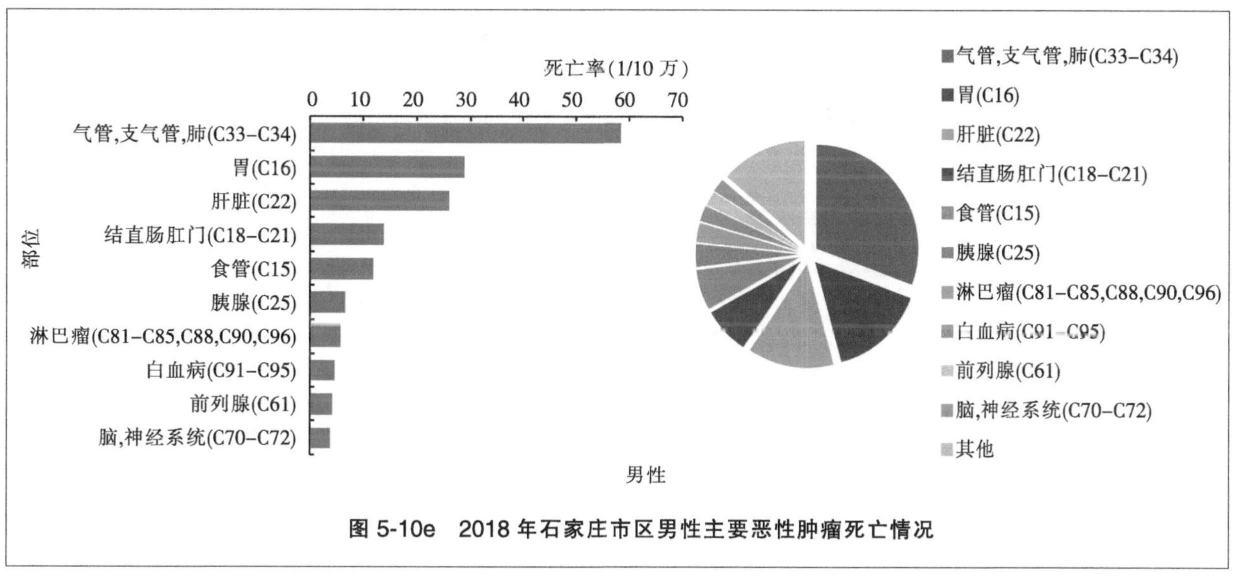

图 5-10e　2018 年石家庄市区男性主要恶性肿瘤死亡情况

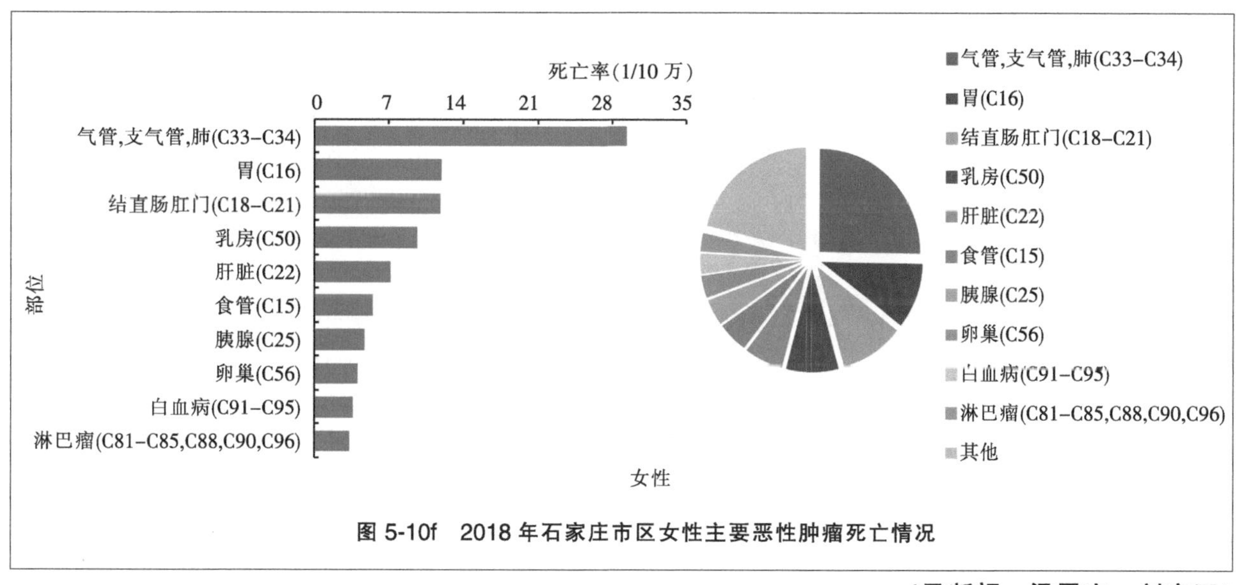

图 5-10f　2018 年石家庄市区女性主要恶性肿瘤死亡情况

（马新颜　梁震宇　刘言玉）

石家庄郊县肿瘤发病与死亡情况

一、石家庄郊县肿瘤登记基本情况

2013 年成立了以人群为基础的覆盖城市 4 区的石家庄市城市肿瘤登记处，登记处办公室设在石家庄市疾病预防控制中心慢性病防治所,2014 年增加了郊县肿瘤登记处。郊县登记处下设鹿泉区、栾城区、藁城区、深泽县、正定县 5 个肿瘤登记处,分别负责辖区内肿瘤发病和死亡病例的收集、录入、审核、报告和随访工作。2014 年郊县登记处覆盖人口 2 284 631 人,覆盖面积 2 440 平方千米。

二、2018 年石家庄郊县主要恶性肿瘤发病情况

2018 年石家庄郊县恶性肿瘤发病率为 229.47/10 万,其中男性 256.33/10 万,女性 202.81/10 万。恶性肿瘤发病第 1 位的是肺癌,其次是胃癌、肝癌、乳腺癌和食管癌,前 10 位恶性肿瘤占全部恶性肿瘤发病的 78.88%。男性发病第 1 位的也是肺癌,其次是胃癌、肝癌、食管癌和结直肠癌,男性前 10 位恶性肿瘤占全部恶性肿瘤发病的 84.49%;女性发病第 1 位的是乳腺癌,其次是肺癌、结直肠癌、胃癌和食管癌,女性前 10 位恶性肿瘤占全部恶性肿瘤发病的 80.38%(表 5-10c,图 5-10g~5-10i)。

表 5-10c　2018 年石家庄郊县主要恶性肿瘤发病指标

顺位	合计				男性				女性			
	部位	发病率 (1/10⁵)	构成 (%)	中标率 (1/10⁵)	部位	发病率 (1/10⁵)	构成 (%)	中标率 (1/10⁵)	部位	发病率 (1/10⁵)	构成 (%)	中标率 (1/10⁵)
1	气管,支气管,肺(C33–C34)	51.20	22.31	33.11	气管,支气管,肺(C33–C34)	69.77	27.22	47.39	乳房(C50)	36.57	18.03	28.30
2	胃(C16)	30.77	13.41	20.18	胃(C16)	47.60	18.57	32.66	气管,支气管,肺(C33–C34)	32.77	16.16	20.85
3	肝脏(C22)	20.35	8.87	13.75	肝脏(C22)	30.59	11.93	21.59	结直肠肛门(C18–C21)	14.31	7.06	8.92
4	乳房(C50)	18.56	8.09	14.52	食管(C15)	22.17	8.65	15.10	胃(C16)	14.07	6.94	9.13
5	食管(C15)	17.57	7.65	10.99	结直肠肛门(C18–C21)	20.26	7.90	14.23	食管(C15)	12.99	6.41	7.35
6	结直肠肛门(C18–C21)	17.27	7.53	11.42	肾及泌尿系统不明(C64–C66,C68)	5.59	2.18	4.03	子宫颈(C53)	12.49	6.16	9.78
7	甲状腺(C73)	7.43	3.24	6.86	膀胱(C67)	5.50	2.15	3.96	子宫体及子宫部位不明(C54–C55)	11.92	5.88	8.39
8	子宫颈(C53)	6.27	2.73	4.95	口腔和咽喉(除外鼻咽)(C00–C10,C12–C14)	5.25	2.05	3.72	甲状腺(C73)	11.50	5.67	10.51
9	子宫体及子宫部位不明(C54–C55)	5.98	2.61	4.27	脑,神经系统(C70–C72)	5.00	1.95	4.07	肝脏(C22)	10.18	5.02	6.27
10	脑,神经系统(C70–C72)	5.61	2.44	4.42	淋巴瘤(C81–C85,C88,C90,C96)	4.83	1.89	3.61	脑,神经系统(C70–C72)	6.21	3.06	4.76
合计	所有部位	229.47	100.00	158.45	所有部位	256.33	100.00	180.30	所有部位	202.81	100.00	141.47

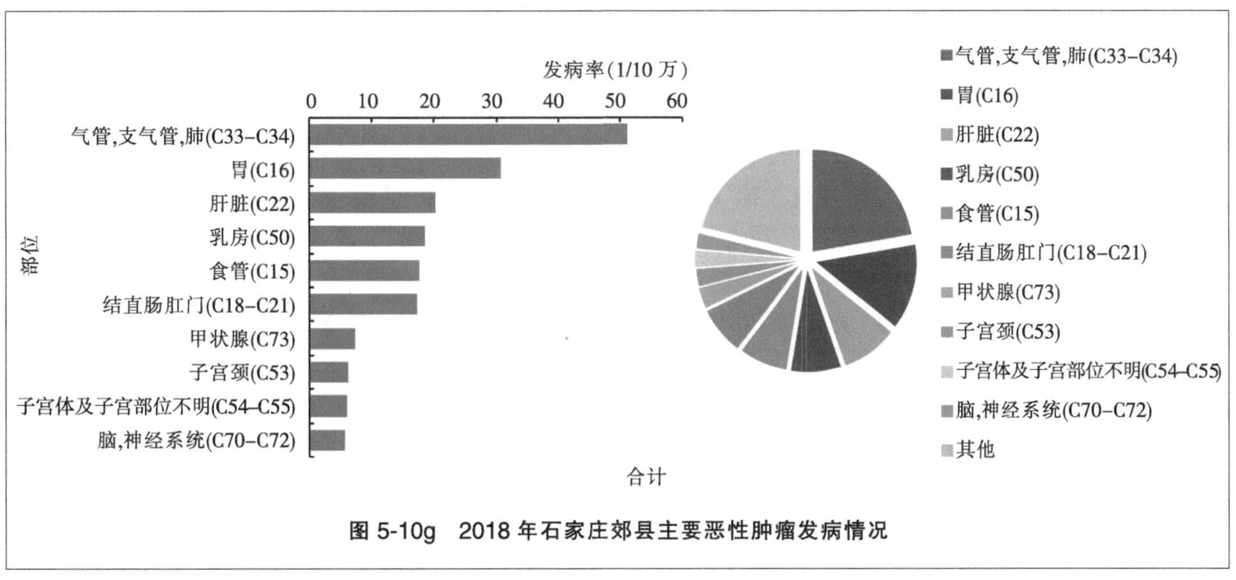

图 5-10g　2018 年石家庄郊县主要恶性肿瘤发病情况

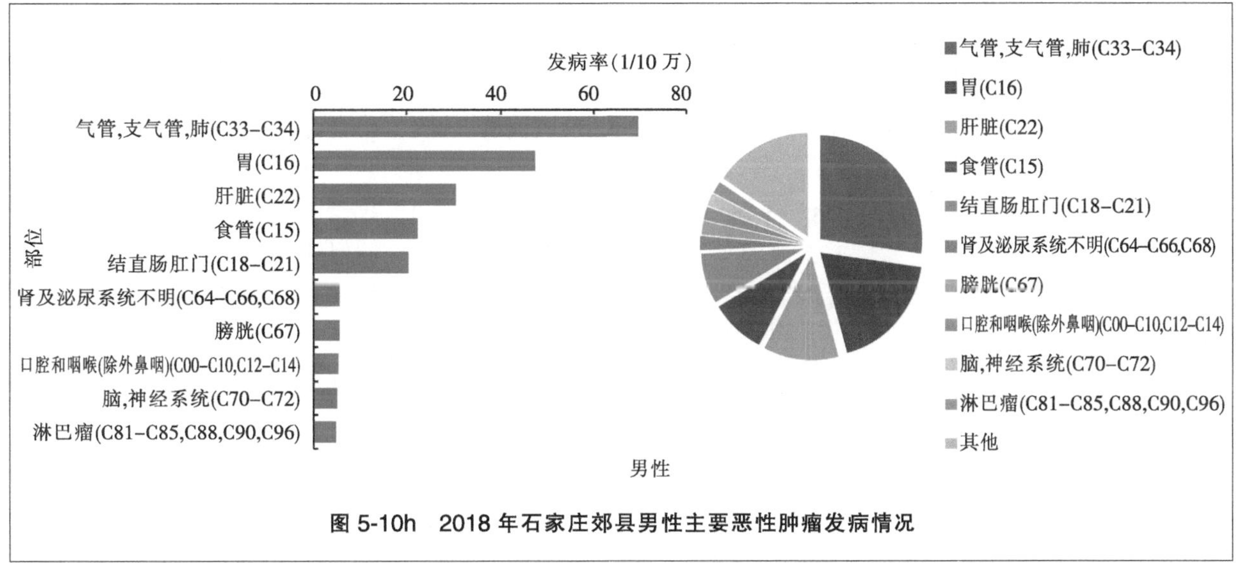

图 5-10h　2018 年石家庄郊县男性主要恶性肿瘤发病情况

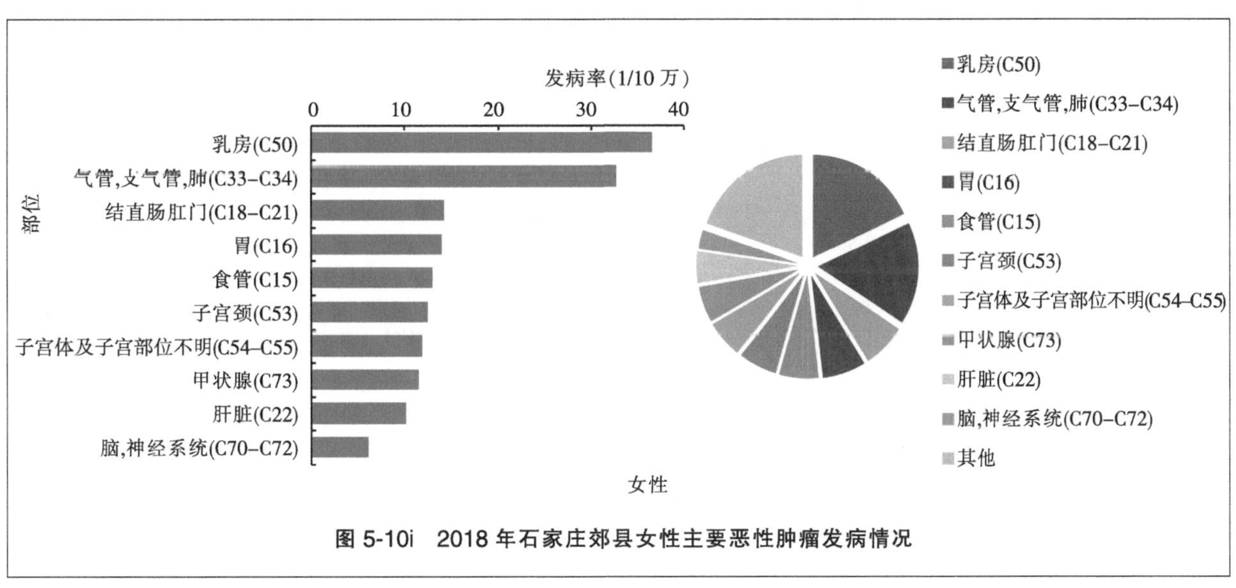

图 5-10i　2018 年石家庄郊县女性主要恶性肿瘤发病情况

三、2018 年石家庄郊县主要恶性肿瘤死亡情况

2018 年石家庄郊县恶性肿瘤死亡率为 143.22/10 万，其中男性 185.14/10 万，女性 101.61/10 万。恶性肿瘤死亡第 1 位的是肺癌，其次是胃癌、肝癌、食管癌和结直肠癌，前 10 位恶性肿瘤占全部恶性肿瘤死亡的 82.26%。男性死亡第 1 位的也是肺癌，其次是胃癌、肝癌、食管癌和结直肠癌，男性前 10 位恶性肿瘤占全部恶性肿瘤死亡的 87.39%；女性死亡第 1 位的也是肺癌，其次为胃癌、肝癌、食管癌和乳腺癌，女性前 10 位恶性肿瘤占全部恶性肿瘤死亡的 77.61%（表 5-10d，图 5-10j~5-10l）。

表 5-10d 2018 年石家庄郊县主要恶性肿瘤死亡指标

顺位	合计				男性				女性			
	部位	死亡率 (1/10⁵)	构成 (%)	中标率 (1/10⁵)	部位	死亡率 (1/10⁵)	构成 (%)	中标率 (1/10⁵)	部位	死亡率 (1/10⁵)	构成 (%)	中标率 (1/10⁵)
1	气管,支气管,肺 (C33–C34)	39.95	27.89	25.35	气管,支气管,肺 (C33–C34)	56.68	30.62	38.65	气管,支气管,肺 (C33–C34)	23.33	22.96	14.09
2	胃(C16)	23.25	16.24	15.03	胃(C16)	34.84	18.82	24.03	胃(C16)	11.75	11.56	7.43
3	肝脏(C22)	18.06	12.61	12.13	肝脏(C22)	27.01	14.59	19.02	肝脏(C22)	9.18	9.04	5.59
4	食管(C15)	14.33	10.00	8.99	食管(C15)	19.51	10.54	13.43	食管(C15)	9.18	9.04	5.16
5	结直肠肛门 (C18–C21)	7.77	5.42	4.97	结直肠肛门 (C18–C21)	9.25	5.00	6.38	乳房(C50)	6.70	6.60	4.77
6	胰腺(C25)	3.74	2.61	2.32	胰腺(C25)	4.42	2.39	2.91	结直肠肛门 (C18–C21)	6.29	6.19	3.85
7	乳房(C50)	3.53	2.46	2.54	脑,神经系统 (C70–C72)	2.92	1.58	2.18	子宫颈(C53)	3.48	3.42	2.54
8	脑,神经系统 (C70–C72)	2.62	1.83	1.91	口腔和咽喉(除外鼻咽) (C00–C10,C12–C14)	2.58	1.40	1.69	卵巢(C56)	3.31	3.26	2.21
9	淋巴瘤 (C81–C85,C88,C90,C96)	2.33	1.62	1.63	淋巴瘤 (C81–C85,C88,C90,C96)	2.33	1.26	1.61	胰腺(C25)	3.06	3.01	1.86
10	白血病(C91–C95)	2.24	1.57	2.01	白血病(C91–C95)	2.25	1.22	2.15	子宫体及子宫部位不明(C54–C55)	2.57	2.52	1.69
合计	所有部位	143.22	100.00	94.01	所有部位	185.14	100.00	128.56	所有部位	101.61	100.00	64.49

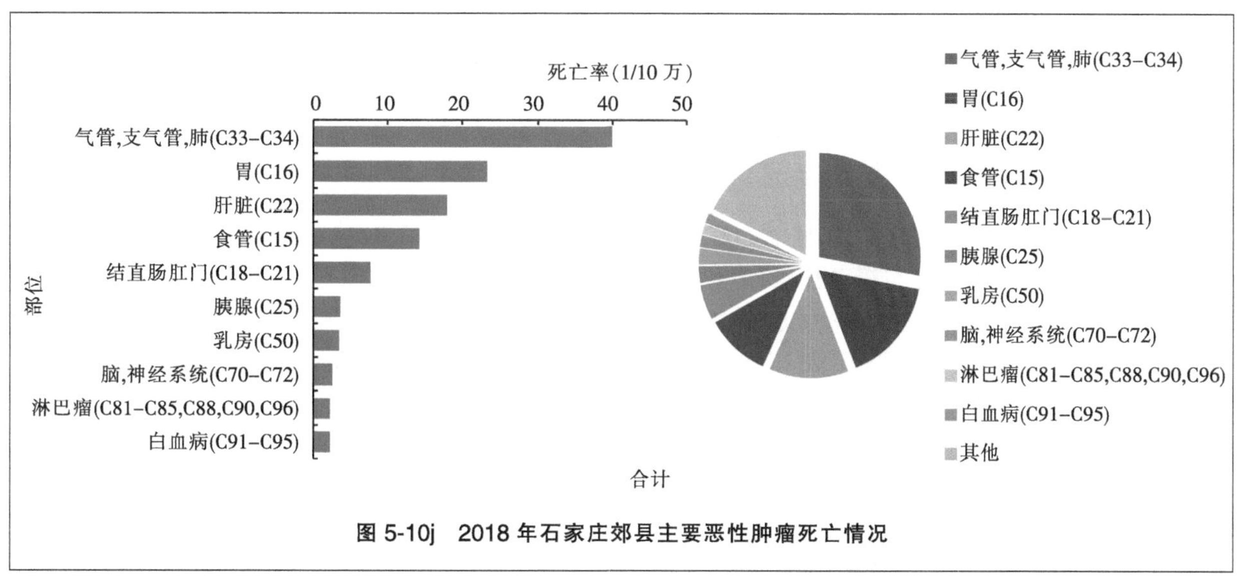

图 5-10j　2018 年石家庄郊县主要恶性肿瘤死亡情况

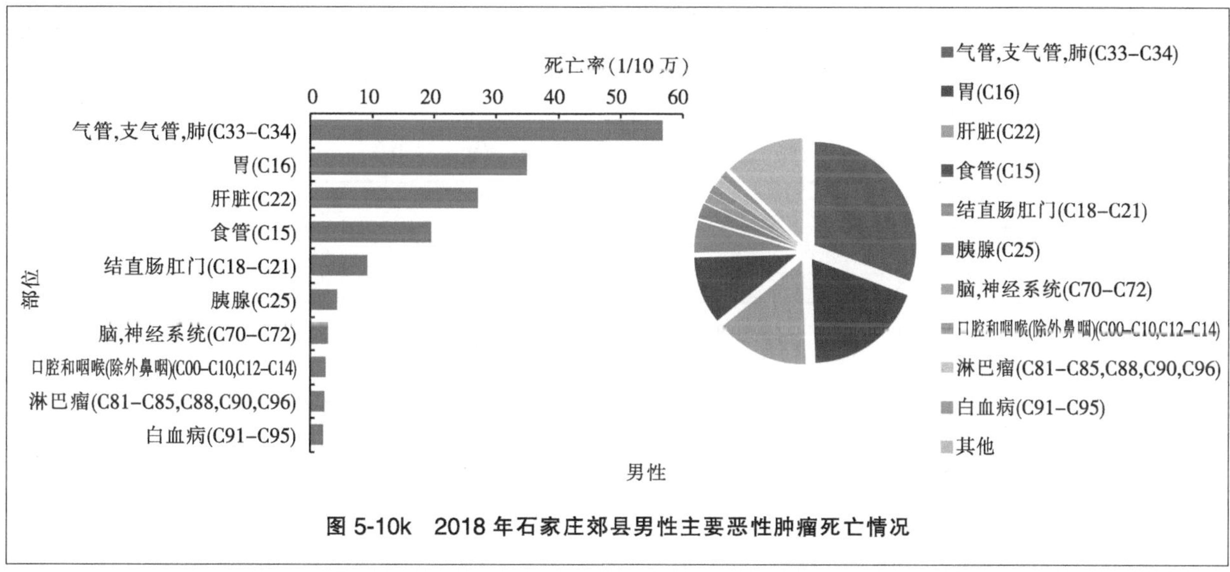

图 5-10k　2018 年石家庄郊县男性主要恶性肿瘤死亡情况

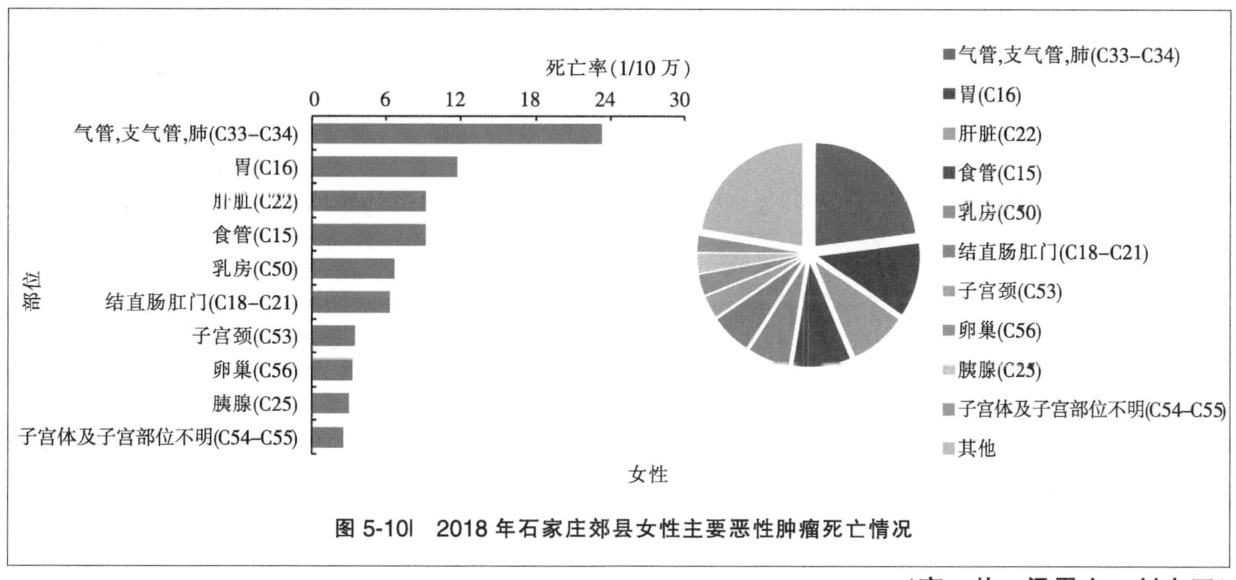

图 5-10l　2018 年石家庄郊县女性主要恶性肿瘤死亡情况

（高　从　梁震宇　刘言玉）

第十一节　辛集市肿瘤发病与死亡情况

一、辛集市肿瘤登记基本情况

辛集市是河北省中东部地区区域中心城市，位于石家庄市东 65 千米处，距首都北京 250 千米，北纬 38°，东经 117.5°。辛集市北与深泽县、安平县接壤，东与深州市为邻，南与衡水市冀州区、宁晋县相接，西与晋州市毗连。全市总面积 951 平方千米，总人口 634 699 万，辖 15 个乡镇，4 个社区。辛集市 2013 年成为河北省省直管市。辛集肿瘤登记处于 2014 年 3 月成立，登记处设在疾控中心慢病科，成立了市、乡、村三级防癌网，对全市居民肿瘤发病情况进行随访和登记。

二、2018 年辛集市主要恶性肿瘤发病情况

2018 年辛集市恶性肿瘤发病率为 214.63/10 万，其中男性 228.16/10 万，女性 201.16/10 万。恶性肿瘤发病第 1 位的是肺癌，其次是胃癌、乳腺癌、食管癌和结直肠癌，前 10 位恶性肿瘤占全部恶性肿瘤发病的 76.67%。男性发病第 1 位的是肺癌，其次是胃癌、食管癌、肝癌和结直肠癌，男性前 10 位恶性肿瘤占全部恶性肿瘤发病的 85.06%；女性发病第 1 位的是乳腺癌，其次是肺癌、结直肠癌、子宫体癌和子宫颈癌，女性前 10 位恶性肿瘤占全部恶性肿瘤发病的 79.53%（表 5-11a，图 5-11a~5-11c）。

表 5-11a　2018 年辛集市主要恶性肿瘤发病指标

顺位	合计				男性				女性			
	部位	发病率 ($1/10^5$)	构成 (%)	中标率 ($1/10^5$)	部位	发病率 ($1/10^5$)	构成 (%)	中标率 ($1/10^5$)	部位	发病率 ($1/10^5$)	构成 (%)	中标率 ($1/10^5$)
1	气管,支气管,肺(C33–C34)	52.44	24.43	25.61	气管,支气管,肺(C33–C34)	71.63	31.40	36.12	乳房(C50)	40.86	20.31	26.32
2	胃(C16)	20.94	9.76	10.23	胃(C16)	30.29	13.28	15.43	气管,支气管,肺(C33–C34)	33.32	16.56	16.23
3	乳房(C50)	20.47	9.54	13.30	食管(C15)	22.09	9.68	11.07	结直肠肛门(C18–C21)	14.77	7.34	6.80
4	食管(C15)	16.53	7.70	7.82	肝脏(C22)	21.46	9.41	11.92	子宫体及子宫部位不明(C54–C55)	13.52	6.72	8.80
5	结直肠肛门(C18–C21)	15.43	7.19	8.12	结直肠肛门(C18–C21)	16.09	7.05	9.40	子宫颈(C53)	11.63	5.78	8.36
6	肝脏(C22)	14.64	6.82	7.87	肾及泌尿系统不明(C64–C66,C68)	7.26	3.18	4.35	胃(C16)	11.63	5.78	5.50
7	子宫体及子宫部位不明(C54–C55)	6.77	3.15	4.42	脑,神经系统(C70–C72)	6.63	2.90	4.61	食管(C15)	11.00	5.47	4.97
8	子宫颈(C53)	5.83	2.71	4.22	膀胱(C67)	6.63	2.90	3.15	甲状腺(C73)	9.43	4.69	7.66
9	脑,神经系统(C70–C72)	5.83	2.71	4.06	前列腺(C61)	6.31	2.77	3.21	肝脏(C22)	7.86	3.91	4.04
10	甲状腺(C73)	5.67	2.64	4.74	白血病(C91–C95)	5.68	2.49	4.36	卵巢(C56)	5.97	2.97	4.29
合计	所有部位	214.63	100.00	120.47	所有部位	228.16	100.00	124.69	所有部位	201.16	100.00	118.80

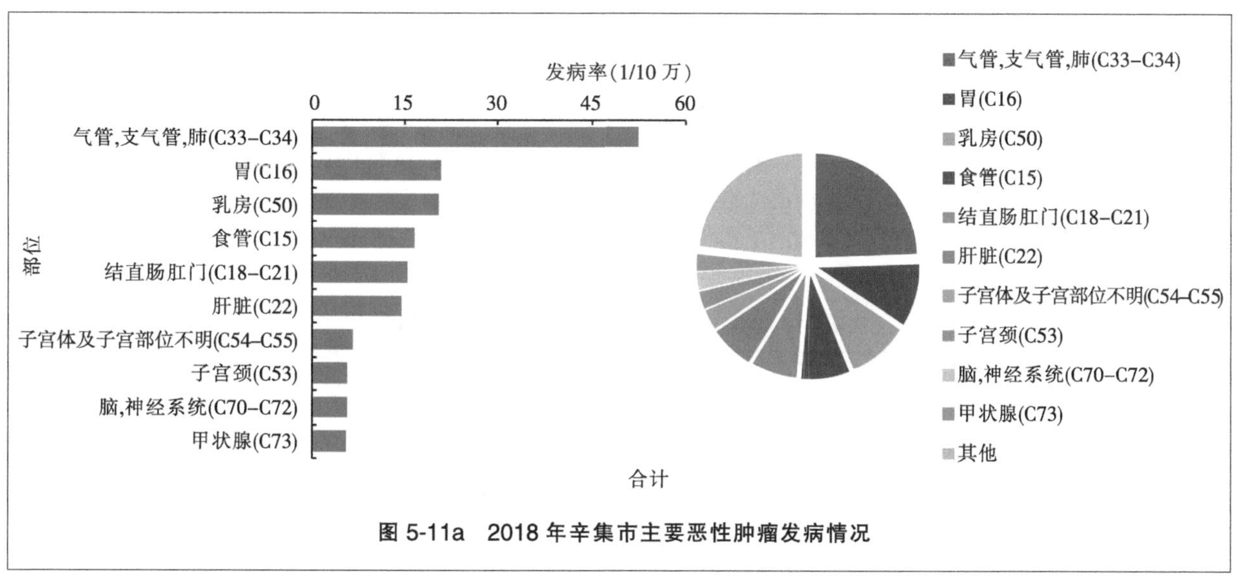

图 5-11a　2018 年辛集市主要恶性肿瘤发病情况

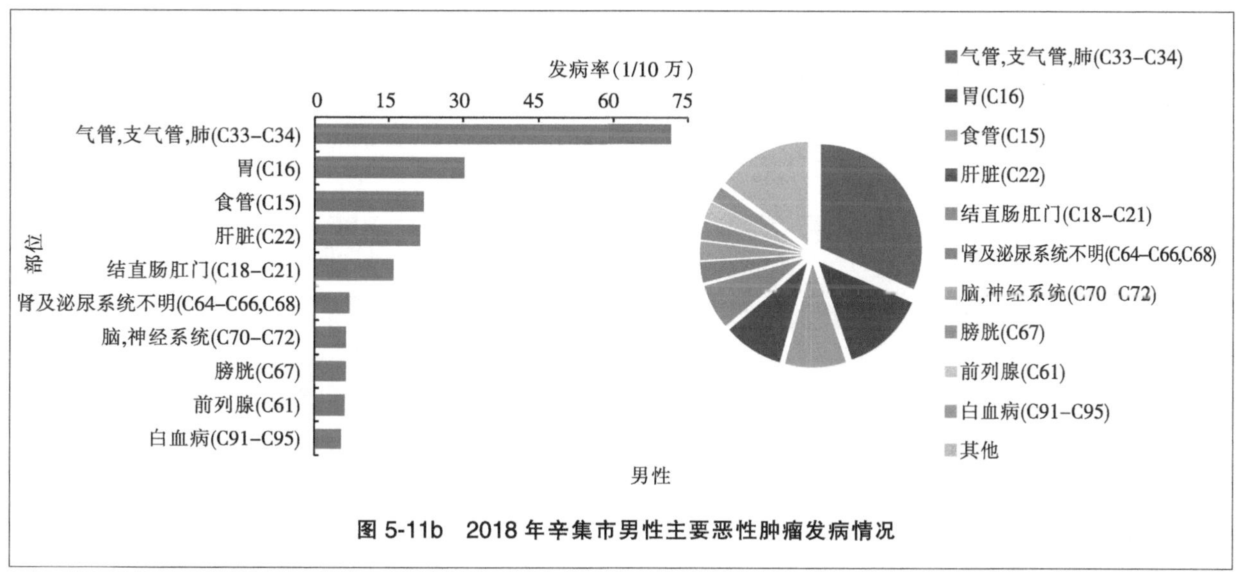

图 5-11b　2018 年辛集市男性主要恶性肿瘤发病情况

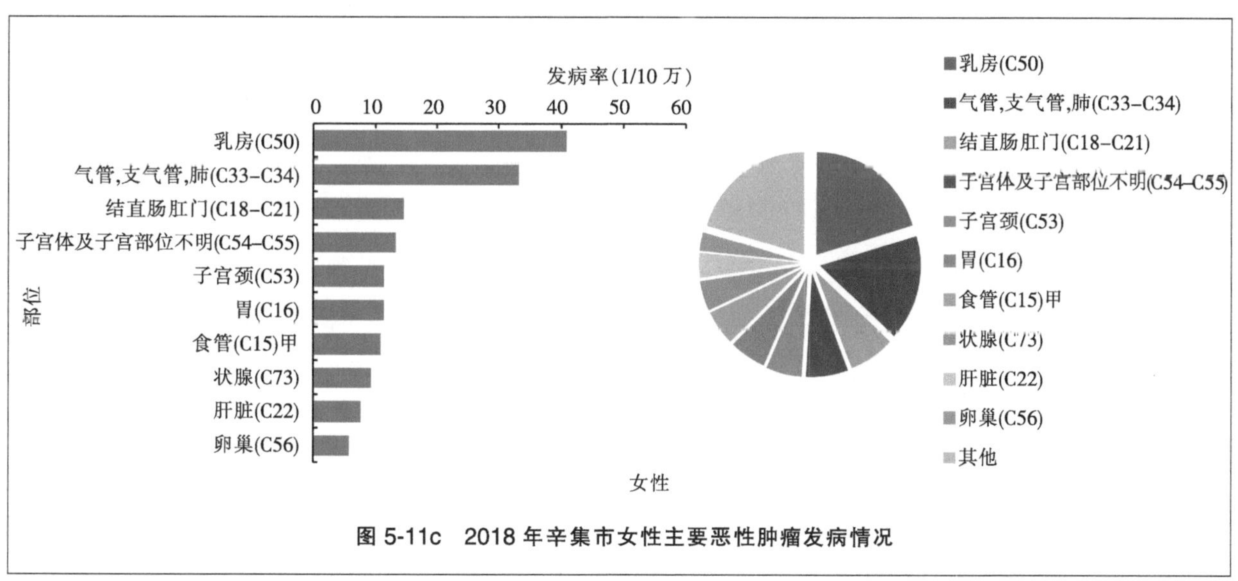

图 5-11c　2018 年辛集市女性主要恶性肿瘤发病情况

三、2018 年辛集市主要恶性肿瘤死亡情况

2018 年辛集市恶性肿瘤死亡率为 130.23/10 万，其中男性 163.78/10 万，女性 96.81/10 万。恶性肿瘤死亡第 1 位的是肺癌，其次是胃癌、肝癌、食管癌和结直肠癌，前 10 位恶性肿瘤占全部恶性肿瘤死亡的 83.56%。男性死亡第 1 位的也是肺癌，其次是胃癌、肝癌、食管癌和结直肠癌，男性前 10 位恶性肿瘤占全部恶性肿瘤死亡的 89.60%；女性死亡第 1 位的也是肺癌，其次为乳腺癌、胃癌、食管癌和肝癌，女性前 10 位恶性肿瘤占全部恶性肿瘤死亡的 80.19%（表 5-11b，图 5-11d~5-11f）。

表 5-11b　2018 年辛集市主要恶性肿瘤死亡指标

顺位	合计				男性				女性			
	部位	死亡率 $(1/10^5)$	构成 (%)	中标率 $(1/10^5)$	部位	死亡率 $(1/10^5)$	构成 (%)	中标率 $(1/10^5)$	部位	死亡率 $(1/10^5)$	构成 (%)	中标率 $(1/10^5)$
1	气管,支气管,肺(C33–C34)	41.89	32.16	20.32	气管,支气管,肺(C33–C34)	62.48	38.15	31.19	气管,支气管,肺(C33–C34)	21.37	22.08	10.64
2	胃(C16)	16.22	12.45	8.38	胃(C16)	23.35	14.26	12.73	乳房(C50)	11.94	12.34	7.11
3	肝脏(C22)	12.28	9.43	6.39	肝脏(C22)	17.04	10.40	9.71	胃(C16)	9.12	9.42	4.49
4	食管(C15)	12.13	9.31	5.71	食管(C15)	16.41	10.02	8.33	食管(C15)	7.86	8.12	3.45
5	结直肠肛门(C18–C21)	7.72	5.93	3.71	结直肠肛门(C18–C21)	8.20	5.01	4.26	肝脏(C22)	7.54	7.79	3.27
6	乳房(C50)	5.98	4.59	3.62	胰腺(C25)	4.73	2.89	2.36	结直肠肛门(C18–C21)	7.23	7.47	3.25
7	胰腺(C25)	4.25	3.26	2.13	肾及泌尿系统不明(C64–C66,C68)	4.42	2.70	2.25	胰腺(C25)	3.77	3.90	1.95
8	膀胱(C67)	2.99	2.30	1.39	膀胱(C67)	4.10	2.50	2.16	子宫颈(C53)	3.46	3.57	1.97
9	白血病(C91–C95)	2.68	2.06	1.51	淋巴瘤(C81–C85,C88,C90,C96)	3.16	1.93	1.71	白血病(C91–C95)	2.83	2.92	1.57
10	淋巴瘤(C81–C85,C88,C90,C96)	2.68	2.06	1.51	前列腺(C61)	2.84	1.73	1.40	子宫体及子宫部位不明(C54–C55)	2.51	2.60	1.41
合计	所有部位	130.23	100.00	65.76	所有部位	163.78	100.00	85.09	所有部位	96.81	100.00	48.98

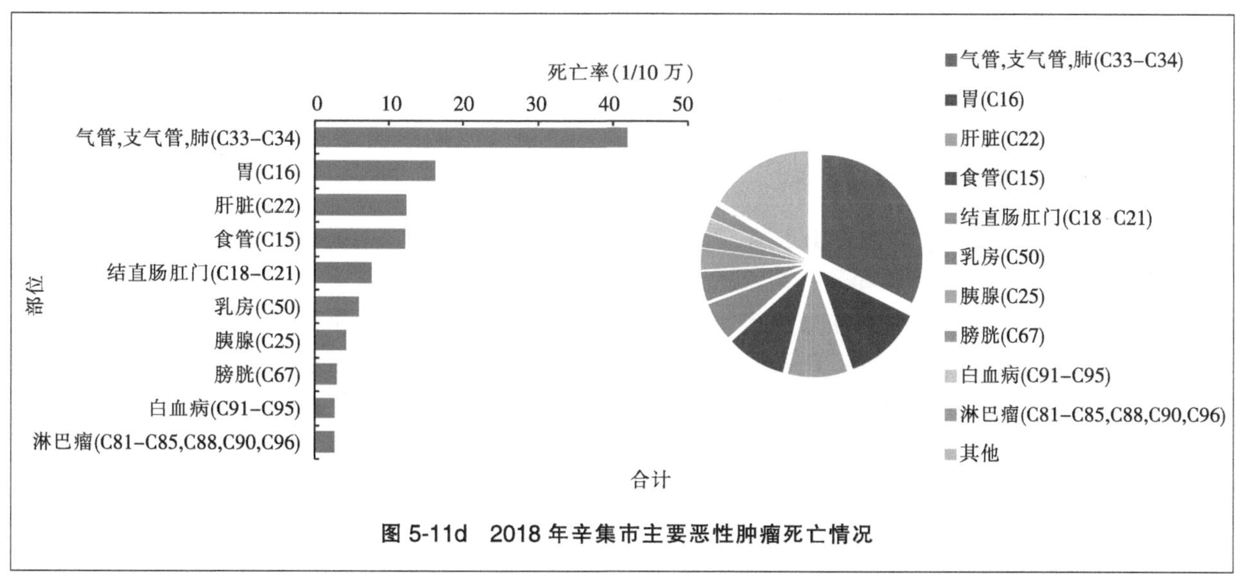

图 5-11d　2018 年辛集市主要恶性肿瘤死亡情况

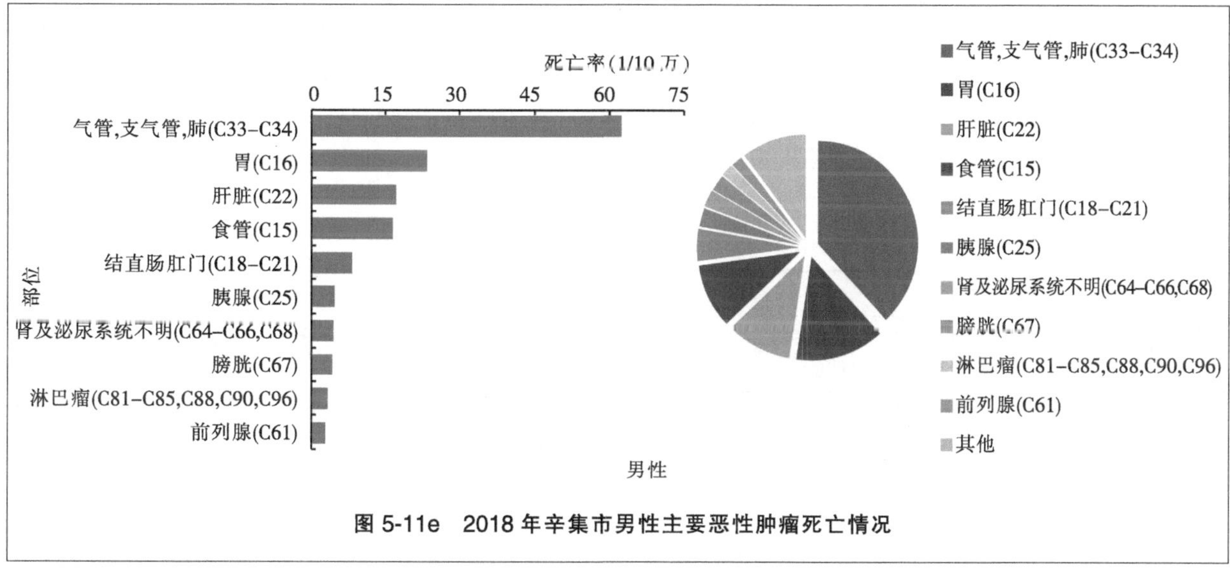

图 5-11e　2018 年辛集市男性主要恶性肿瘤死亡情况

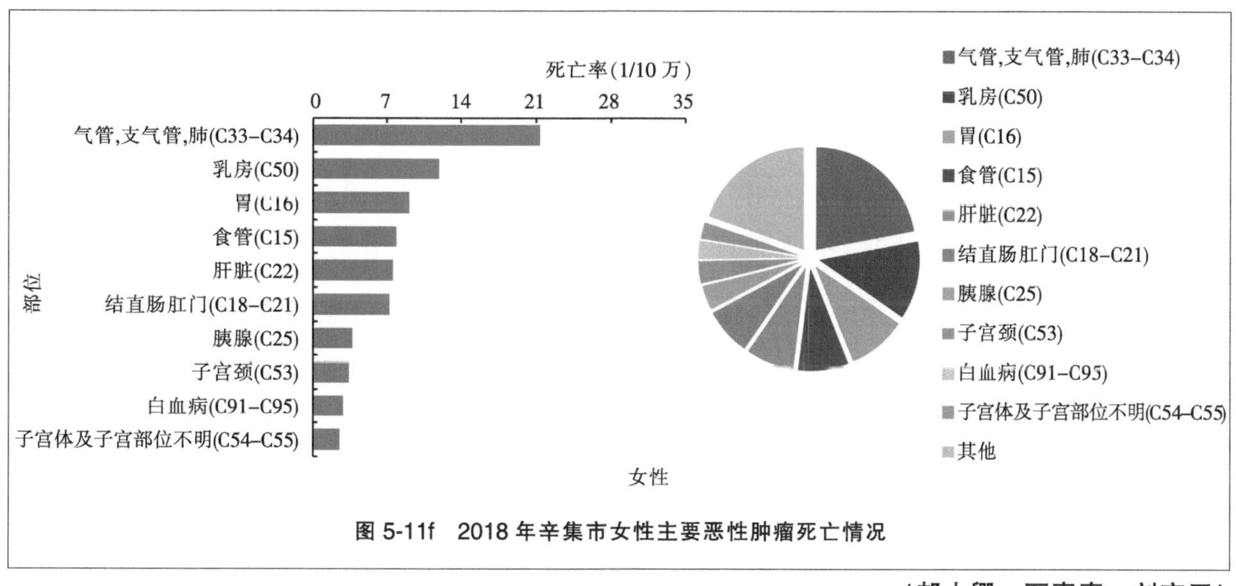

图 5-11f　2018 年辛集市女性主要恶性肿瘤死亡情况

（郝士卿　万真真　刘言玉）

第十二节　邢台县肿瘤发病与死亡情况

一、邢台县肿瘤登记基本情况

邢台县位于河北省南部、太行山东麓，素有“七山一滩二分田”之称，地势西高东低，依次呈山区、丘陵、平原三种地形分布。邢台县是胃癌高发区，全县有两个肿瘤筛查项目，县医院承担“农村癌症早诊早治项目”，县妇幼保健计划生育服务中心承担“农村妇女两癌筛查项目”。2012 年开始肿瘤随访登记工作，登记处设在邢台县疾控中心信息科，专兼职工作人员 3 名，负责全县新发恶性肿瘤、中枢神经系统良性肿瘤、血液系统恶性肿瘤以及恶性肿瘤死亡病例的登记报告工作。全县共有县级医疗机构 4 所，乡镇卫生院 14 所，每个机构均设有 1 名肿瘤登记报告人员。肿瘤发病资料从县级医院、乡镇卫生院和邢台市各大医疗机构中获得。

二、2018 年邢台县主要恶性肿瘤发病情况

2018 年邢台县恶性肿瘤发病率为 208.18/10 万，其中男性 239.65/10 万，女性 175.74/10 万。恶性肿瘤发病第 1 位的是胃癌，其次是肺癌、食管癌、结直肠癌和乳腺癌，前 10 位恶性肿瘤占全部恶性肿瘤发病的 77.03%。男性发病第 1 位的也是胃癌，其次是肺癌、食管癌、结直肠癌和肝癌，男性前 10 位恶性肿瘤占全部恶性肿瘤发病的 85.00%；女性发病第 1 位的是乳腺癌，其次胃癌、肺癌、食管癌和结直肠癌，女性前 10 位恶性肿瘤占全部恶性肿瘤发病的 77.00%(表 5-12a，图 5-12a~5-12c)。

表 5-12a　2018 年邢台县主要恶性肿瘤发病指标

顺位	合计				男性				女性			
	部位	发病率 (1/10⁵)	构成 (%)	中标率 (1/10⁵)	部位	发病率 (1/10⁵)	构成 (%)	中标率 (1/10⁵)	部位	发病率 (1/10⁵)	构成 (%)	中标率 (1/10⁵)
1	胃(C16)	56.40	27.09	40.09	胃(C16)	87.69	36.59	63.58	乳房(C50)	24.70	14.06	22.33
2	气管,支气管,肺(C33–C34)	27.65	13.28	20.20	气管,支气管,肺(C33–C34)	37.04	15.45	27.11	胃(C16)	24.14	13.74	16.88
3	食管(C15)	20.46	9.83	14.79	食管(C15)	25.60	10.68	18.76	气管,支气管,肺(C33–C34)	17.97	10.22	13.37
4	结直肠肛门(C18–C21)	13.27	6.37	9.54	结直肠肛门(C18–C21)	13.07	5.45	9.37	食管(C15)	15.16	8.63	10.90
5	乳房(C50)	12.16	5.84	11.11	肝脏(C22)	10.89	4.55	7.78	结直肠肛门(C18–C21)	13.48	7.67	9.77
6	肝脏(C22)	7.46	3.59	5.33	白血病(C91–C95)	7.63	3.18	7.22	子宫颈(C53)	9.54	5.43	8.21
7	白血病(C91–C95)	6.36	3.05	5.42	膀胱(C67)	7.08	2.95	5.35	脑,神经系统(C70–C72)	9.54	5.43	7.35
8	脑,神经系统(C70–C72)	6.36	3.05	5.41	口腔和咽喉(除外鼻咽)(C00–C10,C12–C14)	5.45	2.27	4.33	甲状腺(C73)	8.42	4.79	9.09
9	甲状腺(C73)	5.25	2.52	5.34	淋巴瘤(C81–C85,C88,C90,C96)	4.90	2.05	3.79	子宫体及子宫部位不明(C54–C55)	6.18	3.51	5.78
10	膀胱(C67)	4.98	2.39	3.68	胆囊及其他(C23–C24)	4.36	1.82	3.57	卵巢(C56)	6.18	3.51	4.99
合计	所有部位	208.18	100.00	158.47	所有部位	239.65	100.00	178.29	所有部位	175.74	100.00	139.45

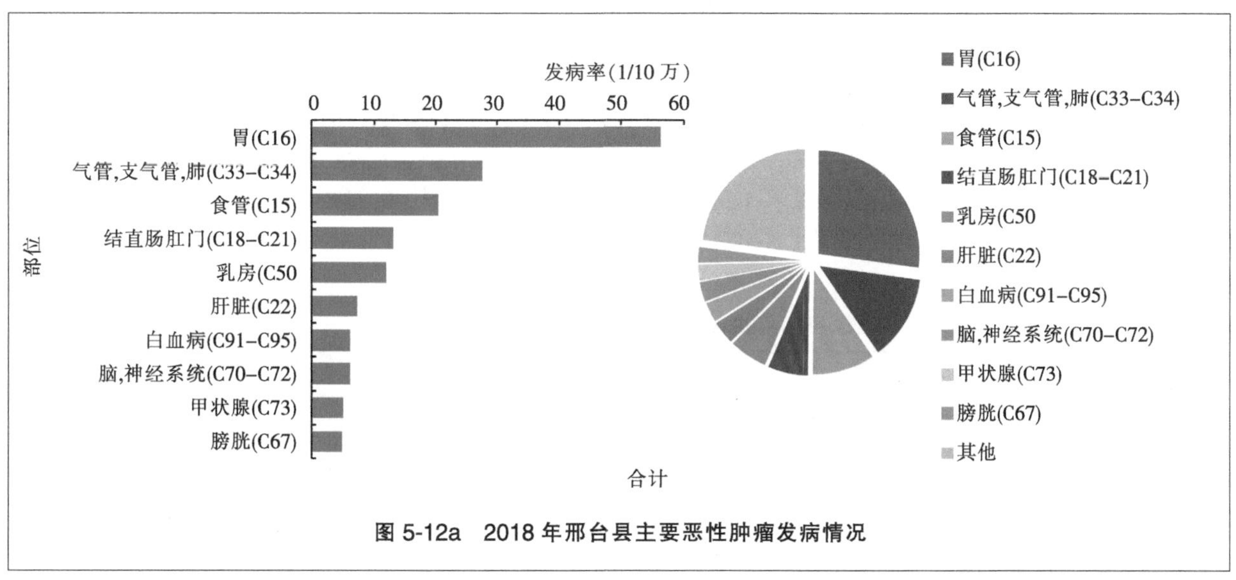

图 5-12a　2018 年邢台县主要恶性肿瘤发病情况

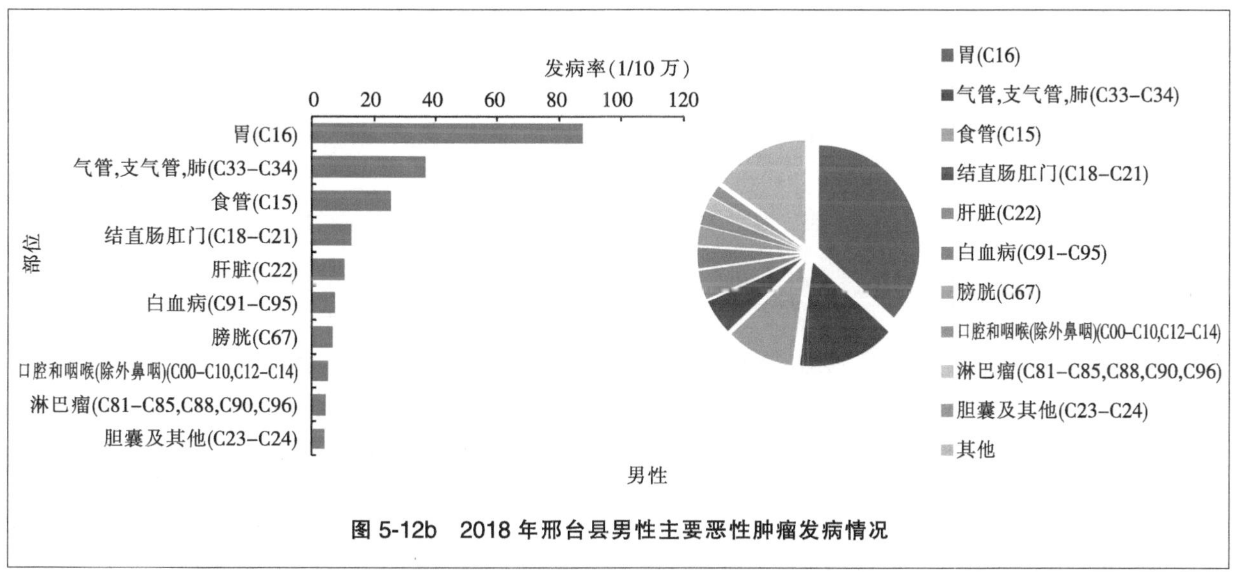

图 5-12b　2018 年邢台县男性主要恶性肿瘤发病情况

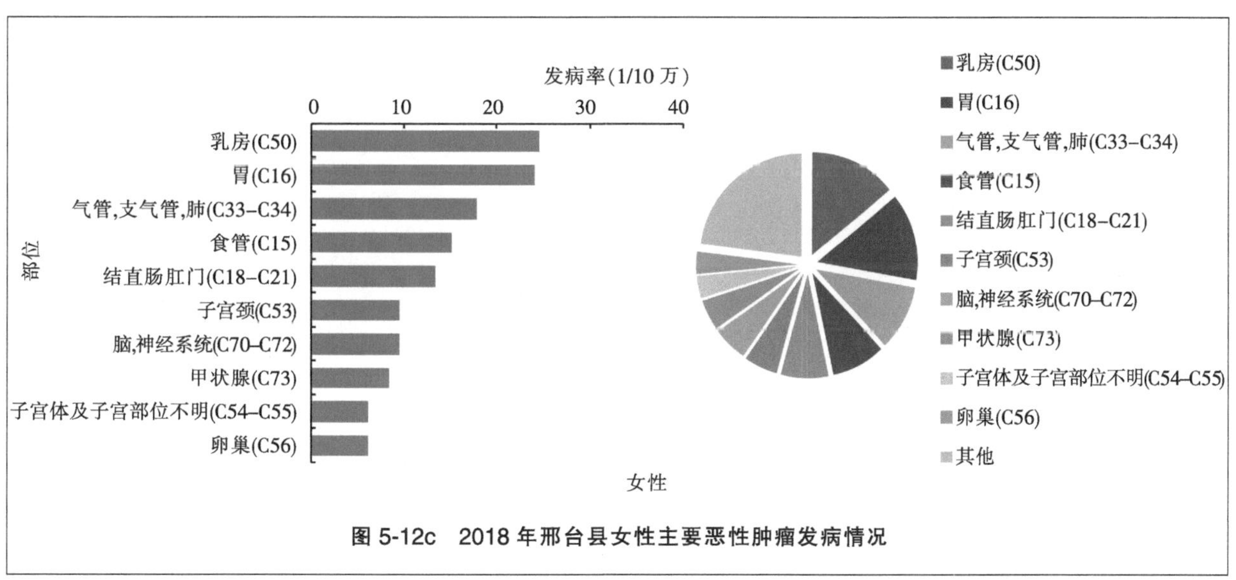

图 5-12c　2018 年邢台县女性主要恶性肿瘤发病情况

三、2018 年邢台县主要恶性肿瘤死亡情况

2018 年邢台县恶性肿瘤死亡率为 161.45/10 万，其中男性 194.98/10 万，女性 126.89/10 万。恶性肿瘤死亡第 1 位的是胃癌，其次是肺癌、食管癌、肝癌和结直肠癌，前 10 位恶性肿瘤占全部恶性肿瘤死亡的 92.81%。男性死亡第 1 位的也是胃癌，其次是肺癌、食管癌、肝癌和结直肠癌，男性前 10 位恶性肿瘤占全部恶性肿瘤死亡的 95.53%；女性死亡第 1 位的也是胃癌，其次为肺癌、食管癌、乳腺癌和结直肠癌，女性前 10 位恶性肿瘤占全部恶性肿瘤死亡的 92.04%（表 5-12b，图 5-12d~5-12f）。

表 5-12b 2018 年邢台县主要恶性肿瘤死亡指标

顺位	合计				男性				女性			
	部位	死亡率 (1/10⁵)	构成 (%)	中标率 (1/10⁵)	部位	死亡率 (1/10⁵)	构成 (%)	中标率 (1/10⁵)	部位	死亡率 (1/10⁵)	构成 (%)	中标率 (1/10⁵)
1	胃(C16)	70.22	43.49	52.72	胃(C16)	92.05	47.21	71.81	胃(C16)	47.72	37.61	33.78
2	气管,支气管,肺(C33–C34)	25.43	15.75	18.68	气管,支气管,肺(C33–C34)	35.40	18.16	26.23	气管,支气管,肺(C33–C34)	15.16	11.95	11.75
3	食管(C15)	20.18	12.50	14.18	食管(C15)	25.05	12.85	18.03	食管(C15)	15.16	11.95	10.44
4	肝脏(C22)	9.68	5.99	6.45	肝脏(C22)	11.98	6.15	8.55	乳房(C50)	8.42	6.64	7.61
5	结直肠肛门(C18–C21)	7.19	4.45	4.98	结直肠肛门(C18–C21)	6.54	3.35	5.15	结直肠肛门(C18–C21)	7.86	6.19	4.79
6	乳房(C50)	4.15	2.57	3.85	胰腺(C25)	4.36	2.23	3.44	肝脏(C22)	7.30	5.75	4.59
7	胰腺(C25)	4.15	2.57	3.14	白血病(C91–C95)	3.81	1.96	4.47	脑,神经系统(C70–C72)	5.05	3.98	3.12
8	脑,神经系统(C70–C72)	3.59	2.23	2.93	淋巴瘤(C81–C85,C88,C90,C96)	3.27	1.68	2.51	子宫颈(C53)	3.93	3.10	3.07
9	白血病(C91–C95)	3.04	1.88	3.58	脑,神经系统(C70–C72)	2.18	1.12	2.56	胰腺(C25)	3.93	3.10	2.90
10	淋巴瘤(C81–C85,C88,C90,C96)	2.21	1.37	1.60	喉(C32)	1.63	0.84	1.34	白血病(C91–C95)	2.25	1.77	2.70
合计	所有部位	161.45	100.00	120.42	所有部位	194.98	100.00	150.12	所有部位	126.89	100.00	91.46

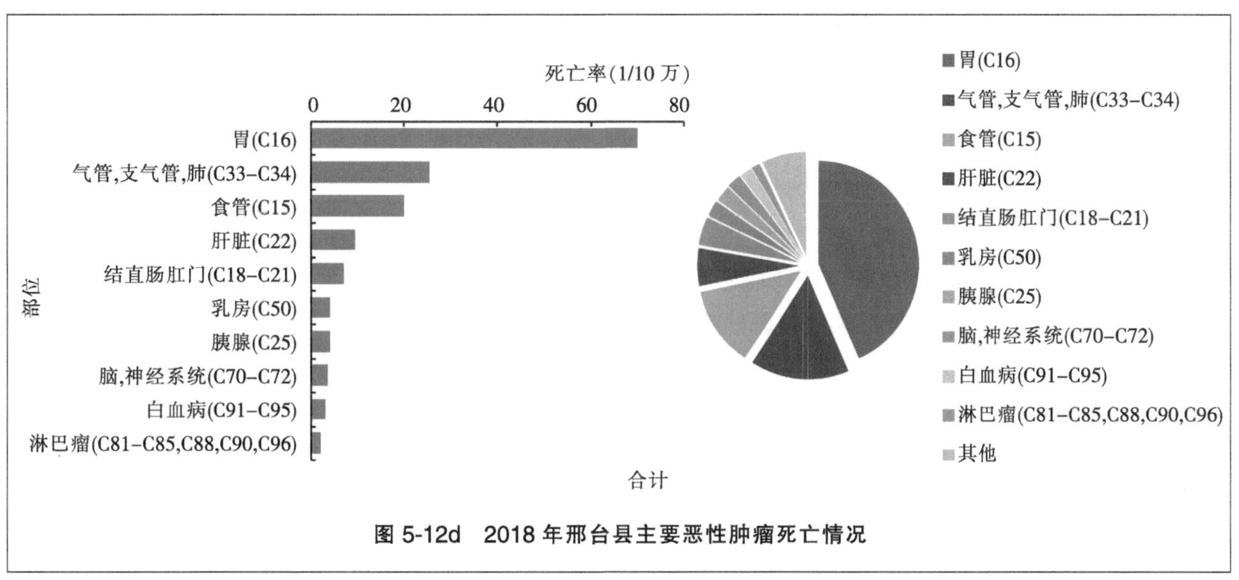

图 5-12d　2018 年邢台县主要恶性肿瘤死亡情况

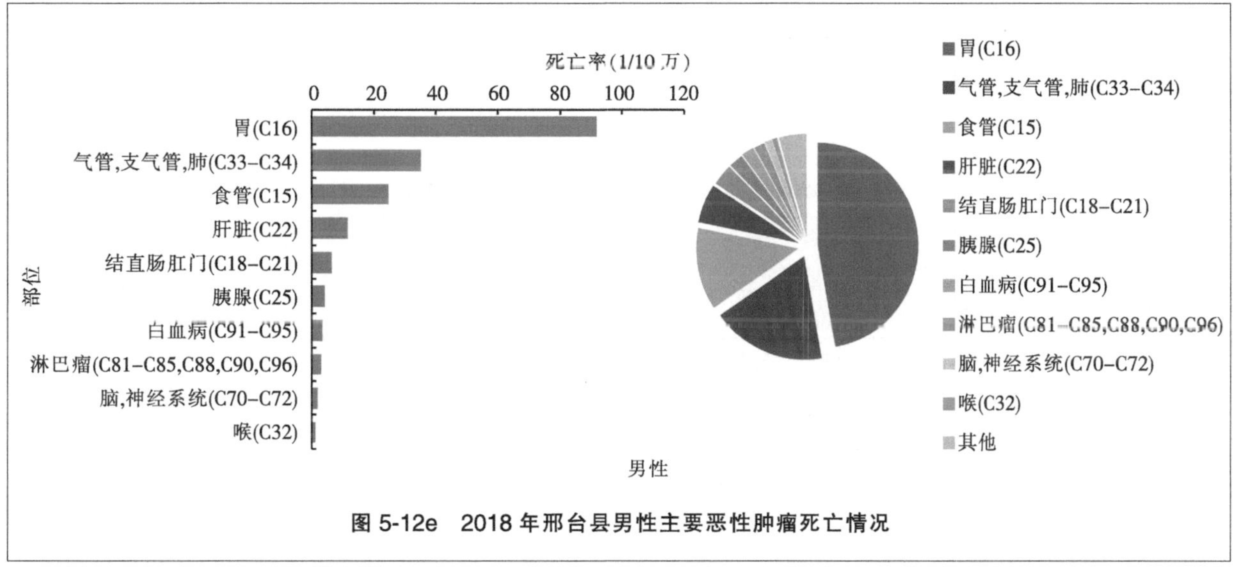

图 5-12e　2018 年邢台县男性主要恶性肿瘤死亡情况

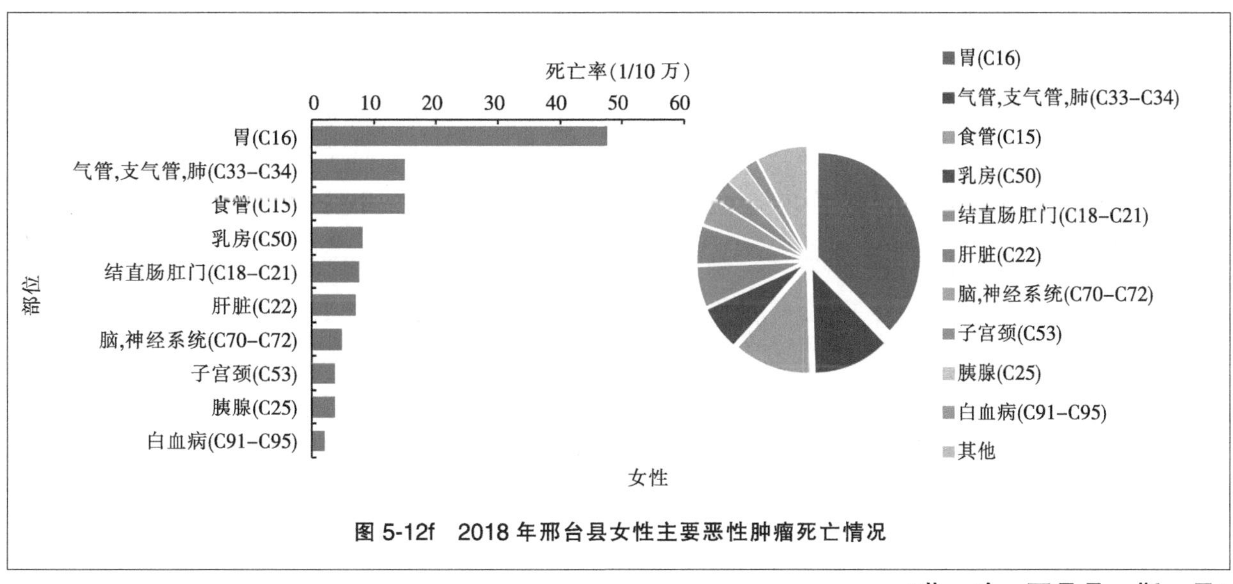

图 5-12f　2018 年邢台县女性主要恶性肿瘤死亡情况

(董　玲　贾丹丹　靳　晶)

第十三节　张北县肿瘤发病与死亡情况

一、张北县肿瘤登记基本情况

张北县位于河北省西北部，内蒙古高原的南缘，大致分为东南坝头区、西部丘陵区、中部平原区 3 个类型区。全县辖 18 个乡镇、366 个行政村和 1 167 个自然村，居民以汉族为主，占总人口的 98%，还有蒙古族、回族、满族等。全县共有各级各类医疗机构 420 家，其中县级公立医院 3 所，乡镇卫生院 18 家，民营医院 4 所，个体门诊 25 家，社区卫生服务中心 4 所，村卫生室 366 所。张北县于 2013 年列为省级肿瘤登记处，2014 年列为国家级肿瘤登记处，登记处设在县疾病预防控制中心，挂靠于慢病科，现有工作人员2 名。

二、2018 年张北县主要恶性肿瘤发病情况

2018 年张北县恶性肿瘤发病率为 338.02/10 万，其中男性 376.29/10 万，女性 298.76/10 万。恶性肿瘤发病第 1 位的是肺癌，其次是结直肠癌、肝癌、胃癌和乳腺癌，前 10 位恶性肿瘤占全部恶性肿瘤发病的 78.10%。男性发病第 1 位的也是肺癌，其次是结直肠癌、胃癌、肝癌和膀胱癌，男性前 10 位恶性肿瘤占全部恶性肿瘤发病的 87.05%；女性发病第 1 位的也是肺癌，其次是乳腺癌、结直肠癌、子宫颈癌和肝癌，女性前 10 位恶性肿瘤占全部恶性肿瘤发病的 80.48%（表 5-13a，图 5-13a~5-13c）。

表 5-13a　2018 年张北县主要恶性肿瘤发病指标

顺位	合计				男性				女性			
	部位	发病率 ($1/10^5$)	构成 (%)	中标率 ($1/10^5$)	部位	发病率 ($1/10^5$)	构成 (%)	中标率 ($1/10^5$)	部位	发病率 ($1/10^5$)	构成 (%)	中标率 ($1/10^5$)
1	气管,支气管,肺(C33–C34)	101.71	30.09	53.30	气管,支气管,肺(C33–C34)	145.10	38.56	76.78	气管,支气管,肺(C33–C34)	57.20	19.14	29.33
2	结直肠肛门(C18–C21)	30.16	8.92	16.13	结直肠肛门(C18–C21)	34.65	9.21	18.74	乳房(C50)	42.20	14.13	24.59
3	肝脏(C22)	24.95	7.38	13.16	胃(C16)	31.40	8.35	17.54	结直肠肛门(C18–C21)	25.54	8.55	13.66
4	胃(C16)	23.85	7.06	13.01	肝脏(C22)	29.24	7.77	15.54	子宫颈(C53)	23.88	7.99	15.81
5	乳房(C50)	21.38	6.33	12.21	膀胱(C67)	23.28	6.19	13.16	肝脏(C22)	20.55	6.88	10.72
6	膀胱(C67)	14.53	4.30	8.44	食管(C15)	16.24	4.32	8.38	子宫体及子宫部位不明(C54–C55)	16.66	5.58	11.00
7	胰腺(C25)	13.98	4.14	7.14	胰腺(C25)	15.16	4.03	7.99	胃(C16)	16.10	5.39	8.31
8	子宫颈(C53)	11.79	3.49	7.73	前列腺(C61)	12.45	3.31	6.25	甲状腺(C73)	13.88	4.65	10.93
9	白血病(C91–C95)	11.24	3.33	8.47	白血病(C91–C95)	10.83	2.88	8.30	胰腺(C25)	12.77	4.28	6.18
10	脑,神经系统(C70–C72)	10.42	3.08	6.48	脑,神经系统(C70–C72)	9.20	2.45	5.34	白血病(C91–C95)	11.66	3.90	8.48
合计	所有部位	338.02	100.00	190.43	所有部位	376.29	100.00	207.26	所有部位	298.76	100.00	173.97

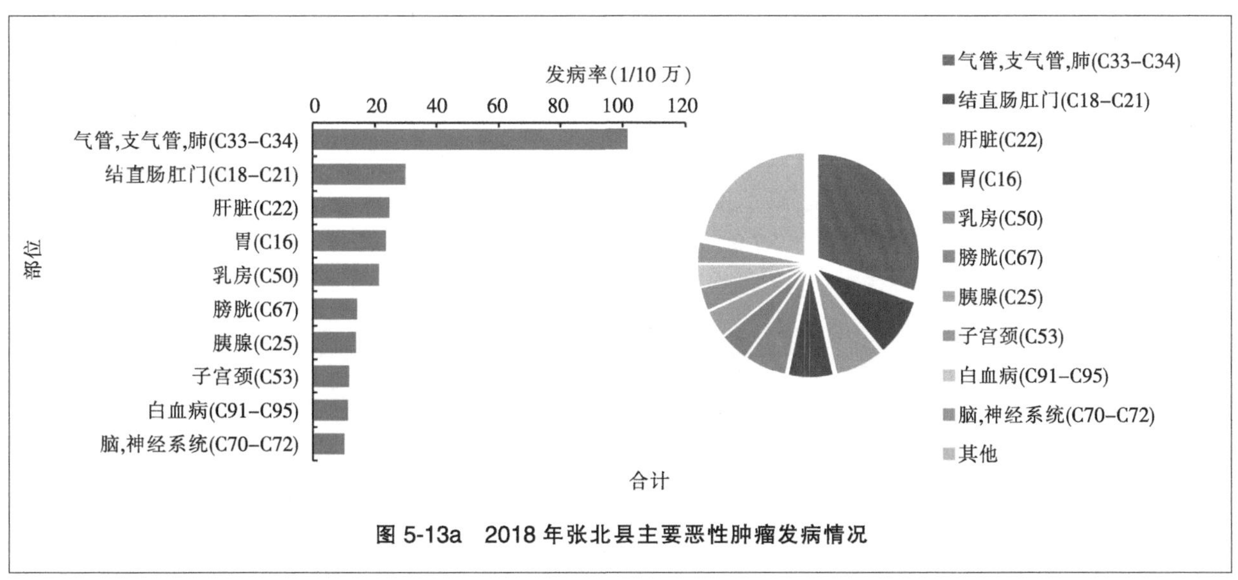

图 5-13a　2018 年张北县主要恶性肿瘤发病情况

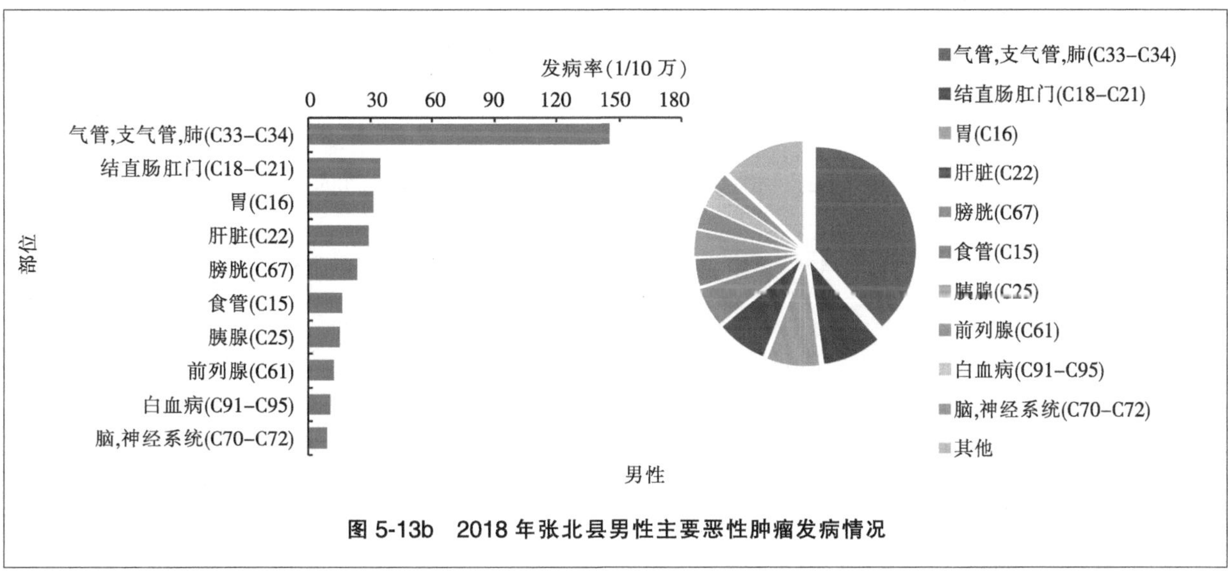

图 5-13b　2018 年张北县男性主要恶性肿瘤发病情况

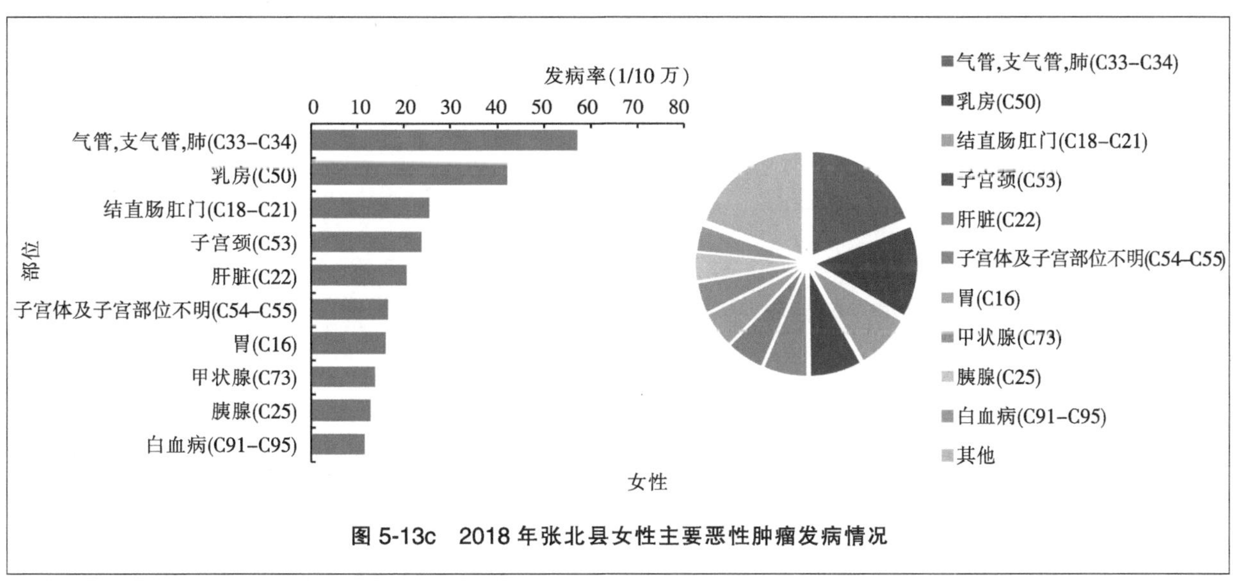

图 5-13c　2018 年张北县女性主要恶性肿瘤发病情况

三、2018 年张北县主要恶性肿瘤死亡情况

2018 张北县恶性肿瘤死亡率为 205.61/10 万，其中男性 271.79/10 万，女性 137.72/10 万。恶性肿瘤死亡第 1 位的是肺癌，其次是肝癌、胃癌、结直肠癌和胰腺癌，前 10 位恶性肿瘤占全部恶性肿瘤死亡的 86.40%。男性死亡第 1 位的也是肺癌，其次是肝癌、胃癌、胰腺癌和结直肠癌，男性前 10 位恶性肿瘤占全部恶性肿瘤死亡的 90.64%；女性死亡第 1 位的也是肺癌，其次为结直肠癌、肝癌、胰腺癌和胃癌，女性前 10 位恶性肿瘤占全部恶性肿瘤死亡的 87.90%(表 5-13b，图 5-13d~5-13f)。

表 5-13b　2018 年张北县主要恶性肿瘤死亡指标

顺位	合计				男性				女性			
	部位	死亡率 (1/10⁵)	构成 (%)	中标率 (1/10⁵)	部位	死亡率 (1/10⁵)	构成 (%)	中标率 (1/10⁵)	部位	死亡率 (1/10⁵)	构成 (%)	中标率 (1/10⁵)
1	气管,支气管,肺(C33–C34)	87.73	42.67	44.51	气管,支气管,肺(C33–C34)	135.36	49.80	69.72	气管,支气管,肺(C33–C34)	38.87	28.23	18.82
2	肝脏(C22)	22.21	10.80	11.73	肝脏(C22)	28.70	10.56	15.47	结直肠肛门(C18–C21)	16.10	11.69	8.51
3	胃(C16)	14.80	7.20	7.67	胃(C16)	18.95	6.97	9.80	肝脏(C22)	15.55	11.29	7.80
4	结直肠肛门(C18–C21)	14.26	6.93	7.49	胰腺(C25)	12.45	4.58	6.53	胰腺(C25)	11.66	8.47	5.95
5	胰腺(C25)	12.06	5.87	6.28	结直肠肛门(C18–C21)	12.45	4.58	6.45	胃(C16)	10.55	7.66	5.41
6	脑,神经系统(C70–C72)	7.13	3.47	4.14	食管(C15)	11.91	4.38	6.53	子宫颈(C53)	7.22	5.24	4.03
7	食管(C15)	6.85	3.33	3.69	脑,神经系统(C70–C72)	8.12	2.99	5.02	乳房(C50)	6.11	4.44	3.73
8	胆囊及其他(C23–C24)	4.93	2.40	2.60	膀胱(C67)	8.12	2.99	4.27	脑,神经系统(C70–C72)	6.11	4.44	3.29
9	膀胱(C67)	4.11	2.00	2.11	胆囊及其他(C23–C24)	5.41	1.99	2.96	白血病(C91–C95)	4.44	3.23	4.09
10	白血病(C91–C95)	3.56	1.73	2.71	淋巴瘤(C81–C85,C88,C90,C96)	4.87	1.79	2.43	胆囊及其他(C23–C24)	4.44	3.23	2.25
合计	所有部位	205.61	100.00	108.13	所有部位	271.79	100.00	142.16	所有部位	137.72	100.00	73.42

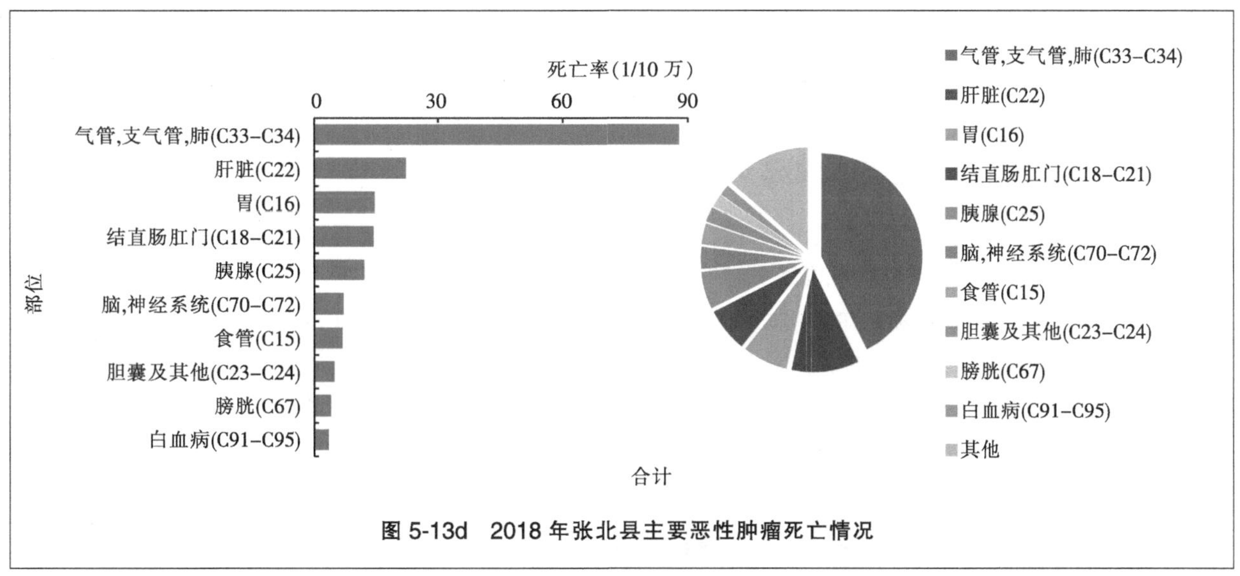

图 5-13d　2018 年张北县主要恶性肿瘤死亡情况

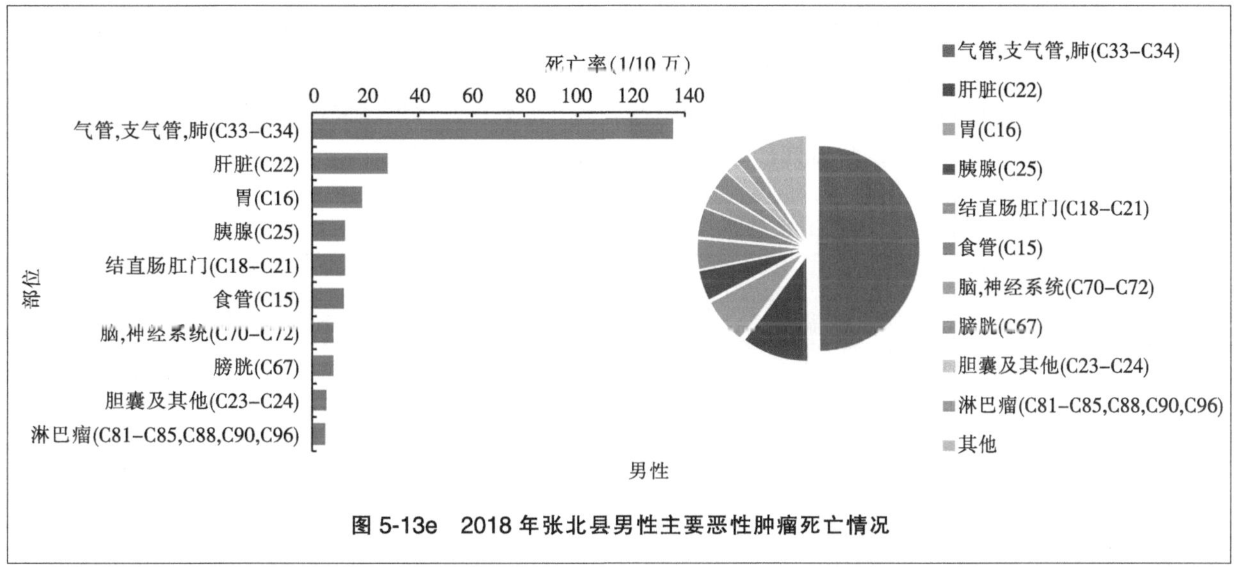

图 5-13e　2018 年张北县男性主要恶性肿瘤死亡情况

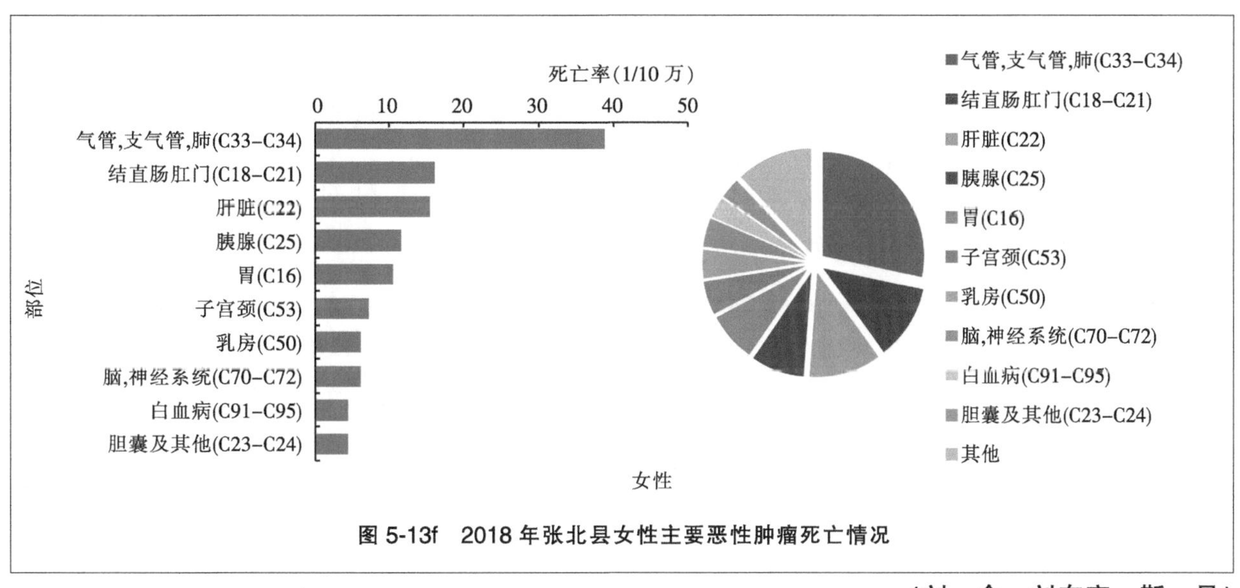

图 5-13f　2018 年张北县女性主要恶性肿瘤死亡情况

（刘　会　刘东雍　靳　晶）

第十四节 内丘县肿瘤发病与死亡情况

一、内丘县肿瘤登记基本情况

内丘县位于河北省中南部，太行山东麓，隶属于邢台市，是邢台市一城五星都市区的重要组成部分，总面积 787 平方千米，辖 5 镇 4 乡，总人口 27 万。1996 年国务院批准为对外开放县。全县有各类医疗卫生机构 420 个，其中公立医院 2 个，乡镇卫生院 9 所，村卫生室 318 个，其他医疗卫生机构和诊所 91 个。2013 年，内丘县成为省级肿瘤登记项目县，完成 2013 年、2014 年和 2015 年肿瘤登记数据的上报工作。2015 年内丘县设立肿瘤登记处，肿瘤登记处设于内丘县疾病预防控制中心，现有工作人员 2 名。2016 年肿瘤登记数据入选河北省肿瘤登记年报。内丘县疾控中心通过多年的工作，已经形成了成熟的县、乡、村三级防癌网络，为肿瘤登记工作奠定了坚实的基础。

二、2018 年内丘县主要恶性肿瘤发病情况

2018 年内丘县恶性肿瘤发病率为 212.96/10 万，其中男性 244.51/10 万，女性 182.15/10 万。恶性肿瘤发病第 1 位的是胃癌，其次是肺癌、食管癌、乳腺癌和结直肠癌，前 10 位恶性肿瘤占全部恶性肿瘤发病的 81.27%。男性发病第 1 位的也是胃癌，其次是肺癌、食管癌、肝癌和结直肠癌，男性前 10 位恶性肿瘤占全部恶性肿瘤发病的 88.46%；女性发病第 1 位的也是胃癌，其次是乳腺癌、肺癌、食管癌和结直肠癌，女性前 10 位恶性肿瘤占全部恶性肿瘤发病的 80.25%（表 5-14a，图 5-14a~5-14c）。

表 5-14a 2018 年内丘县主要恶性肿瘤发病指标

顺位	合计				男性				女性			
	部位	发病率 (1/10⁵)	构成 (%)	中标率 (1/10⁵)	部位	发病率 (1/10⁵)	构成 (%)	中标率 (1/10⁵)	部位	发病率 (1/10⁵)	构成 (%)	中标率 (1/10⁵)
1	胃(C16)	63.50	29.82	48.11	胃(C16)	90.13	36.86	75.17	胃(C16)	37.50	20.59	24.74
2	气管,支气管,肺(C33–C34)	30.59	14.36	22.75	气管,支气管,肺(C33–C34)	42.32	17.31	33.96	乳房(C50)	25.26	13.87	23.46
3	食管(C15)	23.62	11.09	18.94	食管(C15)	32.92	13.46	27.51	气管,支气管,肺(C33–C34)	19.13	10.50	13.38
4	乳房(C50)	12.78	6.00	12.10	肝脏(C22)	12.54	5.13	10.70	食管(C15)	14.54	7.98	11.84
5	结直肠肛门(C18–C21)	12.39	5.82	8.93	结直肠肛门(C18–C21)	10.19	4.17	6.89	结直肠肛门(C18–C21)	14.54	7.98	10.62
6	肝脏(C22)	8.13	3.82	6.67	口腔和咽喉(除外鼻咽)(C00–C10,C12–C14)	7.05	2.88	5.79	子宫体及子宫部位不明(C54–C55)	9.18	5.04	7.64
7	白血病(C91–C95)	6.20	2.91	5.78	白血病(C91–C95)	6.27	2.56	7.28	子宫颈(C53)	7.65	4.20	6.24
8	口腔和咽喉(除外鼻咽)(C00–C10,C12–C14)	5.81	2.73	4.96	胰腺(C25)	5.49	2.24	5.45	脑,神经系统(C70–C72)	7.65	4.20	6.17
9	脑,神经系统(C70–C72)	5.42	2.55	4.42	肾及泌尿系统不明(C64–C66,C68)	5.49	2.24	4.45	白血病(C91–C95)	6.12	3.36	4.13
10	子宫体及子宫部位不明(C54–C55)	4.65	2.18	4.02	前列腺(C61)	3.92	1.60	2.93	口腔和咽喉(除外鼻咽)(C00–C10,C12–C14)	4.59	2.52	4.26
合计	所有部位	212.96	100.00	167.28	所有部位	244.51	100.00	201.03	所有部位	182.15	100.00	140.03

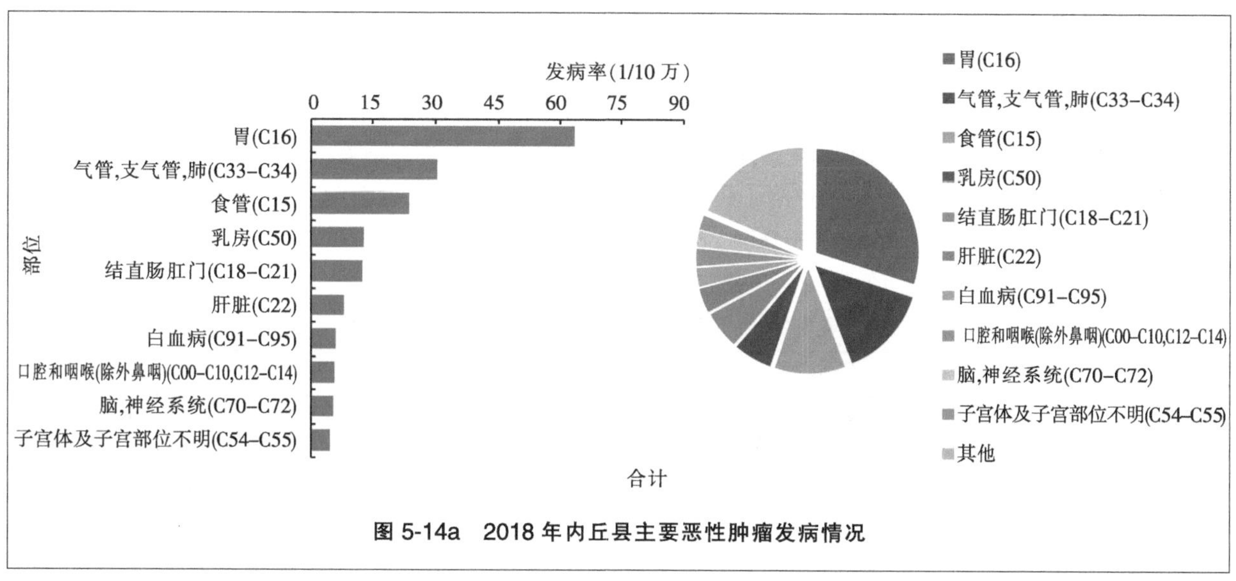

图 5-14a　2018 年内丘县主要恶性肿瘤发病情况

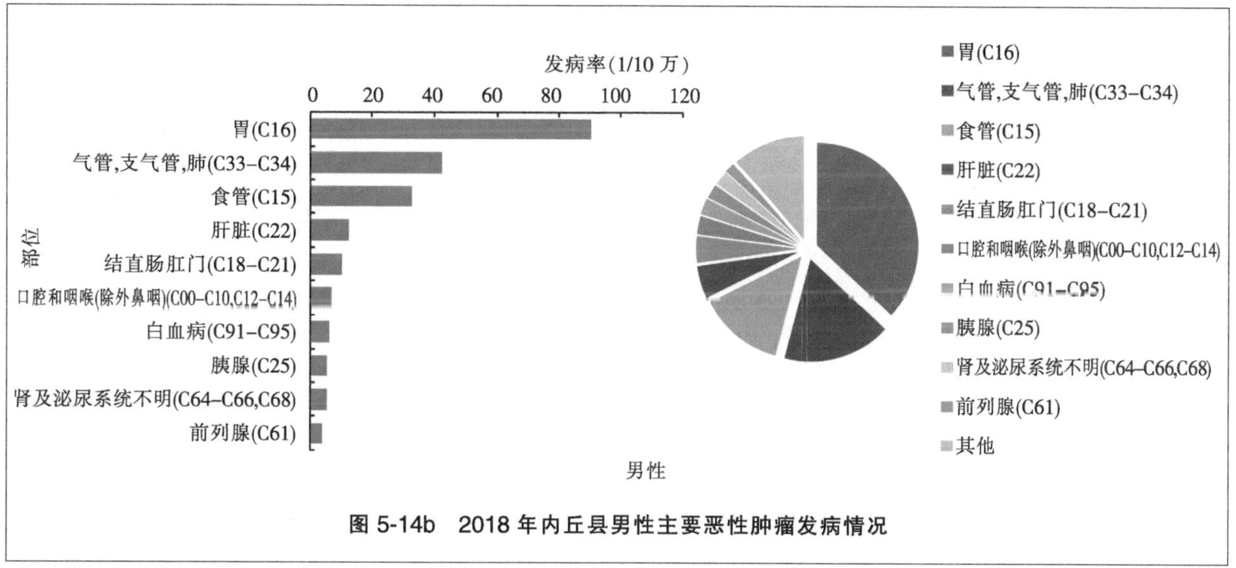

图 5-14b　2018 年内丘县男性主要恶性肿瘤发病情况

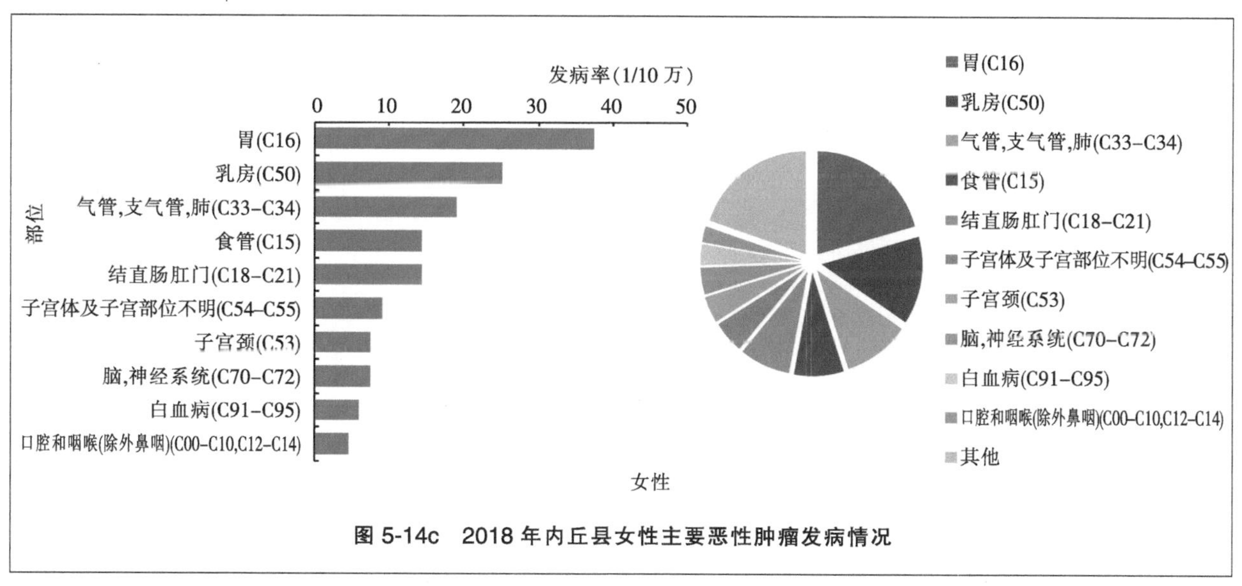

图 5-14c　2018 年内丘县女性主要恶性肿瘤发病情况

三、2018 年内丘县主要恶性肿瘤死亡情况

2018 年内丘县恶性肿瘤死亡率为 139.78/10 万，其中男性 165.36/10 万，女性 114.80/10 万。恶性肿瘤死亡第 1 位的是胃癌，其次是肺癌、食管癌、肝癌和胰腺癌，前 10 位恶性肿瘤占全部恶性肿瘤死亡的 88.92%。男性死亡第 1 位的也是胃癌，其次是肺癌、食管癌、肝癌和结直肠癌，男性前 10 位恶性肿瘤占全部恶性肿瘤死亡的 91.47%；女性死亡第 1 位的也是胃癌，其次为肺癌、食管癌、乳腺癌和脑瘤，女性前 10 位恶性肿瘤占全部恶性肿瘤死亡的 90.00%（表 5-14b，图 5-14d~5-14f）。

表 5-14b　2018 年内丘县主要恶性肿瘤死亡指标

顺位	合计				男性				女性			
	部位	死亡率 (1/10^5)	构成 (%)	中标率 (1/10^5)	部位	死亡率 (1/10^5)	构成 (%)	中标率 (1/10^5)	部位	死亡率 (1/10^5)	构成 (%)	中标率 (1/10^5)
1	胃(C16)	55.76	39.89	43.95	胃(C16)	75.24	45.50	65.20	胃(C16)	36.74	32.00	25.90
2	气管,支气管,肺(C33–C34)	20.91	14.96	16.82	气管,支气管,肺(C33–C34)	27.43	16.59	23.11	气管,支气管,肺(C33–C34)	14.54	12.67	11.83
3	食管(C15)	13.94	9.97	10.33	食管(C15)	14.89	9.00	13.25	食管(C15)	13.01	11.33	8.60
4	肝脏(C22)	7.36	5.26	5.99	肝脏(C22)	10.19	6.16	9.04	乳房(C50)	9.95	8.67	7.43
5	胰腺(C25)	5.42	3.88	4.21	结直肠肛门(C18–C21)	5.49	3.32	5.03	脑,神经系统(C70–C72)	5.36	4.67	5.79
6	结直肠肛门(C18–C21)	5.42	3.88	4.20	胰腺(C25)	5.49	3.32	5.00	胰腺(C25)	5.36	4.67	3.51
7	乳房(C50)	5.03	3.60	3.90	淋巴瘤(C81–C85,C88,C90,C96)	4.70	2.84	4.07	结直肠肛门(C18–C21)	5.36	4.67	3.36
8	脑,神经系统(C70–C72)	3.87	2.77	4.07	白血病(C91–C95)	3.13	1.90	2.66	白血病(C91–C95)	4.59	4.00	4.01
9	白血病(C91–C95)	3.87	2.77	3.23	脑,神经系统(C70–C72)	2.35	1.42	2.42	肝脏(C22)	4.59	4.00	3.43
10	淋巴瘤(C81–C85,C88,C90,C96)	2.71	1.94	2.14	前列腺(C61)	2.35	1.42	2.23	卵巢(C56)	3.83	3.33	2.63
合计	所有部位	139.78	100.00	110.53	所有部位	165.36	100.00	144.27	所有部位	114.80	100.00	84.69

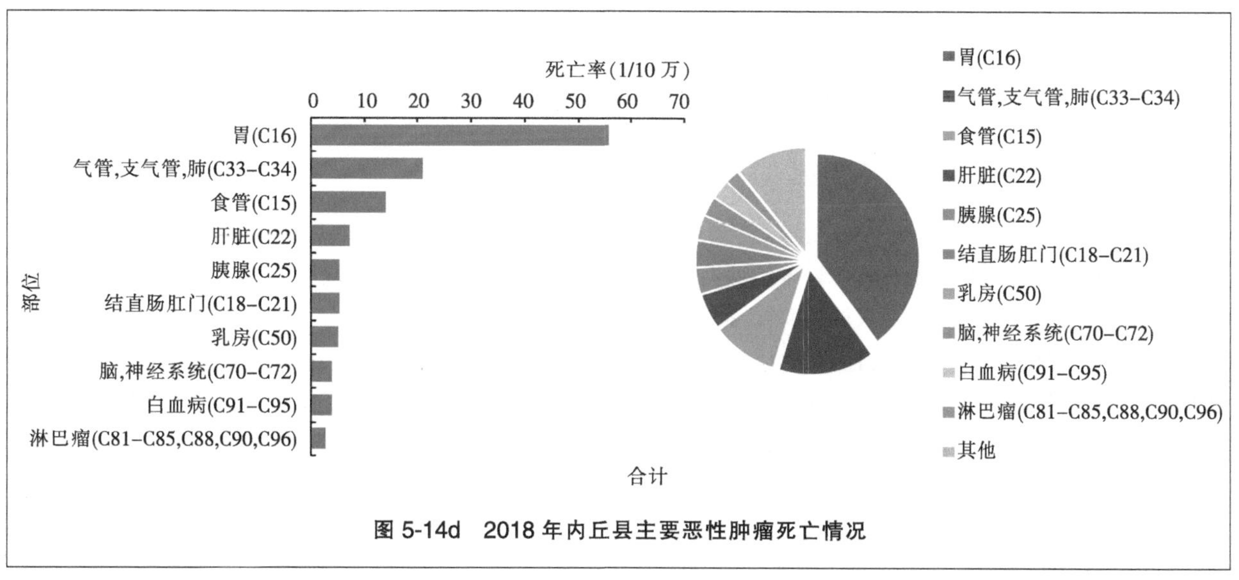

图 5-14d　2018 年内丘县主要恶性肿瘤死亡情况

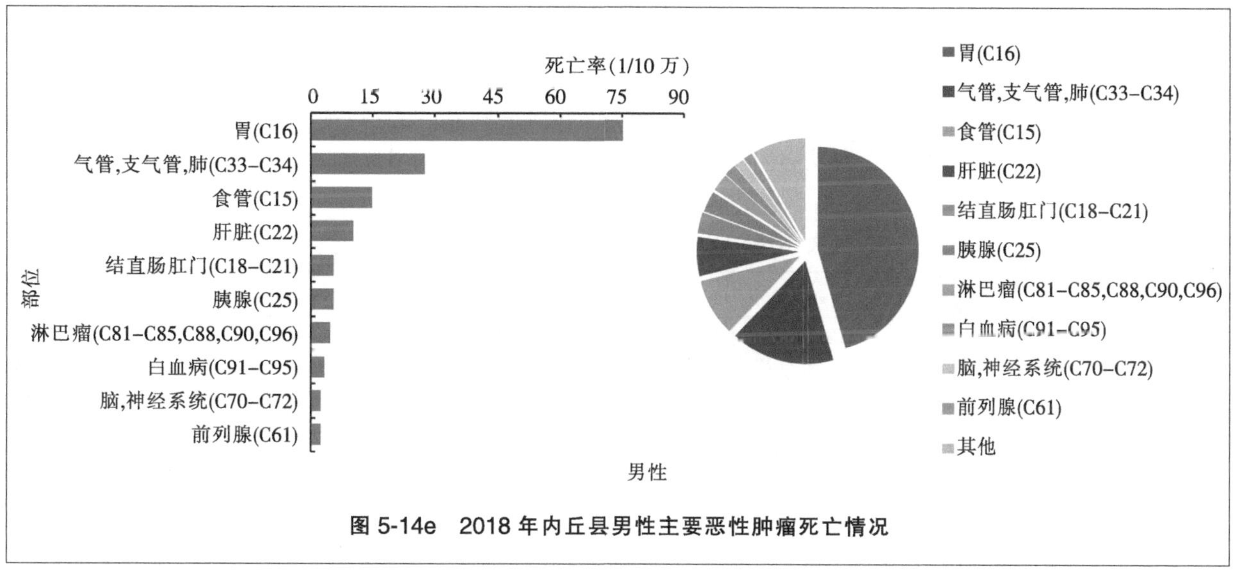

图 5-14e　2018 年内丘县男性主要恶性肿瘤死亡情况

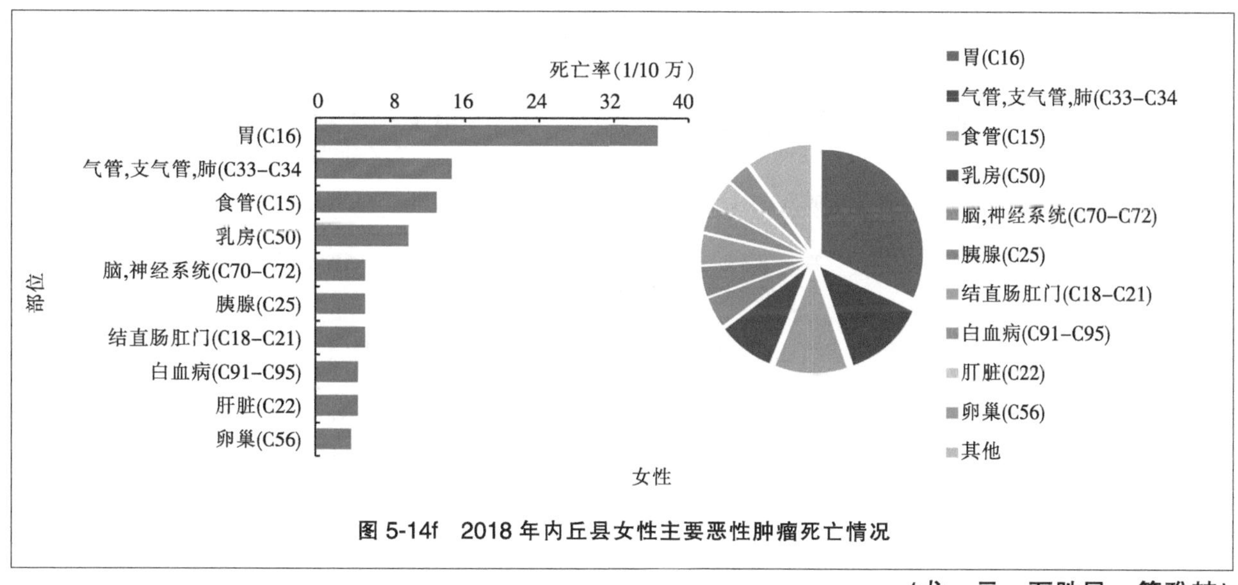

图 5-14f　2018 年内丘县女性主要恶性肿瘤死亡情况

（龙　云　石胜民　管雅喆）

第十五节 任县肿瘤发病与死亡情况

一、任县肿瘤登记基本情况

任县位于河北省南部，太行山东麓，隶属邢台市，是邢台市一城五星都市区的重要组成部分，1996 年经国务院批准为对外开放县。全县有各类医疗卫生机构 503 个，其中公立医院 2 个，乡镇卫生院 13 所，村卫生室 458 个，其他医疗卫生机构 40 个；共有干部职工 1 770 名，其中医疗卫生专业技术人员 1 300 余名，乡村医生 458 名。2013 年，任县成为省级肿瘤登记项目县，完成 2013 年、2014 年和 2015 年肿瘤登记数据的上报工作。2015 年任县成立肿瘤登记处，设于任县疾控中心，有工作人员 2 名。任县疾控中心通过多年的工作，已形成成熟的县、乡、村三级防疫网络，为肿瘤登记工作奠定坚实的基础。任县疾控中心于 2017 年将肿瘤登记工作移交于任县医院，现设立任县医院为任县肿瘤登记处，有工作人员 3 名。

二、2018 年任县主要恶性肿瘤发病情况

2018 年任县恶性肿瘤发病率为 206.20/10 万，其中男性 215.89/10 万，女性 196.32/10 万。恶性肿瘤发病第 1 位的是肺癌，其次是胃癌、乳腺癌、结直肠癌和食管癌，前 10 位恶性肿瘤占全部恶性肿瘤发病的 77.29%。男性发病第 1 位的是胃癌，其次是肺癌、食管癌、结直肠癌和肝癌，男性前 10 位恶性肿瘤占全部恶性肿瘤发病的 85.41%；女性发病第 1 位的是乳腺癌，其次是肺癌、结直肠癌、食管癌和子宫体癌，女性前 10 位恶性肿瘤占全部恶性肿瘤发病的 78.79%(表 5-15a，图 5-15a~5-15c)。

表 5-15a　2018 年任县主要恶性肿瘤发病指标

顺位	合计				男性				女性			
	部位	发病率 (1/10⁵)	构成 (%)	中标率 (1/10⁵)	部位	发病率 (1/10⁵)	构成 (%)	中标率 (1/10⁵)	部位	发病率 (1/10⁵)	构成 (%)	中标率 (1/10⁵)
1	气管,支气管,肺(C33–C34)	36.82	17.86	27.51	胃(C16)	51.35	23.78	42.60	乳房(C50)	41.05	20.91	37.00
2	胃(C16)	30.34	14.71	23.87	气管,支气管,肺(C33–C34)	40.84	18.92	33.15	气管,支气管,肺(C33–C34)	32.72	16.67	22.67
3	乳房(C50)	20.33	9.86	18.70	食管(C15)	19.84	9.19	15.52	结直肠肛门(C18–C21)	15.47	7.88	12.02
4	结直肠肛门(C18–C21)	17.09	8.29	13.71	结直肠肛门(C18–C21)	18.67	8.65	15.46	食管(C15)	13.09	6.67	9.15
5	食管(C15)	16.50	8.00	12.08	肝脏(C22)	16.34	7.57	13.18	子宫体及子宫部位不明(C54–C55)	10.11	5.15	7.91
6	肝脏(C22)	10.02	4.86	7.99	白血病(C91–C95)	14.00	6.49	12.25	子宫颈(C53)	10.11	5.15	7.81
7	白血病(C91–C95)	9.72	4.71	7.97	胆囊及其他(C23–C24)	7.59	3.51	6.02	甲状腺(C73)	9.52	4.85	9.29
8	甲状腺(C73)	6.78	3.29	6.86	口腔和咽喉(除外鼻咽)(C00–C10,C12–C14)	5.83	2.70	4.49	胃(C16)	8.92	4.55	6.72
9	胆囊及其他(C23–C24)	6.48	3.14	4.86	膀胱(C67)	5.25	2.43	4.38	脑,神经系统(C70–C72)	7.14	3.64	7.49
10	脑,神经系统(C70–C72)	5.30	2.57	5.51	前列腺(C61)	4.67	2.16	3.81	卵巢(C56)	6.54	3.33	7.82
合计	所有部位	206.20	100.00	167.25	所有部位	215.89	100.00	178.98	所有部位	196.32	100.00	160.15

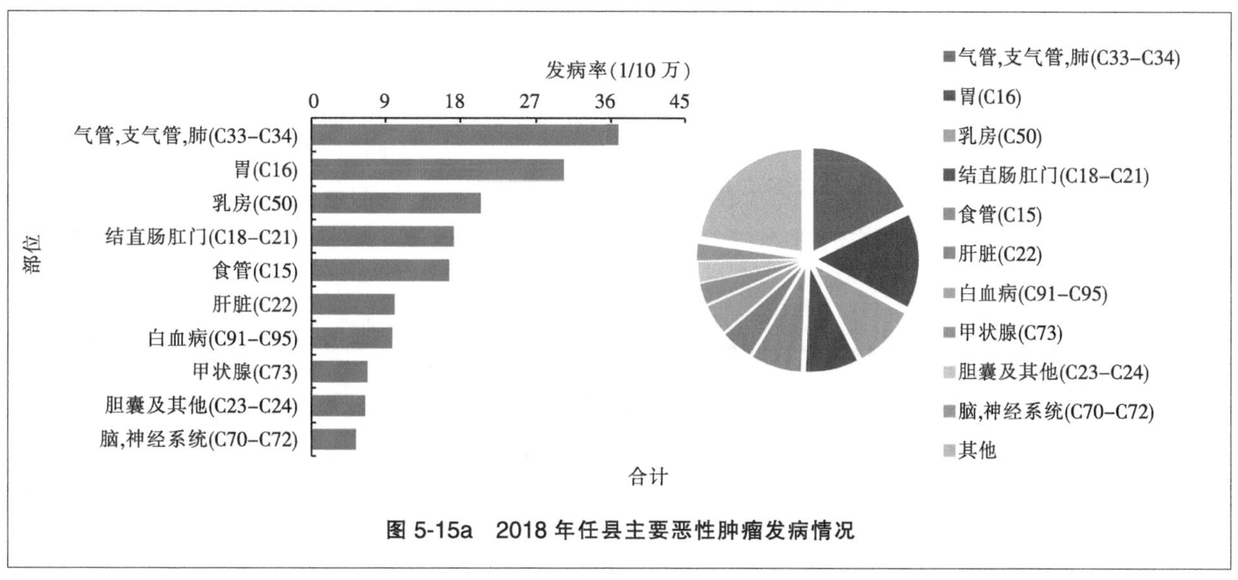

图 5-15a 2018 年任县主要恶性肿瘤发病情况

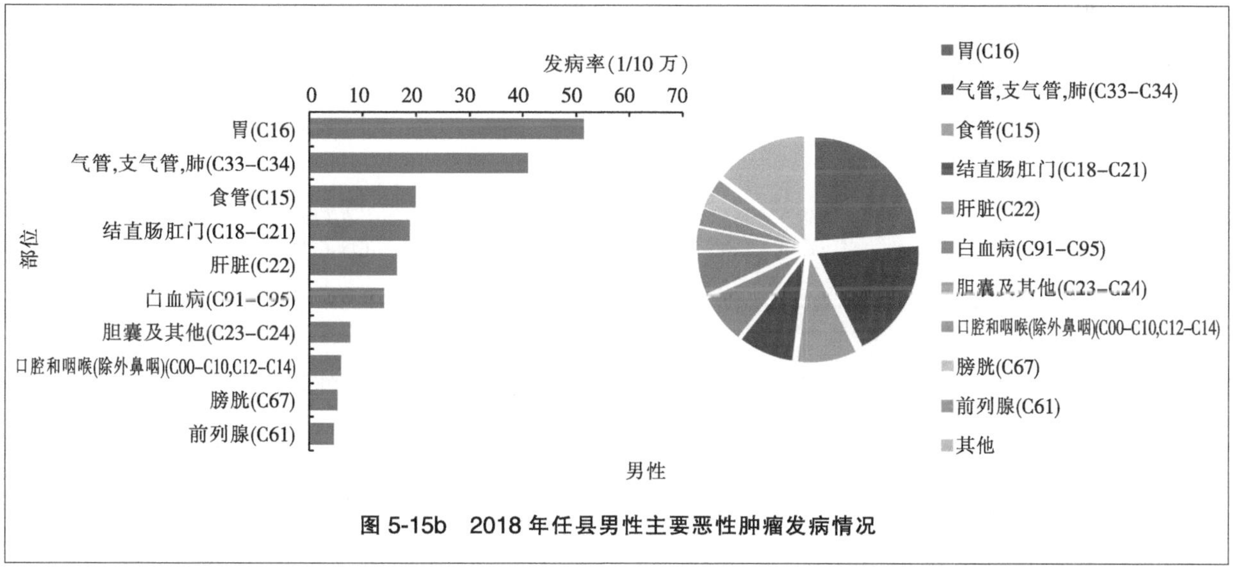

图 5-15b 2018 年任县男性主要恶性肿瘤发病情况

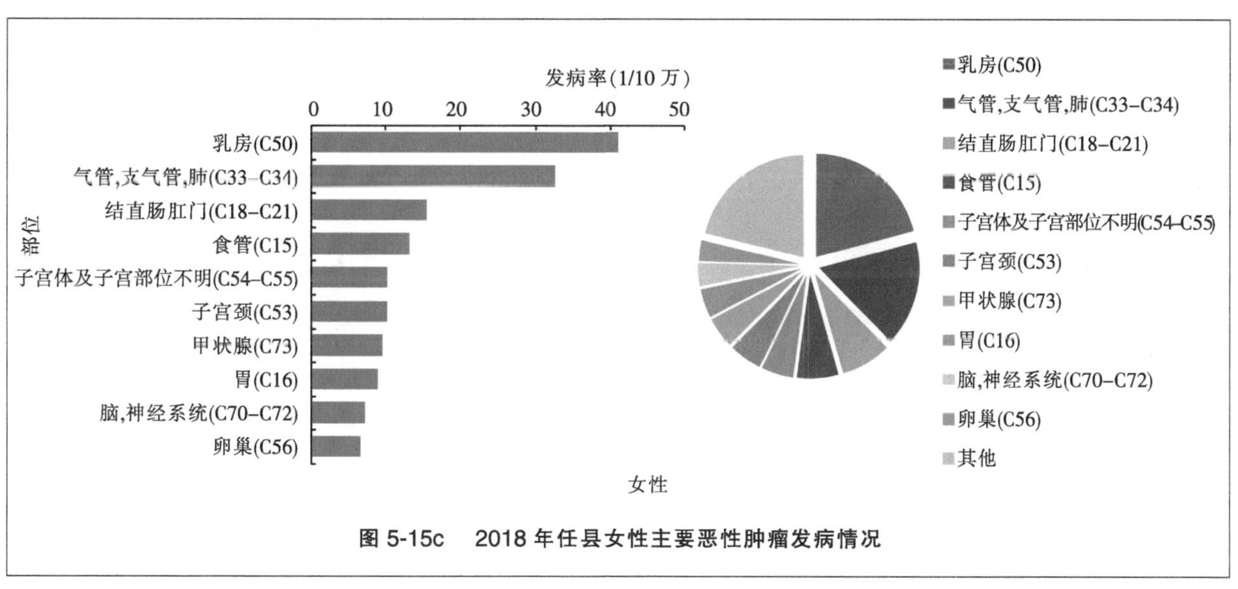

图 5-15c 2018 年任县女性主要恶性肿瘤发病情况

三、2018 年任县主要恶性肿瘤死亡情况

2018 年任县恶性肿瘤死亡率为 157.01/10 万,其中男性 174.46/10 万,女性 139.21/10 万。恶性肿瘤死亡第 1 位的是肺癌,其次是胃癌、肝癌、食管癌和乳腺癌,前 10 位恶性肿瘤占全部恶性肿瘤死亡的 90.24%。男性死亡第 1 位的也是肺癌,其次是胃癌、肝癌、食管癌和结直肠癌,男性前 10 位恶性肿瘤占全部恶性肿瘤死亡的 92.31%;女性死亡第 1 位的也是肺癌,其次为胃癌、乳腺癌、肝癌和食管癌,女性前 10 位恶性肿瘤占全部恶性肿瘤死亡的 90.60%(表 5-15b,图 5-15d~5-15f)。

表 5-15b　2018 年任县主要恶性肿瘤死亡指标

顺位	合计				男性				女性			
	部位	死亡率 (1/10^5)	构成 (%)	中标率 (1/10^5)	部位	死亡率 (1/10^5)	构成 (%)	中标率 (1/10^5)	部位	死亡率 (1/10^5)	构成 (%)	中标率 (1/10^5)
1	气管,支气管,肺(C33–C34)	43.60	27.77	32.12	气管,支气管,肺(C33–C34)	59.52	34.11	48.31	气管,支气管,肺(C33–C34)	27.37	19.66	18.44
2	胃(C16)	32.70	20.83	24.49	胃(C16)	39.68	22.74	32.91	胃(C16)	25.58	18.38	17.21
3	肝脏(C22)	27.10	17.26	20.68	肝脏(C22)	33.84	19.40	28.39	乳房(C50)	20.82	14.96	14.07
4	食管(C15)	12.96	8.26	9.47	食管(C15)	14.59	8.36	12.09	肝脏(C22)	20.23	14.53	13.55
5	乳房(C50)	10.31	6.57	7.55	结直肠肛门(C18–C21)	5.25	3.01	4.43	食管(C15)	11.30	8.12	7.14
6	结直肠肛门(C18–C21)	6.19	3.94	4.68	胆囊及其他(C23–C24)	2.33	1.34	1.57	结直肠肛门(C18–C21)	7.14	5.13	4.90
7	卵巢(C56)	2.36	1.50	2.03	肾及泌尿系统不明(C64–C66,C68)	1.75	1.00	1.34	卵巢(C56)	4.76	3.42	3.83
8	子宫颈(C53)	2.36	1.50	1.73	脑,神经系统(C70–C72)	1.75	1.00	1.32	子宫颈(C53)	4.76	3.42	3.32
9	脑,神经系统(C70–C72)	2.06	1.31	1.45	白血病(C91–C95)	1.17	0.67	1.44	脑,神经系统(C70–C72)	2.38	1.71	1.49
10	胆囊及其他(C23–C24)	2.06	1.31	1.44	膀胱(C67)	1.17	0.67	1.04	胆囊及其他(C23–C24)	1.78	1.28	1.46
合计	所有部位	157.01	100.00	118.89	所有部位	174.46	100.00	145.70	所有部位	139.21	100.00	95.07

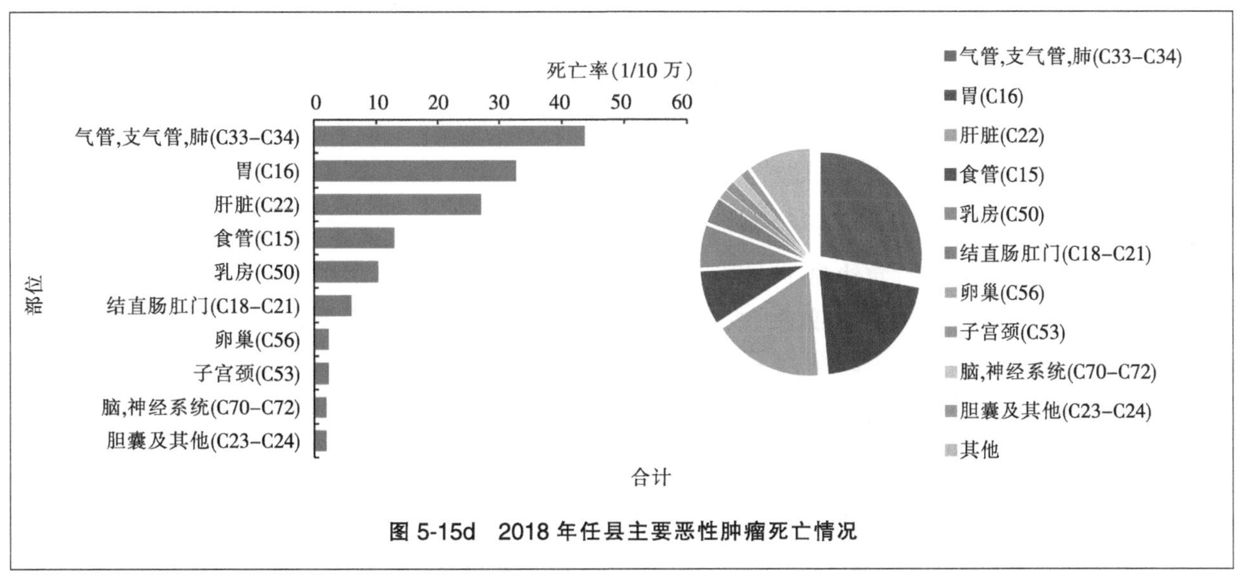

图 5-15d　2018 年任县主要恶性肿瘤死亡情况

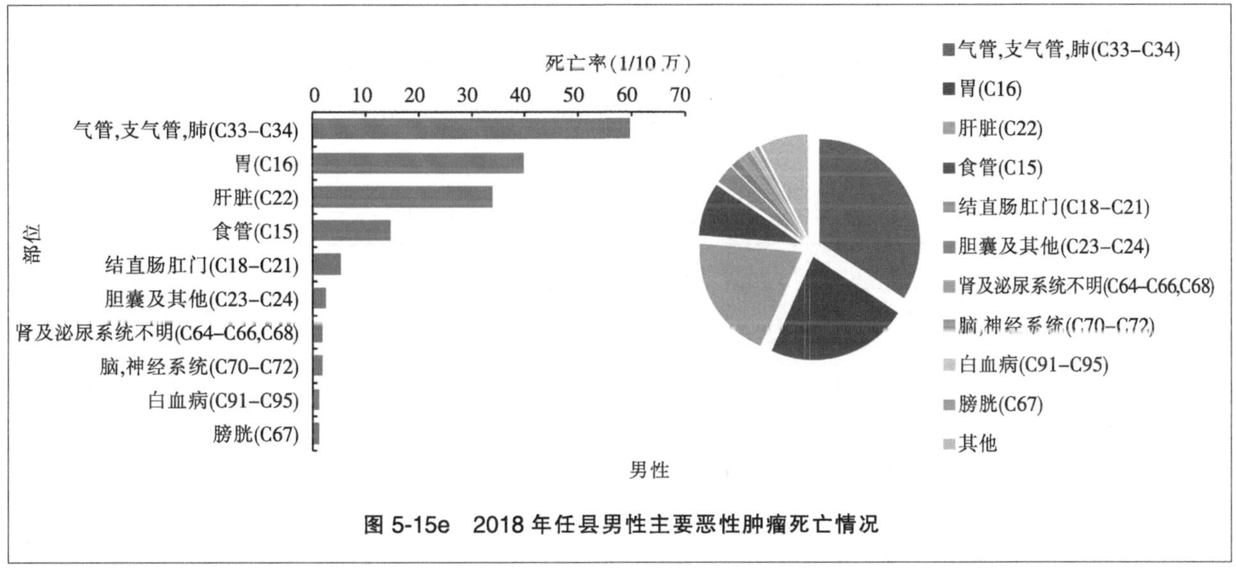

图 5-15e　2018 年任县男性主要恶性肿瘤死亡情况

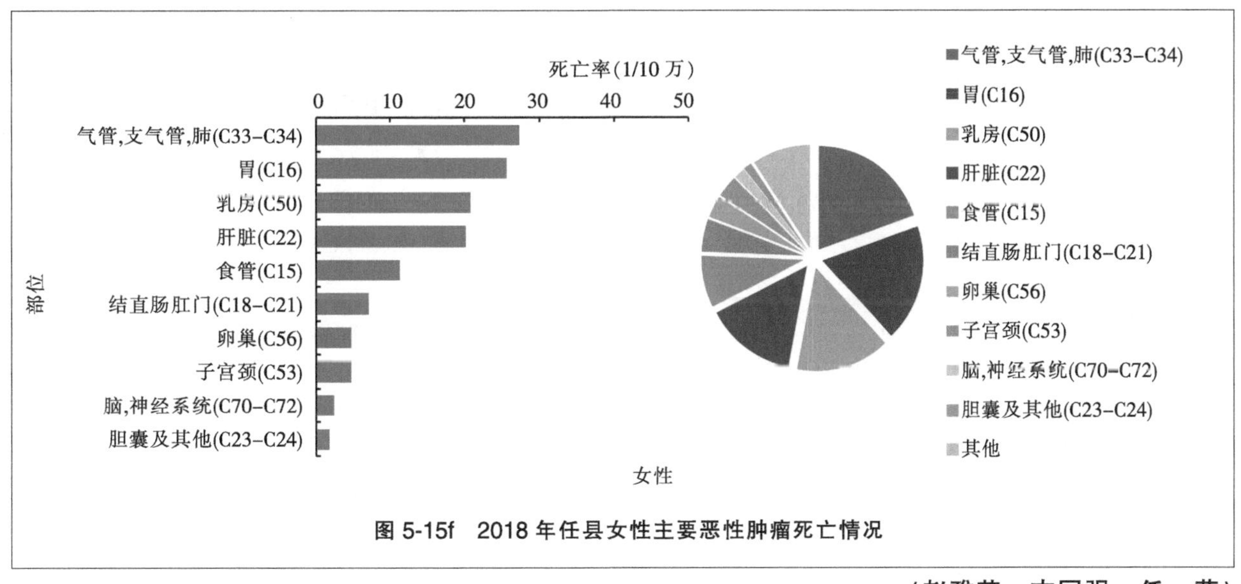

图 5-15f　2018 年任县女性主要恶性肿瘤死亡情况

（赵雅芳　吉国强　任　萌）

第十六节　安国市肿瘤发病与死亡情况

一、安国市肿瘤登记基本情况

安国古称祁州，位于京、津、石三角中心地带，素有“草到安国方成药，药经安国始生香”的美誉。安国市位于华北平原腹地，处于环京津和环渤海经济圈内。全市总面积486平方千米，总人口37.7万，辖198个行政村。肿瘤登记资料收集主要通过县级、乡级和村级三级系统来完成；其他资料收集来源：在县医院、中医院设肿瘤登记处，负责院内就诊、住院确诊恶性肿瘤病人登记，由医务科或防保科登记并填写肿瘤病例报告卡，报送疾控中心。同时将医疗报销系统（医保、农合）作为补充报告，建立与县医保、农合组织协作，在申报医疗费时对恶性肿瘤病人进行摘录登记，由安国市疾控中心定期收集整理。

二、2018年安国市主要恶性肿瘤发病情况

2018年安国市恶性肿瘤发病率为220.72/10万，其中男性224.18/10万，女性217.18/10万。恶性肿瘤发病第1位的是肺癌，其次是乳腺癌、胃癌、结直肠癌和肝癌，前10位恶性肿瘤占全部恶性肿瘤发病的76.44%。男性发病第1位的也是肺癌，其次是胃癌、结直肠癌、肝癌和食管癌，男性前10位恶性肿瘤占全部恶性肿瘤发病的86.53%；女性发病第1位的是乳腺癌，其次是肺癌、结直肠癌、子宫体癌和胃癌，女性前10位恶性肿瘤占全部恶性肿瘤发病的75.66%（表5-16a，图5-16a~5-16c）。

表5-16a　2018年安国市主要恶性肿瘤发病指标

顺位	合计				男性				女性			
	部位	发病率(1/10⁵)	构成(%)	中标率(1/10⁵)	部位	发病率(1/10⁵)	构成(%)	中标率(1/10⁵)	部位	发病率(1/10⁵)	构成(%)	中标率(1/10⁵)
1	气管,支气管,肺(C33–C34)	54.86	24.85	43.12	气管,支气管,肺(C33–C34)	68.59	30.59	56.27	乳房(C50)	43.44	20.00	36.23
2	乳房(C50)	21.74	9.85	18.27	胃(C16)	31.73	14.16	27.10	气管,支气管,肺(C33–C34)	40.82	18.80	30.49
3	胃(C16)	21.74	9.85	17.49	结直肠肛门(C18–C21)	25.08	11.19	21.29	结直肠肛门(C18–C21)	18.32	8.43	13.21
4	结直肠肛门(C18–C21)	21.74	9.85	17.12	肝脏(C22)	23.03	10.27	19.61	子宫体及子宫部位不明(C54–C55)	13.61	6.27	11.69
5	肝脏(C22)	15.01	6.80	12.12	食管(C15)	14.33	6.39	11.26	胃(C16)	11.51	5.30	8.45
6	食管(C15)	10.87	4.92	8.20	白血病(C91–C95)	8.19	3.65	7.27	甲状腺(C73)	8.37	3.86	7.07
7	白血病(C91–C95)	6.99	3.17	6.92	膀胱(C67)	6.65	2.97	5.49	子宫颈(C53)	8.37	3.86	7.06
8	子宫体及子宫部位不明(C54–C55)	6.73	3.05	5.79	喉(C32)	6.14	2.74	5.10	食管(C15)	7.33	3.37	5.37
9	甲状腺(C73)	4.66	2.11	3.84	肾及泌尿系统不明(C64–C66,C68)	6.14	2.74	5.02	肝脏(C22)	6.80	3.13	4.77
10	淋巴瘤(C81–C85,C88,C90,C96)	4.40	1.99	3.83	淋巴瘤(C81–C85,C88,C90,C96)	4.09	1.83	3.95	白血病(C91–C95)	5.76	2.65	6.77
合计	所有部位	220.72	100.00	179.52	所有部位	224.18	100.00	187.67	所有部位	217.18	100.00	174.42

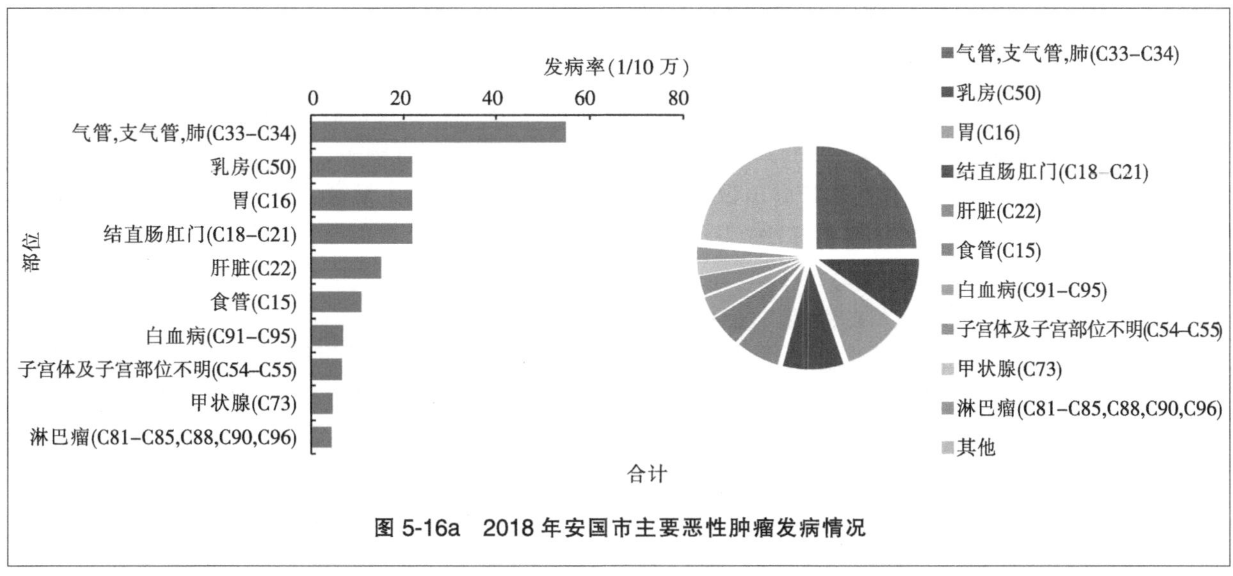

图 5-16a　2018 年安国市主要恶性肿瘤发病情况

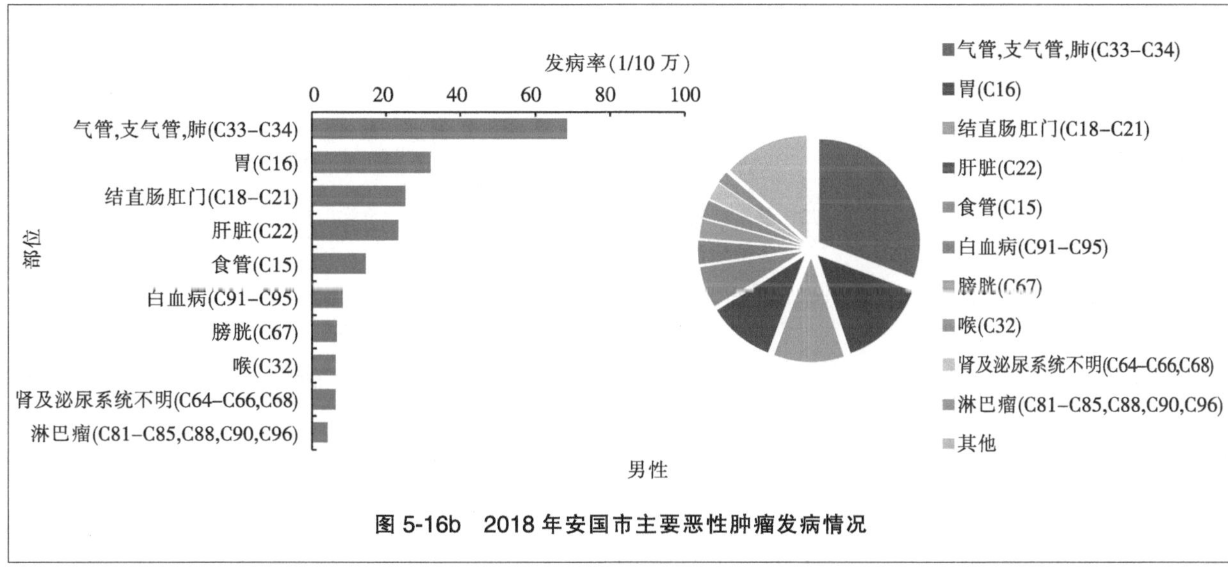

图 5-16b　2018 年安国市主要恶性肿瘤发病情况

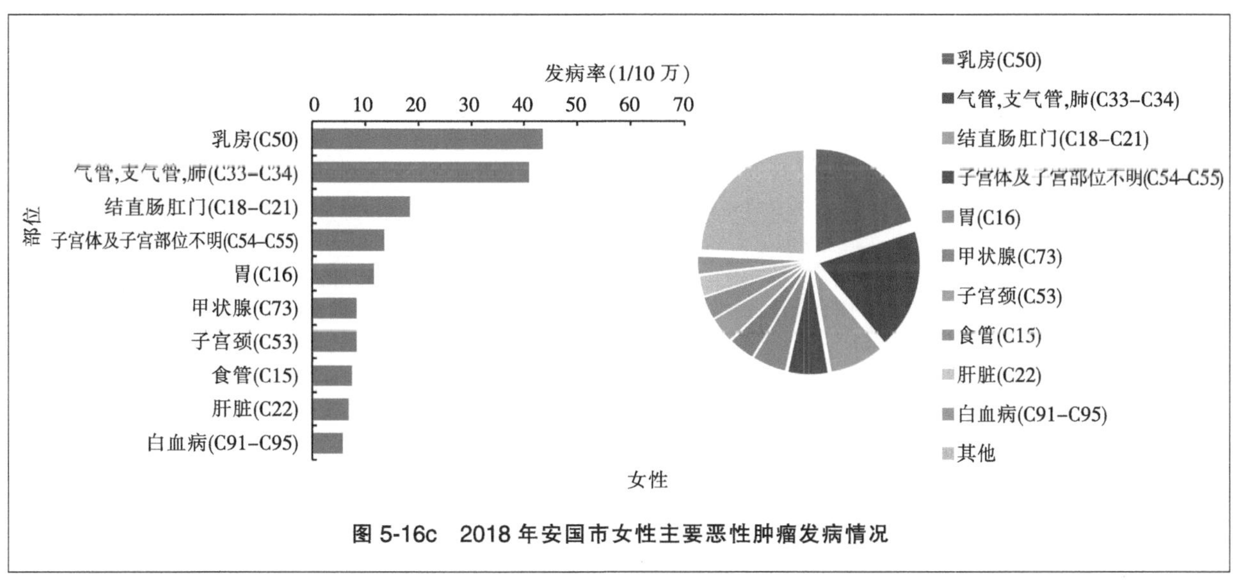

图 5-16c　2018 年安国市女性主要恶性肿瘤发病情况

三、2018 年安国市主要恶性肿瘤死亡情况

2018 年安国市恶性肿瘤死亡率为 144.65/10 万，其中男性 180.16/10 万，女性 108.33/10 万。恶性肿瘤死亡第 1 位的是肺癌，其次是胃癌、肝癌、食管癌和结直肠癌，前 10 位恶性肿瘤占全部恶性肿瘤死亡的 74.06%。男性死亡第 1 位的也是肺癌，其次是胃癌、肝癌、食管癌和结直肠癌，男性前 10 位恶性肿瘤占全部恶性肿瘤死亡的 78.13%；女性死亡第 1 位的也是肺癌，其次为胃癌、乳腺癌、肝癌和脑瘤，女性前 10 位恶性肿瘤占全部恶性肿瘤死亡的 71.50%（表 5-16b，图 5-16d~5-16f）。

表 5-16b　2018 年安国市主要恶性肿瘤死亡指标

顺位	合计				男性				女性			
	部位	死亡率 (1/10⁵)	构成 (%)	中标率 (1/10⁵)	部位	死亡率 (1/10⁵)	构成 (%)	中标率 (1/10⁵)	部位	死亡率 (1/10⁵)	构成 (%)	中标率 (1/10⁵)
1	气管,支气管,肺(C33–C34)	41.40	28.62	32.60	气管,支气管,肺(C33–C34)	59.88	33.24	49.45	气管,支气管,肺(C33–C34)	22.50	20.77	16.83
2	胃(C16)	21.22	14.67	16.74	胃(C16)	31.22	17.33	26.12	胃(C16)	10.99	10.14	8.02
3	肝脏(C22)	13.71	9.48	10.76	肝脏(C22)	18.43	10.23	15.12	乳房(C50)	9.42	8.70	7.89
4	食管(C15)	7.25	5.01	5.65	食管(C15)	9.21	5.11	7.58	肝脏(C22)	8.90	8.21	6.74
5	结直肠肛门(C18–C21)	7.25	5.01	5.42	结直肠肛门(C18–C21)	9.21	5.11	7.33	脑,神经系统(C70–C72)	5.23	4.83	4.35
6	脑,神经系统(C70–C72)	5.18	3.58	4.22	脑,神经系统(C70–C72)	5.12	2.84	4.16	食管(C15)	5.23	4.83	3.74
7	乳房(C50)	4.66	3.22	3.92	膀胱(C67)	2.05	1.14	1.75	结直肠肛门(C18–C21)	5.23	4.83	3.69
8	子宫颈(C53)	2.33	1.61	1.88	口腔和咽喉(除外鼻咽)(C00–C10,C12–C14)	2.05	1.14	1.70	子宫颈(C53)	4.71	4.35	3.72
9	白血病(C91–C95)	2.07	1.43	2.24	胰腺(C25)	2.05	1.14	1.68	白血病(C91–C95)	3.14	2.90	3.81
10	胰腺(C25)	2.07	1.43	1.72	鼻咽(C11)	1.54	0.85	1.25	子宫体及子宫部位不明(C54–C55)	2.09	1.93	1.84
合计	所有部位	144.65	100.00	115.31	所有部位	180.16	100.00	148.74	所有部位	108.33	100.00	84.90

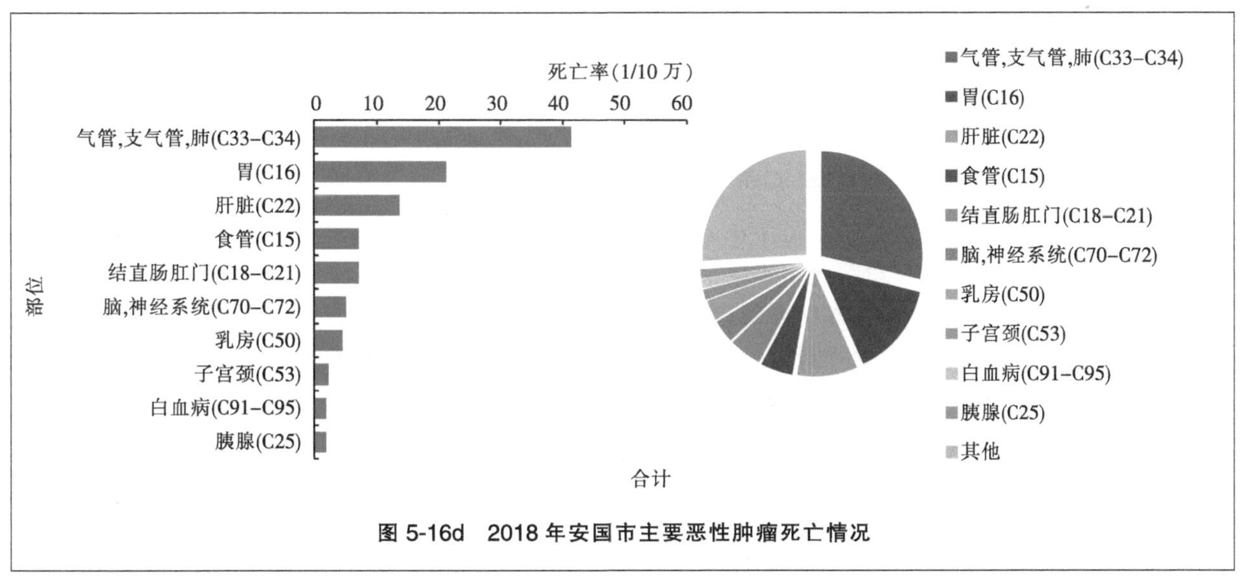

图 5-16d　2018 年安国市主要恶性肿瘤死亡情况

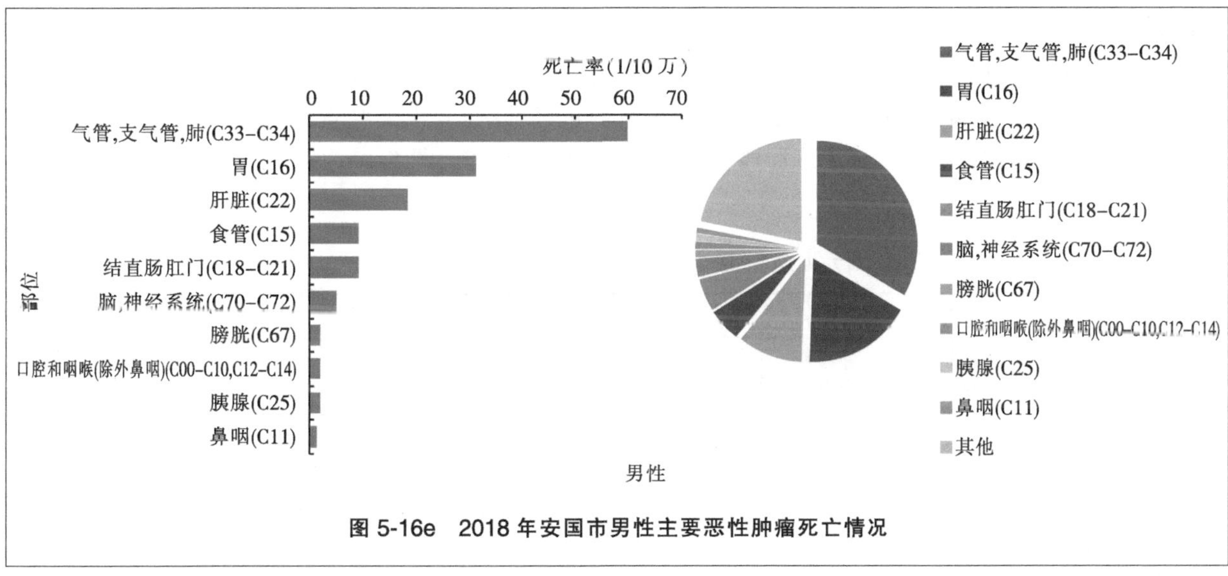

图 5-16e　2018 年安国市男性主要恶性肿瘤死亡情况

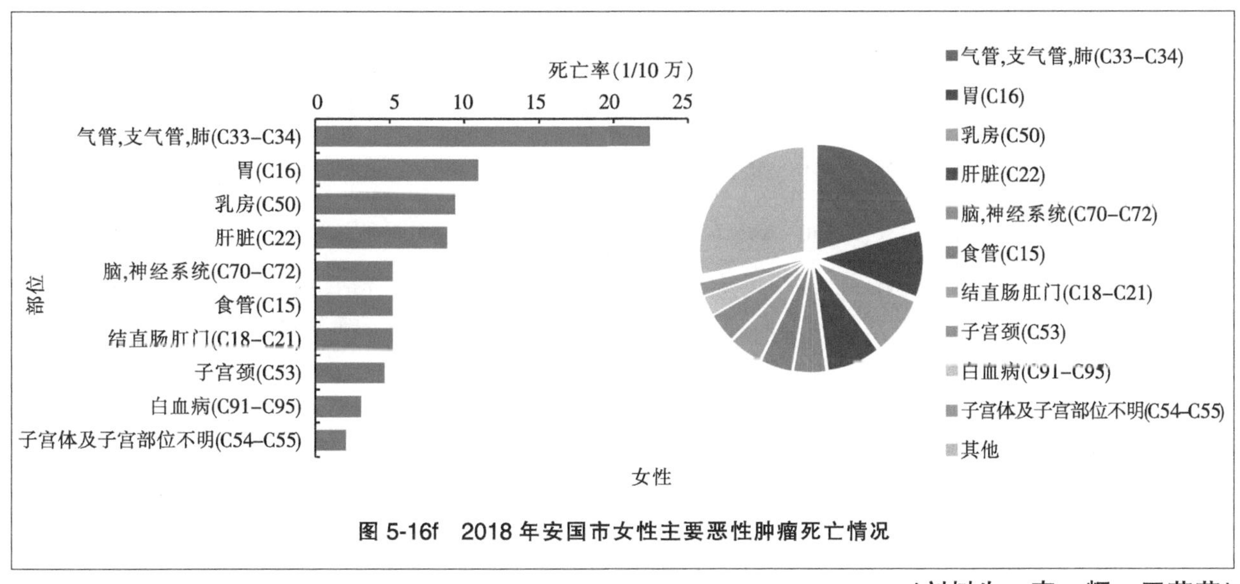

图 5-16f　2018 年安国市女性主要恶性肿瘤死亡情况

（刘树生　李　辉　王莹莹）

第十七节　张家口市宣化区肿瘤发病与死亡情况

一、张家口市宣化区肿瘤登记基本情况

宣化区是张家口市市辖区之一，位于中心城区的东南部，东距北京 150 千米、天津 247 千米，西距大同 180 千米，北距内蒙古乌兰察布市 169 千米，素有“陆路商埠”之称。2016 年 1 月，经国务院批复，撤销原区、县建制，设立新的宣化区。全区现有三级管理医院 1 所，二级医院 5 所，一级医院 1 所，民营医院 8 所，公共卫生单位 3 所，其中疾病预防控制机构 1 家，妇幼保健机构 1 家，卫生监督机构 1 家；乡镇卫生院(所)16 所，社区卫生服务中心 8 所，社区卫生服务站 11 所，村卫生室 286 所。2013 年宣化县开始开展肿瘤登记工作，2017 年宣化区疾病预防控制中心和宣化县疾病预防控制中心合并后，肿瘤登记处设置在宣化区疾病预防控制中心，挂靠在慢性病防制科。

二、2018 年张家口市宣化区主要恶性肿瘤发病情况

2018 年张家口市宣化区恶性肿瘤发病率为 245.29/10 万，其中男性 312.41/10 万，女性 175.54/10 万。恶性肿瘤发病第 1 位的是肺癌，其次是结直肠癌、肝癌、胰腺癌和胃癌，前 10 位恶性肿瘤占全部恶性肿瘤发病的 80.35%。男性发病第 1 位的也是肺癌，其次是结直肠癌、肝癌、食管癌和胃癌，男性前 10 位恶性肿瘤占全部恶性肿瘤发病的 85.16%；女性发病第 1 位的也是肺癌，其次是结直肠癌、肝癌、乳腺癌和胰腺癌，女性前 10 位恶性肿瘤占全部恶性肿瘤发病的 77.78%(表 5-17a，图 5-17a~5-17c)。

表 5-17a　2018 年张家口市宣化区主要恶性肿瘤发病指标

顺位	合计				男性				女性			
	部位	发病率(1/10⁵)	构成(%)	中标率(1/10⁵)	部位	发病率(1/10⁵)	构成(%)	中标率(1/10⁵)	部位	发病率(1/10⁵)	构成(%)	中标率(1/10⁵)
1	气管,支气管,肺(C33–C34)	91.33	37.23	51.47	气管,支气管,肺(C33–C34)	134.31	42.99	79.97	气管,支气管,肺(C33–C34)	46.66	26.58	24.16
2	结直肠肛门(C18–C21)	22.50	9.17	12.50	结直肠肛门(C18–C21)	25.02	8.01	14.01	结直肠肛门(C18–C21)	19.89	11.33	11.17
3	肝脏(C22)	19.13	7.80	11.37	肝脏(C22)	23.92	7.66	14.97	肝脏(C22)	14.15	8.06	7.78
4	胰腺(C25)	13.50	5.50	7.71	食管(C15)	19.87	6.36	11.21	乳房(C50)	13.39	7.63	8.71
5	胃(C16)	13.13	5.35	7.29	胃(C16)	18.40	5.89	10.49	胰腺(C25)	11.09	6.32	5.91
6	食管(C15)	12.94	5.28	6.94	胰腺(C25)	15.82	5.06	9.57	胃(C16)	7.65	4.36	4.18
7	乳房(C50)	7.13	2.91	4.61	膀胱(C67)	8.46	2.71	4.62	卵巢(C56)	6.12	3.49	3.90
8	胆囊及其他(C23–C24)	6.94	2.83	3.89	胆囊及其他(C23–C24)	8.10	2.59	4.94	子宫体及子宫部位不明(C54–C55)	6.12	3.49	3.81
9	膀胱(C67)	5.63	2.29	2.84	前列腺(C61)	7.36	2.36	4.11	子宫颈(C53)	5.74	3.27	4.05
10	脑,神经系统(C70–C72)	4.88	1.99	3.17	脑,神经系统(C70–C72)	4.78	1.53	3.70	胆囊及其他(C23–C24)	5.74	3.27	2.92
合计	所有部位	245.29	100.00	140.35	所有部位	312.41	100.00	185.86	所有部位	175.54	100.00	97.35

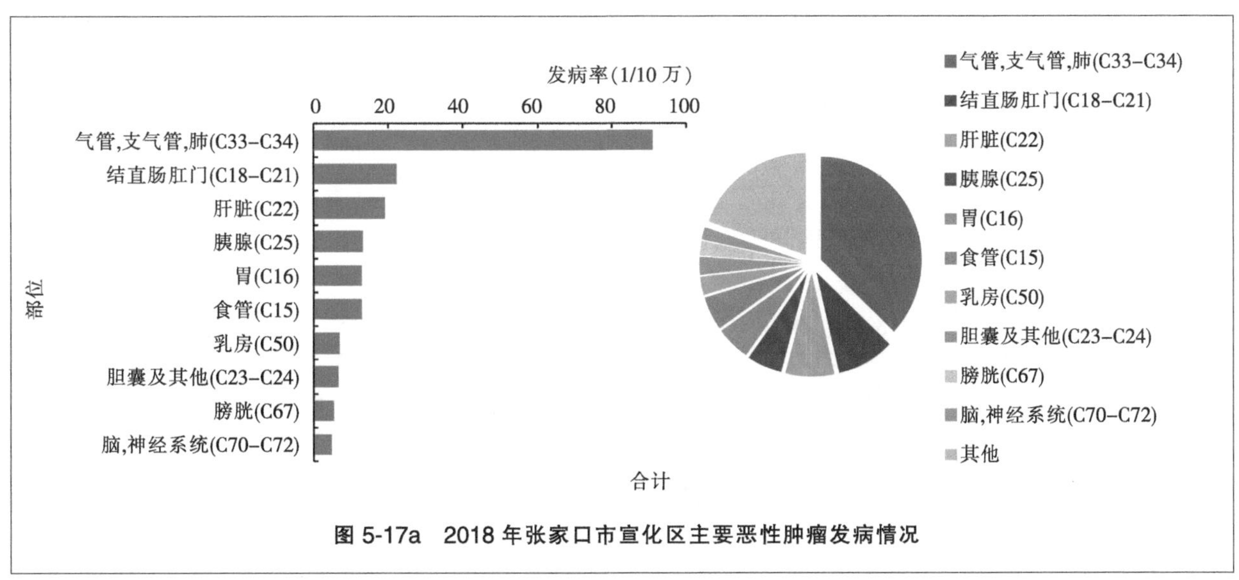

图 5-17a　2018 年张家口市宣化区主要恶性肿瘤发病情况

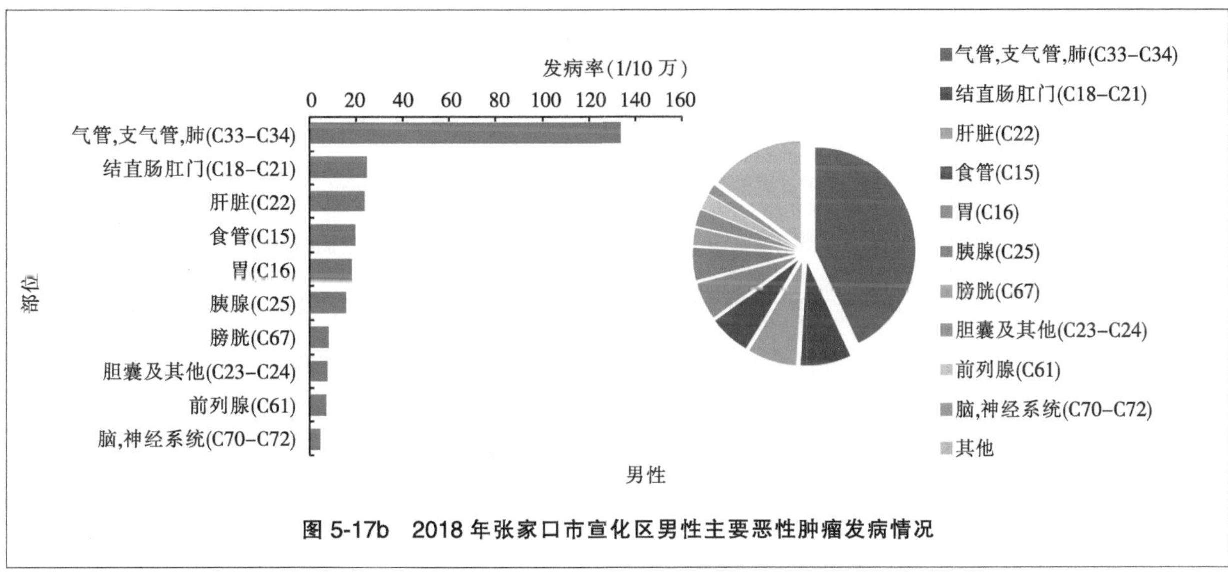

图 5-17b　2018 年张家口市宣化区男性主要恶性肿瘤发病情况

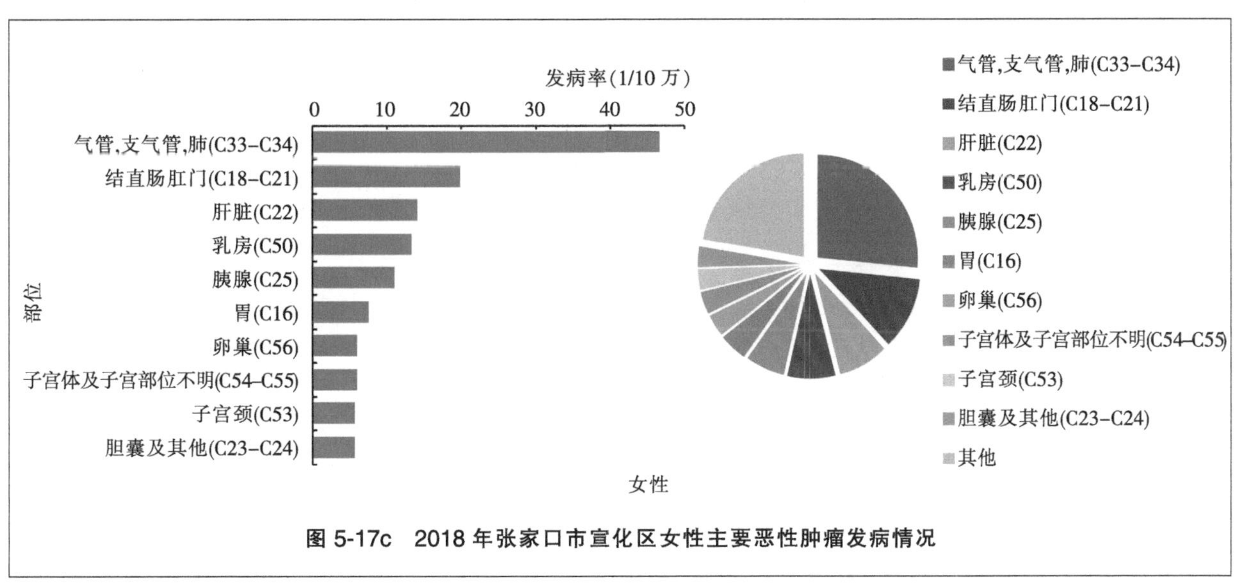

图 5-17c　2018 年张家口市宣化区女性主要恶性肿瘤发病情况

三、2018 年张家口市宣化区主要恶性肿瘤死亡情况

2018 年张家口市宣化区恶性肿瘤死亡率为 159.22/10 万，其中男性 208.27/10 万，女性 108.23/10 万。恶性肿瘤死亡第 1 位的是肺癌，其次是结直肠癌、肝癌、食管癌和胃癌，前 10 位恶性肿瘤占全部恶性肿瘤死亡的 80.09%。男性死亡第 1 位的也是肺癌，其次是肝癌、结直肠癌、食管癌和胃癌，男性前 10 位恶性肿瘤占全部恶性肿瘤死亡的 84.81%；女性死亡第 1 位的也是肺癌，其次为结直肠癌、乳腺癌、肝癌和胰腺癌，女性前 10 位恶性肿瘤占全部恶性肿瘤死亡的 77.74%(表 5-17b，图 5-17d~5-17f)。

表 5-17b　2018 年张家口市宣化区主要恶性肿瘤死亡指标

顺位	合计				男性				女性			
	部位	死亡率 $(1/10^5)$	构成 (%)	中标率 $(1/10^5)$	部位	死亡率 $(1/10^5)$	构成 (%)	中标率 $(1/10^5)$	部位	死亡率 $(1/10^5)$	构成 (%)	中标率 $(1/10^5)$
1	气管,支气管,肺(C33–C34)	59.82	37.57	33.30	气管,支气管,肺(C33–C34)	89.42	42.93	52.39	气管,支气管,肺(C33–C34)	29.07	26.86	14.88
2	结直肠肛门(C18–C21)	13.50	8.48	6.98	肝脏(C22)	16.56	7.95	10.47	结直肠肛门(C18–C21)	10.33	9.54	5.36
3	肝脏(C22)	12.75	8.01	7.56	结直肠肛门(C18–C21)	16.56	7.95	8.67	乳房(C50)	8.80	8.13	5.44
4	食管(C15)	9.00	5.65	4.55	食管(C15)	15.09	7.24	8.12	肝脏(C22)	8.80	8.13	4.74
5	胃(C16)	8.63	5.42	4.42	胃(C16)	13.25	6.36	7.21	胰腺(C25)	7.27	6.71	3.99
6	胰腺(C25)	8.44	5.30	4.85	胰腺(C25)	9.57	4.59	5.73	子宫颈(C53)	4.21	3.89	2.90
7	乳房(C50)	4.31	2.71	2.69	膀胱(C67)	5.52	2.65	2.98	卵巢(C56)	4.21	3.89	2.54
8	胆囊及其他(C23–C24)	3.94	2.47	2.17	胆囊及其他(C23–C24)	4.42	2.12	2.54	脑,神经系统(C70–C72)	4.21	3.89	2.25
9	脑,神经系统(C70–C72)	3.56	2.24	2.23	前列腺(C61)	3.31	1.59	1.89	胃(C16)	3.82	3.53	1.65
10	膀胱(C67)	3.56	2.24	1.76	脑,神经系统(C70–C72)	2.94	1.41	2.27	胆囊及其他(C23–C24)	3.44	3.18	1.88
合计	所有部位	159.22	100.00	88.63	所有部位	208.27	100.00	121.27	所有部位	108.23	100.00	57.46

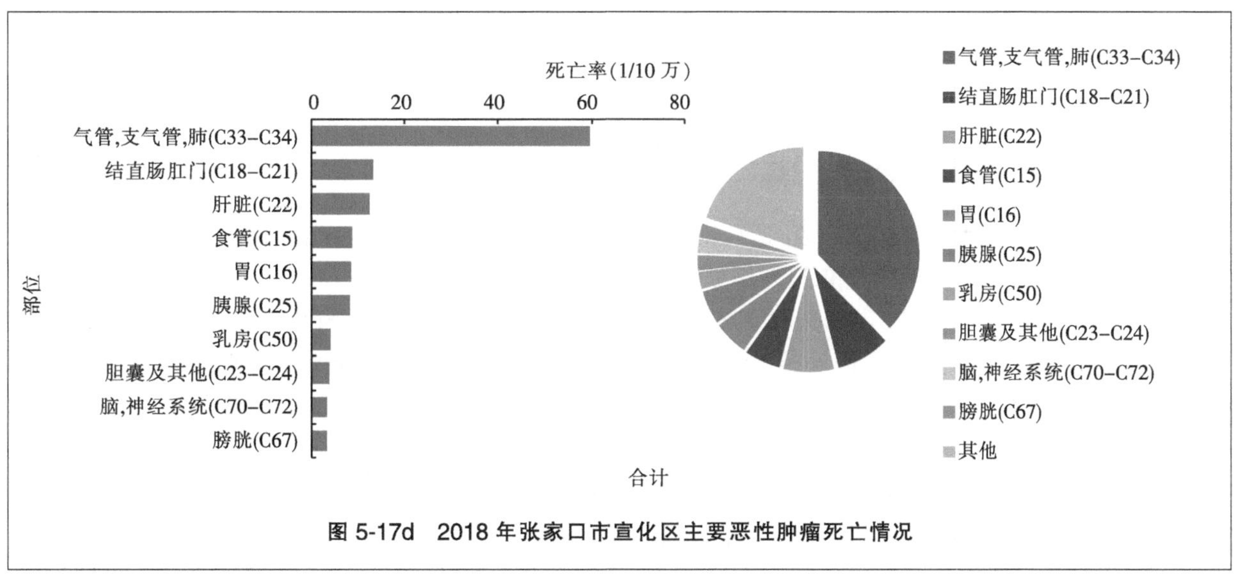

图 5-17d　2018 年张家口市宣化区主要恶性肿瘤死亡情况

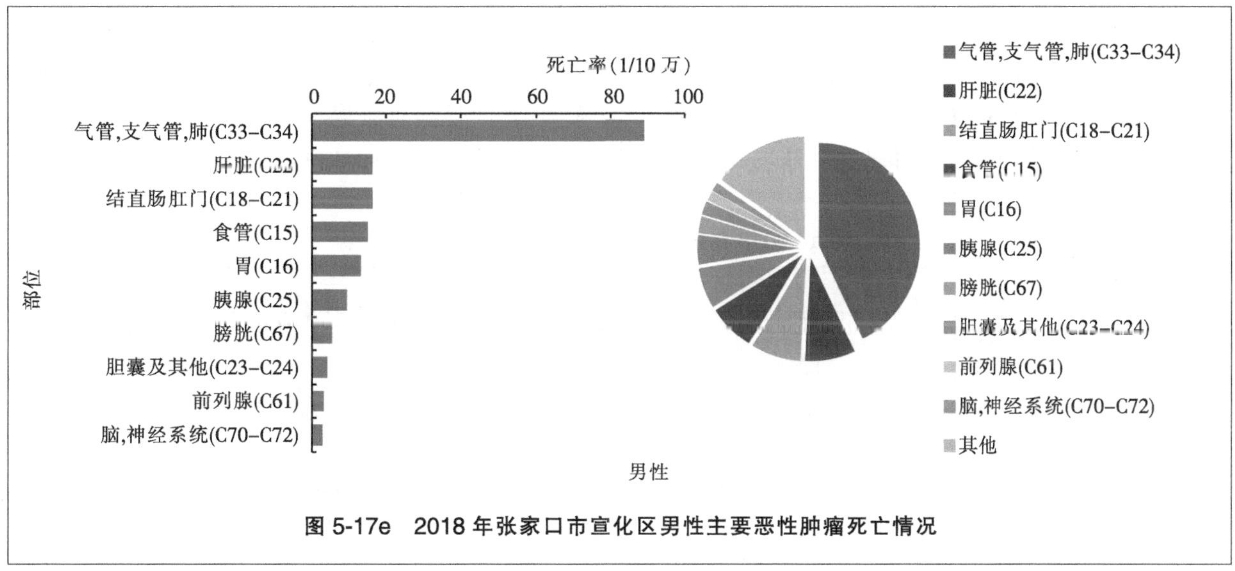

图 5-17e　2018 年张家口市宣化区男性主要恶性肿瘤死亡情况

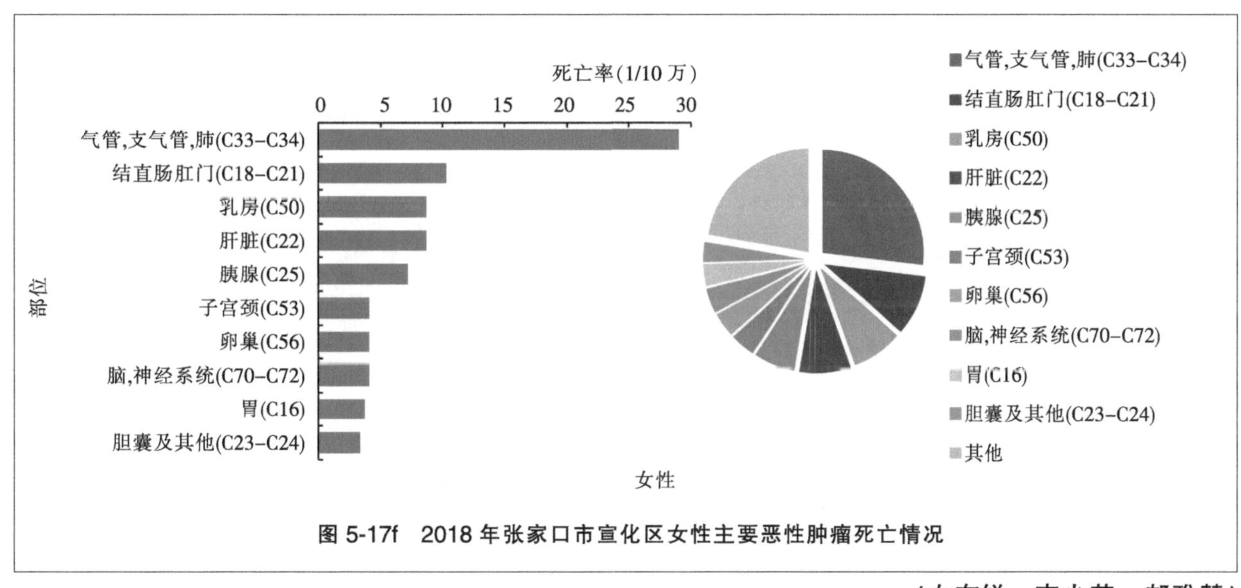

图 5-17f　2018 年张家口市宣化区女性主要恶性肿瘤死亡情况

（左存锐　李少英　郝雅慧）

第十八节　承德市双桥区肿瘤发病与死亡情况

一、承德市双桥区肿瘤登记基本情况

承德市双桥区地处冀北燕山东段，是承德市的政治、经济、文化中心，全区总面积 312.3 平方千米，总人口约 32 万人。双桥区共有 7 个街道办事处、5 个乡镇、66 个社区和 65 个行政村。双桥区有各类卫生机构 43 个，其中省级医院 1 个，市级医院 7 个，乡镇卫生院 5 个，社区卫生服务中心 6 个，村级卫生所 48 个，其他医疗机构 360 个；有市、区疾病预防控制机构各 1 所；市、区卫生监督所各 1 所。2014 年，双桥区疾控中心慢病科被全国肿瘤防治研究办公室、省肿瘤登记办公室研究确定为省级肿瘤登记处，负责辖区内全部新发恶性肿瘤病例及死亡病例信息的收集、录入和报告工作。承德市双桥区经过不断学习、探索，肿瘤登记工作有了一定的成效，信息更加准确完善，为政府保障公民健康提供科学依据。

二、2018 年承德市双桥区主要恶性肿瘤发病情况

2018 年承德市双桥区恶性肿瘤发病率为 202.39/10 万，其中男性 203.54/10 万，女性 201.24/10 万。恶性肿瘤发病第 1 位的是肺癌，其次是结直肠癌、乳腺癌、胃癌和肝癌，前 10 位恶性肿瘤占全部恶性肿瘤发病的 81.19%。男性发病第 1 位的是肺癌，其次是结直肠癌、胃癌、肝癌和食管癌，男性前 10 位恶性肿瘤占全部恶性肿瘤发病的 91.28%；女性发病第 1 位的是乳腺癌，其次是结直肠癌、肺癌、子宫颈癌和卵巢癌，女性前 10 位恶性肿瘤占全部恶性肿瘤发病的 88.33%(表 5-18a，图 5-18a~5-18c)。

表 5-18a　2018 年承德市双桥区主要恶性肿瘤发病指标

顺位	合计				男性				女性			
	部位	发病率 (1/10⁵)	构成 (%)	中标率 (1/10⁵)	部位	发病率 (1/10⁵)	构成 (%)	中标率 (1/10⁵)	部位	发病率 (1/10⁵)	构成 (%)	中标率 (1/10⁵)
1	气管,支气管,肺 (C33–C34)	36.48	18.03	27.14	气管,支气管,肺 (C33–C34)	46.92	23.05	36.26	乳房(C50)	47.61	23.66	36.86
2	结直肠肛门 (C18–C21)	28.23	13.95	20.99	结直肠肛门 (C18–C21)	27.90	13.71	21.54	结直肠肛门 (C18–C21)	28.57	14.20	20.43
3	乳房(C50)	23.79	11.76	18.80	胃(C16)	25.36	12.46	18.92	气管,支气管,肺 (C33–C34)	26.03	12.93	18.28
4	胃(C16)	18.08	8.93	13.31	肝脏(C22)	19.66	9.66	14.84	子宫颈(C53)	14.60	7.26	10.91
5	肝脏(C22)	13.32	6.58	9.35	食管(C15)	15.85	7.79	11.70	卵巢(C56)	13.97	6.94	10.67
6	食管(C15)	9.83	4.86	7.21	膀胱(C67)	13.95	6.85	11.52	甲状腺(C73)	13.33	6.62	11.46
7	甲状腺(C73)	9.52	4.70	8.19	前列腺(C61)	13.32	6.54	9.45	胃(C16)	10.79	5.36	8.14
8	膀胱(C67)	9.20	4.55	7.30	肾及泌尿系统不明 (C64–C66,C68)	10.78	5.30	8.38	子宫体及子宫部位不明(C54–C55)	9.52	4.73	7.26
9	肾及泌尿系统不明 (C64–C66,C68)	8.57	4.23	6.37	口腔和咽喉(除外鼻咽) (C00–C10,C12–C14)	6.34	3.12	4.80	肝脏(C22)	6.98	3.47	4.37
10	子宫颈(C53)	7.30	3.61	5.46	甲状腺(C73)	5.71	2.80	4.89	肾及泌尿系统不明 (C64–C66,C68)	6.35	3.15	4.46
合计	所有部位	202.39	100.00	153.00	所有部位	203.54	100.00	155.73	所有部位	201.24	100.00	150.90

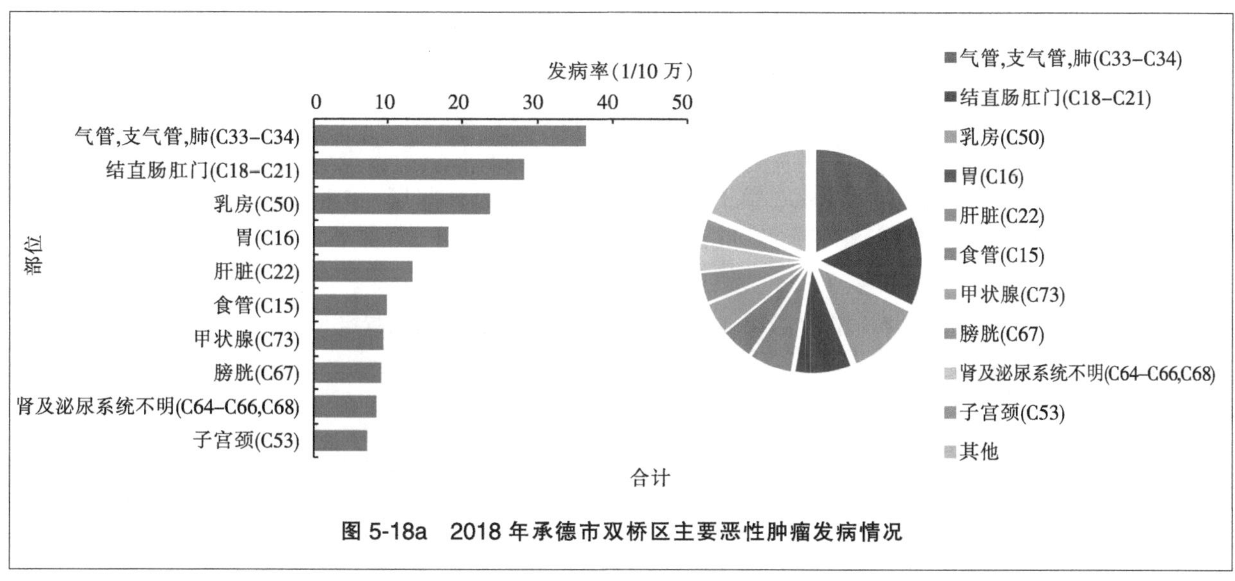

图 5-18a 2018 年承德市双桥区主要恶性肿瘤发病情况

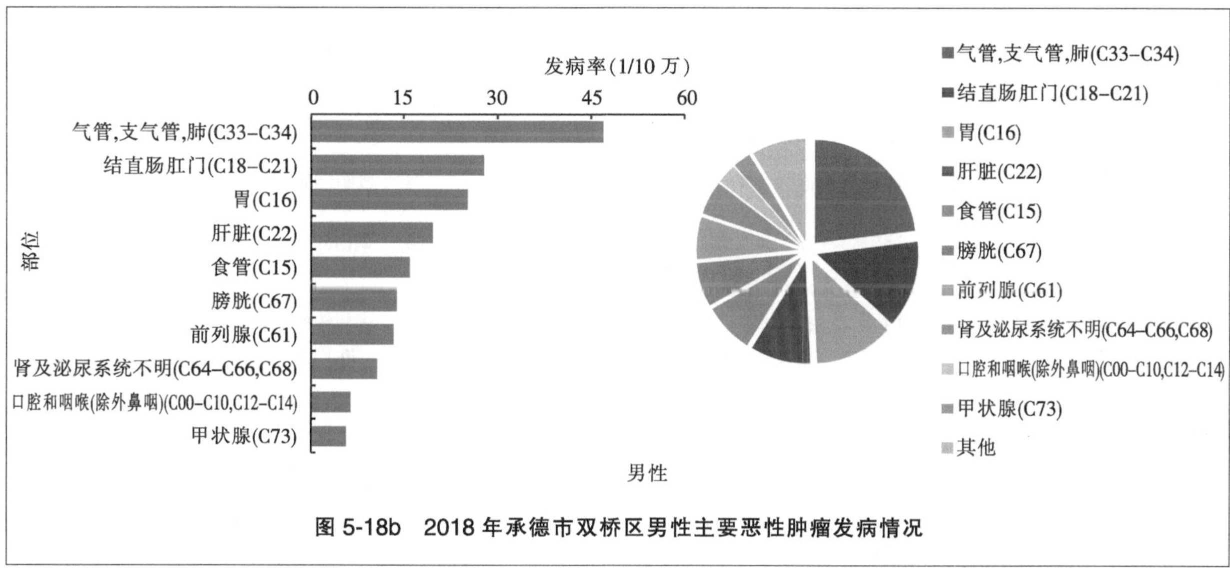

图 5-18b 2018 年承德市双桥区男性主要恶性肿瘤发病情况

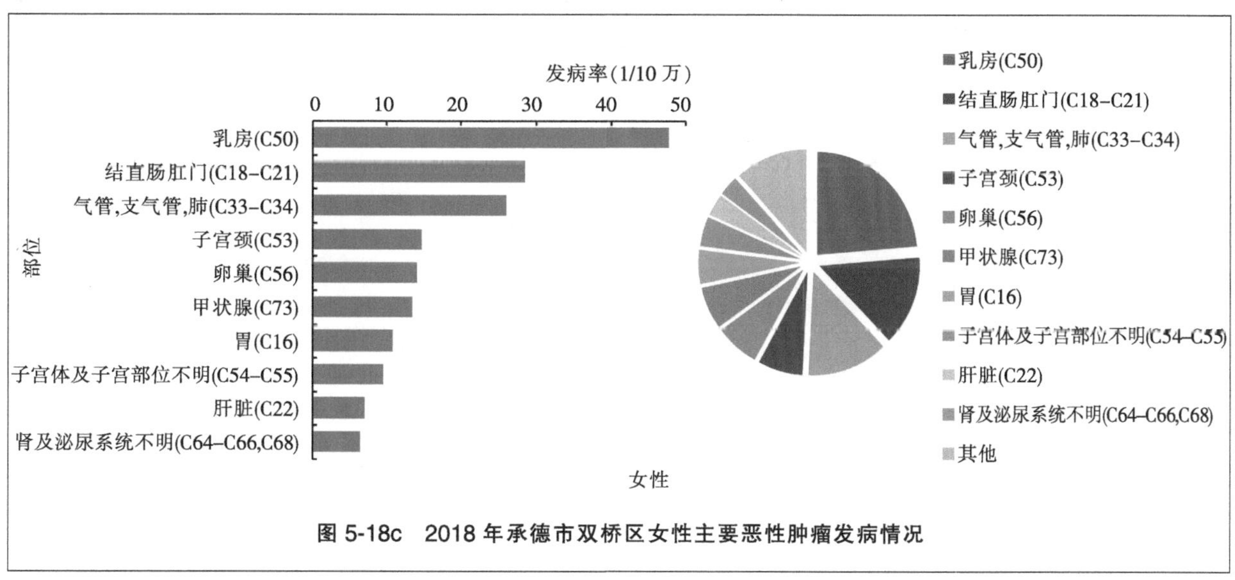

图 5-18c 2018 年承德市双桥区女性主要恶性肿瘤发病情况

三、2018 年承德市双桥区主要恶性肿瘤死亡情况

2018 年承德市双桥区恶性肿瘤死亡率为 123.08/10 万，其中男性 150.28/10 万，女性 95.86/10 万。恶性肿瘤死亡第 1 位的是肺癌，其次是肝癌、胃癌、结直肠癌和食管癌，前 10 位恶性肿瘤占全部恶性肿瘤死亡的 77.06%。男性死亡第 1 位的是肺癌，其次是肝癌、胃癌、结直肠癌和食管癌，男性前 10 位恶性肿瘤占全部恶性肿瘤死亡的 80.59%；女性死亡第 1 位的是肺癌，其次为乳腺癌、结直肠癌、肝癌和卵巢癌，女性前 10 位恶性肿瘤占全部恶性肿瘤死亡的 80.13%(表 5-18b，图 5-18d~5-18f)。

表 5-18b　2018 年承德市双桥区主要恶性肿瘤死亡指标

顺位	合计				男性				女性			
	部位	死亡率(1/10⁵)	构成(%)	中标率(1/10⁵)	部位	死亡率(1/10⁵)	构成(%)	中标率(1/10⁵)	部位	死亡率(1/10⁵)	构成(%)	中标率(1/10⁵)
1	气管,支气管,肺(C33–C34)	35.85	29.12	26.51	气管,支气管,肺(C33–C34)	46.29	30.80	34.87	气管,支气管,肺(C33–C34)	25.39	26.49	18.65
2	肝脏(C22)	13.96	11.34	10.80	肝脏(C22)	20.29	13.50	16.14	乳房(C50)	8.89	9.27	6.84
3	胃(C16)	10.47	8.51	7.17	胃(C16)	15.22	10.13	10.37	结直肠肛门(C18–C21)	8.89	9.27	6.67
4	结直肠肛门(C18–C21)	9.52	7.73	7.29	结直肠肛门(C18–C21)	10.15	6.75	8.01	肝脏(C22)	7.62	7.95	5.75
5	食管(C15)	5.71	4.64	4.46	食管(C15)	9.51	6.33	7.75	卵巢(C56)	7.62	7.95	4.91
6	乳房(C50)	4.44	3.61	3.55	肾及泌尿系统不明(C64–C66,C68)	6.34	4.22	4.48	胃(C16)	5.71	5.96	4.06
7	肾及泌尿系统不明(C64–C66,C68)	4.12	3.35	2.85	淋巴瘤(C81–C85,C88,C90,C96)	5.71	3.80	4.98	脑,神经系统(C70–C72)	3.81	3.97	3.27
8	淋巴瘤(C81–C85,C88,C90,C96)	3.81	3.09	3.32	胰腺(C25)	3.17	2.11	2.65	子宫体及子宫部位不明(C54–C55)	3.81	3.97	3.05
9	卵巢(C56)	3.81	3.09	2.44	前列腺(C61)	2.54	1.69	1.88	胰腺(C25)	3.17	3.31	2.14
10	胰腺(C25)	3.17	2.58	2.35	口腔和咽喉(除外鼻咽)(C00–C10,C12–C14)	1.90	1.27	1.38	淋巴瘤(C81–C85,C88,C90,C96)	1.90	1.99	1.55
合计	所有部位	123.08	100.00	91.59	所有部位	150.28	100.00	114.47	所有部位	95.86	100.00	70.34

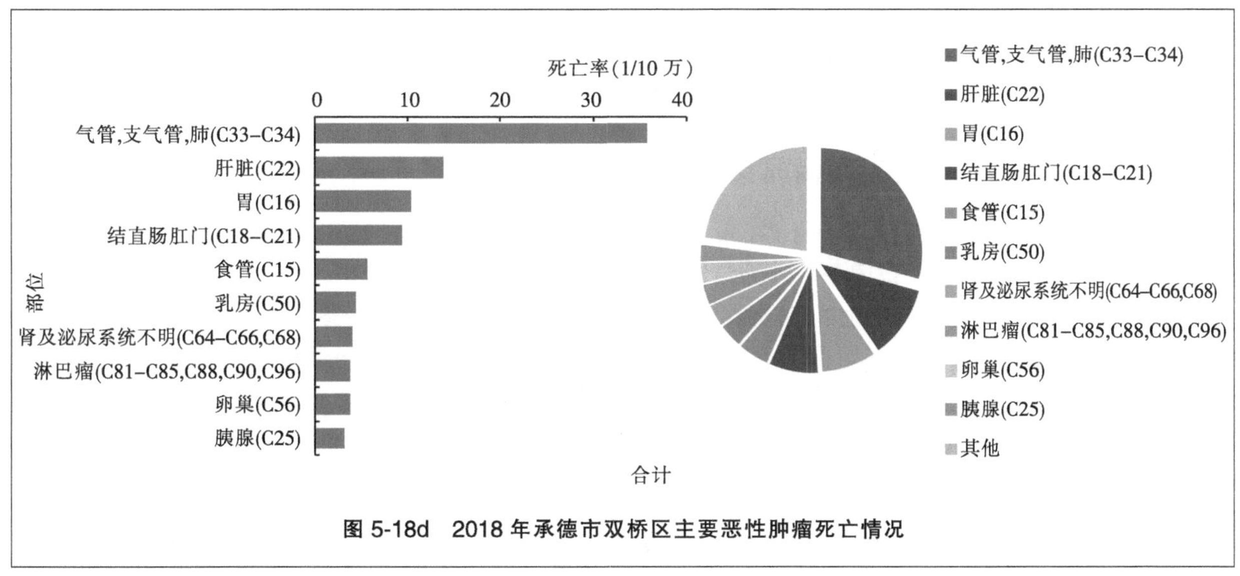

图 5-18d　2018 年承德市双桥区主要恶性肿瘤死亡情况

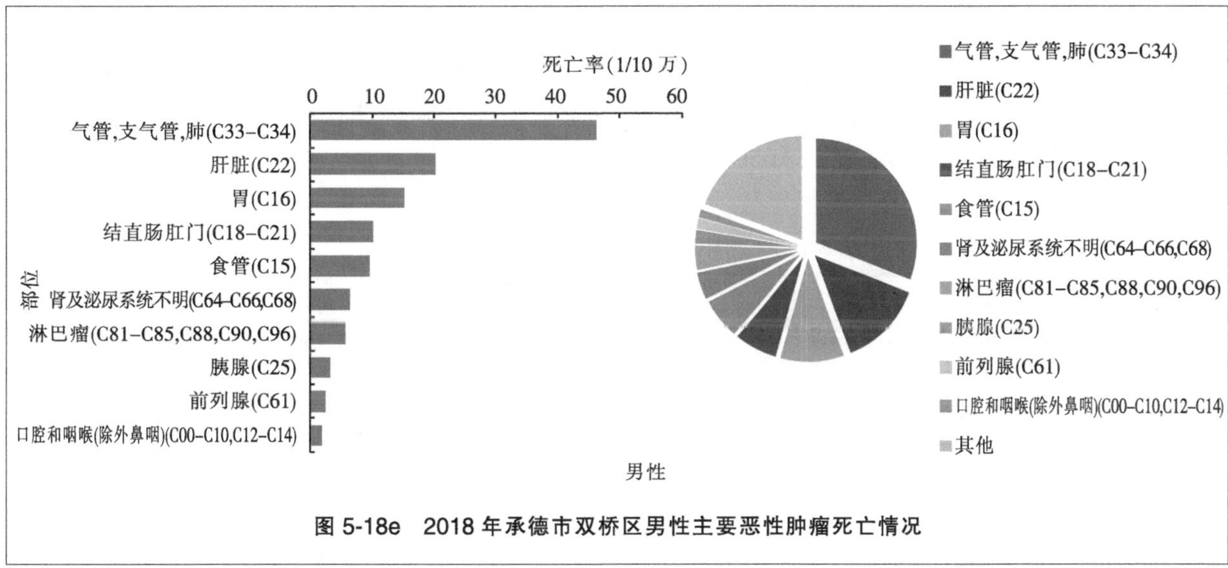

图 5-18e　2018 年承德市双桥区男性主要恶性肿瘤死亡情况

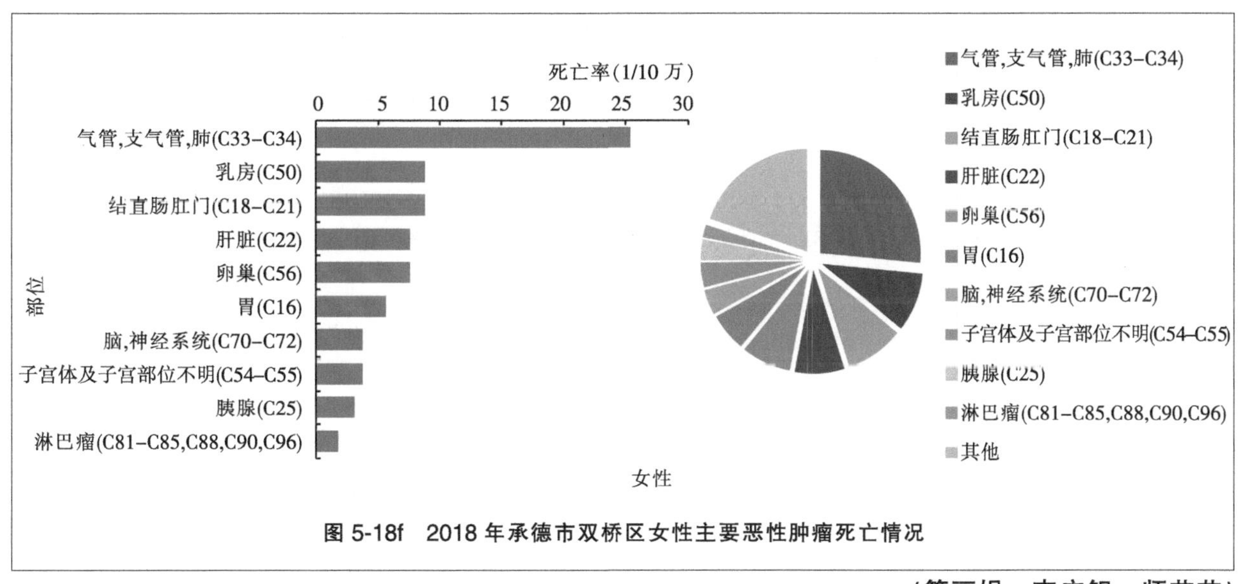

图 5-18f　2018 年承德市双桥区女性主要恶性肿瘤死亡情况

（管丽娟　李广鲲　师苗苗）

第十九节　海兴县肿瘤发病与死亡情况

一、海兴县肿瘤登记基本情况

海兴县在河北省东南部、宣惠河下游，隶属沧州市。海兴县总人口约 22 万，辖 3 个镇、4 个乡、3 个农场和 197 个行政村。1988 年被国务院列为沿海开放县；1994 年被列为国家级贫困县；2002 年被重新确定为国家扶贫开发工作重点县。2012 年，海兴县生产总值完成 30.6 亿元，同比增长 14%。海兴县肿瘤登记资料收集渠道：发病信息主要通过新型农村合作医疗和医保中心筛查肿瘤患者信息，海兴县疾控中心慢病科人员主动搜集信息并填写肿瘤报告卡。死亡信息主要通过死因监测系统收集死亡肿瘤病例。疾控中心将录入 CanReg 系统的肿瘤报告卡分到各乡镇卫生院肿瘤管理人员，他们负责随访。慢病科人员再将死亡信息录入 CanReg 系统。

二、2018 年海兴县主要恶性肿瘤发病情况

2018 年海兴县恶性肿瘤发病率为 209.31/10 万，其中男性 210.28/10 万，女性 208.35/10 万。恶性肿瘤发病第 1 位的是肺癌，其次是肝癌、胃癌、乳腺癌和结直肠癌，前 10 位恶性肿瘤占全部恶性肿瘤发病的 79.23%。男性发病第 1 位的是肺癌，其次是肝癌、结直肠癌、胃癌和胰腺癌，男性前 10 位恶性肿瘤占全部恶性肿瘤发病的 79.40%；女性发病第 1 位的也是肺癌，其次是乳腺癌、子宫颈癌、肝癌和胃癌，女性前 10 位恶性肿瘤占全部恶性肿瘤发病的 82.05%（表 5-19a，图 5-19a~5-19c）。

表 5-19a　2018 年海兴县主要恶性肿瘤发病指标

顺位	合计				男性				女性			
	部位	发病率 (1/10^5)	构成 (%)	中标率 (1/10^5)	部位	发病率 (1/10^5)	构成 (%)	中标率 (1/10^5)	部位	发病率 (1/10^5)	构成 (%)	中标率 (1/10^5)
1	气管,支气管,肺(C33–C34)	78.43	37.47	57.39	气管,支气管,肺(C33–C34)	83.93	39.91	61.97	气管,支气管,肺(C33–C34)	73.01	35.04	52.98
2	肝脏(C22)	20.17	9.64	14.18	肝脏(C22)	25.27	12.02	17.80	乳房(C50)	24.93	11.97	21.43
3	胃(C16)	14.34	6.85	9.46	结直肠肛门(C18–C21)	17.15	8.15	13.58	子宫颈(C53)	17.81	8.55	15.65
4	乳房(C50)	12.55	6.00	10.99	胃(C16)	17.15	8.15	12.02	肝脏(C22)	15.14	7.26	11.13
5	结直肠肛门(C18–C21)	12.55	6.00	9.16	胰腺(C25)	6.32	3.00	4.39	胃(C16)	11.57	5.56	7.14
6	子宫颈(C53)	8.96	4.28	8.02	食管(C15)	5.41	2.58	3.18	甲状腺(C73)	8.01	3.85	9.81
7	食管(C15)	5.83	2.78	3.88	白血病(C91–C95)	3.61	1.72	4.83	结直肠肛门(C18–C21)	8.01	3.85	5.32
8	甲状腺(C73)	4.93	2.36	5.69	脑,神经系统(C70–C72)	3.61	1.72	3.38	食管(C15)	6.23	2.99	4.76
9	胰腺(C25)	4.48	2.14	3.03	肾及泌尿系统不明(C64–C66,C68)	2.71	1.29	2.63	脑,神经系统(C70–C72)	3.56	1.71	2.50
10	脑,神经系统(C70–C72)	3.59	1.71	3.00	甲状腺(C73)	1.80	0.86	1.39	胰腺(C25)	2.67	1.28	1.83
合计	所有部位	209.31	100.00	159.02	所有部位	210.28	100.00	159.03	所有部位	208.35	100.00	159.87

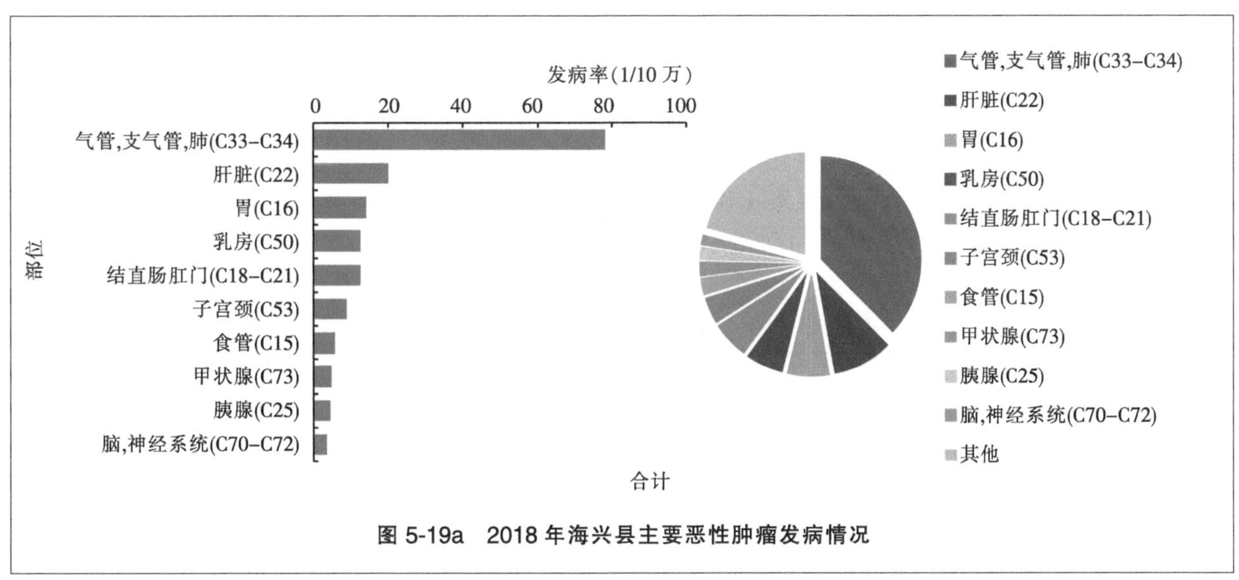

图 5-19a　2018 年海兴县主要恶性肿瘤发病情况

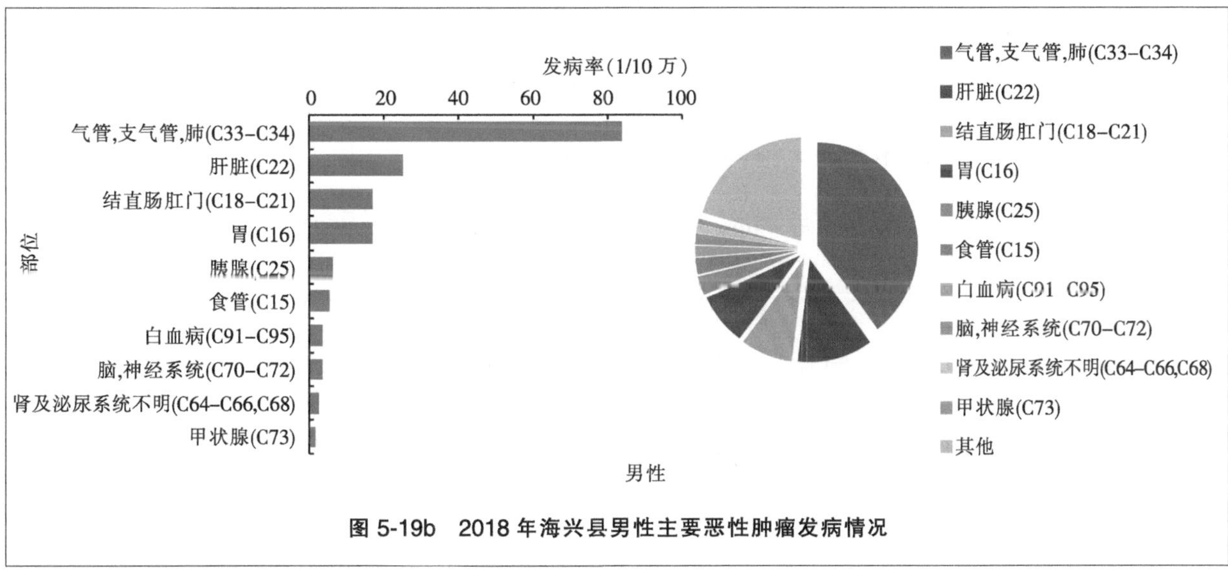

图 5-19b　2018 年海兴县男性主要恶性肿瘤发病情况

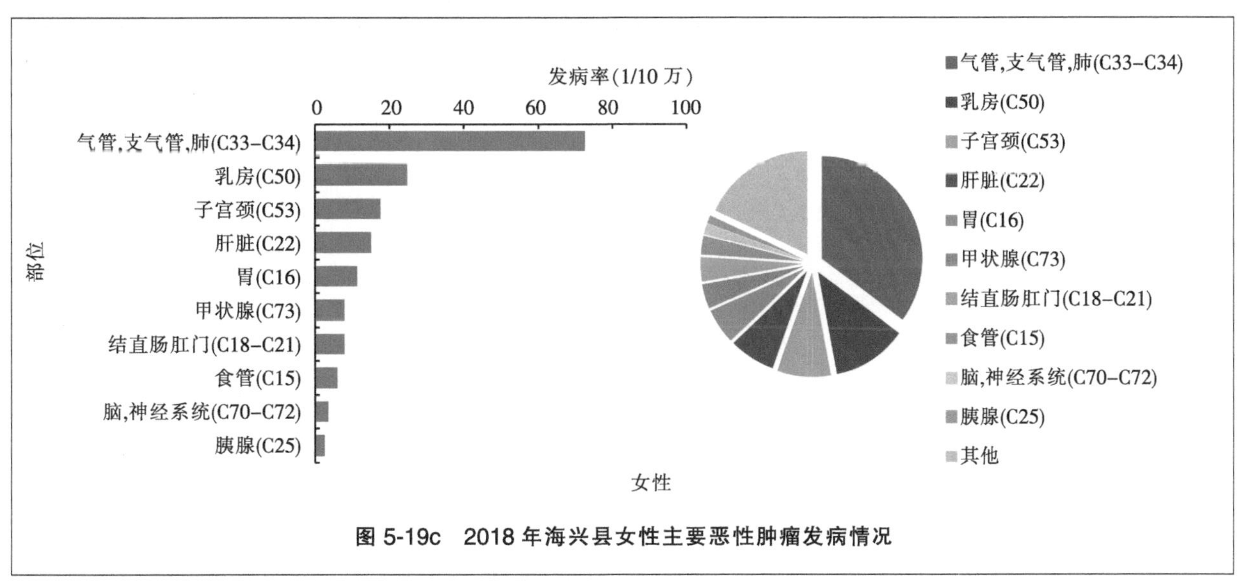

图 5-19c　2018 年海兴县女性主要恶性肿瘤发病情况

三、2018 年海兴县主要恶性肿瘤死亡情况

2018 年海兴县恶性肿瘤死亡率为 126.84/10 万，其中男性 146.20/10 万，女性 107.74/10 万。恶性肿瘤死亡第 1 位的是肺癌，其次是肝癌、胃癌、乳腺癌和子宫颈癌，前 10 位恶性肿瘤占全部恶性肿瘤死亡的 91.17%。男性死亡第 1 位的也是肺癌，其次是肝癌、胃癌、结直肠癌和胰腺癌，男性前 10 位恶性肿瘤占全部恶性肿瘤死亡的 90.74%；女性死亡第 1 位的也是肺癌，其次为肝癌、乳腺癌、子宫颈癌和胃癌，女性前 10 位恶性肿瘤占全部恶性肿瘤死亡的 93.39%（表 5-19b，图 5-19d~5-19f）。

表 5-19b　2018 年海兴县主要恶性肿瘤死亡指标

顺位	合计				男性				女性			
	部位	死亡率 $(1/10^5)$	构成 (%)	中标率 $(1/10^5)$	部位	死亡率 $(1/10^5)$	构成 (%)	中标率 $(1/10^5)$	部位	死亡率 $(1/10^5)$	构成 (%)	中标率 $(1/10^5)$
1	气管,支气管,肺(C33–C34)	69.47	54.77	47.61	气管,支气管,肺(C33–C34)	83.93	57.41	61.00	气管,支气管,肺(C33–C34)	55.20	51.24	35.04
2	肝脏(C22)	13.45	10.60	9.43	肝脏(C22)	17.15	11.73	11.92	肝脏(C22)	9.79	9.09	7.41
3	胃(C16)	10.76	8.48	7.19	胃(C16)	14.44	9.88	10.39	乳房(C50)	9.79	9.09	7.11
4	乳房(C50)	4.93	3.89	3.68	结直肠肛门(C18–C21)	7.22	4.94	4.84	子宫颈(C53)	8.01	7.44	7.06
5	子宫颈(C53)	4.03	3.18	3.63	胰腺(C25)	3.61	2.47	2.75	胃(C16)	7.12	6.61	4.29
6	结直肠肛门(C18–C21)	4.03	3.18	2.70	脑,神经系统(C70–C72)	1.80	1.23	1.26	食管(C15)	4.45	4.13	2.43
7	胰腺(C25)	3.14	2.47	2.07	鼻咽(C11)	1.80	1.23	1.17	胰腺(C25)	2.67	2.48	1.37
8	食管(C15)	2.69	2.12	1.40	肾及泌尿系统不明(C64–C66,C68)	0.90	0.62	0.78	脑,神经系统(C70–C72)	1.78	1.65	1.00
9	脑,神经系统(C70–C72)	1.79	1.41	1.14	喉(C32)	0.90	0.62	0.68	鼻咽(C11)	0.89	0.83	0.83
10	鼻咽(C11)	1.34	1.06	0.94	膀胱(C67)	0.90	0.62	0.68	结直肠肛门(C18–C21)	0.89	0.83	0.78
合计	所有部位	126.84	100.00	87.30	所有部位	146.20	100.00	104.74	所有部位	107.74	100.00	71.49

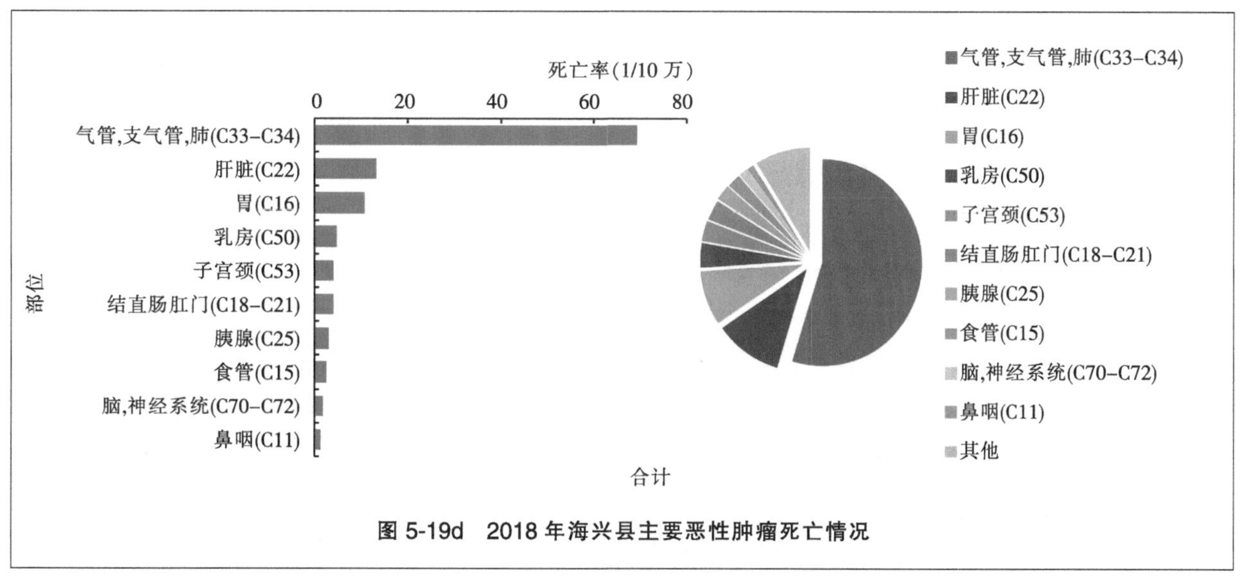

图 5-19d　2018 年海兴县主要恶性肿瘤死亡情况

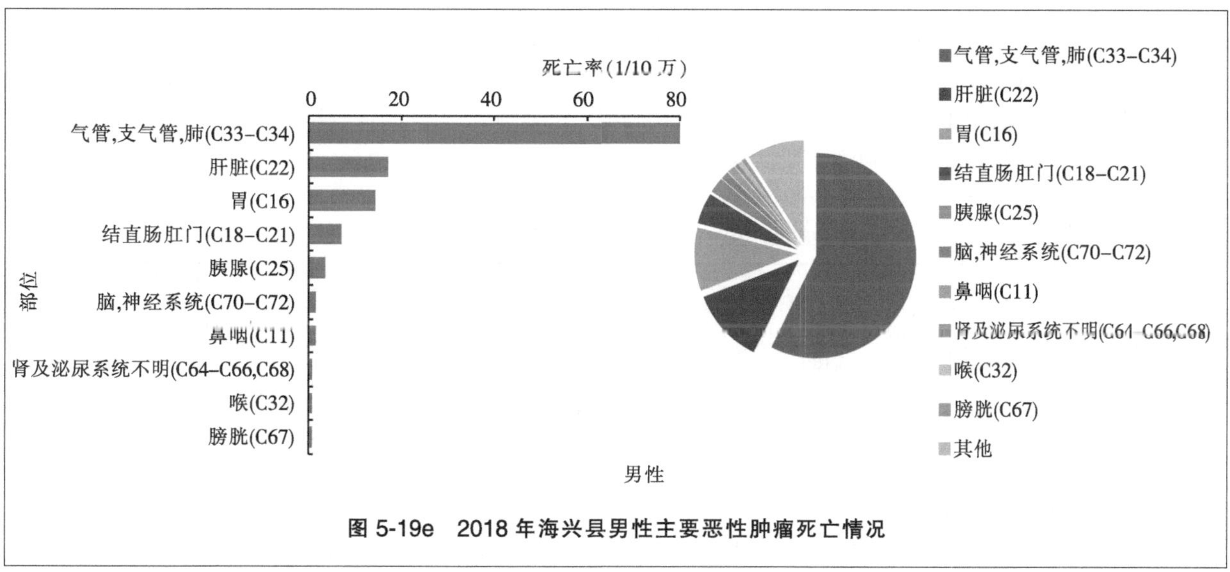

图 5-19e　2018 年海兴县男性主要恶性肿瘤死亡情况

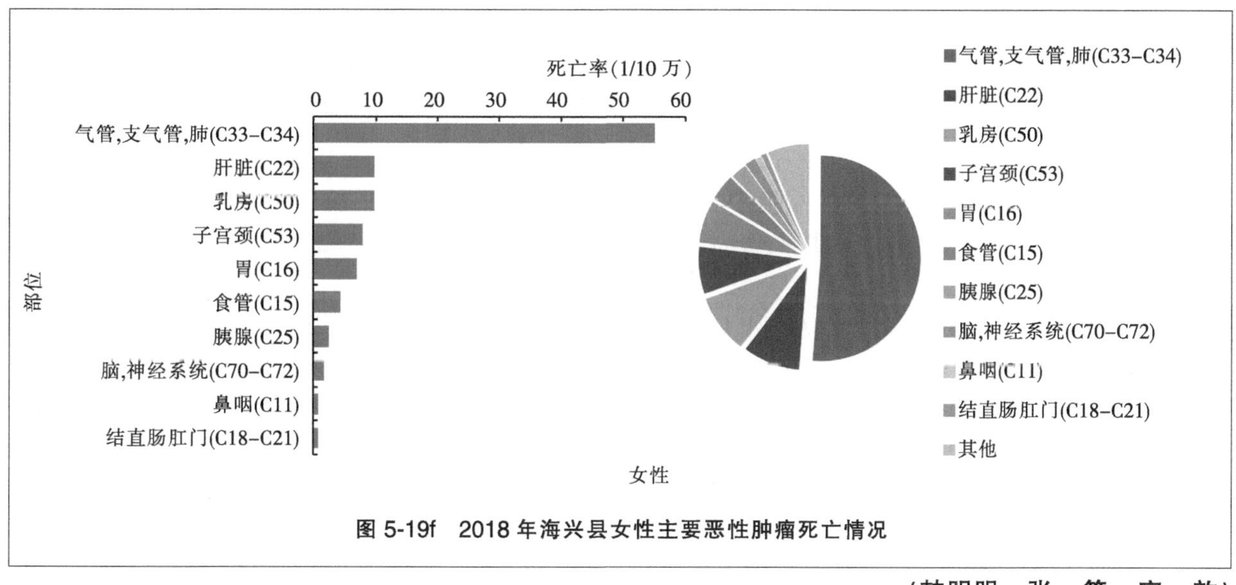

图 5-19f　2018 年海兴县女性主要恶性肿瘤死亡情况

(韩明明　张　策　宿　歆)

第二十节　盐山县肿瘤发病与死亡情况

一、盐山县肿瘤登记基本情况

盐山县位于河北省东南部，地处华北平原。全县总面积 795.2 平方千米，总人口 43 万人，辖 6 镇 6 乡，449 个行政村。1988 年被国务院批准为“环渤海经济区开放县”。2013 年盐山县被确定为省级肿瘤登记处，肿瘤登记工作覆盖全县 12 个乡镇，2 家县级医疗机构和 12 家乡镇卫生院。盐山县肿瘤登记资料主要收集渠道：通过医保中心和农合筛查肿瘤患者信息，县疾控中心慢病科人员主动搜集信息并填写肿瘤报告卡。县级医院医生根据患者信息填写肿瘤报告卡并上报至县疾控中心慢病科肿瘤管理人员。资料次要收集渠道：死因监测系统收集死亡补发病肿瘤病例。盐山县疾控中心将肿瘤报告卡分发给乡镇卫生院肿瘤管理人员，由其负责随访并将死亡的患者信息填写完毕后交回疾控中心。

二、2018 年盐山县主要恶性肿瘤发病情况

2018 年盐山县恶性肿瘤发病率为 198.37/10 万，其中男性 199.34 /10 万，女性 197.42/10 万。恶性肿瘤发病第 1 位的是肺癌，其次是乳腺癌、胃癌、肝癌和结直肠癌，前 10 位恶性肿瘤占全部恶性肿瘤发病的 82.08%。男性发病第 1 位的是肺癌，其次是胃癌、肝癌、结直肠癌和食管癌，男性前 10 位恶性肿瘤占全部恶性肿瘤发病的 85.37%；女性发病第 1 位的也是肺癌，其次是乳腺癌、甲状腺癌、胃癌和结直肠癌，女性前 10 位恶性肿瘤占全部恶性肿瘤发病的 87.26%（表 5-20a，图 5-20a~5-20c）。

表 5-20a　2018 年盐山县主要恶性肿瘤发病指标

顺位	合计				男性				女性			
	部位	发病率 (1/10⁵)	构成 (%)	中标率 (1/10⁵)	部位	发病率 (1/10⁵)	构成 (%)	中标率 (1/10⁵)	部位	发病率 (1/10⁵)	构成 (%)	中标率 (1/10⁵)
1	气管,支气管,肺(C33–C34)	62.03	31.27	42.94	气管,支气管,肺(C33–C34)	74.43	37.34	53.39	气管,支气管,肺(C33–C34)	49.89	25.27	33.64
2	乳房(C50)	24.77	12.49	19.37	胃(C16)	21.76	10.92	15.78	乳房(C50)	49.04	24.84	37.24
3	胃(C16)	16.80	8.47	11.35	肝脏(C22)	19.15	9.61	14.46	甲状腺(C73)	19.61	9.94	15.61
4	肝脏(C22)	12.92	6.51	9.26	结直肠肛门(C18–C21)	16.10	8.08	11.98	胃(C16)	11.94	6.05	7.25
5	结直肠肛门(C18–C21)	12.92	6.51	8.96	食管(C15)	9.58	4.80	6.46	结直肠肛门(C18–C21)	9.81	4.97	6.12
6	甲状腺(C73)	12.71	6.41	10.59	脑,神经系统(C70–C72)	6.53	3.28	6.30	子宫颈(C53)	8.95	4.54	7.27
7	食管(C15)	6.25	3.15	4.13	肾及泌尿系统不明(C64–C66,C68)	6.09	3.06	4.98	卵巢(C56)	6.82	3.46	4.87
8	脑,神经系统(C70–C72)	5.17	2.61	4.57	甲状腺(C73)	5.66	2.84	5.25	肝脏(C22)	6.82	3.46	4.57
9	胰腺(C25)	4.74	2.39	3.15	膀胱(C67)	5.66	2.84	3.83	子宫体及子宫部位不明(C54–C55)	5.12	2.59	3.64
10	子宫颈(C53)	4.52	2.28	3.76	白血病(C91–C95)	5.22	2.62	5.25	口腔和咽喉(除外鼻咽)(C00–C10,C12–C14)	4.26	2.16	2.71
合计	所有部位	198.37	100.00	144.68	所有部位	199.34	100.00	149.88	所有部位	197.42	100.00	140.38

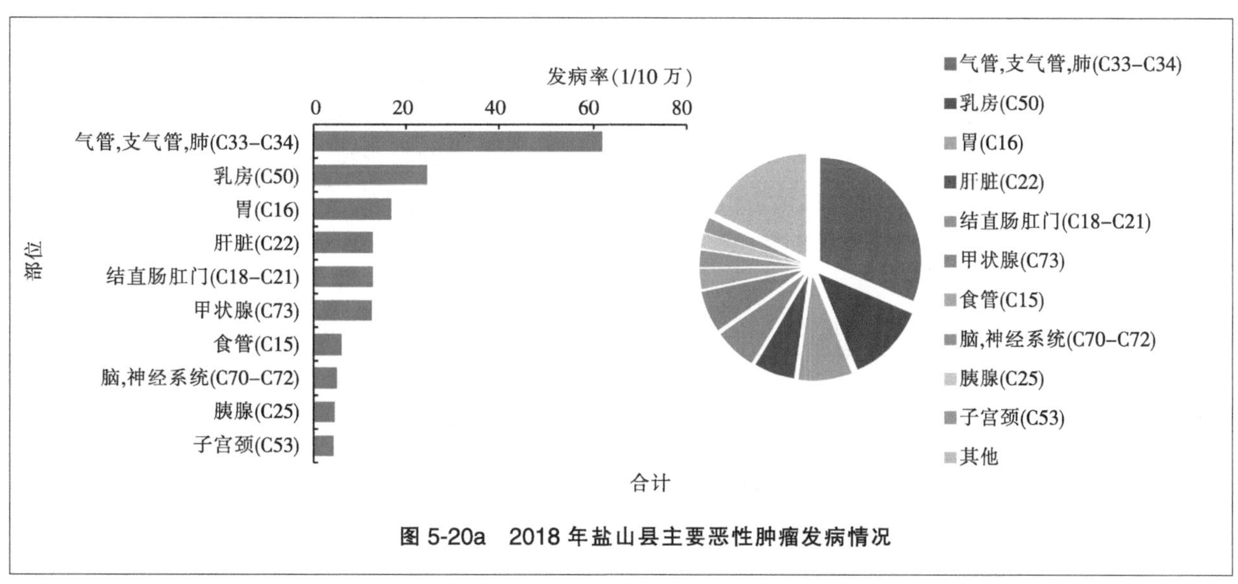

图 5-20a 2018 年盐山县主要恶性肿瘤发病情况

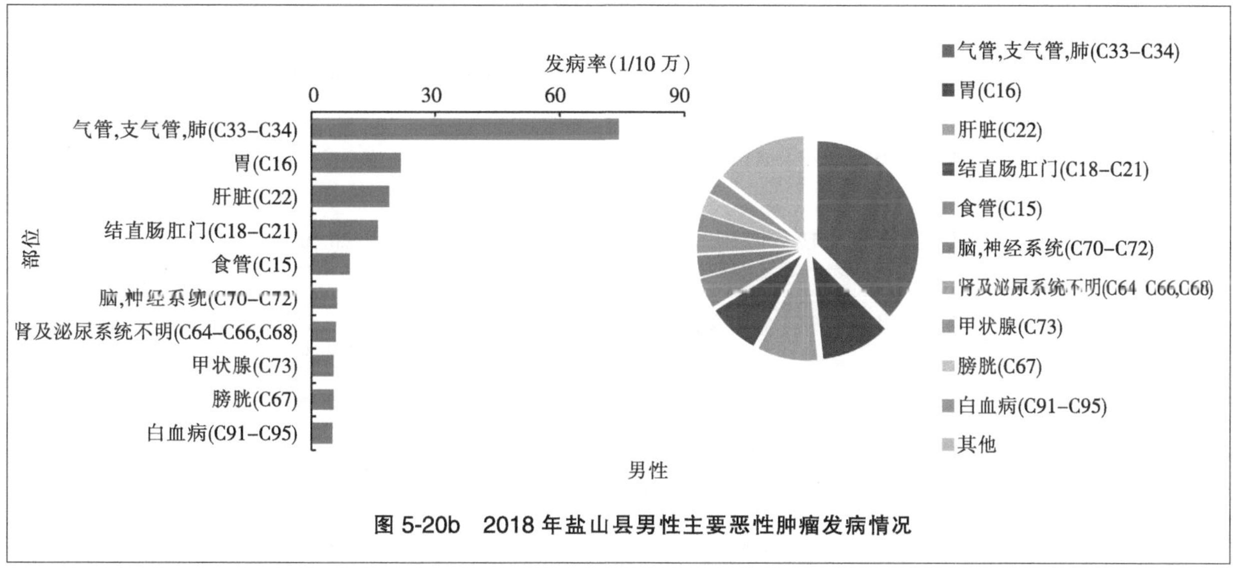

图 5-20b 2018 年盐山县男性主要恶性肿瘤发病情况

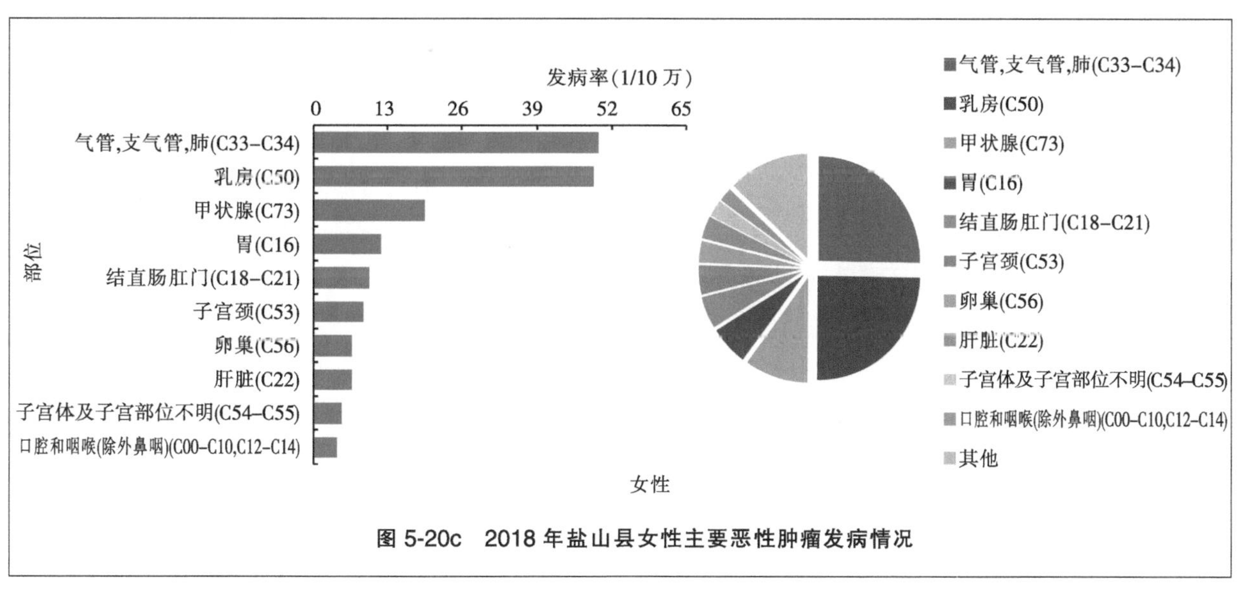

图 5-20c 2018 年盐山县女性主要恶性肿瘤发病情况

三、2018 年盐山县主要恶性肿瘤死亡情况

2018 年盐山县恶性肿瘤死亡率为 121.91 /10 万，其中男性 138.41/10 万，女性 105.75/10 万。恶性肿瘤死亡第 1 位的是肺癌，其次是胃癌、肝癌、脑瘤和结直肠癌，前 10 位恶性肿瘤占全部恶性肿瘤死亡的 89.40%。男性死亡第 1 位的也是肺癌，其次是胃癌、肝癌、结直肠癌和食管癌，男性前10 位恶性肿瘤占全部恶性肿瘤死亡的 93.08%；女性死亡第 1 位的也是肺癌，其次为胃癌、肝癌、脑瘤和乳腺癌，女性前 10 位恶性肿瘤占全部恶性肿瘤死亡的 88.31%(表 5-20b，图 5-20d~5-20f)。

表 5-20b　2018 年盐山县主要恶性肿瘤死亡指标

顺位	合计				男性				女性			
	部位	死亡率 ($1/10^5$)	构成 (%)	中标率 ($1/10^5$)	部位	死亡率 ($1/10^5$)	构成 (%)	中标率 ($1/10^5$)	部位	死亡率 ($1/10^5$)	构成 (%)	中标率 ($1/10^5$)
1	气管,支气管,肺(C33–C34)	46.74	38.34	31.20	气管,支气管,肺(C33–C34)	58.76	42.45	41.78	气管,支气管,肺(C33–C34)	34.96	33.06	21.65
2	胃(C16)	19.82	16.25	12.76	胃(C16)	19.59	14.15	14.68	胃(C16)	20.04	18.95	10.79
3	肝脏(C22)	12.92	10.60	9.10	肝脏(C22)	16.97	12.26	12.87	肝脏(C22)	8.95	8.47	5.63
4	脑,神经系统(C70–C72)	6.03	4.95	4.13	结直肠肛门(C18–C21)	7.83	5.66	5.59	脑,神经系统(C70–C72)	6.40	6.05	4.11
5	结直肠肛门(C18–C21)	6.03	4.95	3.88	食管(C15)	7.83	5.66	5.21	乳房(C50)	5.54	5.24	3.70
6	食管(C15)	4.95	4.06	3.11	脑,神经系统(C70–C72)	5.66	4.09	4.07	胰腺(C25)	5.12	4.84	3.18
7	胰腺(C25)	4.52	3.71	2.97	胰腺(C25)	3.92	2.83	2.72	结直肠肛门(C18–C21)	4.26	4.03	2.21
8	白血病(C91–C95)	3.02	2.47	2.05	白血病(C91–C95)	3.48	2.52	2.78	骨(C40–C41)	2.98	2.82	2.12
9	乳房(C50)	2.80	2.30	1.95	淋巴瘤(C81–C85,C88,C90,C96)	2.61	1.89	2.29	子宫颈(C53)	2.56	2.42	2.43
10	淋巴瘤(C81–C85,C88,C90,C96)	2.15	1.77	1.67	膀胱(C67)	2.18	1.57	1.35	卵巢(C56)	2.56	2.42	1.52
合计	所有部位	121.91	100.00	81.77	所有部位	138.41	100.00	100.23	所有部位	105.75	100.00	64.80

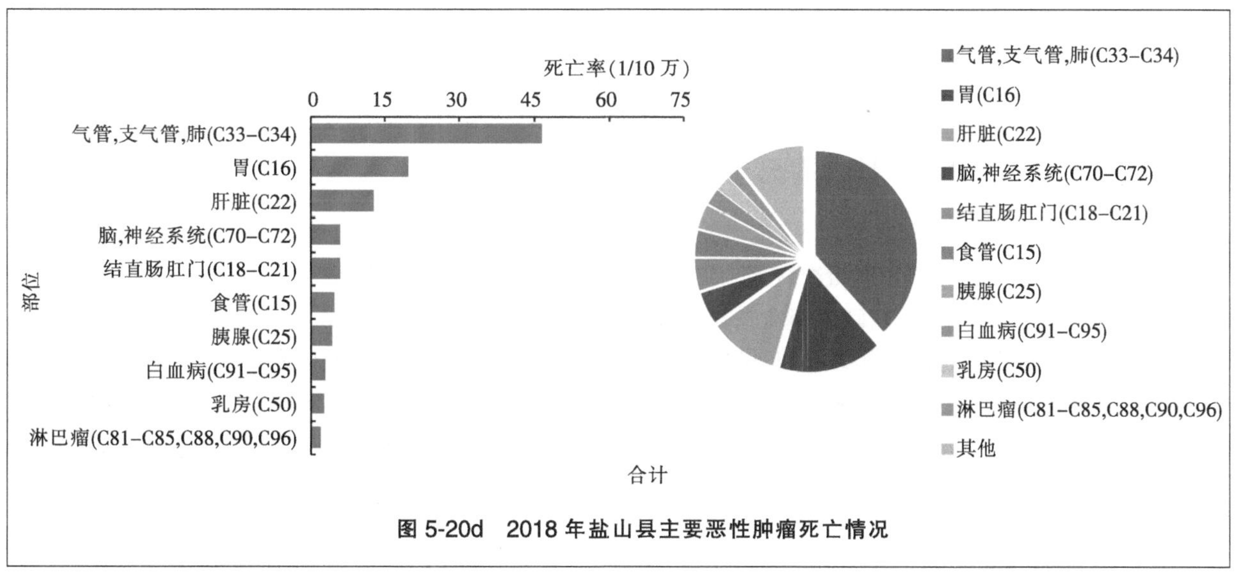

图 5-20d　2018 年盐山县主要恶性肿瘤死亡情况

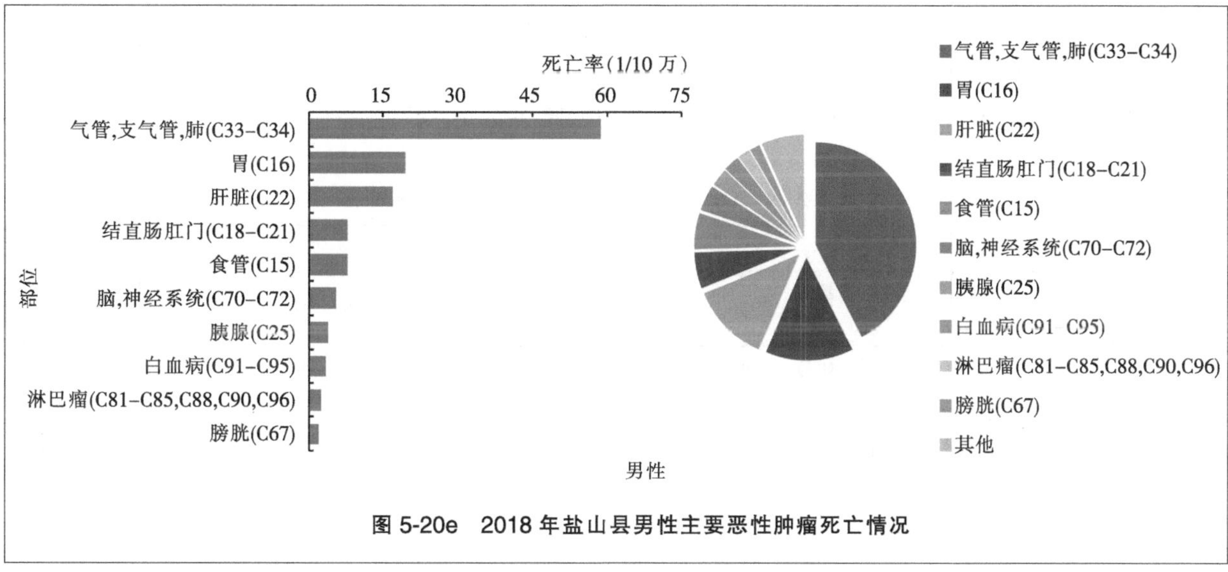

图 5-20e　2018 年盐山县男性主要恶性肿瘤死亡情况

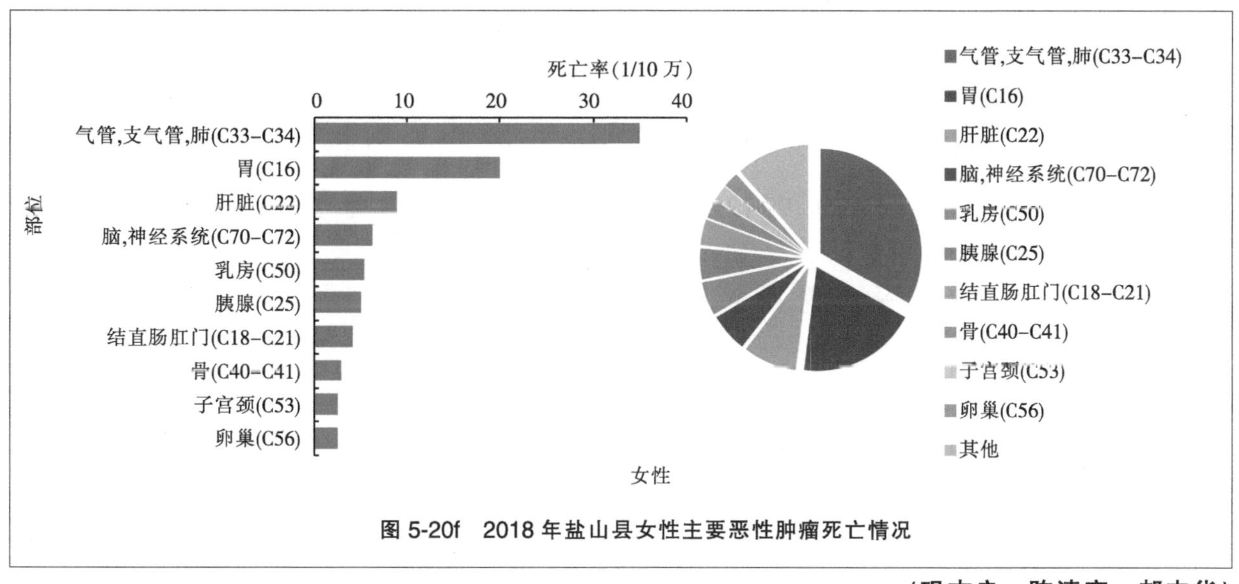

图 5-20f　2018 年盐山县女性主要恶性肿瘤死亡情况

（巩吉良　陈清彦　郝志华）

第二十一节 望都县肿瘤发病与死亡情况

一、望都县肿瘤登记基本情况

望都县隶属于河北省保定市，与保定市区接壤，辖 6 镇 2 乡，共 147 个行政村，总人口约 25.82 万人。2013 年经省、市肿瘤登记办公室研究决定，成立了望都县肿瘤登记处。登记处办公室设在望都县疾控中心慢病科，负责辖区内户籍人口全部新发恶性肿瘤病例及死亡病例信息的收集、录入和报告工作。自 2013 年 6 月开展肿瘤登记监测以来，加强部门间的沟通与协调，积极主动搜索病例，以减少肿瘤新发病例和死亡病例的漏报，并逐步提高肿瘤随访登记工作质量。经过不断地摸索、规范，望都县的肿瘤登记工作取得了一定的成效，数据被收录到中国肿瘤登记年报，为将来评估癌症防控工作成效提供基线参考。

二、2018 年望都县主要恶性肿瘤发病情况

2018 年望都县恶性肿瘤发病率为 200.53/10 万，其中男性 200.37/10 万，女性 200.70/10 万。恶性肿瘤发病第 1 位的是肺癌，其次是胃癌、乳腺癌、结直肠癌和肝癌，前 10 位恶性肿瘤占全部恶性肿瘤发病的 77.39%。男性发病第 1 位的是肺癌，其次是胃癌、肝癌、结直肠癌和食管癌，男性前 10 位恶性肿瘤占全部恶性肿瘤发病的 85.14%；女性发病第 1 位的是乳腺癌，其次是肺癌、子宫体癌、结直肠癌和胃癌，女性前 10 位恶性肿瘤占全部恶性肿瘤发病的 81.30%(表 5-21a，图 5-21a~5-21c)。

表 5-21a 2018 年望都县主要恶性肿瘤发病指标

顺位	合计				男性				女性			
	部位	发病率 ($1/10^5$)	构成 (%)	中标率 ($1/10^5$)	部位	发病率 ($1/10^5$)	构成 (%)	中标率 ($1/10^5$)	部位	发病率 ($1/10^5$)	构成 (%)	中标率 ($1/10^5$)
1	气管,支气管,肺(C33–C34)	53.01	26.44	41.69	气管,支气管,肺(C33–C34)	73.32	36.59	60.36	乳房(C50)	37.53	18.70	29.93
2	胃(C16)	18.06	9.00	14.02	胃(C16)	21.05	10.51	16.81	气管,支气管,肺(C33–C34)	30.19	15.04	22.35
3	乳房(C50)	17.67	8.81	14.27	肝脏(C22)	16.70	8.33	14.85	子宫体及子宫部位不明(C54–C55)	17.13	8.54	12.86
4	结直肠肛门(C18–C21)	15.37	7.66	12.24	结直肠肛门(C18–C21)	14.52	7.25	12.10	结直肠肛门(C18–C21)	16.32	8.13	12.52
5	肝脏(C22)	13.83	6.90	11.38	食管(C15)	10.16	5.07	7.88	胃(C16)	14.69	7.32	11.04
6	食管(C15)	9.22	4.60	6.96	白血病(C91–C95)	8.71	4.35	9.31	子宫颈(C53)	13.87	6.91	11.52
7	子宫体及子宫部位不明(C54–C55)	8.07	4.02	6.05	胰腺(C25)	7.26	3.62	6.38	肝脏(C22)	10.61	5.28	7.75
8	脑,神经系统(C70–C72)	7.68	3.83	6.09	脑,神经系统(C70–C72)	7.26	3.62	5.95	脑,神经系统(C70–C72)	8.16	4.07	6.52
9	子宫颈(C53)	6.53	3.26	5.45	肾及泌尿系统不明(C64–C66,C68)	5.81	2.90	4.81	食管(C15)	8.16	4.07	6.09
10	白血病(C91–C95)	5.76	2.87	5.71	膀胱(C67)	5.81	2.90	4.73	甲状腺(C73)	6.53	3.25	5.24
合计	所有部位	200.53	100.00	160.81	所有部位	200.37	100.00	167.53	所有部位	200.70	100.00	156.60

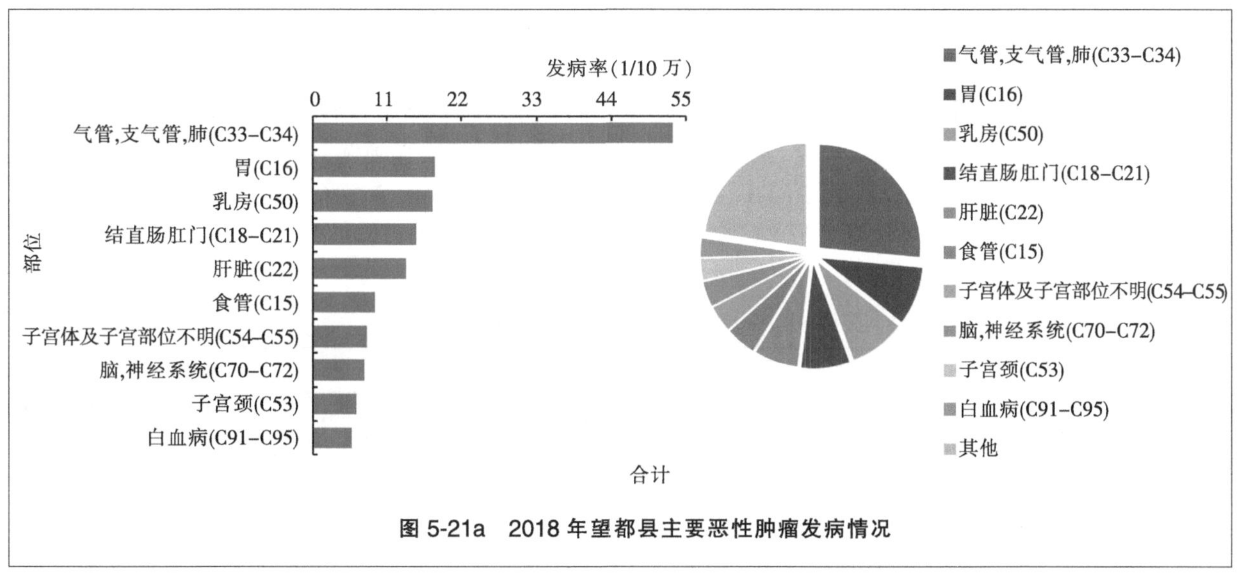

图 5-21a　2018 年望都县主要恶性肿瘤发病情况

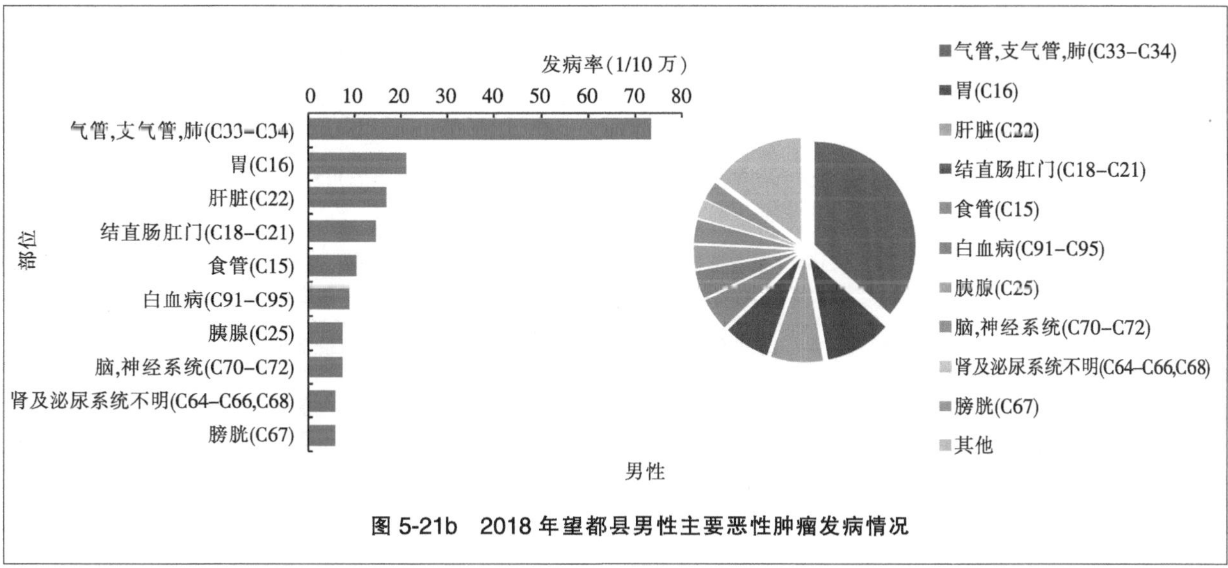

图 5-21b　2018 年望都县男性主要恶性肿瘤发病情况

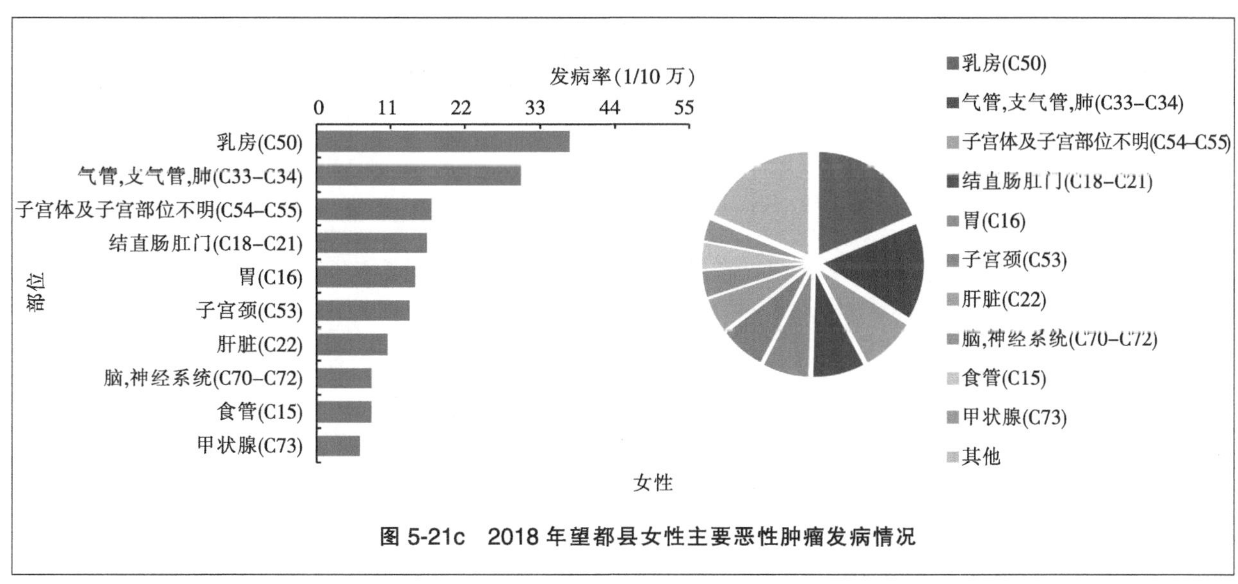

图 5-21c　2018 年望都县女性主要恶性肿瘤发病情况

三、2018 年望都县主要恶性肿瘤死亡情况

2018 年望都县恶性肿瘤死亡率为 119.47/10 万，其中男性 149.55/10 万，女性 85.67/10 万。恶性肿瘤死亡第 1 位的是肺癌，其次是肝癌、胃癌、结直肠癌和食管癌，前 10 位恶性肿瘤占全部恶性肿瘤死亡的 85.53%。男性死亡第 1 位的也是肺癌，其次是肝癌、胃癌、食管癌和结直肠癌，男性前 10 位恶性肿瘤占全部恶性肿瘤死亡的 90.29%；女性死亡第 1 位的也是肺癌，其次为肝癌、结直肠癌、胃癌和乳腺癌，女性前 10 位恶性肿瘤占全部恶性肿瘤死亡的 84.76%(表 5-21b，图 5-21d~5-21f)。

表 5-21b　2018 年望都县主要恶性肿瘤死亡指标

顺位	合计				男性				女性			
	部位	死亡率 (1/10⁵)	构成 (%)	中标率 (1/10⁵)	部位	死亡率 (1/10⁵)	构成 (%)	中标率 (1/10⁵)	部位	死亡率 (1/10⁵)	构成 (%)	中标率 (1/10⁵)
1	气管,支气管,肺(C33–C34)	42.26	35.37	34.31	气管,支气管,肺(C33–C34)	53.72	35.92	45.60	气管,支气管,肺(C33–C34)	29.37	34.29	23.23
2	肝脏(C22)	16.52	13.83	13.37	肝脏(C22)	21.78	14.56	19.05	肝脏(C22)	10.61	12.38	7.30
3	胃(C16)	14.21	11.90	11.21	胃(C16)	20.33	13.59	16.74	结直肠肛门(C18–C21)	8.16	9.52	6.29
4	结直肠肛门(C18–C21)	7.68	6.43	6.06	食管(C15)	7.26	4.85	6.14	胃(C16)	7.34	8.57	5.78
5	食管(C15)	4.61	3.86	3.66	结直肠肛门(C18–C21)	7.26	4.85	5.94	乳房(C50)	6.53	7.62	5.53
6	脑,神经系统(C70–C72)	4.61	3.86	3.54	脑,神经系统(C70–C72)	7.26	4.85	5.52	其他胸腔器官(C37–C38)	3.26	3.81	2.22
7	胰腺(C25)	3.46	2.89	2.73	胰腺(C25)	5.81	3.88	4.71	子宫颈(C53)	2.45	2.86	1.78
8	乳房(C50)	3.07	2.57	2.61	肾及泌尿系统不明(C64–C66,C68)	4.36	2.91	3.90	脑,神经系统(C70–C72)	1.63	1.90	1.59
9	肾及泌尿系统不明(C64–C66,C68)	3.07	2.57	2.50	膀胱(C67)	4.36	2.91	3.66	卵巢(C56)	1.63	1.90	1.49
10	膀胱(C67)	2.69	2.25	2.08	前列腺(C61)	2.90	1.94	2.38	子宫体及子宫部位不明(C54–C55)	1.63	1.90	1.20
合计	所有部位	119.47	100.00	95.57	所有部位	149.55	100.00	125.68	所有部位	85.67	100.00	65.88

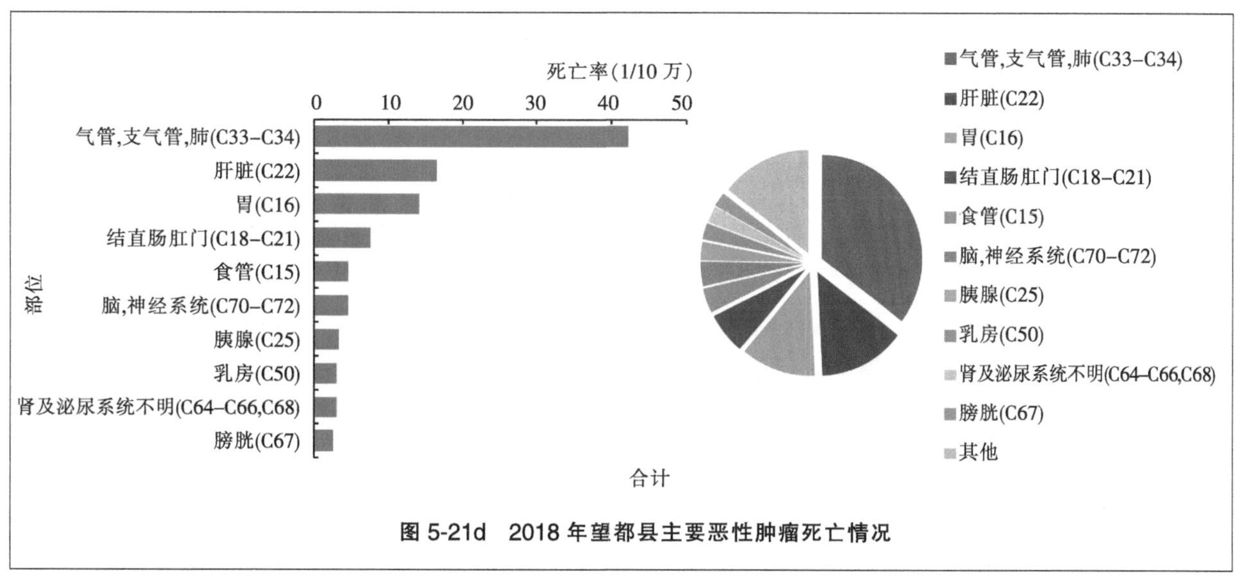

图 5-21d 2018 年望都县主要恶性肿瘤死亡情况

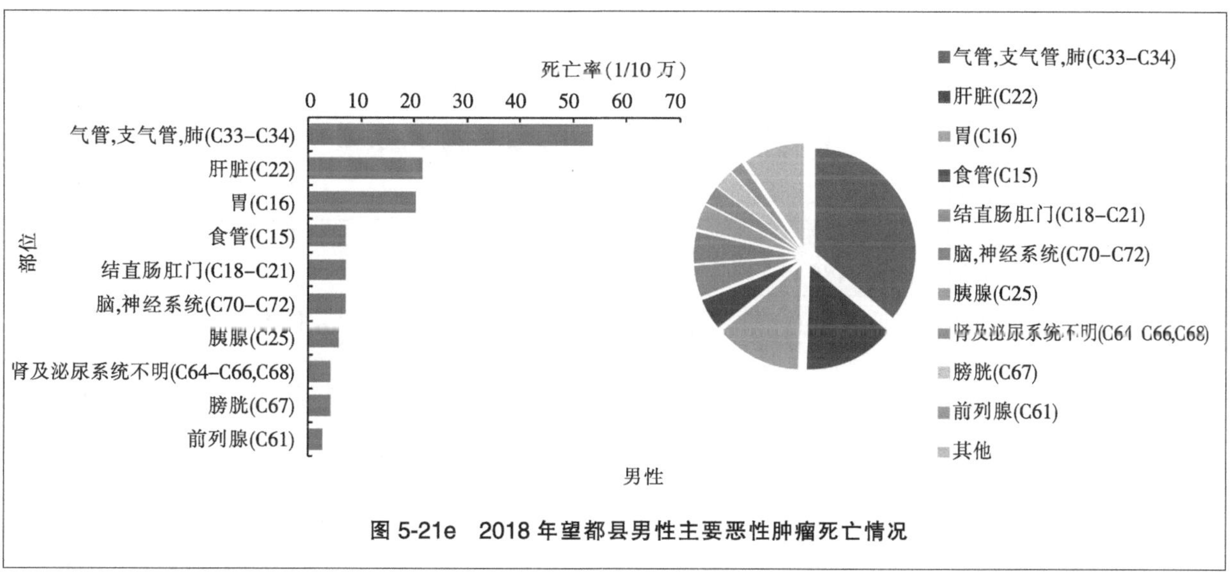

图 5-21e 2018 年望都县男性主要恶性肿瘤死亡情况

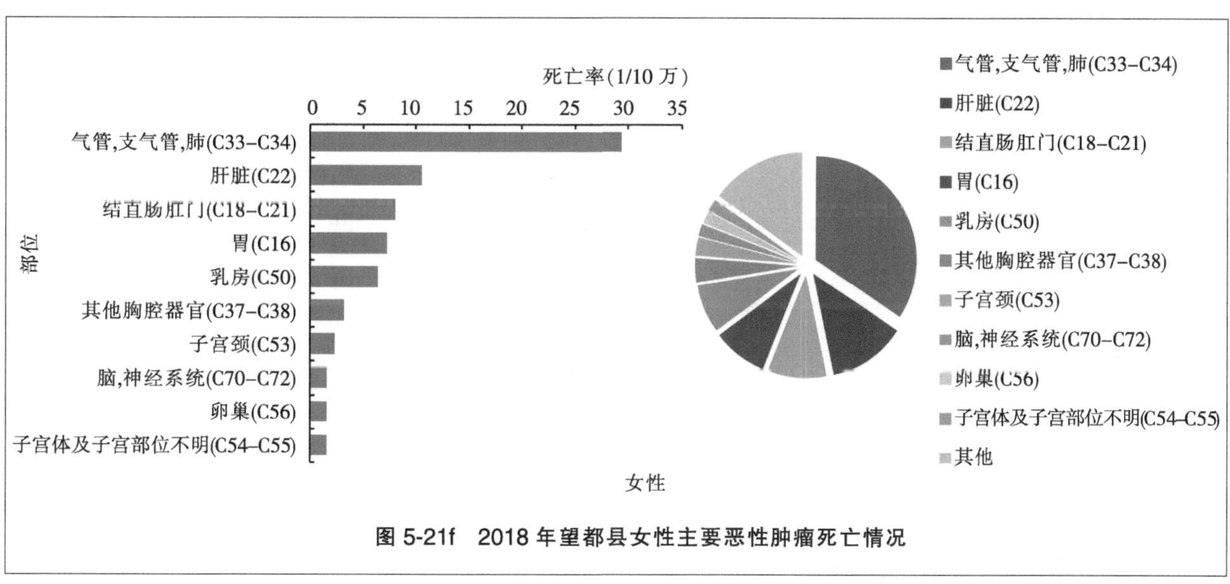

图 5-21f 2018 年望都县女性主要恶性肿瘤死亡情况

（梁鹏涛 田红梅 郭冬利）

第二十二节　迁安市肿瘤发病与死亡情况

一、迁安市肿瘤登记基本情况

迁安市隶属于河北省，位于河北省东北部，燕山南麓，滦河岸边，属环渤海经济圈，总面积 1 227 平方千米。截至 2016 年，迁安市辖 12 个镇、7 个乡，1 个城区街道，534 个行政村。2016 年年末，全市共计 772 636 人，其中城市人口 238 832 人，农村人口数 533 804 人，人口出生率为 13.96‰，人口死亡率为 7.08‰。全市人均地区生产总值 12 万元，城镇居民人均可支配收入 34 637 元，农村居民人均可支配收入 19 938 元。迁安市肿瘤登记处创建于 2013 年，设立于迁安市疾病预防控制中心的慢性病防控科。

二、2018 年迁安市主要恶性肿瘤发病情况

2018 年迁安市恶性肿瘤发病率为 198.01/10 万，其中男性 201.20/10 万，女性 194.63/10 万。恶性肿瘤发病第 1 位的是肺癌，其次是肝癌、胃癌、乳腺癌和结直肠癌，前 10 位恶性肿瘤占全部恶性肿瘤发病的 83.81%。男性发病第 1 位的是肺癌，其次是肝癌、胃癌、结直肠癌和食管癌，男性前 10 位恶性肿瘤占全部恶性肿瘤发病的 89.07%；女性发病第 1 位的也是肺癌，其次是乳腺癌、子宫颈癌、结直肠癌和胃癌，女性前 10 位恶性肿瘤占全部恶性肿瘤发病的 85.81%（表 5-22a，图 5-22a~5-22c）。

表 5-22a　2018 年迁安市主要恶性肿瘤发病指标

顺位	合计				男性				女性			
	部位	发病率 (1/10^5)	构成 (%)	中标率 (1/10^5)	部位	发病率 (1/10^5)	构成 (%)	中标率 (1/10^5)	部位	发病率 (1/10^5)	构成 (%)	中标率 (1/10^5)
1	气管,支气管,肺 (C33–C34)	51.50	26.01	31.87	气管,支气管,肺 (C33–C34)	60.74	30.19	39.93	气管,支气管,肺 (C33–C34)	41.69	21.42	24.25
2	肝脏(C22)	21.11	10.66	14.12	肝脏(C22)	31.24	15.53	21.33	乳房(C50)	37.44	19.24	28.25
3	胃(C16)	19.05	9.62	12.42	胃(C16)	24.74	12.30	16.58	子宫颈(C53)	20.71	10.64	17.21
4	乳房(C50)	18.15	9.17	13.74	结直肠肛门 (C18–C21)	20.75	10.31	14.28	结直肠肛门 (C18–C21)	14.60	7.50	9.02
5	结直肠肛门 (C18–C21)	17.77	8.97	11.64	食管(C15)	17.25	8.57	11.20	胃(C16)	13.01	6.68	8.62
6	食管(C15)	12.36	6.24	7.61	胰腺(C25)	6.00	2.98	4.13	肝脏(C22)	10.36	5.32	6.79
7	子宫颈(C53)	10.04	5.07	8.37	白血病(C91–C95)	5.50	2.73	4.48	子宫体及子宫部位不明(C54–C55)	9.82	5.05	6.35
8	白血病(C91–C95)	6.05	3.06	4.56	骨(C40–C41)	5.00	2.48	4.07	食管(C15)	7.17	3.68	4.00
9	脑,神经系统 (C70–C72)	5.15	2.60	3.82	脑,神经系统 (C70–C72)	4.75	2.36	3.79	白血病(C91–C95)	6.64	3.41	4.61
10	子宫体及子宫部位不明(C54–C55)	4.76	2.41	3.09	鼻咽(C11)	3.25	1.61	2.77	脑,神经系统 (C70–C72)	5.58	2.86	3.74
合计	所有部位	198.01	100.00	133.45	所有部位	201.20	100.00	137.47	所有部位	194.63	100.00	131.66

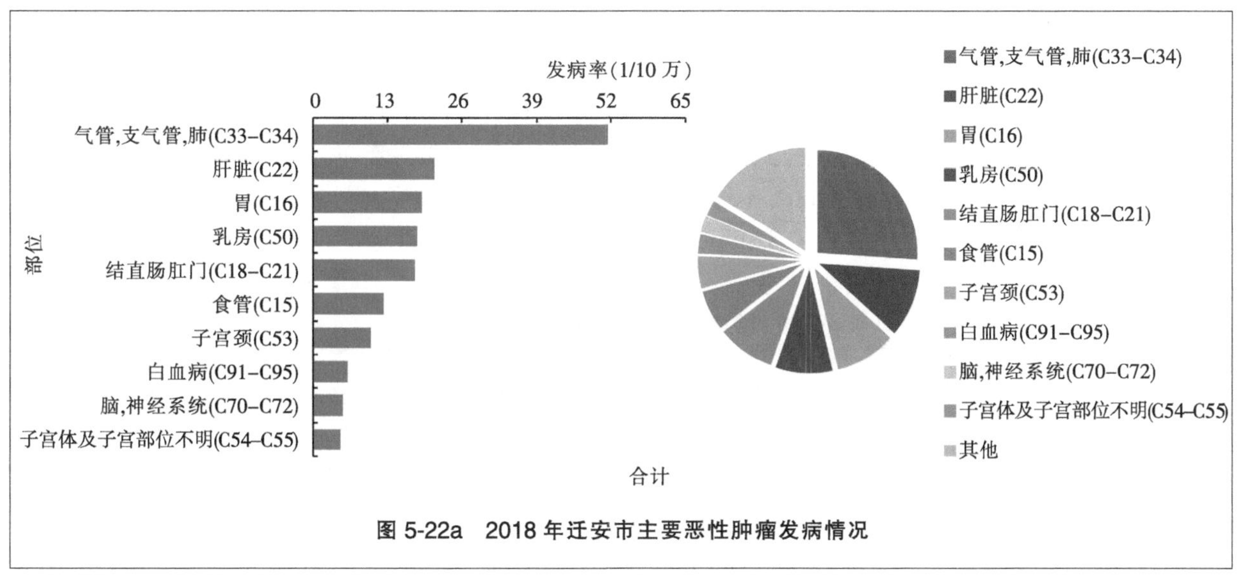

图 5-22a　2018 年迁安市主要恶性肿瘤发病情况

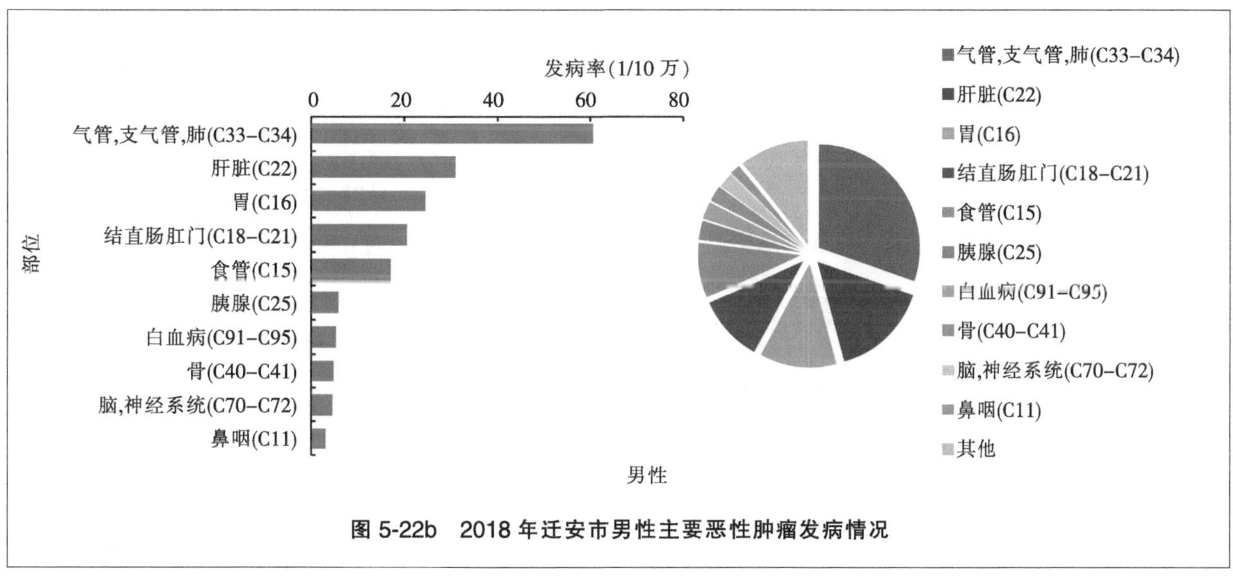

图 5-22b　2018 年迁安市男性主要恶性肿瘤发病情况

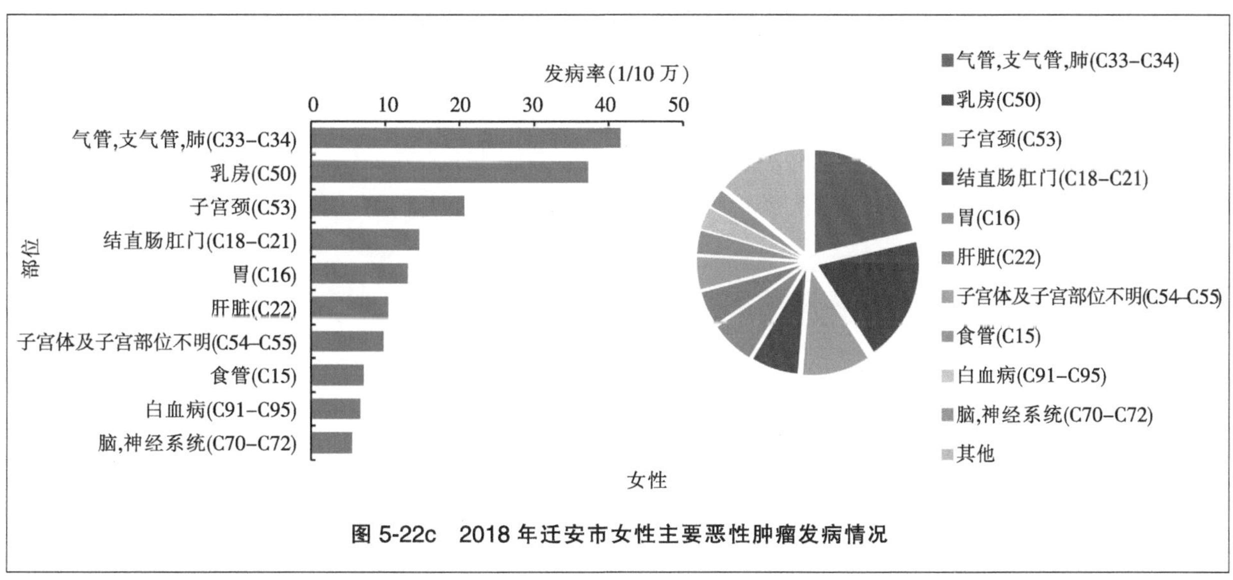

图 5-22c　2018 年迁安市女性主要恶性肿瘤发病情况

三、2018 年迁安市主要恶性肿瘤死亡情况

2018 年迁安市恶性肿瘤死亡率为 162.48/10 万，其中男性 175.46 /10 万，女性 148.69/10 万。恶性肿瘤死亡第 1 位的是肺癌，其次是肝癌、胃癌、结直肠癌和食管癌，前 10 位恶性肿瘤占全部恶性肿瘤死亡的 84.79%。男性死亡第 1 位的也是肺癌，其次是肝癌、胃癌、结直肠癌和食管癌，男性前 10 位恶性肿瘤占全部恶性肿瘤死亡的 91.88%；女性死亡第 1 位的也是肺癌，其次为乳腺癌、胃癌、肝癌和结直肠癌，女性前 10 位恶性肿瘤占全部恶性肿瘤死亡的 82.68%(表 5-22b，图 5-22d~5-22f)。

表 5-22b　2018 年迁安市主要恶性肿瘤死亡指标

顺位	合计				男性				女性			
	部位	死亡率 (1/10^5)	构成 (%)	中标率 (1/10^5)	部位	死亡率 (1/10^5)	构成 (%)	中标率 (1/10^5)	部位	死亡率 (1/10^5)	构成 (%)	中标率 (1/10^5)
1	气管,支气管,肺(C33–C34)	48.80	30.03	29.70	气管,支气管,肺(C33–C34)	57.24	32.62	37.49	气管,支气管,肺(C33–C34)	39.83	26.79	22.19
2	肝脏(C22)	21.50	13.23	14.03	肝脏(C22)	30.99	17.66	21.05	乳房(C50)	15.13	10.18	10.49
3	胃(C16)	18.28	11.25	10.89	胃(C16)	23.49	13.39	14.72	胃(C16)	12.74	8.57	7.35
4	结直肠肛门(C18–C21)	13.00	8.00	7.64	结直肠肛门(C18–C21)	15.00	8.55	9.42	肝脏(C22)	11.42	7.68	6.95
5	食管(C15)	8.11	4.99	4.93	食管(C15)	11.50	6.55	7.48	结直肠肛门(C18–C21)	10.89	7.32	6.14
6	乳房(C50)	7.34	4.52	5.16	胰腺(C25)	6.00	3.42	3.86	子宫颈(C53)	10.62	7.14	8.02
7	白血病(C91–C95)	5.66	3.49	3.77	白血病(C91–C95)	5.50	3.13	3.81	子宫体及子宫部位不明(C54–C55)	6.64	4.46	4.28
8	子宫颈(C53)	5.15	3.17	3.94	脑,神经系统(C70–C72)	4.75	2.71	3.31	白血病(C91–C95)	5.84	3.93	3.71
9	脑,神经系统(C70–C72)	5.02	3.09	3.54	骨(C40–C41)	4.25	2.42	3.17	脑,神经系统(C70–C72)	5.31	3.57	3.79
10	胰腺(C25)	4.89	3.01	2.99	膀胱(C67)	2.50	1.42	1.55	食管(C15)	4.51	3.04	2.41
合计	所有部位	162.48	100.00	103.02	所有部位	175.46	100.00	115.49	所有部位	148.69	100.00	92.07

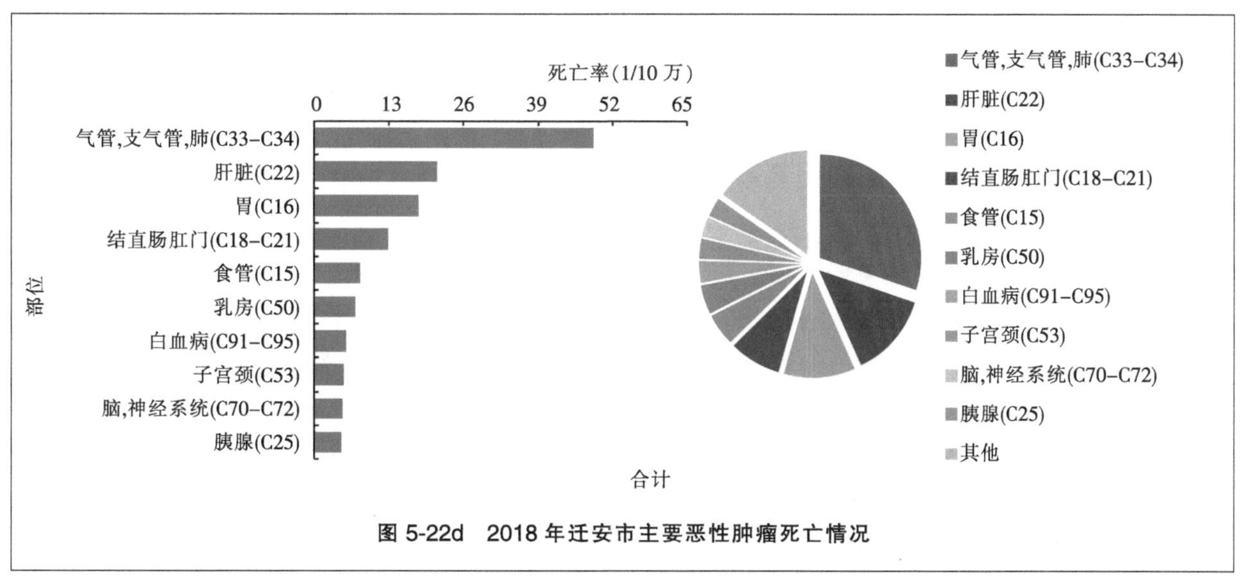

图 5-22d　2018 年迁安市主要恶性肿瘤死亡情况

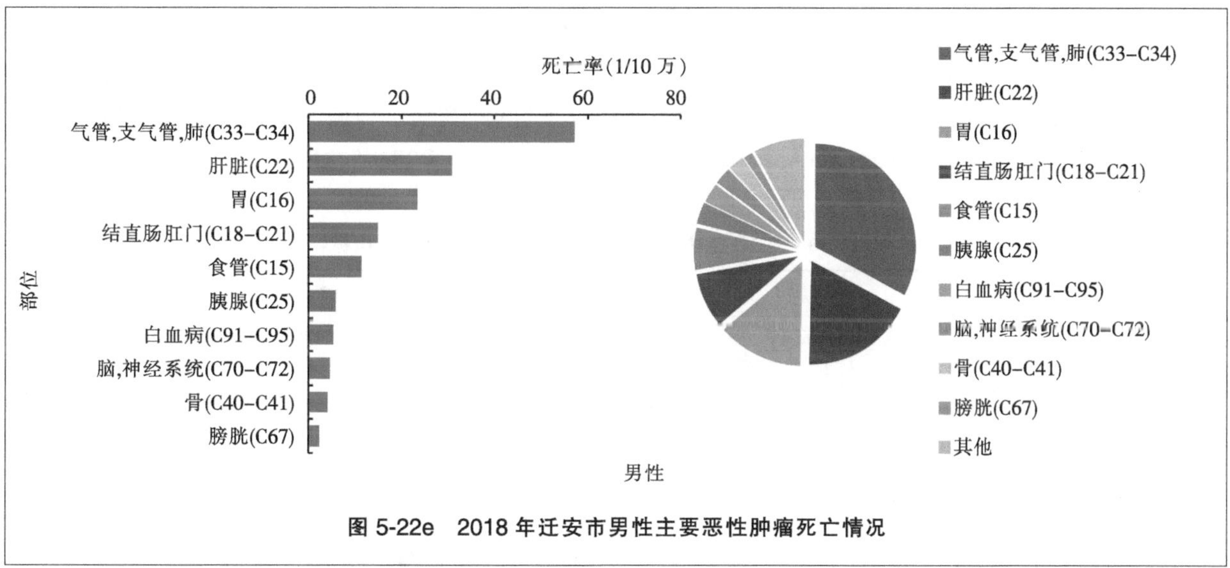

图 5-22e　2018 年迁安市男性主要恶性肿瘤死亡情况

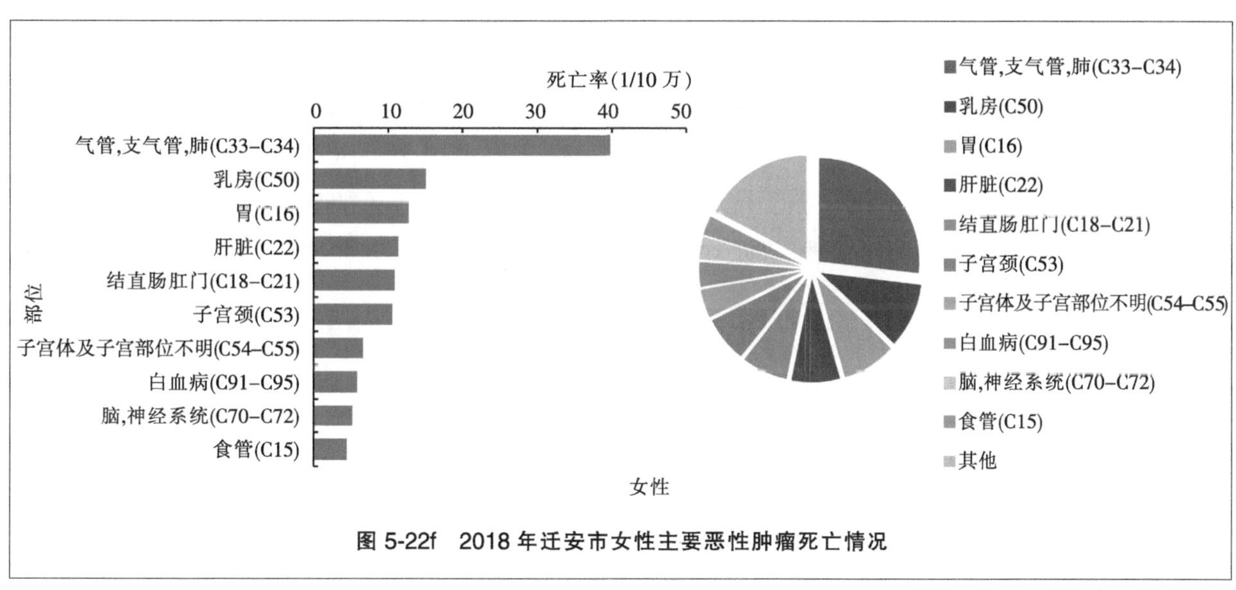

图 5-22f　2018 年迁安市女性主要恶性肿瘤死亡情况

（刘　芳　王翠玲　杜新宇）

第二十三节 衡水市冀州区肿瘤发病与死亡情况

一、衡水市冀州区肿瘤登记基本情况

衡水市冀州区,位于河北省东南部,毗邻国家级自然保护区衡水湖,辖区面积918平方千米,辖区6镇4乡382个村。2015年,衡水市户籍总人口为369 481人,男女性别比为1.2:1,出生4 204人,出生率12‰;死亡2 358人,粗死亡率为636/10万;卫生计生系统下属单位19家,其中区直卫生单位6家,社区卫生服务站点3家,乡镇级卫生院10家。卫生技术人员685人,执业(助理)医师1241人,乡村医生和卫生员551人,医疗卫生机构床位数共计863张。2014年成立衡水市冀州区肿瘤登记处,设置于冀州区疾病预防控制中心,在省肿瘤登记办公室各位领导专家的大力支持下,形成了成熟的县、乡、村三级防控工作网络。通过对全市居民全死因,肿瘤发病情况进行监测和登记。

二、2018年衡水市冀州区主要恶性肿瘤发病情况

2018年衡水市冀州区恶性肿瘤发病率为233.27/10万,其中男性233.87/10万,女性232.68/10万。恶性肿瘤发病第1位的是肺癌,其次是食管癌、胃癌、结直肠癌和乳腺癌,前10位恶性肿瘤占全部恶性肿瘤发病的80.22%。男性发病第1位的也是肺癌,其次是胃癌、食管癌、结直肠癌和肝癌,男性前10位恶性肿瘤占全部恶性肿瘤发病的86.88%;女性发病第1位的是乳腺癌,其次是肺癌、食管癌、结直肠癌和胃癌,女性前10位恶性肿瘤占全部恶性肿瘤发病的83.50%(表5-23a,图5-23a~5-23c)

表5-23a 2018年衡水市冀州区主要恶性肿瘤发病指标

顺位	合计				男性				女性			
	部位	发病率(1/10⁵)	构成(%)	中标率(1/10⁵)	部位	发病率(1/10⁵)	构成(%)	中标率(1/10⁵)	部位	发病率(1/10⁵)	构成(%)	中标率(1/10⁵)
1	气管,支气管,肺(C33–C34)	45.84	19.65	25.77	气管,支气管,肺(C33–C34)	57.31	24.50	32.01	乳房(C50)	36.65	15.75	24.10
2	食管(C15)	31.34	13.43	16.26	胃(C16)	40.52	17.33	21.41	气管,支气管,肺(C33–C34)	34.32	14.75	20.30
3	胃(C16)	29.59	12.69	15.78	食管(C15)	35.31	15.10	18.26	食管(C15)	27.34	11.75	14.97
4	结直肠肛门(C18–C21)	20.31	8.71	11.28	结直肠肛门(C18–C21)	20.84	8.91	11.71	结直肠肛门(C18–C21)	19.78	8.50	11.05
5	乳房(C50)	18.57	7.96	12.12	肝脏(C22)	16.21	6.93	9.28	胃(C16)	18.61	8.00	10.61
6	肝脏(C22)	12.19	5.22	6.66	膀胱(C67)	10.42	4.46	6.04	子宫体及子宫部位不明(C54–C55)	18.03	7.75	12.87
7	子宫体及子宫部位不明(C54–C55)	8.99	3.86	6.40	脑,神经系统(C70–C72)	6.37	2.72	3.41	卵巢(C56)	14.54	6.25	9.48
8	卵巢(C56)	7.25	3.11	4.73	白血病(C91–C95)	5.79	2.48	4.92	甲状腺(C73)	9.89	4.25	5.23
9	脑,神经系统(C70–C72)	6.67	2.86	3.83	肾及泌尿系统不明(C64–C66,C68)	5.79	2.48	3.24	肝脏(C22)	8.14	3.50	4.10
10	膀胱(C67)	6.38	2.74	3.56	淋巴瘤(C81–C85,C88,C90,C96)	4.63	1.98	2.80	脑,神经系统(C70–C72)	6.98	3.00	4.26
合计	所有部位	233.27	100.00	134.64	所有部位	233.87	100.00	131.76	所有部位	232.68	100.00	140.47

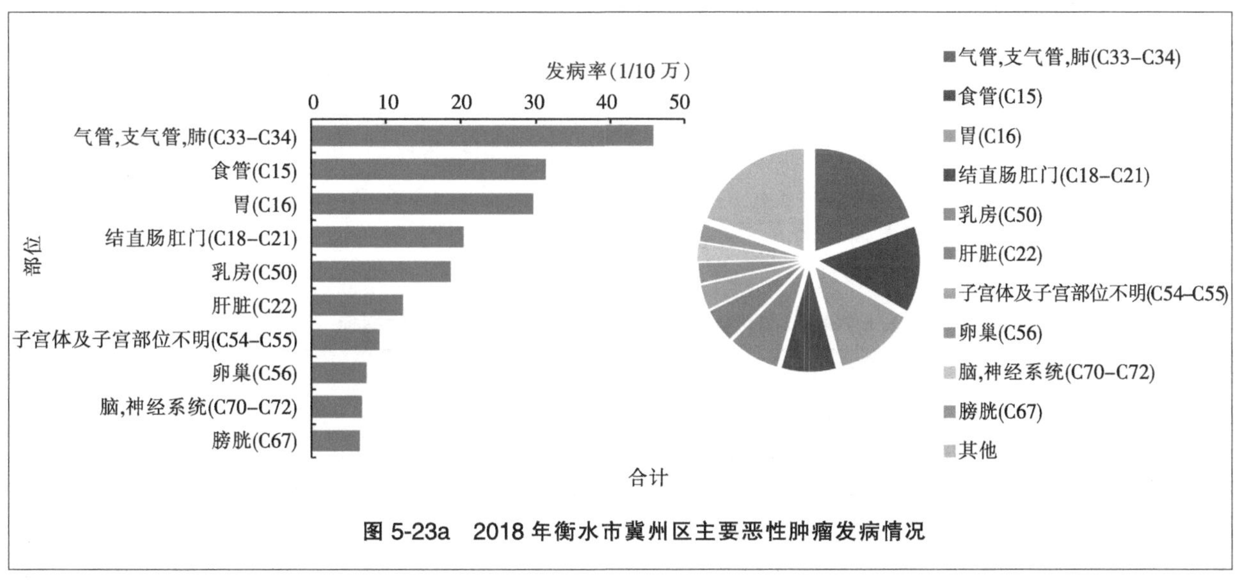

图 5-23a　2018 年衡水市冀州区主要恶性肿瘤发病情况

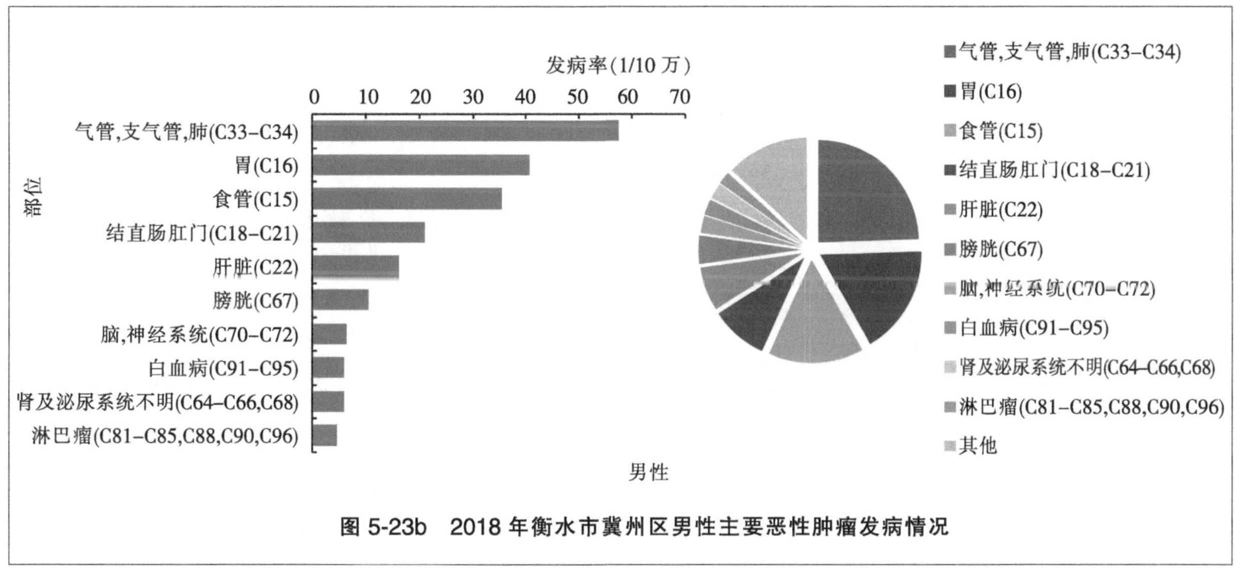

图 5-23b　2018 年衡水市冀州区男性主要恶性肿瘤发病情况

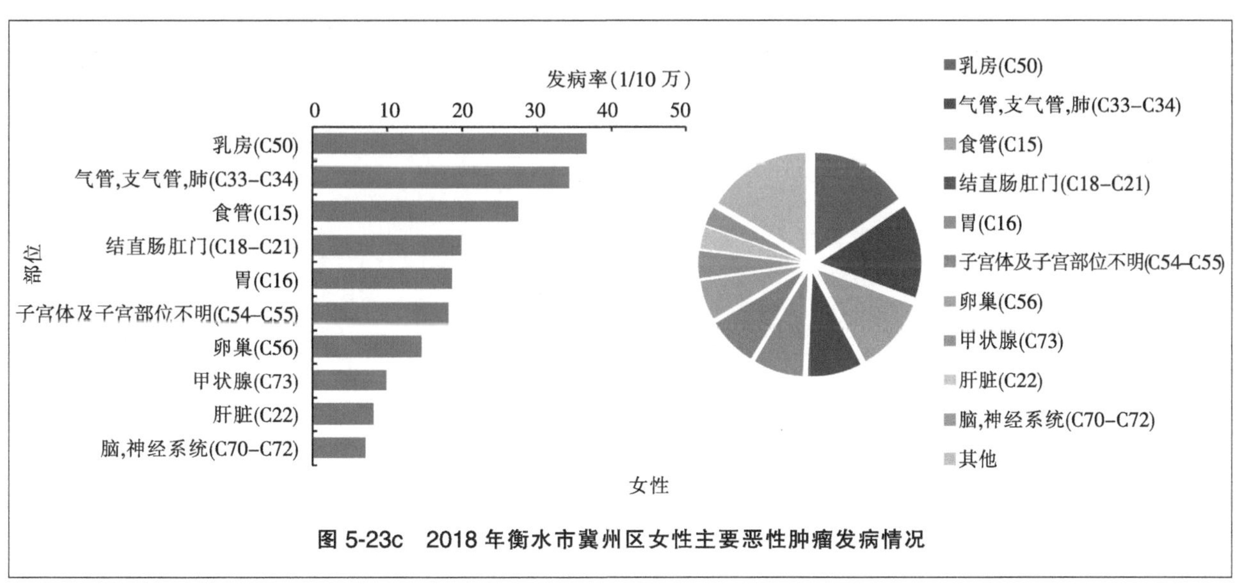

图 5-23c　2018 年衡水市冀州区女性主要恶性肿瘤发病情况

三、2018 年衡水市冀州区主要恶性肿瘤死亡情况

2018 年衡水市冀州区恶性肿瘤死亡率为 174.96/10 万，其中男性 224.03/10 万，女性 125.65/10 万。恶性肿瘤死亡第 1 位的是肺癌，其次是胃癌、食管癌、肝癌和脑瘤，前 10 位恶性肿瘤占全部恶性肿瘤死亡的 77.94%。男性死亡第 1 位的是肺癌，其次是胃癌、食管癌、肝癌和结直肠癌，男性前 10 位恶性肿瘤占全部恶性肿瘤死亡的 77.78%；女性死亡第 1 位的是也肺癌，其次是胃癌、食管癌、乳腺癌和肝癌，女性前 10 位恶性肿瘤占全部恶性肿瘤死亡的 84.72%（表 5-23b，图 5-23d~5-23f）。

表 5-23b　2018 年衡水市冀州区主要恶性肿瘤死亡指标

顺位	合计				男性				女性			
	部位	死亡率 $(1/10^5)$	构成 (%)	中标率 $(1/10^5)$	部位	死亡率 $(1/10^5)$	构成 (%)	中标率 $(1/10^5)$	部位	死亡率 $(1/10^5)$	构成 (%)	中标率 $(1/10^5)$
1	气管,支气管,肺(C33–C34)	43.81	25.04	20.83	气管,支气管,肺(C33–C34)	56.73	25.32	29.04	气管,支气管,肺(C33–C34)	30.83	24.54	13.15
2	胃(C16)	29.01	16.58	14.30	胃(C16)	39.94	17.83	21.00	胃(C16)	18.03	14.35	7.85
3	食管(C15)	21.76	12.44	10.10	食管(C15)	30.10	13.44	15.50	食管(C15)	13.38	10.65	4.98
4	肝脏(C22)	13.35	7.63	7.00	肝脏(C22)	16.21	7.24	9.40	乳房(C50)	10.47	8.33	6.01
5	脑,神经系统(C70–C72)	6.96	3.98	4.04	结直肠肛门(C18–C21)	9.84	4.39	5.17	肝脏(C22)	10.47	8.33	5.00
6	结直肠肛门(C18–C21)	6.67	3.81	3.28	脑,神经系统(C70–C72)	7.53	3.36	4.31	脑,神经系统(C70–C72)	6.40	5.09	3.87
7	乳房(C50)	5.51	3.15	3.19	胰腺(C25)	4.63	2.07	2.39	子宫体及子宫部位不明(C54–C55)	4.65	3.70	2.74
8	胰腺(C25)	4.64	2.65	2.32	口腔和咽喉(除外鼻咽)(C00–C10,C12–C14)	3.47	1.55	1.49	胰腺(C25)	4.65	3.70	2.24
9	子宫体及子宫部位不明(C54–C55)	2.32	1.33	1.39	白血病(C91–C95)	2.89	1.29	2.50	卵巢(C56)	4.07	3.24	2.09
10	口腔和咽喉(除外鼻咽)(C00–C10,C12–C14)	2.32	1.33	0.99	淋巴瘤(C81–C85,C88,C90,C96)	2.89	1.29	1.91	结直肠肛门(C18–C21)	3.49	2.78	1.58
合计	所有部位	174.96	100.00	87.76	所有部位	224.03	100.00	119.56	所有部位	125.65	100.00	58.78

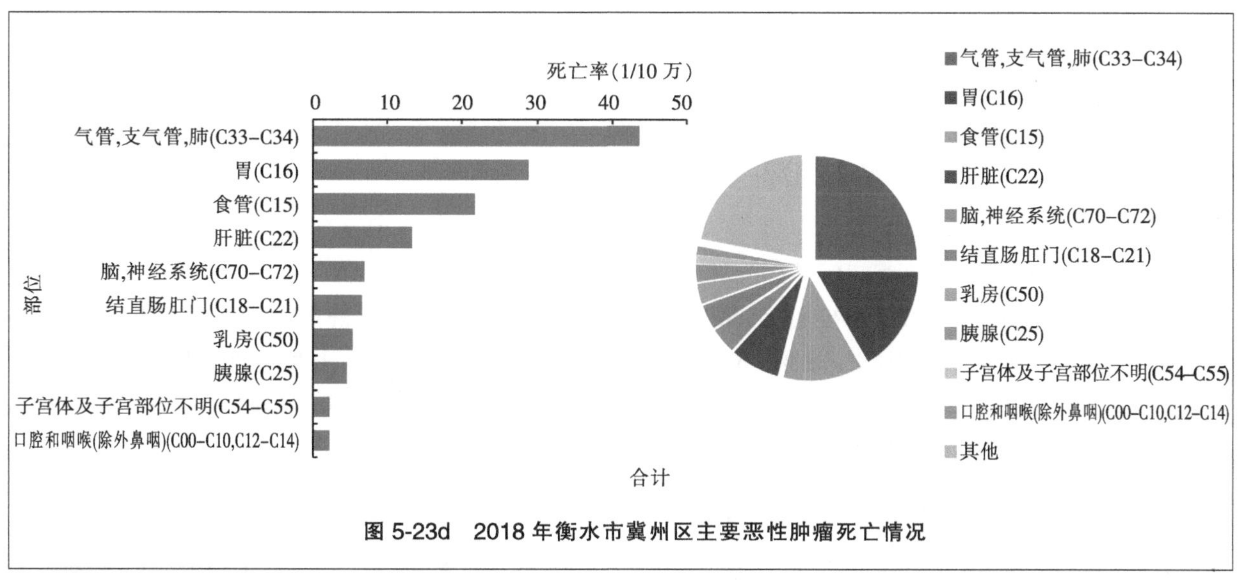

图 5-23d 2018 年衡水市冀州区主要恶性肿瘤死亡情况

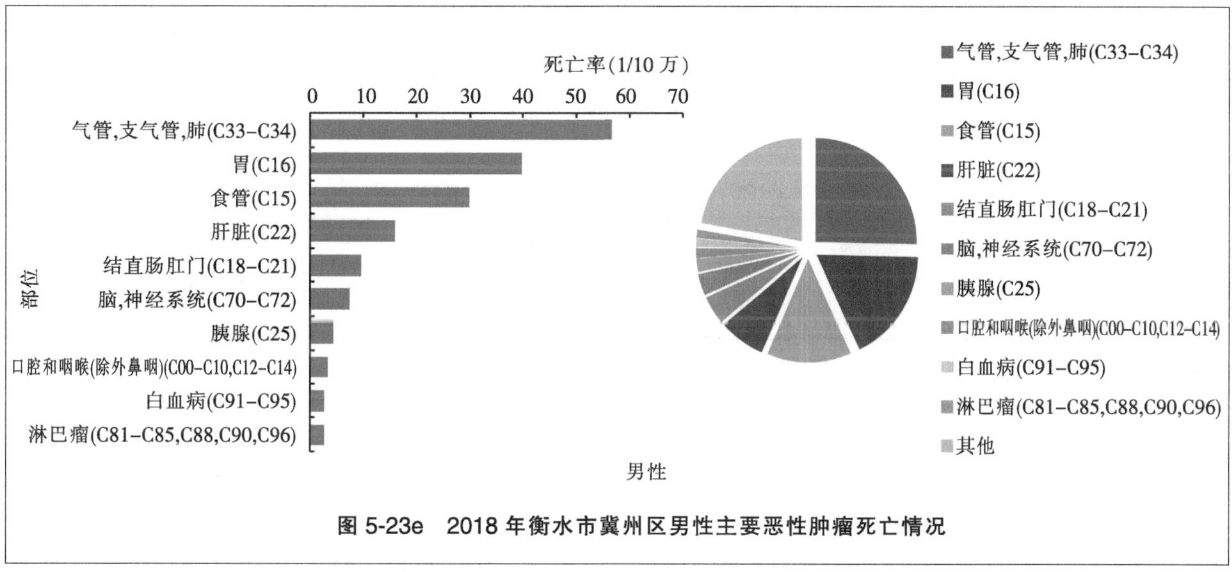

图 5-23e 2018 年衡水市冀州区男性主要恶性肿瘤死亡情况

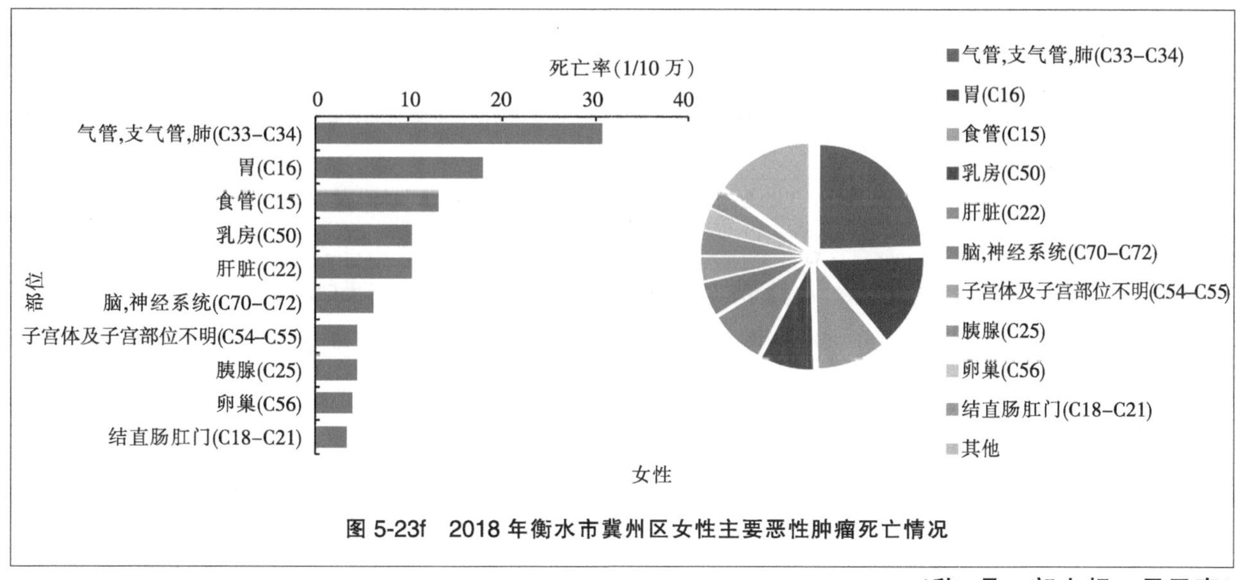

图 5-23f 2018 年衡水市冀州区女性主要恶性肿瘤死亡情况

（魏 丹 郭志超 吴思奇）

第二十四节 大名县肿瘤发病与死亡情况

一、大名县肿瘤登记基本情况

大名县地处河北省东南部,位于冀鲁豫三省交界处,东与山东省冠县、莘县毗邻,南与河南省南乐县相连,西与魏县交界,西北与广平县为邻,北与馆陶县接壤。全县总面积 1 052.98 平方千米,辖区共 20 个乡镇(包括 7 个镇、12 个乡和 1 个民族乡),651 个自然村。大名县属温带半湿润大陆性季风气候区,总的气候特点是:四季分明,气候温和,光照充足,雨量适中,雨季同季,无霜期长,干寒同期。大名县总人口为 782 678 人,人均期望寿命 76.28 岁,人口出生率为 11.79‰,死亡率为 6.76‰,吸烟率为 29.84%。人均 GDP 为 17 559 元,城镇居民人均可支配收入 20 089 元,农村居民家庭纯收入 8 822 元。

二、2018 年大名县主要恶性肿瘤发病情况

2018 年大名县恶性肿瘤发病率为 210.91/10 万,其中男性 240.20/10 万,女性 182.07/10 万。恶性肿瘤发病第 1 位的是肺癌,其次是肝癌、胃癌、食管癌和乳腺癌,前 10 位恶性肿瘤占全部恶性肿瘤发病的 80.87%。男性发病第 1 位的是肺癌,其次是肝癌、食管癌、胃癌和结直肠癌,男性前 10 位恶性肿瘤占全部恶性肿瘤发病的 86.92%;女性发病第 1 位的也是肺癌,其次是乳腺癌、肝癌、结直肠癌和胃癌,女性前 10 位恶性肿瘤占全部恶性肿瘤发病的 82.47%(表 5-24a,图 5-24a~5-24c)。

表 5-24a 2018 年大名县主要恶性肿瘤发病指标

顺位	合计				男性				女性			
	部位	发病率 (1/10^5)	构成 (%)	中标率 (1/10^5)	部位	发病率 (1/10^5)	构成 (%)	中标率 (1/10^5)	部位	发病率 (1/10^5)	构成 (%)	中标率 (1/10^5)
1	气管,支气管,肺(C33–C34)	56.81	26.94	42.97	气管,支气管,肺(C33–C34)	80.83	33.65	69.33	气管,支气管,肺(C33–C34)	33.17	18.22	22.86
2	肝脏(C22)	23.13	10.97	18.61	肝脏(C22)	32.18	13.40	29.39	乳房(C50)	27.93	15.34	27.09
3	胃(C16)	20.61	9.77	15.48	食管(C15)	28.63	11.92	25.58	肝脏(C22)	14.22	7.81	9.40
4	食管(C15)	19.23	9.12	14.54	胃(C16)	27.62	11.50	23.89	结直肠肛门(C18–C21)	13.72	7.53	10.08
5	乳房(C50)	14.45	6.85	14.37	结直肠肛门(C18–C21)	14.70	6.12	13.52	胃(C16)	13.72	7.53	9.09
6	结直肠肛门(C18–C21)	14.20	6.73	11.68	脑,神经系统(C70–C72)	6.08	2.53	6.80	甲状腺(C73)	10.72	5.89	11.43
7	甲状腺(C73)	6.79	3.22	7.07	白血病(C91–C95)	5.57	2.32	5.67	食管(C15)	9.98	5.48	6.31
8	脑,神经系统(C70–C72)	5.53	2.62	5.59	肾及泌尿系统不明(C64–C66,C68)	5.07	2.11	5.16	子宫体及子宫部位不明(C54–C55)	9.73	5.34	9.09
9	白血病(C91–C95)	4.90	2.32	4.78	膀胱(C67)	4.31	1.79	3.87	子宫颈(C53)	9.48	5.21	9.11
10	子宫体及子宫部位不明(C54–C55)	4.90	2.32	4.68	口腔和咽喉(除外鼻咽)(C00–C10,C12–C14)	3.80	1.58	3.55	卵巢(C56)	7.48	4.11	6.62
合计	所有部位	210.91	100.00	176.09	所有部位	240.20	100.00	217.13	所有部位	182.07	100.00	147.89

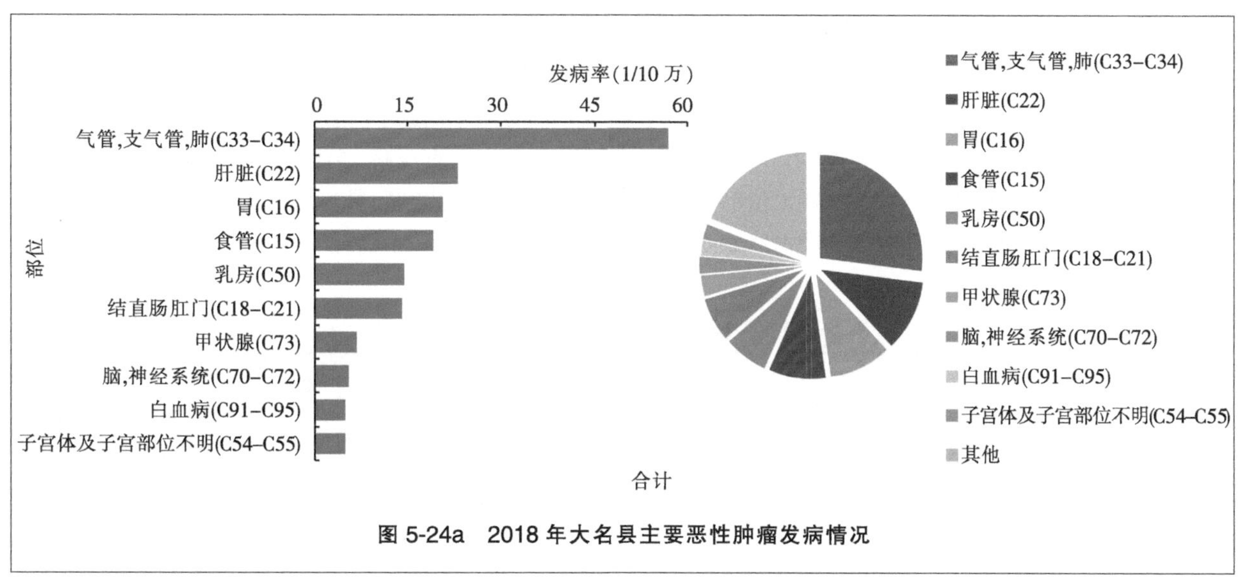

图 5-24a 2018 年大名县主要恶性肿瘤发病情况

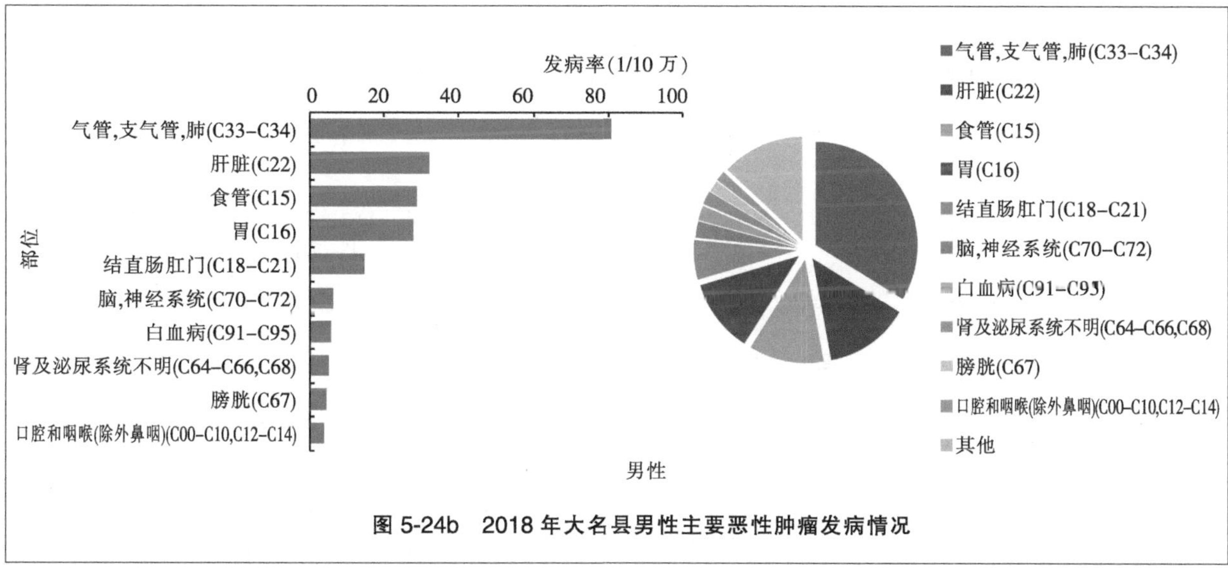

图 5-24b 2018 年大名县男性主要恶性肿瘤发病情况

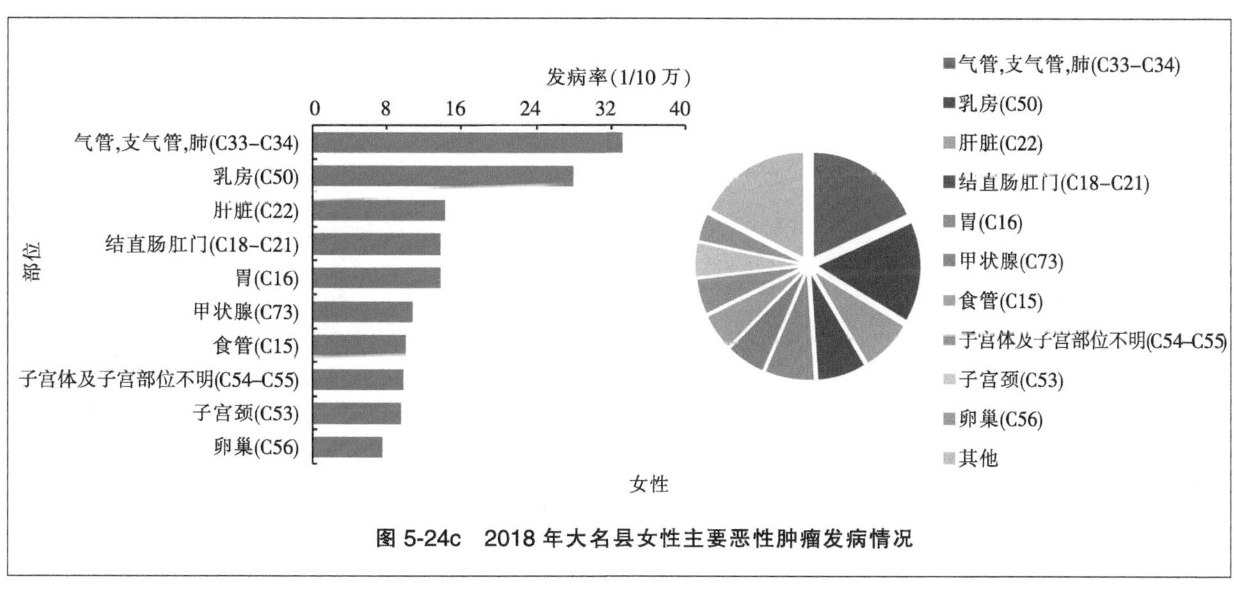

图 5-24c 2018 年大名县女性主要恶性肿瘤发病情况

三、2018 年大名县主要恶性肿瘤死亡情况

2018 年大名县恶性肿瘤死亡率为 126.44 /10 万,其中男性 161.91/10 万,女性 91.53/10 万。恶性肿瘤死亡第 1 位的是肺癌,其次是肝癌、胃癌、食管癌和结直肠癌,前 10 位恶性肿瘤占全部恶性肿瘤死亡的 86.58%。男性死亡第 1 位的是肺癌,其次是肝癌、胃癌、食管癌和结直肠癌,男性前 10 位恶性肿瘤占全部恶性肿瘤死亡的 91.55%;女性死亡第 1 位的是也肺癌,其次是肝癌、胃癌、乳腺癌和食管癌,女性前 10 位恶性肿瘤占全部恶性肿瘤死亡的 85.83%(表 5-24b,图 5-24d~5-24f)。

表 5-24b　2018 年大名县主要恶性肿瘤死亡指标

顺位	合计				男性				女性			
	部位	死亡率 (1/10^5)	构成 (%)	中标率 (1/10^5)	部位	死亡率 (1/10^5)	构成 (%)	中标率 (1/10^5)	部位	死亡率 (1/10^5)	构成 (%)	中标率 (1/10^5)
1	气管,支气管,肺(C33–C34)	40.85	32.31	30.49	气管,支气管,肺(C33–C34)	59.54	36.78	51.65	气管,支气管,肺(C33–C34)	22.45	24.52	15.18
2	肝脏(C22)	23.50	18.59	18.22	肝脏(C22)	34.46	21.28	30.53	肝脏(C22)	12.72	13.90	8.36
3	胃(C16)	14.71	11.63	10.87	胃(C16)	19.26	11.89	16.87	胃(C16)	10.23	11.17	6.45
4	食管(C15)	12.32	9.74	9.03	食管(C15)	17.74	10.95	15.58	乳房(C50)	9.23	10.08	7.88
5	结直肠肛门(C18–C21)	5.03	3.98	3.60	结直肠肛门(C18–C21)	5.32	3.29	4.54	食管(C15)	6.98	7.63	4.27
6	乳房(C50)	4.65	3.68	4.12	胰腺(C25)	3.55	2.19	3.01	结直肠肛门(C18–C21)	4.74	5.18	2.80
7	胰腺(C25)	2.89	2.29	2.02	白血病(C91–C95)	2.28	1.41	2.85	卵巢(C56)	3.49	3.81	2.81
8	白血病(C91–C95)	2.01	1.59	2.18	骨(C40–C41)	2.03	1.25	1.96	子宫颈(C53)	3.24	3.54	2.74
9	卵巢(C56)	1.76	1.39	1.51	胆囊及其他(C23–C24)	2.03	1.25	1.76	子宫体及子宫部位不明(C54–C55)	3.24	3.54	2.72
10	脑,神经系统(C70–C72)	1.76	1.39	1.47	脑,神经系统(C70–C72)	2.03	1.25	1.73	胰腺(C25)	2.24	2.45	1.18
合计	所有部位	126.44	100.00	97.55	所有部位	161.91	100.00	143.05	所有部位	91.53	100.00	64.16

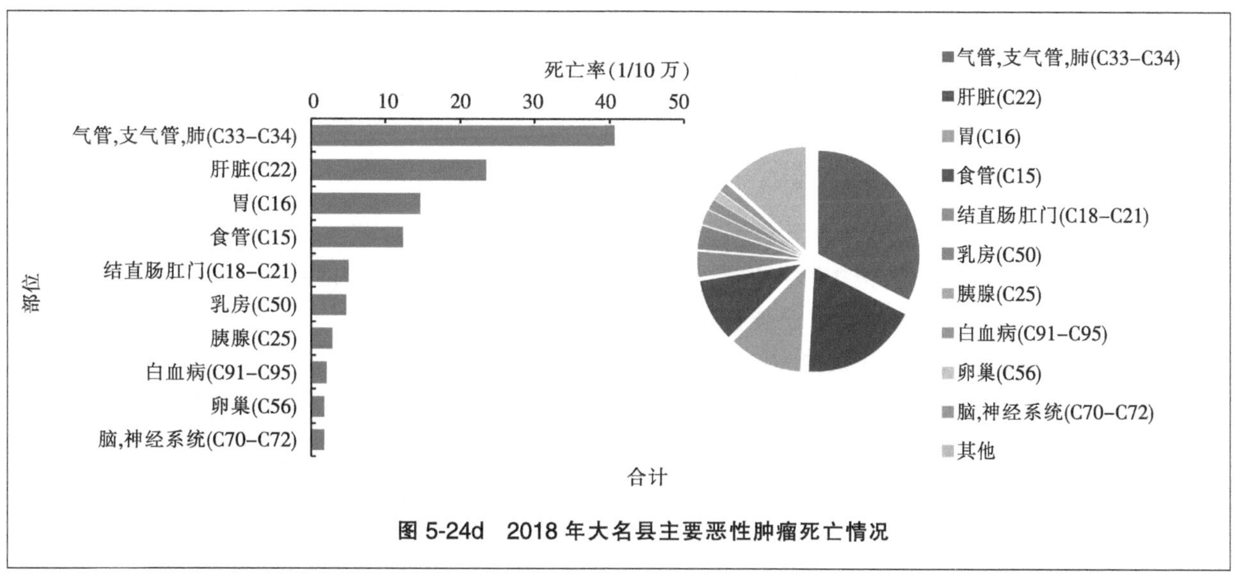

图 5-24d　2018 年大名县主要恶性肿瘤死亡情况

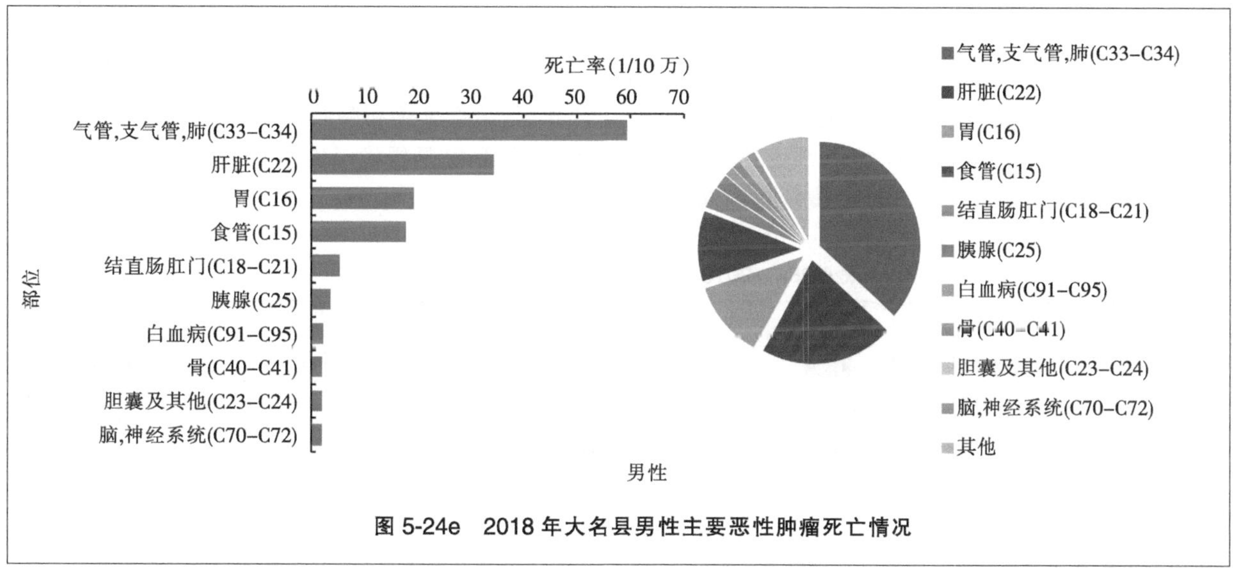

图 5-24e　2018 年大名县男性主要恶性肿瘤死亡情况

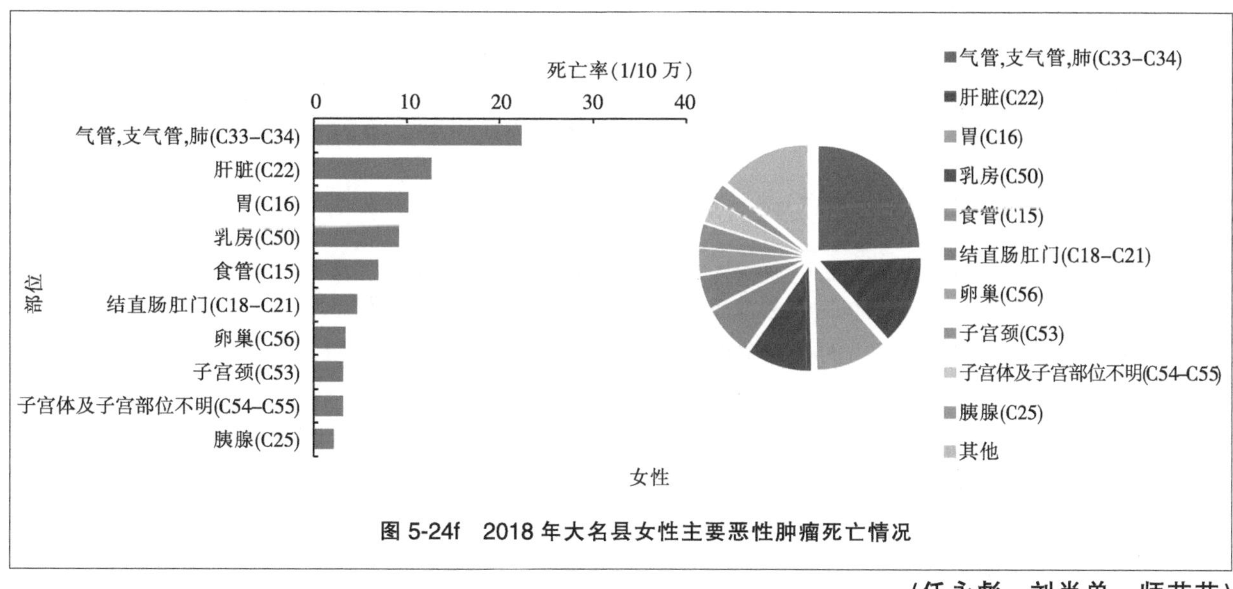

图 5-24f　2018 年大名县女性主要恶性肿瘤死亡情况

（任永彪　刘肖单　师苗苗）

第二十五节 临城县肿瘤发病与死亡情况

一、临城县肿瘤登记基本情况

临城县地处太行山东麓，位于河北省西南部邢台市区西北部，是连接邢台和省会的一个重要节点。临城属国家级扶贫开发重点县，辖 4 镇 4 乡 220 个行政村，人口 20.7 万人，经济总量和人民生活水平相对偏低。2015 年人均 GDP 29 690 元。全县共有各类医疗卫生机构 255 个，其中公立医院 2 个，乡镇卫生院 8 所，村卫生室 220 个，其他医疗机构和诊所 25 个。临城县肿瘤登记处于 2015 年 12 月成立，设于临城县人民医院，现有工作人员 2 名。肿瘤数据来源于省市医疗机构、临城县辖区内医疗机构、疾控部门及医保部门，数据收集方法为县域内医疗机构首诊医生填卡报告，其他相关单位收集电子版数据。肿瘤数据逐条登记在册，由肿瘤登记处工作人员初步审核查重，删除重复误报，然后录入肿瘤登记系统软件进行进一步查重分类，并及时导出储存保管。至今已完成 2016 年、2017 年、2018 年肿瘤登记数据上报工作。

二、2018 年临城县主要恶性肿瘤发病情况

2018 年临城县恶性肿瘤发病率为 208.32/10 万，其中男性 231.77 /10 万，女性 184.24/10 万。恶性肿瘤发病第 1 位的是胃癌，其次是肺癌、食管癌、结直肠癌和乳腺癌，前 10 位恶性肿瘤占全部恶性肿瘤发病的 90.00%。男性发病第 1 位的是也胃癌，其次是肺癌、食管癌、结直肠癌和膀胱癌，男性前 10 位恶性肿瘤占全部恶性肿瘤发病的 95.97%；女性发病第 1 位的是乳腺癌，其次是胃癌、肺癌、结直肠癌和食管癌，女性前 10 位恶性肿瘤占全部恶性肿瘤发病的 90.10%（表 5-25a，图 5-25a~5-25c）。

表 5-25a 2018 年临城县主要恶性肿瘤发病指标

顺位	合计				男性				女性			
	部位	发病率 (1/10^5)	构成 (%)	中标率 (1/10^5)	部位	发病率 (1/10^5)	构成 (%)	中标率 (1/10^5)	部位	发病率 (1/10^5)	构成 (%)	中标率 (1/10^5)
1	胃(C16)	66.28	31.82	43.06	胃(C16)	102.80	44.35	69.56	乳房(C50)	33.59	18.23	27.48
2	气管,支气管,肺(C33–C34)	29.83	14.32	19.73	气管,支气管,肺(C33–C34)	39.25	16.94	28.08	胃(C16)	28.79	15.63	17.66
3	食管(C15)	26.99	12.95	16.91	食管(C15)	36.45	15.73	23.62	气管,支气管,肺(C33–C34)	20.15	10.94	12.22
4	结直肠肛门(C18–C21)	17.52	8.41	11.47	结直肠肛门(C18–C21)	16.82	7.26	11.24	结直肠肛门(C18–C21)	18.23	9.90	11.56
5	乳房(C50)	17.04	8.18	13.98	膀胱(C67)	7.48	3.23	5.52	食管(C15)	17.27	9.38	10.65
6	子宫颈(C53)	6.63	3.18	6.00	白血病(C91–C95)	5.61	2.42	3.67	子宫颈(C53)	13.43	7.29	11.99
7	子宫体及子宫部位不明(C54–C55)	6.63	3.18	4.59	脑,神经系统(C70–C72)	4.67	2.02	4.91	子宫体及子宫部位不明(C54–C55)	13.43	7.29	9.23
8	脑,神经系统(C70–C72)	6.15	2.95	5.90	肝脏(C22)	3.74	1.61	2.61	脑,神经系统(C70–C72)	7.68	4.17	6.83
9	白血病(C91–C95)	5.68	2.73	3.79	前列腺(C61)	2.80	1.21	2.04	甲状腺(C73)	7.68	4.17	4.97
10	膀胱(C67)	4.73	2.27	3.02	胆囊及其他(C23–C24)	2.80	1.21	1.93	白血病(C91–C95)	5.76	3.13	3.88
合计	所有部位	208.32	100.00	143.29	所有部位	231.77	100.00	159.71	所有部位	184.24	100.00	129.52

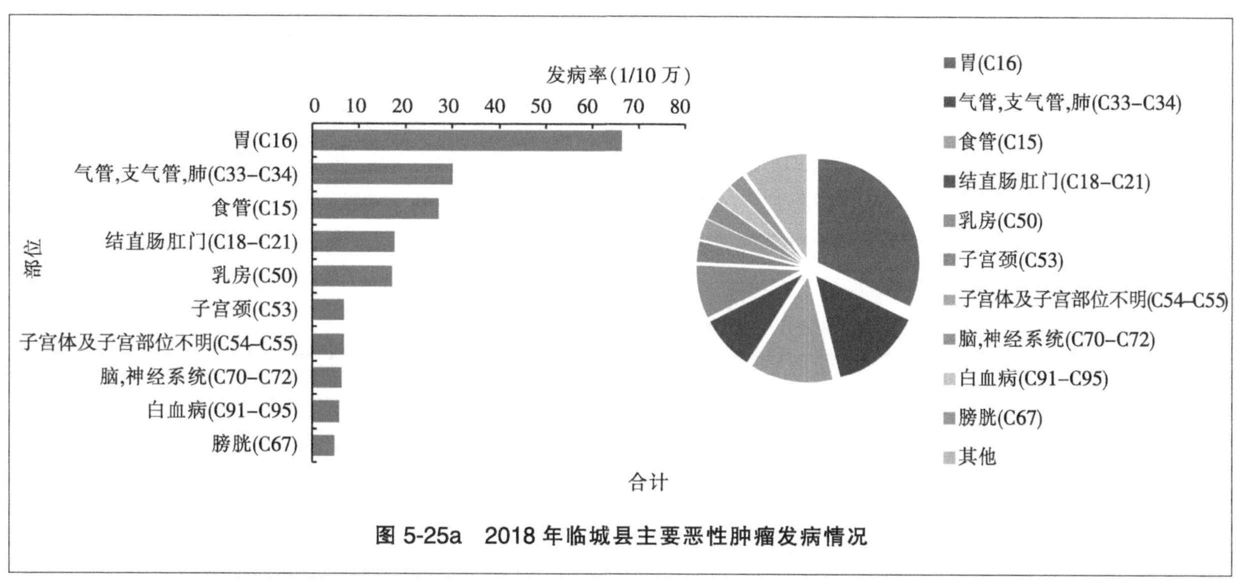

图 5-25a　2018 年临城县主要恶性肿瘤发病情况

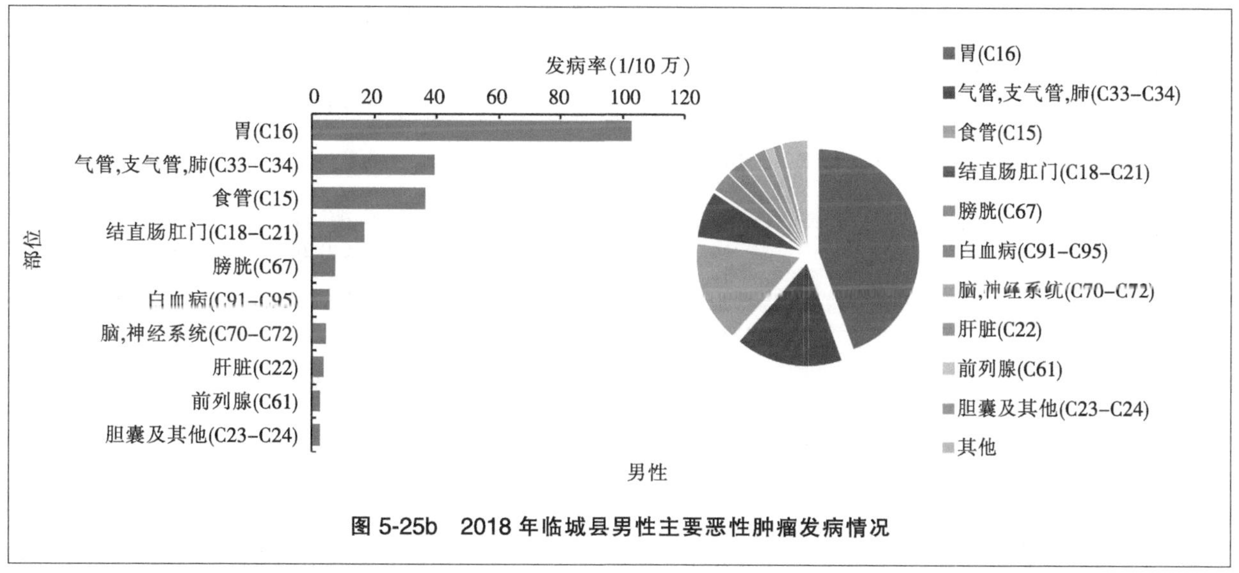

图 5-25b　2018 年临城县男性主要恶性肿瘤发病情况

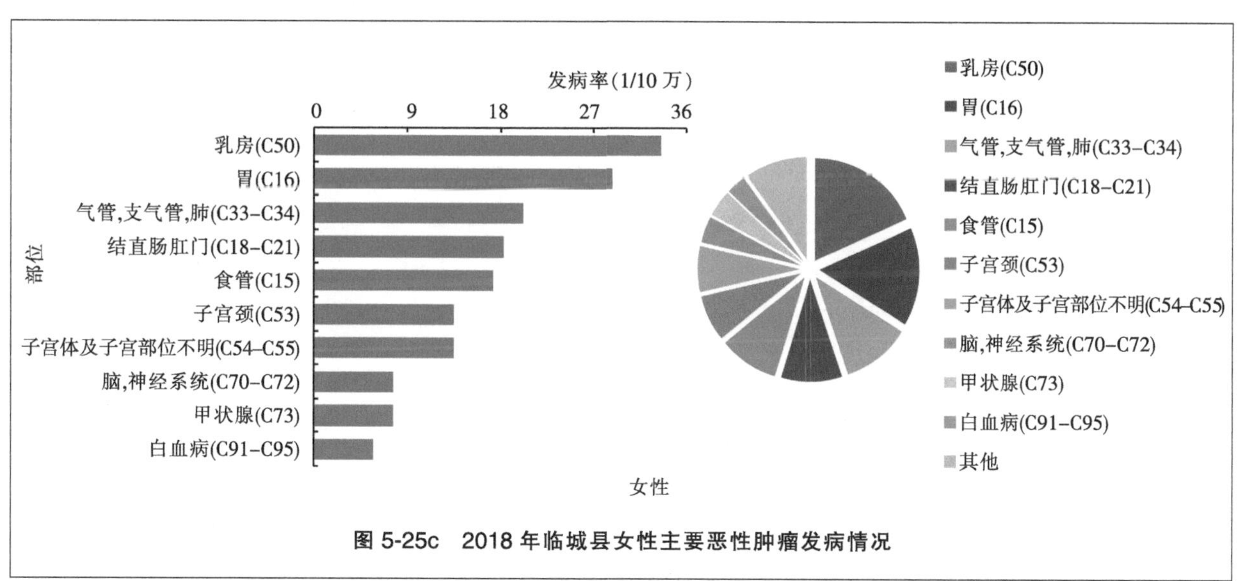

图 5-25c　2018 年临城县女性主要恶性肿瘤发病情况

三、2018 年临城县主要恶性肿瘤死亡情况

2018 年临城县恶性肿瘤死亡率为 140.14/10 万，其中男性 177.57/10 万，女性 101.72/10 万。恶性肿瘤死亡第 1 位的是胃癌，其次是肺癌、食管癌、结直肠癌和肝癌，前 10 位恶性肿瘤占全部恶性肿瘤死亡的 80.41%。男性死亡第 1 位的是胃癌，其次是肺癌、食管癌、结直肠癌和肝癌，男性前 10 位恶性肿瘤占全部恶性肿瘤死亡的 83.68%；女性死亡第 1 位的也是胃癌，其次是肺癌、食管癌、结直肠癌和肝癌，女性前 10 位恶性肿瘤占全部恶性肿瘤死亡的 81.13%（表 5-25b，图 5-25d~5-25f）。

表 5-25b　2018 年临城县主要恶性肿瘤死亡指标

顺位	合计				男性				女性			
	部位	死亡率 (1/10^5)	构成 (%)	中标率 (1/10^5)	部位	死亡率 (1/10^5)	构成 (%)	中标率 (1/10^5)	部位	死亡率 (1/10^5)	构成 (%)	中标率 (1/10^5)
1	胃(C16)	40.24	28.72	25.83	胃(C16)	61.68	34.74	42.30	胃(C16)	18.23	17.92	10.79
2	气管,支气管,肺(C33–C34)	26.99	19.26	17.03	气管,支气管,肺(C33–C34)	36.45	20.53	24.84	气管,支气管,肺(C33–C34)	17.27	16.98	10.16
3	食管(C15)	19.41	13.85	12.48	食管(C15)	25.23	14.21	17.19	食管(C15)	13.43	13.21	8.26
4	结直肠肛门(C18–C21)	6.63	4.73	4.06	结直肠肛门(C18–C21)	5.61	3.16	4.12	结直肠肛门(C18–C21)	7.68	7.55	4.08
5	肝脏(C22)	6.15	4.39	3.98	肝脏(C22)	5.61	3.16	3.87	肝脏(C22)	6.72	6.60	4.43
6	脑,神经系统(C70–C72)	3.79	2.70	3.38	膀胱(C67)	4.67	2.63	3.33	脑,神经系统(C70–C72)	5.76	5.66	3.53
7	子宫颈(C53)	2.84	2.03	1.76	淋巴瘤(C81–C85,C88,C90,C96)	2.80	1.58	4.41	子宫颈(C53)	5.76	5.66	3.51
8	肾及泌尿系统不明(C64–C66,C68)	2.37	1.69	1.62	肾及泌尿系统不明(C64–C66,C68)	2.80	1.58	1.80	乳房(C50)	3.84	3.77	2.49
9	膀胱(C67)	2.37	1.69	1.43	白血病(C91–C95)	1.87	1.05	3.15	白血病(C91–C95)	1.92	1.89	3.25
10	白血病(C91–C95)	1.89	1.35	3.20	脑,神经系统(C70–C72)	1.87	1.05	2.87	其他胸腔器官(C37–C38)	1.92	1.89	1.54
合计	所有部位	140.14	100.00	94.12	所有部位	177.57	100.00	127.62	所有部位	101.72	100.00	64.50

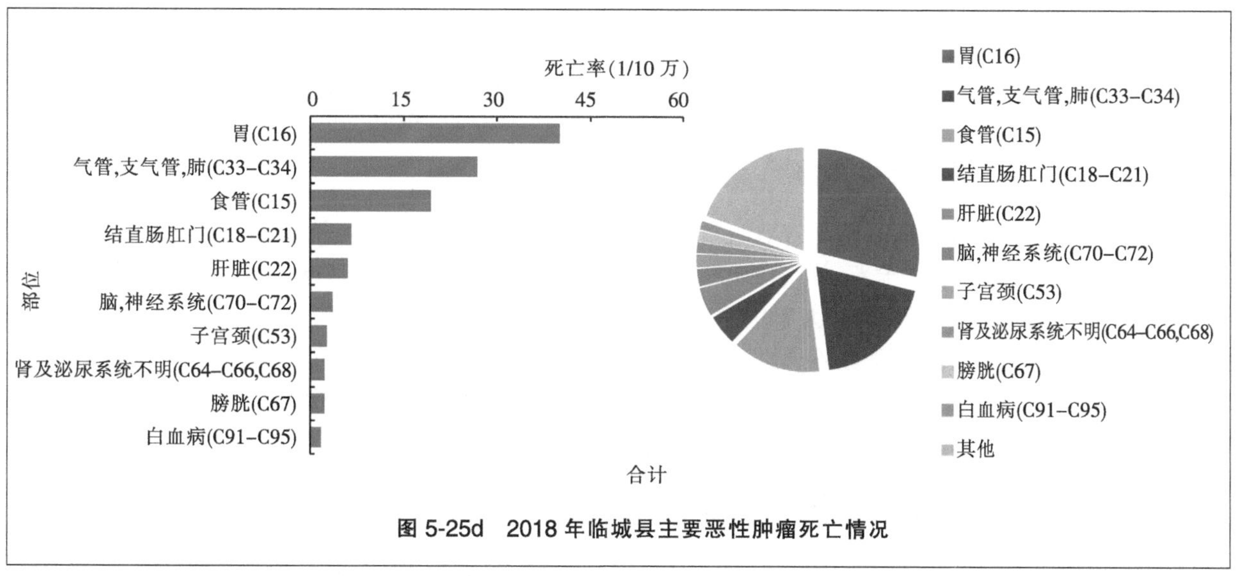

图 5-25d　2018 年临城县主要恶性肿瘤死亡情况

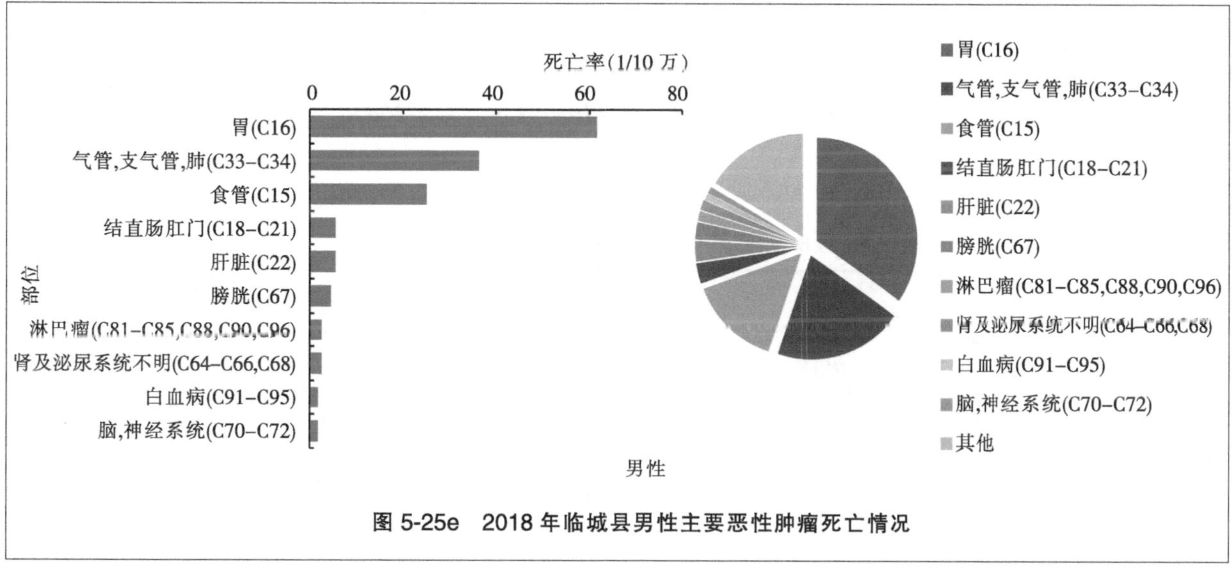

图 5-25e　2018 年临城县男性主要恶性肿瘤死亡情况

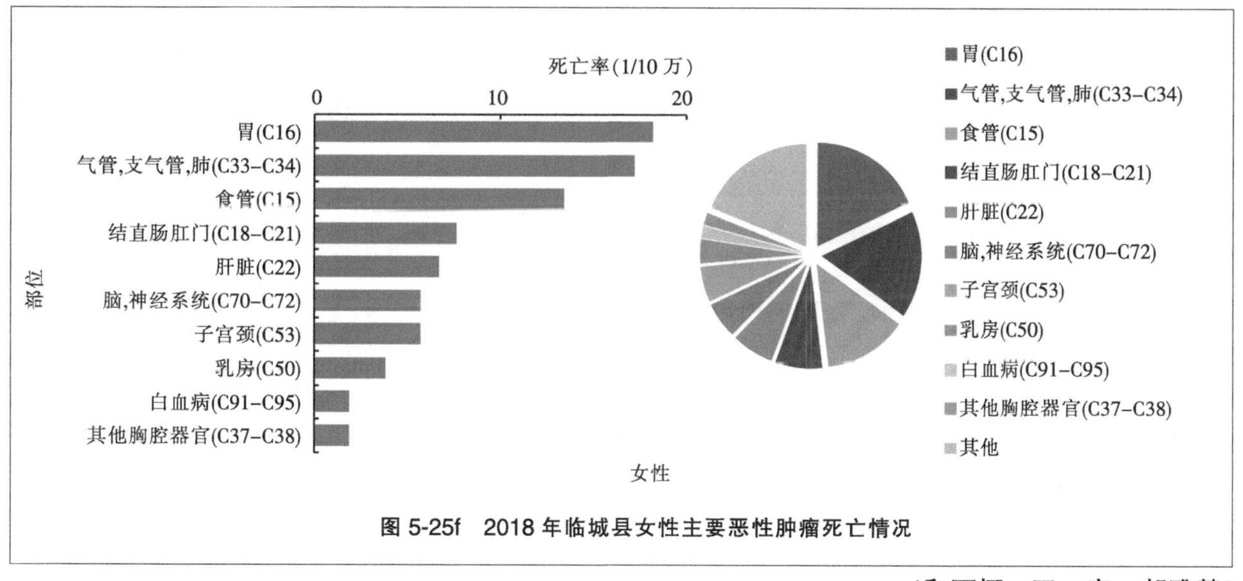

图 5-25f　2018 年临城县女性主要恶性肿瘤死亡情况

（和丽娜　王　童　郝雅慧）

第二十六节　邢台市区肿瘤发病与死亡情况

一、邢台市肿瘤登记基本情况

邢台市位于河北省南部，是河北省地级市，中原城市群的北部门户城市、京津冀城市群的重要节点城市。全市总面积1.24万平方千米，总人口799万，辖19个县(市、区)，其中：2个市辖区，15个县，代管2个县级市。另设有邢台经济开发区和大曹庄管理区。市区建成区面积89平方千米。境内地势高差悬殊，西高东低，自西而东山地、丘陵、平原阶梯排列，以平原为主。邢台市肿瘤登记处于2015年12月成立，设于邢台市人民医院，现有工作人员2名，负责市区各级医疗机构、疾控中心及医保部门肿瘤数据的收集、审核、整理补充、查重、上报，数据收集方法为电子版数据。

二、2018年邢台市区主要恶性肿瘤发病情况

2018年邢台市区恶性肿瘤发病率为191.91/10万，其中男性206.20/10万，女性177.00/10万。恶性肿瘤发病第1位的是肺癌，其次是胃癌、结直肠癌、乳腺癌和食管癌，前10位恶性肿瘤占全部恶性肿瘤发病的72.24%。男性发病第1位的是肺癌，其次是胃癌、结直肠癌、食管癌和肝癌，男性前10位恶性肿瘤占全部恶性肿瘤发病的78.81%；女性发病第1位的是乳腺癌，其次是肺癌、结直肠癌、胃癌和甲状腺癌，女性前10位恶性肿瘤占全部恶性肿瘤发病的73.72%(表5-26a，图5-26a~5-26c)。

表5-26a　2018年邢台市区主要恶性肿瘤发病指标

顺位	合计				男性				女性			
	部位	发病率(1/10⁵)	构成(%)	中标率(1/10⁵)	部位	发病率(1/10⁵)	构成(%)	中标率(1/10⁵)	部位	发病率(1/10⁵)	构成(%)	中标率(1/10⁵)
1	气管,支气管,肺(C33–C34)	31.87	16.61	23.89	气管,支气管,肺(C33–C34)	43.02	20.86	33.96	乳房(C50)	33.96	19.19	27.07
2	胃(C16)	27.66	14.41	21.16	胃(C16)	42.80	20.76	34.31	气管,支气管,肺(C33–C34)	20.23	11.43	14.52
3	结直肠肛门(C18–C21)	16.85	8.78	13.08	结直肠肛门(C18–C21)	20.95	10.16	16.83	结直肠肛门(C18–C21)	12.56	7.10	9.47
4	乳房(C50)	16.73	8.72	13.46	食管(C15)	15.16	7.35	12.31	胃(C16)	11.86	6.70	8.92
5	食管(C15)	11.38	5.93	8.70	肝脏(C22)	10.48	5.08	8.23	甲状腺(C73)	11.40	6.44	9.32
6	甲状腺(C73)	8.88	4.63	7.33	甲状腺(C73)	6.46	3.14	5.45	子宫颈(C53)	11.40	6.44	8.81
7	肝脏(C22)	7.85	4.09	5.97	口腔和咽喉(除外鼻咽)(C00–C10,C12–C14)	6.24	3.03	5.21	子宫体及子宫部位不明(C54–C55)	8.37	4.73	6.56
8	脑,神经系统(C70–C72)	6.15	3.20	5.34	肾及泌尿系统不明(C64–C66,C68)	6.24	3.03	5.07	食管(C15)	7.44	4.20	5.39
9	白血病(C91–C95)	5.69	2.97	5.21	脑,神经系统(C70–C72)	5.57	2.70	4.89	脑,神经系统(C70–C72)	6.74	3.81	5.92
10	子宫颈(C53)	5.58	2.91	4.32	前列腺(C61)	5.57	2.70	4.73	卵巢(C56)	6.51	3.68	5.35
合计	所有部位	191.91	100.00	151.11	所有部位	206.20	100.00	167.86	所有部位	177.00	100.00	138.13

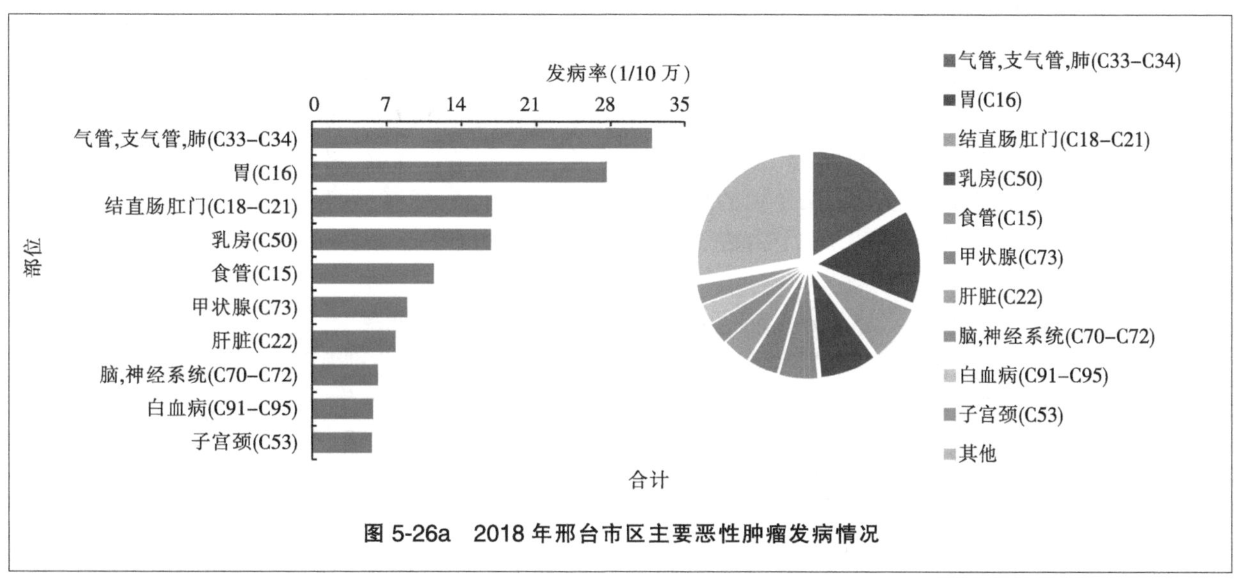

图 5-26a 2018 年邢台市区主要恶性肿瘤发病情况

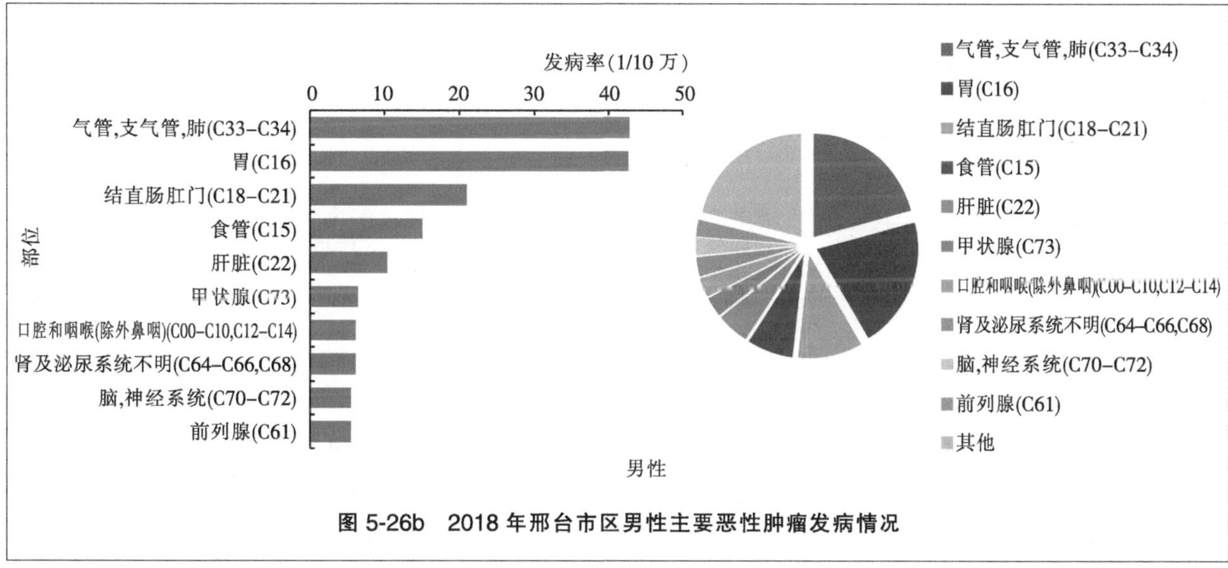

图 5-26b 2018 年邢台市区男性主要恶性肿瘤发病情况

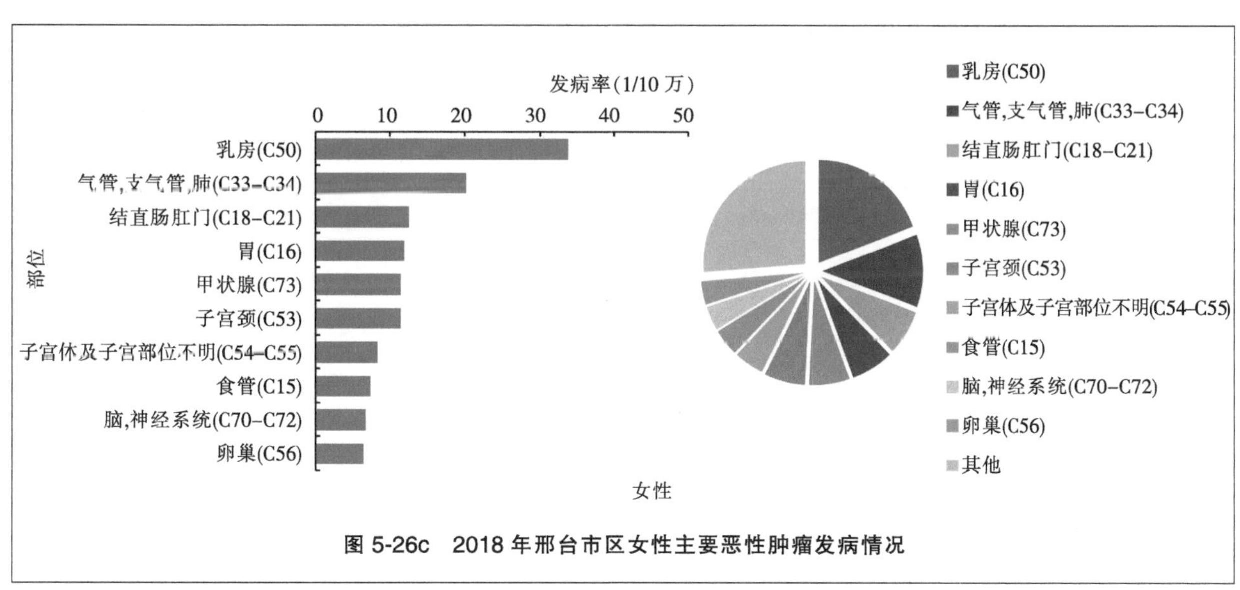

图 5-26c 2018 年邢台市区女性主要恶性肿瘤发病情况

三、2018 年邢台市区主要恶性肿瘤死亡情况

2018 年邢台市区恶性肿瘤死亡率为 132.15/10 万，其中男性 154.49/10 万，女性 108.85/10 万。恶性肿瘤死亡第 1 位的是肺癌，其次是胃癌、肝癌、食管癌和结直肠癌，前 10 位恶性肿瘤占全部恶性肿瘤死亡的 80.28%。男性死亡第 1 位的是肺癌，其次是胃癌、肝癌、食管癌和结直肠癌，男性前 10 位恶性肿瘤占全部恶性肿瘤死亡的 86.15%；女性死亡第 1 位的也是肺癌，其次是肝癌、胃癌、乳腺癌和食管癌，女性前 10 位恶性肿瘤占全部恶性肿瘤发病的 76.71%(表 5-26b，图 5-26d~5-26f)。

表 5-26b　2018 年邢台市区主要恶性肿瘤死亡指标

顺位	合计				男性				女性			
	部位	死亡率 $(1/10^5)$	构成 (%)	中标率 $(1/10^5)$	部位	死亡率 $(1/10^5)$	构成 (%)	中标率 $(1/10^5)$	部位	死亡率 $(1/10^5)$	构成 (%)	中标率 $(1/10^5)$
1	气管,支气管,肺(C33–C34)	31.30	23.69	24.32	气管,支气管,肺(C33–C34)	42.58	27.56	35.53	气管,支气管,肺(C33–C34)	19.54	17.95	14.20
2	胃(C16)	22.77	17.23	17.80	胃(C16)	33.22	21.50	27.69	肝脏(C22)	14.89	13.68	11.59
3	肝脏(C22)	17.07	12.92	13.83	肝脏(C22)	19.17	12.41	16.33	胃(C16)	11.86	10.90	8.84
4	食管(C15)	10.02	7.58	7.81	食管(C15)	12.48	8.08	10.62	乳房(C50)	8.84	8.12	7.00
5	结直肠肛门(C18–C21)	7.74	5.86	6.05	结直肠肛门(C18–C21)	8.92	5.77	7.64	食管(C15)	7.44	6.84	5.35
6	脑,神经系统(C70–C72)	4.33	3.27	3.61	脑,神经系统(C70–C72)	4.68	3.03	4.00	结直肠肛门(C18–C21)	6.51	5.98	4.67
7	乳房(C50)	4.33	3.27	3.53	胰腺(C25)	4.01	2.60	3.40	子宫颈(C53)	4.65	4.27	3.55
8	胰腺(C25)	3.87	2.93	3.05	膀胱(C67)	3.57	2.31	3.01	脑,神经系统(C70–C72)	3.95	3.63	3.36
9	白血病(C91–C95)	2.39	1.81	1.99	白血病(C91–C95)	2.68	1.73	2.39	胰腺(C25)	3.72	3.42	2.74
10	子宫颈(C53)	2.28	1.72	1.78	前列腺(C61)	1.78	1.15	1.51	白血病(C91–C95)	2.09	1.92	1.49
合计	所有部位	132.15	100.00	104.21	所有部位	154.49	100.00	129.65	所有部位	108.85	100.00	81.70

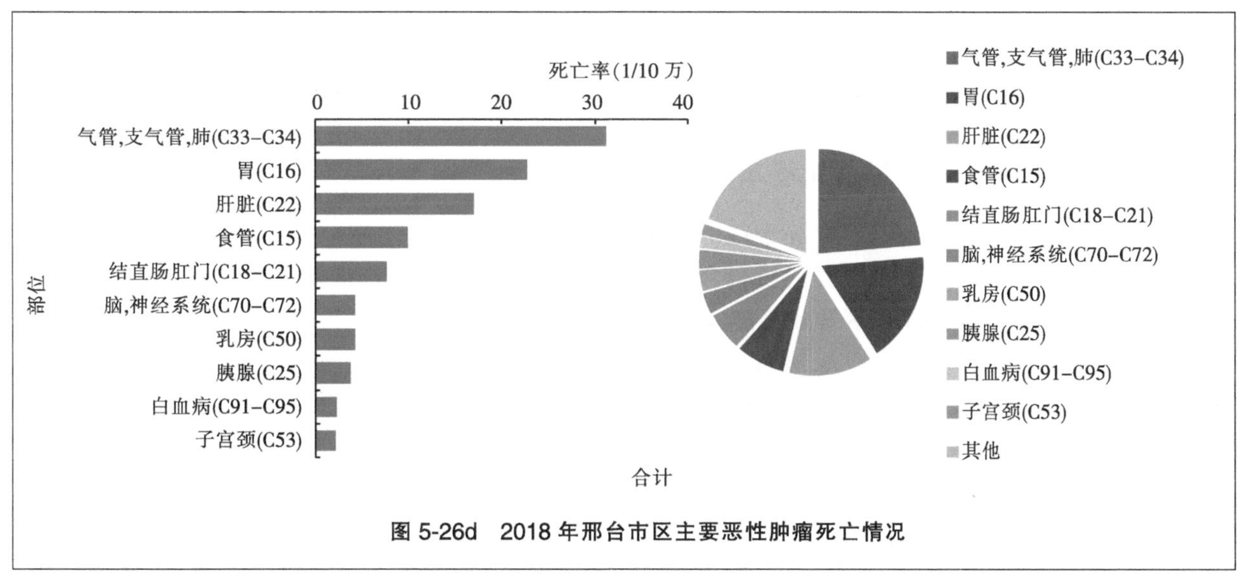

图 5-26d　2018 年邢台市区主要恶性肿瘤死亡情况

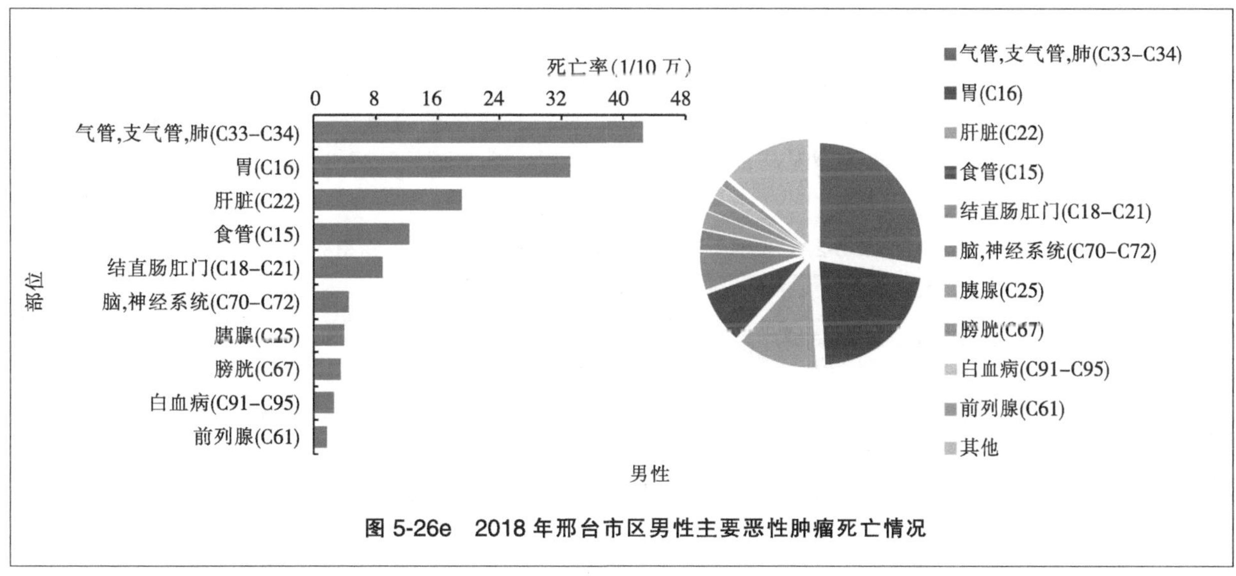

图 5-26e　2018 年邢台市区男性主要恶性肿瘤死亡情况

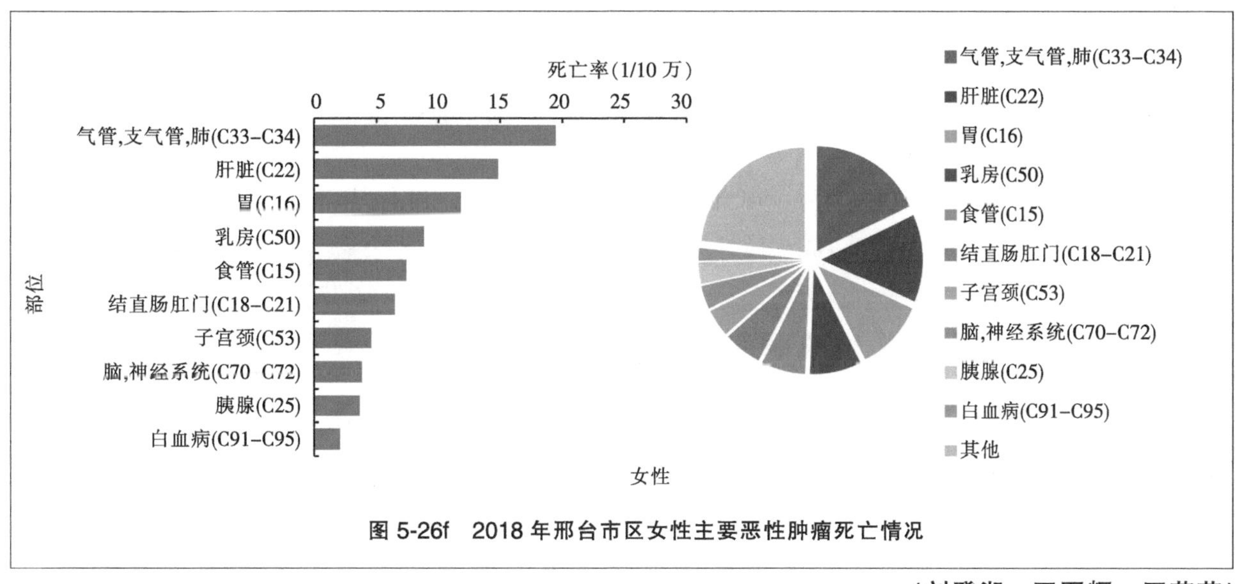

图 5-26f　2018 年邢台市区女性主要恶性肿瘤死亡情况

（刘登湘　王军辉　王莹莹）

第二十七节　邯郸市邯山区肿瘤发病与死亡情况

一、邯郸市邯山区肿瘤登记基本情况

邯山区位于邯郸市主城区南部，处太行山前冲积洪积平原，属华北平原一部分，平均海拔高在 50 米左右，总的倾向是西高东低，南高北低。1980 年 10 月建区，2016 年 9 月行政区划调整后，邯山区直接管理的面积 209 平方千米，东接肥乡区和成安县，南至磁县和临漳县，西与复兴区为邻，北与丛台区接壤，人口 56 万，辖 5 个乡镇、12 个街道办事处，共 117 个行政村、78 个社区。全区生产总值 1 962 642 万元。2015 年在邯山区疾控中心设立肿瘤登记处，2019 年邯山区确定为肿瘤登记点，全面开展肿瘤登记工作。登记处现有工作人员 3 名，负责辖区医疗机构、医保中心肿瘤数据的收集、整理、上报工作。2019 年承担精准肺癌登记随访工作，目前已完成 2017 年肿瘤登记随访工作。

二、2018 年邯郸市邯山区主要恶性肿瘤发病情况

2018 年邯郸市邯山区恶性肿瘤发病率为 186.87/10 万，其中男性 214.71/10 万，女性 159.53/10 万。恶性肿瘤发病第 1 位的是肺癌，其次是胃癌、肝癌、结直肠癌和食管癌，前 10 位恶性肿瘤占全部恶性肿瘤发病的 82.26%。男性发病第 1 位的是肺癌，其次是胃癌、肝癌、食管癌和结直肠癌，男性前 10 位恶性肿瘤占全部恶性肿瘤发病的 89.19%；女性发病第 1 位的也是肺癌，其次是结直肠癌、胃癌、乳腺癌和食管癌，女性前 10 位恶性肿瘤占全部恶性肿瘤发病的 83.10%（表 5-27a，图 5-27a~5-27c）。

表 5-27a　2018 年邯郸市邯山区主要恶性肿瘤发病指标

顺位	合计				男性				女性			
	部位	发病率 (1/10^5)	构成 (%)	中标率 (1/10^5)	部位	发病率 (1/10^5)	构成 (%)	中标率 (1/10^5)	部位	发病率 (1/10^5)	构成 (%)	中标率 (1/10^5)
1	气管,支气管,肺(C33–C34)	43.12	23.08	24.57	气管,支气管,肺(C33–C34)	58.80	27.39	34.76	气管,支气管,肺(C33–C34)	27.73	17.38	15.08
2	胃(C16)	27.79	14.87	16.14	胃(C16)	37.91	17.66	23.53	结直肠肛门(C18–C21)	20.89	13.10	12.29
3	肝脏(C22)	19.17	10.26	11.48	肝脏(C22)	29.40	13.69	18.33	胃(C16)	17.85	11.19	9.52
4	结直肠肛门(C18–C21)	18.40	9.85	11.16	食管(C15)	23.99	11.17	13.79	乳房(C50)	14.05	8.81	10.44
5	食管(C15)	18.02	9.64	9.76	结直肠肛门(C18–C21)	15.86	7.39	10.33	食管(C15)	12.15	7.62	6.21
6	乳房(C50)	7.28	3.90	5.38	膀胱(C67)	6.58	3.06	3.76	甲状腺(C73)	10.64	6.67	9.17
7	甲状腺(C73)	6.71	3.59	5.75	白血病(C91–C95)	5.80	2.70	5.01	子宫体及子宫部位不明(C54–C55)	9.50	5.95	6.76
8	子宫体及子宫部位不明(C54–C55)	4.79	2.56	3.45	脑,神经系统(C70–C72)	4.64	2.16	3.96	肝脏(C22)	9.12	5.71	5.48
9	脑,神经系统(C70–C72)	4.22	2.26	3.31	肾及泌尿系统不明(C64–C66,C68)	4.26	1.98	2.95	子宫颈(C53)	5.32	3.33	4.18
10	淋巴瘤(C81–C85,C88,C90,C96)	4.22	2.26	2.41	胰腺(C25)	4.26	1.98	2.33	卵巢(C56)	5.32	3.33	3.85
合计	所有部位	186.87	100.00	114.26	所有部位	214.71	100.00	133.51	所有部位	159.53	100.00	99.05

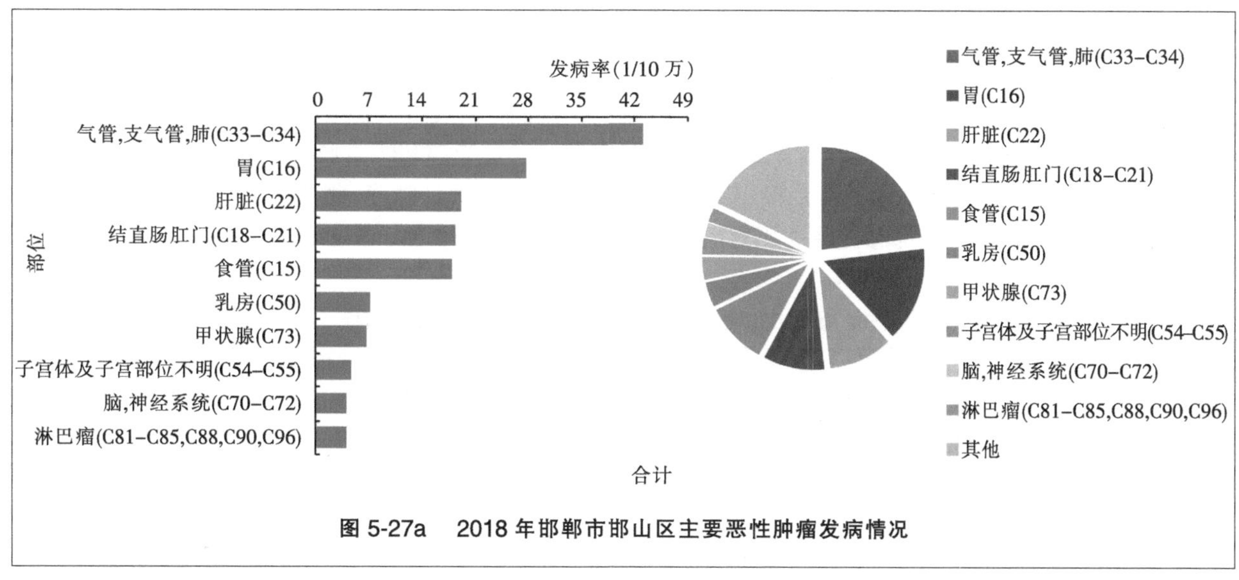

图 5-27a　2018 年邯郸市邯山区主要恶性肿瘤发病情况

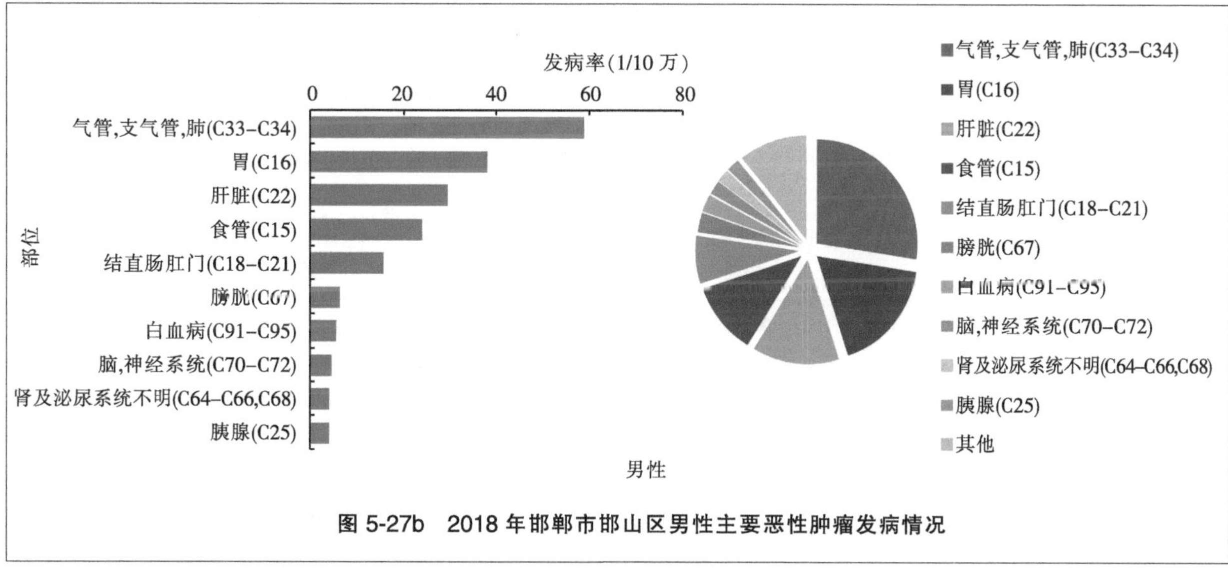

图 5-27b　2018 年邯郸市邯山区男性主要恶性肿瘤发病情况

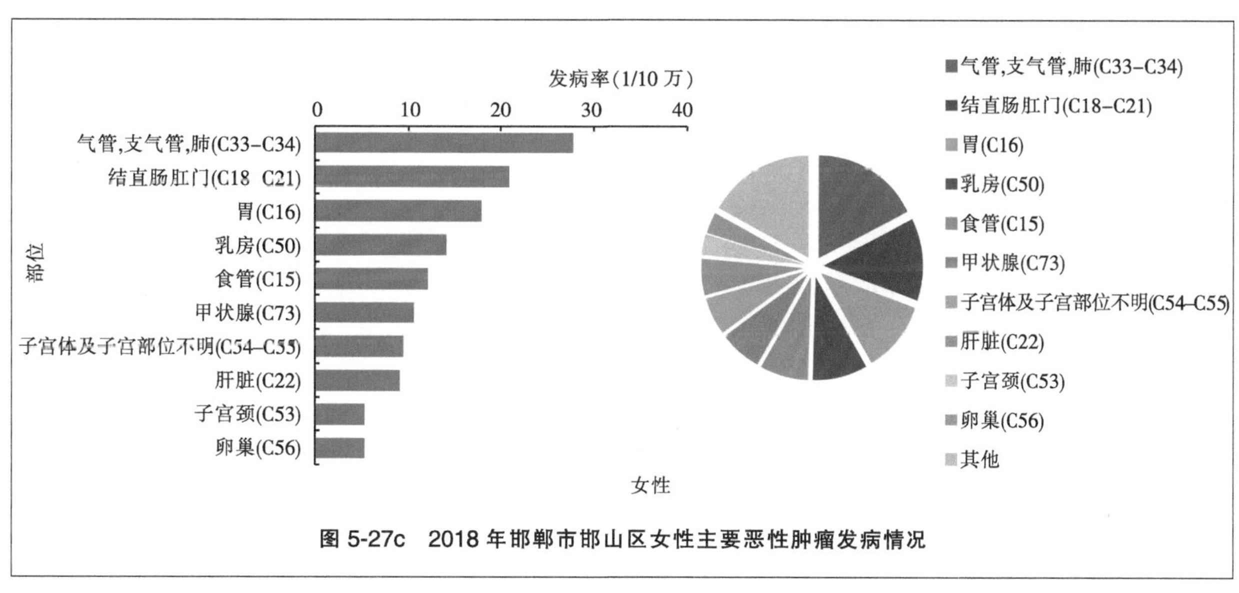

图 5-27c　2018 年邯郸市邯山区女性主要恶性肿瘤发病情况

三、2018 年邯郸市邯山区主要恶性肿瘤死亡情况

2018 年邯郸市邯山区恶性肿瘤死亡率为 129.18/10 万，其中男性 153.58/10 万，女性 105.22/10 万。恶性肿瘤死亡第 1 位的是胃癌，其次是肺癌、结直肠癌、食管癌和肝癌，前 10 位恶性肿瘤占全部恶性肿瘤死亡的 65.88%。男性死亡第 1 位的是胃癌，其次是肺癌、肝癌、食管癌和结直肠癌，男性前 10 位恶性肿瘤占全部恶性肿瘤死亡的 68.26%；女性死亡第 1 位的也是胃癌，其次是肺癌、结直肠癌、食管癌和乳腺癌，女性前 10 位恶性肿瘤占全部恶性肿瘤死亡的 67.51%（表 5-27b，图 5-27d~5-27f）。

表 5-27b 2018 年邯郸市邯山区主要恶性肿瘤死亡指标

顺位	合计				男性				女性			
	部位	死亡率 ($1/10^5$)	构成 (%)	中标率 ($1/10^5$)	部位	死亡率 ($1/10^5$)	构成 (%)	中标率 ($1/10^5$)	部位	死亡率 ($1/10^5$)	构成 (%)	中标率 ($1/10^5$)
1	胃(C16)	23.77	18.40	13.31	胃(C16)	30.17	19.65	18.69	胃(C16)	17.47	16.61	8.46
2	气管,支气管,肺 (C33–C34)	21.08	16.32	11.51	气管,支气管,肺 (C33–C34)	28.24	18.39	16.48	气管,支气管,肺 (C33–C34)	14.05	13.36	6.63
3	结直肠肛门 (C18–C21)	10.92	8.46	6.27	肝脏(C22)	14.31	9.32	9.14	结直肠肛门 (C18–C21)	12.91	12.27	7.79
4	食管(C15)	9.20	7.12	4.66	食管(C15)	10.83	7.05	5.96	食管(C15)	7.60	7.22	3.43
5	肝脏(C22)	8.62	6.68	5.36	结直肠肛门 (C18–C21)	8.90	5.79	5.12	乳房(C50)	4.94	4.69	3.80
6	白血病(C91–C95)	3.45	2.67	2.83	白血病(C91–C95)	3.87	2.52	3.51	白血病 (C91–C95)	3.04	2.89	2.25
7	乳房(C50)	2.49	1.93	1.82	脑,神经系统 (C70–C72)	3.09	2.02	1.71	卵巢(C56)	3.04	2.89	2.12
8	淋巴瘤 (C81–C85,C88,C90,C96)	2.30	1.78	1.47	前列腺(C61)	2.32	1.51	1.19	肝脏(C22)	3.04	2.89	1.85
9	脑,神经系统 (C70–C72)	1.72	1.34	0.91	淋巴瘤 (C81–C85,C88,C90,C96)	1.93	1.26	1.68	淋巴瘤 (C81–C85,C88,C90,C96)	2.66	2.53	1.28
10	卵巢(C56)	1.53	1.19	1.13	胆囊及其他 (C23–C24)	1.16	0.76	0.75	子宫颈(C53)	2.28	2.17	1.82
合计	所有部位	129.18	100.00	74.37	所有部位	153.58	100.00	93.40	所有部位	105.22	100.00	57.91

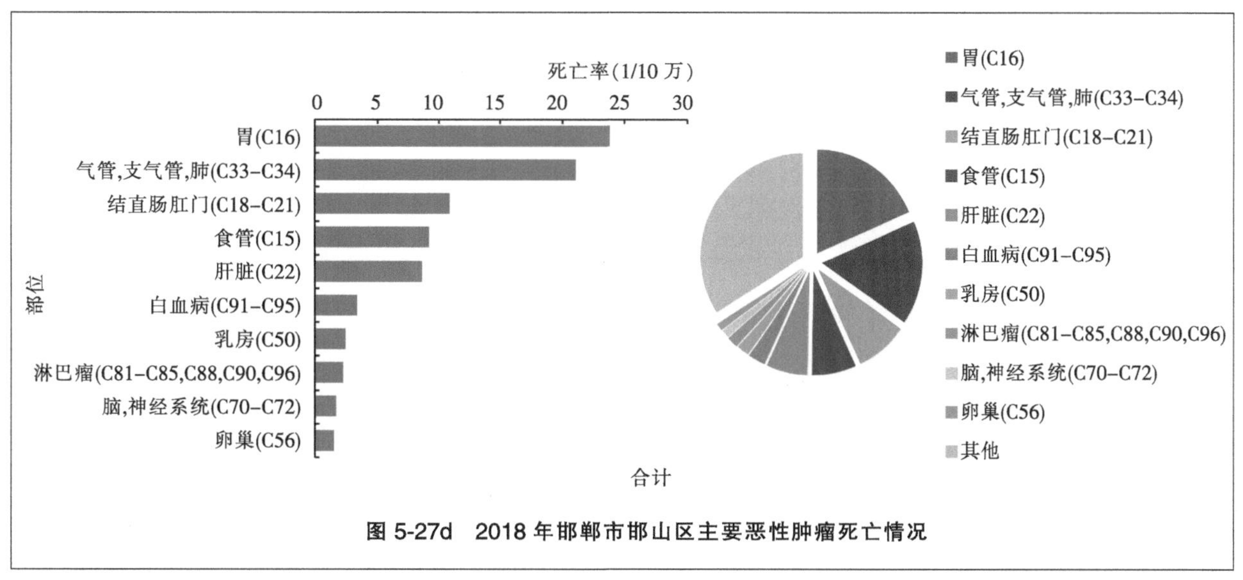

图 5-27d　2018 年邯郸市邯山区主要恶性肿瘤死亡情况

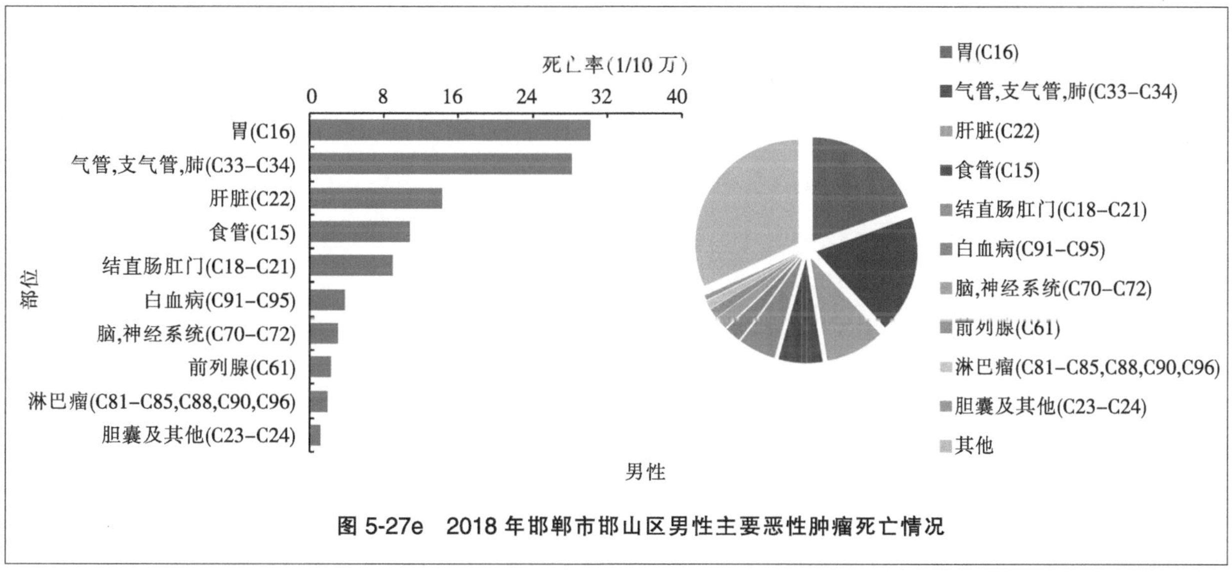

图 5-27e　2018 年邯郸市邯山区男性主要恶性肿瘤死亡情况

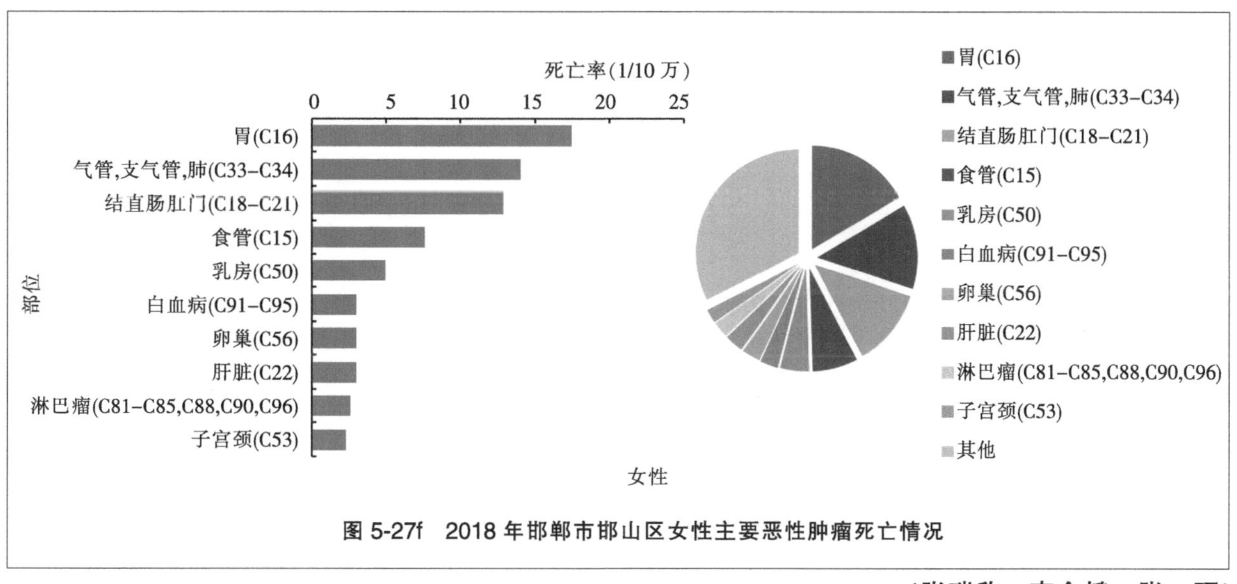

图 5-27f　2018 年邯郸市邯山区女性主要恶性肿瘤死亡情况

（张瑞欣　李金娥　张　硕）

附录 1　河北省肿瘤登记地区恶性肿瘤发病和死亡顺位

地 区	气管,支气管,肺	胃	结直肠肛门	乳房	食管	肝脏	甲状腺	子宫颈	子宫体及子宫部位不明	肾及泌尿系统不明
全省	1	2	3	4	5	6	7	8	9	10
城市	1	4	2	3	7	6	5	8	11	9
农村	1	2	4	6	3	5	8	7	10	14
石家庄市区	1	3	2	4	7	6	5	10	14	9
石家庄郊县	1	2	6	4	5	3	7	8	9	12
赞皇县	2	1	6	4	3	5	8	7	11	10
迁西县	1	2	4	6	5	3	13	8	10	9
迁安市	1	3	5	4	6	2	14	7	10	18
秦皇岛市区	1	4	2	3	11	6	5	10	8	9
邯郸市邯山区	1	2	4	6	5	3	7	15	8	14
大名县	1	3	6	5	4	2	7	11	10	13
涉县	3	1	4	7	2	5	9	6	11	19
磁县	3	2	5	6	1	4	16	7	10	17
武安市	3	1	4	5	2	7	9	6	8	13
邢台市区	1	2	3	4	5	7	6	10	14	12
邢台县	2	1	4	5	3	6	9	11	15	18
临城县	2	1	4	5	3	13	11	6	7	19
内丘县	2	1	5	4	3	6	16	13	10	12
任县	1	2	4	3	5	6	8	12	11	14
保定市区	1	7	3	2	13	6	4	5	11	9
望都县	1	2	4	3	6	5	15	9	7	13
安国市	1	3	4	2	6	5	9	11	8	12
张家口市宣化区	1	5	2	7	6	3	17	16	15	12
张北县	1	4	2	5	11	3	13	8	12	18
承德市双桥区	1	4	2	3	6	5	7	10	13	9
丰宁满族自治县	3	1	2	4	6	5	9	8	11	15
沧州市区	1	5	3	2	10	6	4	9	13	8
海兴县	1	3	5	4	7	2	8	6	18	12
盐山县	1	3	5	2	7	4	6	10	16	12
衡水市冀州区	1	3	4	5	2	6	11	15	7	13
辛集市	1	2	5	3	4	6	10	8	7	11

附图 1-1　河北省肿瘤登记地区 2018 年恶性肿瘤发病顺位

地 区	气管,支气管,肺	胃	肝脏	食管	结直肠肛门	乳房	胰腺	脑,神经系统	白血病	子宫颈
全省	1	2	3	4	5	6	7	8	9	10
城市	1	2	3	5	4	6	7	10	9	13
农村	1	2	3	4	5	6	7	8	9	10
石家庄市区	1	2	3	5	4	7	6	10	9	16
石家庄郊县	1	2	3	4	5	7	6	8	10	12
赞皇县	2	1	4	3	7	8	5	9	17	6
迁西县	1	3	2	4	5	10	12	7	8	14
迁安市	1	3	2	5	4	6	10	9	7	8
秦皇岛市区	1	4	2	6	3	7	5	9	12	10
邯郸市邯山区	2	1	5	4	3	7	11	9	6	13
大名县	1	3	2	4	5	6	7	10	8	12
涉县	3	1	4	2	5	7	9	10	8	6
磁县	3	2	4	1	5	6	11	7	8	9
武安市	2	1	4	3	5	6	7	12	9	8
邢台市区	1	2	3	4	5	7	8	6	9	10
邢台县	2	1	4	3	5	6	7	8	9	11
临城县	2	1	5	3	4	12	14	6	10	7
内丘县	2	1	4	3	6	7	5	8	9	14
任县	1	2	3	4	6	5	11	9	12	8
保定市区	1	4	5	6	3	2	11	14	10	7
望都县	1	3	2	5	4	8	7	6	16	17
安国市	1	2	3	4	5	7	10	6	9	8
张家口市宣化区	1	5	3	4	2	7	6	9	23	11
张北县	1	3	2	7	4	12	5	6	10	11
承德市双桥区	1	3	2	5	4	6	10	11	17	21
丰宁满族自治县	1	2	3	4	5	7	6	9	10	11
沧州市区	1	3	5	6	2	4	13	11	17	18
海兴县	1	3	2	8	6	4	7	9	16	5
盐山县	1	2	3	6	5	9	7	4	8	13
衡水市冀州区	1	2	4	3	6	7	8	5	12	15
辛集市	1	2	3	4	5	6	7	12	9	13

附图 1-2　河北省肿瘤登记地区 2018 年恶性肿瘤死亡顺位

附录 2 河北省肿瘤登记地区恶性肿瘤发病和死亡结果

附表 2-1 河北省肿瘤登记地区 2018 年男女合计癌症发病主要指标(1/10 万)

部位	ICD-10	病例数	粗率	年龄组(岁)								
				0~	1~4	5~9	10~14	15~19	20~24	25~29	30~34	35~39
唇	C00	114	0.61	0.00	0.00	0.00	0.00	0.00	0.00	0.06	0.00	0.07
舌	C01–C02	61	0.33	0.00	0.00	0.00	0.00	0.00	0.00	0.00	0.06	0.29
口	C03–C06	113	0.61	0.00	0.00	0.00	0.00	0.11	0.07	0.18	0.00	0.15
唾液腺	C07–C08	99	0.53	0.00	0.00	0.09	0.00	0.11	0.30	0.06	0.19	0.44
扁桃腺	C09	11	0.06	0.00	0.00	0.00	0.00	0.00	0.00	0.12	0.06	0.00
其他口咽	C10	43	0.23	0.00	0.00	0.00	0.00	0.00	0.00	0.00	0.06	0.00
鼻咽	C11	109	0.59	0.00	0.00	0.00	0.00	0.00	0.00	0.06	0.19	0.36
喉咽	C12–C13	78	0.42	0.00	0.00	0.00	0.00	0.00	0.00	0.00	0.06	0.07
咽,部位不明	C14	35	0.19	0.00	0.00	0.00	0.00	0.00	0.00	0.00	0.00	0.00
食管	C15	3101	16.69	0.00	0.00	0.00	0.00	0.00	0.00	0.18	0.19	0.73
胃	C16	5493	29.57	0.00	0.00	0.00	0.11	0.00	0.22	0.80	2.83	2.61
小肠	C17	158	0.85	0.00	0.00	0.09	0.00	0.00	0.00	0.12	0.26	0.15
结肠	C18	1941	10.45	0.00	0.00	0.00	0.00	0.22	0.15	0.67	1.67	2.18
直肠	C19–C20	1932	10.40	0.00	0.00	0.00	0.00	0.00	0.22	0.37	1.80	1.52
肛门	C21	30	0.16	0.00	0.00	0.00	0.00	0.00	0.00	0.06	0.00	0.07
肝脏	C22	2934	15.79	1.41	0.19	0.09	0.00	0.22	0.15	0.55	1.42	3.27
胆囊及其他	C23–C24	529	2.85	0.00	0.00	0.00	0.00	0.00	0.15	0.00	0.26	0.29
胰腺	C25	786	4.23	0.00	0.00	0.00	0.00	0.11	0.00	0.12	0.32	0.36
鼻,鼻窦及其他	C30–C31	51	0.27	0.00	0.00	0.00	0.11	0.00	0.07	0.00	0.00	0.15
喉	C32	265	1.43	0.00	0.00	0.00	0.00	0.00	0.00	0.06	0.00	0.15
气管,支气管,肺	C33–C34	9126	49.13	0.00	0.00	0.00	0.22	0.00	0.37	0.98	2.51	6.68
其他胸腔器官	C37–C38	134	0.72	0.00	0.19	0.00	0.00	0.00	0.00	0.12	0.51	0.07
骨	C40–C41	264	1.42	0.00	0.19	0.17	1.41	1.43	0.37	0.12	0.51	0.94
皮肤黑色素瘤	C43	35	0.19	0.00	0.00	0.00	0.00	0.00	0.00	0.00	0.00	0.00
其他皮肤	C44	275	1.48	0.00	0.19	0.09	0.11	0.00	0.00	0.12	0.64	0.51
间皮瘤	C45	23	0.12	0.00	0.00	0.00	0.00	0.00	0.07	0.00	0.00	0.00
卡波西肉瘤	C46	2	0.01	0.00	0.00	0.00	0.00	0.00	0.00	0.00	0.00	0.00
周围神经,结缔、软组织	C47;C49	158	0.85	0.00	0.58	0.09	0.33	0.33	0.30	0.37	0.39	0.65
乳房	C50	3507	18.88	0.00	0.00	0.00	0.00	0.33	0.30	2.21	7.78	14.81
外阴	C51	55	0.30	0.00	0.00	0.00	0.00	0.00	0.00	0.06	0.13	0.07
阴道	C52	21	0.11	0.00	0.00	0.00	0.00	0.00	0.00	0.00	0.00	0.00
子宫颈	C53	1281	6.90	0.00	0.00	0.00	0.00	0.00	0.22	1.29	4.50	6.61
子宫体	C54	884	4.76	0.47	0.00	0.00	0.00	0.00	0.07	0.43	0.77	2.54
子宫,部位不明	C55	111	0.60	0.00	0.00	0.00	0.00	0.00	0.00	0.06	0.32	0.36
卵巢	C56	625	3.36	0.00	0.00	0.00	0.54	0.44	0.15	0.74	1.42	1.23
其他女性生殖器	C57	35	0.19	0.00	0.00	0.00	0.00	0.00	0.00	0.12	0.06	0.07
胎盘	C58	3	0.02	0.00	0.00	0.00	0.00	0.00	0.00	0.00	0.06	0.07
阴茎	C60	63	0.34	0.00	0.00	0.00	0.00	0.00	0.00	0.00	0.00	0.07
前列腺	C61	611	3.29	0.00	0.00	0.00	0.00	0.00	0.00	0.00	0.06	0.07
睾丸	C62	42	0.23	0.00	0.39	0.00	0.00	0.00	0.00	0.18	0.19	0.22
其他男性生殖器	C63	10	0.05	0.00	0.00	0.00	0.00	0.11	0.00	0.00	0.00	0.00
肾	C64	726	3.91	0.00	0.58	0.09	0.00	0.11	0.15	0.31	0.84	1.81
肾盂	C65	60	0.32	0.00	0.00	0.00	0.00	0.00	0.00	0.00	0.06	0.15
输尿管	C66	87	0.47	0.00	0.00	0.00	0.00	0.00	0.00	0.00	0.00	0.00
膀胱	C67	880	4.74	0.00	0.00	0.00	0.00	0.00	0.07	0.25	0.45	1.16
其他泌尿器官	C68	21	0.11	0.00	0.00	0.00	0.00	0.00	0.00	0.00	0.00	0.00
眼	C69	27	0.15	0.00	0.39	0.09	0.00	0.00	0.07	0.06	0.06	0.00
脑,神经系统	C70–C72	889	4.79	0.47	2.33	1.29	1.20	2.41	0.89	1.59	1.93	2.25
甲状腺	C73	1701	9.16	0.00	0.00	0.00	0.33	0.55	2.53	6.07	9.97	14.67
肾上腺	C74	95	0.51	0.00	0.00	0.26	0.00	0.00	0.00	0.06	0.00	0.15
其他内分泌腺	C75	48	0.26	0.00	0.00	0.00	0.00	0.00	0.00	0.12	0.13	0.07
霍奇金病	C81	38	0.20	0.00	0.00	0.00	0.00	0.00	0.00	0.18	0.26	0.15
非霍奇金淋巴瘤	C82–C85;C96	539	2.90	0.00	0.39	0.43	0.44	0.33	0.45	1.04	0.71	1.09
免疫增生性疾病	C88	11	0.06	0.00	0.00	0.00	0.00	0.00	0.00	0.00	0.06	0.00
多发性骨髓瘤	C90	184	0.99	0.00	0.00	0.09	0.00	0.00	0.00	0.00	0.00	0.07
淋巴样白血病	C91	179	0.96	0.00	1.94	1.11	1.41	0.33	0.07	0.61	0.45	0.36
髓样白血病	C92–C94	409	2.20	1.41	0.19	0.94	0.98	0.88	0.74	0.92	1.48	0.94
白血病,未特指	C95	293	1.58	1.88	1.17	0.86	0.76	0.55	0.37	0.61	0.77	0.73
其他或未指明部位	O&U	1133	6.10	2.82	0.78	0.43	0.22	0.44	0.74	0.80	1.16	1.81
所有部位合计	ALL	42468	228.61	8.46	9.52	6.17	8.16	8.99	9.29	22.88	47.61	73.25
所有部位除外 C44	ALLbC44	42193	227.13	8.46	9.32	6.09	8.05	8.99	9.29	22.75	46.96	72.74

40~44	45~49	50~54	55~59	60~64	65~69	70~74	75~79	80~84	85+	构成(%)	中国人口标化率	世界人口标化率	累积率(%) 0~64 岁	累积率(%) 0~74 岁	35-64岁截缩率
0.16	0.41	0.53	1.37	1.67	2.62	3.34	4.19	2.45	1.36	0.27	0.40	0.40	0.02	0.05	0.60
0.24	0.27	0.53	0.43	1.11	1.00	1.67	1.31	0.82	0.68	0.14	0.23	0.22	0.01	0.03	0.44
0.31	0.27	0.46	1.02	2.14	1.62	2.60	2.36	5.30	5.43	0.27	0.40	0.40	0.02	0.04	0.62
0.55	0.27	1.07	0.85	1.39	2.00	1.11	0.79	1.63	2.71	0.23	0.40	0.39	0.03	0.04	0.70
0.00	0.07	0.08	0.09	0.09	0.37	0.19	0.00	0.00	0.00	0.03	0.05	0.04	0.00	0.01	0.05
0.08	0.07	0.38	1.20	0.93	0.62	0.56	0.26	0.82	0.00	0.10	0.15	0.15	0.01	0.02	0.36
0.47	0.61	0.61	1.02	1.49	2.25	2.04	2.36	2.45	3.39	0.26	0.41	0.39	0.02	0.05	0.70
0.00	0.20	0.91	0.68	1.49	2.62	2.04	0.26	1.22	0.68	0.18	0.28	0.28	0.02	0.04	0.48
0.16	0.14	0.38	0.26	0.28	0.50	1.48	1.05	1.22	0.68	0.08	0.13	0.12	0.01	0.02	0.19
1.18	5.68	14.24	26.72	46.51	79.27	96.98	107.11	116.16	90.22	7.30	10.48	10.54	0.48	1.36	13.21
5.27	14.26	31.76	48.49	91.63	137.94	161.70	158.43	155.70	123.46	12.93	19.07	19.13	0.99	2.49	27.49
0.24	1.01	1.29	1.20	2.51	3.50	2.97	4.71	4.08	0.68	0.37	0.58	0.57	0.03	0.07	0.96
2.20	5.75	12.57	16.65	30.91	41.07	46.36	59.44	70.51	57.66	4.57	6.80	6.72	0.36	0.80	10.12
3.69	6.35	16.38	18.61	29.15	43.57	47.10	50.02	57.06	35.28	4.55	6.87	6.79	0.39	0.84	11.04
0.08	0.14	0.15	0.17	0.37	0.62	1.11	1.57	0.00	0.00	0.07	0.11	0.11	0.01	0.01	0.15
5.82	13.38	24.91	32.44	46.88	61.92	66.20	64.68	64.40	71.91	6.91	10.47	10.50	0.65	1.29	18.60
0.31	0.81	2.36	4.35	9.10	11.36	16.50	19.90	15.90	18.99	1.25	1.80	1.81	0.09	0.23	2.39
0.71	1.83	3.96	5.80	11.14	19.10	24.11	23.31	36.68	23.74	1.85	2.69	2.68	0.12	0.34	3.39
0.08	0.20	0.38	0.60	1.21	0.75	0.74	1.31	0.82	0.68	0.12	0.19	0.19	0.01	0.02	0.38
0.31	1.01	1.52	4.01	5.38	5.37	6.30	6.55	5.30	2.04	0.62	0.92	0.93	0.06	0.12	1.74
8.49	23.79	49.74	82.12	150.76	218.58	252.19	288.32	284.50	246.25	21.49	31.46	31.56	1.63	3.98	45.61
0.08	0.95	1.29	0.94	3.16	1.25	2.04	3.40	3.26	1.36	0.32	0.50	0.49	0.04	0.05	0.95
0.94	0.74	1.45	2.22	2.41	4.99	5.38	5.24	6.11	5.43	0.62	1.18	1.14	0.06	0.12	1.34
0.00	0.14	0.38	0.17	1.11	0.62	0.37	1.05	1.22	0.00	0.08	0.12	0.12	0.01	0.01	0.25
0.39	0.68	1.22	1.88	3.16	4.24	8.16	9.69	8.97	18.99	0.65	0.99	0.97	0.04	0.11	1.15
0.00	0.20	0.23	0.09	0.37	0.62	0.19	0.79	0.41	0.68	0.05	0.08	0.08	0.00	0.01	0.14
0.00	0.00	0.00	0.00	0.09	0.00	0.00	0.00	0.00	0.68	0.00	0.01	0.01	0.00	0.00	0.01
0.55	0.81	1.22	1.20	2.32	1.50	2.60	2.88	2.85	1.36	0.37	0.68	0.67	0.05	0.07	1.04
21.22	36.30	43.80	36.88	48.09	49.18	37.64	35.09	20.79	16.96	8.26	14.25	13.39	1.06	1.49	32.03
0.08	0.27	0.46	0.34	0.56	1.62	1.30	1.57	0.41	2.04	0.13	0.21	0.20	0.01	0.02	0.27
0.00	0.07	0.08	0.43	0.28	0.75	0.37	0.26	0.41	0.68	0.05	0.07	0.07	0.00	0.01	0.12
9.27	13.79	18.66	15.11	13.46	10.98	10.94	9.17	6.52	6.11	3.02	5.41	4.95	0.41	0.52	12.44
2.59	7.98	15.46	11.44	12.72	14.61	7.97	6.55	5.71	2.71	2.08	3.42	3.33	0.27	0.38	8.15
0.86	1.15	1.14	1.45	1.21	1.62	1.67	0.79	0.82	0.00	0.26	0.45	0.42	0.03	0.05	0.99
2.75	5.68	7.85	6.83	7.43	8.99	10.38	6.81	9.37	2.71	1.47	2.52	2.39	0.18	0.27	4.98
0.24	0.34	0.46	0.09	0.56	0.75	0.56	0.00	0.00	0.68	0.08	0.14	0.14	0.01	0.02	0.28
0.00	0.00	0.00	0.00	0.09	0.00	0.00	0.00	0.00	0.00	0.01	0.02	0.01	0.00	0.00	0.03
0.00	0.27	0.46	0.94	1.30	1.25	1.11	2.09	0.82	0.68	0.15	0.22	0.22	0.02	0.03	0.43
0.08	0.41	0.38	1.71	6.31	12.73	20.58	34.31	48.10	31.88	1.44	1.97	1.91	0.05	0.21	1.20
0.16	0.61	0.30	0.17	0.19	0.12	0.56	0.26	0.82	2.04	0.10	0.18	0.18	0.01	0.02	0.29
0.00	0.00	0.00	0.09	0.19	0.00	0.37	0.52	0.82	0.00	0.02	0.04	0.04	0.00	0.00	0.03
2.12	3.04	6.86	8.37	11.60	15.48	13.54	12.57	12.23	8.82	1.71	2.71	2.69	0.18	0.32	5.03
0.08	0.27	0.30	0.85	0.93	0.62	2.04	1.31	1.63	2.04	0.14	0.21	0.21	0.01	0.03	0.37
0.16	0.07	0.46	0.51	1.39	2.25	2.78	2.88	3.26	3.39	0.20	0.29	0.30	0.01	0.04	0.36
1.34	2.16	3.58	5.72	13.65	17.73	21.32	31.42	43.61	39.35	2.07	3.01	2.97	0.14	0.34	3.98
0.00	0.00	0.00	0.00	0.56	0.87	0.74	0.26	1.22	0.00	0.05	0.07	0.07	0.00	0.01	0.07
0.08	0.00	0.38	0.17	0.09	0.37	0.37	0.52	0.82	0.68	0.06	0.11	0.13	0.01	0.01	0.11
3.22	5.75	7.54	7.34	12.16	13.73	10.01	13.36	17.12	12.21	2.09	3.72	3.73	0.25	0.37	5.90
14.22	16.56	19.80	17.33	14.67	10.49	7.97	5.76	2.04	1.36	4.01	7.92	6.91	0.58	0.68	16.12
0.00	0.41	0.61	0.51	1.02	2.00	1.85	4.19	2.85	6.11	0.22	0.34	0.34	0.02	0.03	0.40
0.39	0.34	0.61	0.51	0.65	0.87	0.37	0.26	0.82	0.00	0.11	0.19	0.18	0.01	0.02	0.40
0.16	0.14	0.30	0.26	0.37	0.62	0.93	0.52	0.82	0.00	0.09	0.16	0.14	0.01	0.02	0.21
1.65	2.84	3.73	4.18	7.06	11.98	12.61	9.69	9.37	8.82	1.27	2.11	2.08	0.12	0.24	3.13
0.00	0.14	0.00	0.09	0.19	0.12	0.00	1.05	0.00	0.00	0.03	0.04	0.04	0.00	0.00	0.06
0.16	0.54	1.45	2.05	2.04	5.99	5.19	4.45	4.48	2.04	0.43	0.65	0.65	0.03	0.09	0.91
0.47	0.41	0.91	1.28	1.95	2.62	1.30	2.88	2.04	2.04	0.42	0.85	0.94	0.05	0.07	0.80
0.94	2.23	2.67	3.93	4.36	6.62	6.86	7.07	7.34	4.75	0.96	1.77	1.71	0.11	0.17	2.30
0.79	1.55	1.83	2.39	2.60	5.12	4.08	4.71	6.11	6.11	0.69	1.26	1.30	0.08	0.12	1.53
2.51	4.06	9.45	7.68	16.06	21.85	27.63	31.69	27.31	34.60	2.67	4.19	4.20	0.23	0.48	6.21
97.84	187.38	319.53	393.19	632.48	871.81	969.08	1052.99	1087.44	913.09	100.00	155.96	153.29	9.08	18.28	253.26
97.44	186.71	318.32	391.31	629.32	867.56	960.92	1043.30	1078.48	894.10	99.35	154.98	152.32	9.04	18.18	252.11

附表 2-2 河北省肿瘤登记地区 2018 年男性癌症发病主要指标(1/10 万)

部位	ICD-10	病例数	粗率	年龄组(岁)								
				0~	1~4	5~9	10~14	15~19	20~24	25~29	30~34	35~39
唇	C00	73	0.78	0.00	0.00	0.00	0.00	0.00	0.00	0.13	0.00	0.15
舌	C01–C02	37	0.40	0.00	0.00	0.00	0.00	0.00	0.00	0.00	0.13	0.58
口	C03–C06	72	0.77	0.00	0.00	0.00	0.00	0.21	0.00	0.25	0.00	0.29
唾液腺	C07–C08	53	0.57	0.00	0.00	0.16	0.00	0.00	0.15	0.00	0.13	0.29
扁桃腺	C09	9	0.10	0.00	0.00	0.00	0.00	0.00	0.00	0.25	0.13	0.00
其他口咽	C10	38	0.41	0.00	0.00	0.00	0.00	0.00	0.00	0.00	0.13	0.00
鼻咽	C11	73	0.78	0.00	0.00	0.00	0.00	0.00	0.00	0.00	0.13	0.44
喉咽	C12–C13	67	0.72	0.00	0.00	0.00	0.00	0.00	0.00	0.00	0.13	0.15
咽,部位不明	C14	29	0.31	0.00	0.00	0.00	0.00	0.00	0.00	0.00	0.00	0.00
食管	C15	2072	22.24	0.00	0.00	0.00	0.00	0.00	0.00	0.38	0.13	0.44
胃	C16	3988	42.80	0.00	0.00	0.00	0.21	0.00	0.00	0.63	2.71	3.21
小肠	C17	100	1.07	0.00	0.00	0.00	0.00	0.00	0.00	0.13	0.52	0.15
结肠	C18	1057	11.34	0.00	0.00	0.00	0.00	0.21	0.30	0.88	1.16	2.04
直肠	C19–C20	1144	12.28	0.00	0.00	0.00	0.00	0.00	0.15	0.38	2.07	1.90
肛门	C21	15	0.16	0.00	0.00	0.00	0.00	0.00	0.00	0.00	0.00	0.00
肝脏	C22	2149	23.06	0.90	0.37	0.16	0.00	0.42	0.30	0.75	2.45	5.69
胆囊及其他	C23–C24	312	3.35	0.00	0.00	0.00	0.00	0.00	0.00	0.00	0.52	0.29
胰腺	C25	449	4.82	0.00	0.00	0.00	0.00	0.00	0.00	0.00	0.26	0.58
鼻,鼻窦及其他	C30–C31	24	0.26	0.00	0.00	0.00	0.00	0.00	0.00	0.00	0.00	0.00
喉	C32	227	2.44	0.00	0.00	0.00	0.00	0.00	0.00	0.13	0.00	0.15
气管,支气管,肺	C33–C34	5904	63.36	0.00	0.00	0.00	0.21	0.00	0.74	1.38	1.42	6.13
其他胸腔器官	C37–C38	79	0.85	0.00	0.18	0.00	0.00	0.00	0.00	0.25	0.65	0.00
骨	C40–C41	158	1.70	0.00	0.37	0.33	1.65	1.91	0.44	0.25	0.78	0.73
皮肤黑色素瘤	C43	18	0.19	0.00	0.00	0.00	0.00	0.00	0.00	0.00	0.00	0.00
其他皮肤	C44	146	1.57	0.00	0.00	0.16	0.21	0.00	0.00	0.13	0.78	0.73
间皮瘤	C45	16	0.17	0.00	0.00	0.00	0.00	0.00	0.15	0.00	0.00	0.00
卡波西肉瘤	C46	2	0.02	0.00	0.00	0.00	0.00	0.00	0.00	0.00	0.00	0.00
周围神经,结缔、软组织	C47;C49	82	0.88	0.00	0.92	0.16	0.41	0.64	0.30	0.38	0.39	1.17
乳房	C50	22	0.24	0.00	0.00	0.00	0.00	0.21	0.00	0.00	0.00	0.15
外阴	C51	–	–	–	–	–	–	–	–	–	–	–
阴道	C52	–	–	–	–	–	–	–	–	–	–	–
子宫颈	C53	–	–	–	–	–	–	–	–	–	–	–
子宫体	C54	–	–	–	–	–	–	–	–	–	–	–
子宫,部位不明	C55	–	–	–	–	–	–	–	–	–	–	–
卵巢	C56	–	–	–	–	–	–	–	–	–	–	–
其他女性生殖器	C57	–	–	–	–	–	–	–	–	–	–	–
胎盘	C58	–	–	–	–	–	–	–	–	–	–	–
阴茎	C60	63	0.68	0.00	0.00	0.00	0.00	0.00	0.00	0.00	0.00	0.15
前列腺	C61	611	6.56	0.00	0.00	0.00	0.00	0.00	0.00	0.00	0.13	0.15
睾丸	C62	42	0.45	0.00	0.73	0.00	0.00	0.00	0.00	0.38	0.39	0.44
其他男性生殖器	C63	10	0.11	0.00	0.00	0.00	0.00	0.21	0.00	0.00	0.00	0.00
肾	C64	470	5.04	0.00	0.55	0.16	0.00	0.21	0.15	0.50	1.42	2.33
肾盂	C65	40	0.43	0.00	0.00	0.00	0.00	0.00	0.00	0.00	0.13	0.29
输尿管	C66	62	0.67	0.00	0.00	0.00	0.00	0.00	0.00	0.00	0.00	0.00
膀胱	C67	707	7.59	0.00	0.00	0.00	0.00	0.00	0.00	0.38	0.90	1.75
其他泌尿器官	C68	13	0.14	0.00	0.00	0.00	0.00	0.00	0.00	0.00	0.00	0.00
眼	C69	16	0.17	0.00	0.55	0.16	0.00	0.00	0.15	0.13	0.00	0.00
脑,神经系统	C70–C72	432	4.64	0.90	1.65	1.15	1.44	2.75	0.89	2.13	1.42	2.77
甲状腺	C73	432	4.64	0.00	0.00	0.00	0.41	0.21	2.07	3.88	5.30	6.85
肾上腺	C74	62	0.67	0.00	0.00	0.33	0.00	0.00	0.00	0.00	0.00	0.15
其他内分泌腺	C75	21	0.23	0.00	0.00	0.00	0.00	0.00	0.00	0.13	0.13	0.15
霍奇金病	C81	20	0.21	0.00	0.00	0.00	0.00	0.00	0.00	0.25	0.26	0.15
非霍奇金淋巴瘤	C82–C85;C96	280	3.01	0.00	0.37	0.49	0.62	0.42	0.00	1.50	0.26	1.31
免疫增生性疾病	C88	6	0.06	0.00	0.00	0.00	0.00	0.00	0.00	0.00	0.13	0.00
多发性骨髓瘤	C90	101	1.08	0.00	0.00	0.00	0.00	0.00	0.00	0.00	0.00	0.15
淋巴样白血病	C91	95	1.02	0.00	2.38	0.82	1.23	0.42	0.00	0.63	0.65	0.15
髓样白血病	C92–C94	241	2.59	0.90	0.37	0.82	0.82	1.27	1.33	1.38	1.94	1.60
白血病,未特指	C95	174	1.87	2.69	1.28	0.98	0.62	0.42	0.44	0.88	0.90	1.17
其他或未指明部位	O&U	622	6.68	1.80	0.92	0.49	0.41	0.42	1.03	1.13	1.16	2.04
所有部位合计	ALL	22935	246.15	7.19	10.64	6.38	8.23	9.95	8.56	19.54	29.71	46.82
所有部位除外 C44	ALLbC44	22789	244.58	7.19	10.64	6.22	8.02	9.95	8.56	19.42	28.94	46.09

40~44	45~49	50~54	55~59	60~64	65~69	70~74	75~79	80~84	85+	构成(%)	中国人口标化率	世界人口标化率	累积率(%) 0~64 岁	累积率(%) 0~74 岁	35-64 岁截缩率
0.31	0.27	0.60	1.87	1.89	3.88	3.49	6.78	3.67	3.45	0.32	0.53	0.52	0.03	0.06	0.72
0.31	0.13	0.60	0.51	1.70	1.55	1.55	1.13	0.92	0.00	0.16	0.30	0.28	0.02	0.04	0.58
0.47	0.54	0.75	1.36	2.65	2.07	3.49	2.26	6.41	8.62	0.31	0.54	0.54	0.03	0.06	0.89
0.31	0.27	1.35	1.02	1.32	2.59	1.16	1.13	2.75	6.90	0.23	0.40	0.41	0.03	0.04	0.69
0.00	0.13	0.15	0.00	0.19	0.52	0.39	0.00	0.00	0.00	0.04	0.08	0.07	0.00	0.01	0.07
0.00	0.13	0.75	2.39	1.51	1.29	1.16	0.00	0.92	0.00	0.17	0.27	0.28	0.02	0.04	0.65
0.62	0.67	0.75	1.53	2.46	3.11	3.10	3.39	4.58	3.45	0.32	0.55	0.54	0.03	0.06	0.97
0.00	0.40	1.50	1.36	2.65	4.66	3.49	0.00	1.83	1.72	0.29	0.49	0.50	0.03	0.07	0.87
0.31	0.27	0.75	0.51	0.38	0.78	2.71	1.13	2.75	0.00	0.13	0.22	0.21	0.01	0.03	0.35
1.56	8.07	19.23	40.55	68.27	109.75	128.74	145.84	167.70	122.44	9.03	14.59	14.73	0.69	1.89	19.09
6.85	17.89	45.82	74.29	141.65	217.68	251.27	245.32	223.60	181.07	17.39	28.61	28.87	1.47	3.81	40.66
0.31	1.08	1.65	1.36	3.78	3.88	3.49	7.91	6.41	0.00	0.44	0.76	0.72	0.04	0.08	1.23
2.18	6.32	13.67	21.47	34.99	44.26	53.51	71.79	72.39	79.33	4.61	7.65	7.63	0.42	0.90	11.53
4.51	6.32	18.78	23.85	36.69	56.43	55.84	62.18	75.14	37.94	4.99	8.36	8.29	0.47	1.03	13.31
0.00	0.13	0.30	0.00	0.38	0.52	1.94	1.70	0.00	0.00	0.07	0.11	0.11	0.00	0.02	0.12
9.96	22.32	39.51	50.60	72.81	92.92	91.90	86.49	86.14	101.75	9.37	15.93	15.96	1.03	1.95	29.65
0.47	0.67	1.95	5.96	13.43	12.68	22.10	22.61	15.58	27.59	1.36	2.22	2.25	0.12	0.29	3.09
0.93	2.82	5.41	7.33	15.32	23.30	24.82	27.13	36.66	24.14	1.96	3.22	3.22	0.16	0.40	4.63
0.00	0.27	0.60	0.51	1.13	0.78	0.78	1.70	0.00	1.72	0.10	0.17	0.18	0.01	0.02	0.36
0.47	1.88	2.85	7.16	10.40	9.06	11.63	9.61	7.33	3.45	0.99	1.62	1.66	0.12	0.22	3.21
7.78	26.09	60.55	107.68	209.54	303.61	355.19	409.25	398.63	343.17	25.74	42.05	42.40	2.11	5.40	58.44
0.16	1.21	1.35	1.19	3.40	2.33	2.71	3.39	3.67	1.72	0.34	0.61	0.59	0.04	0.07	1.08
1.25	0.81	1.95	2.56	3.40	6.47	6.20	5.65	5.50	6.90	0.69	1.45	1.43	0.08	0.15	1.62
0.00	0.13	0.00	0.00	1.32	0.78	0.78	1.70	1.83	0.00	0.08	0.12	0.13	0.01	0.02	0.20
0.31	0.54	0.90	2.73	3.03	5.44	11.63	8.48	7.33	24.14	0.64	1.12	1.10	0.05	0.13	1.19
0.00	0.00	0.45	0.17	0.19	1.29	0.00	1.70	0.92	1.72	0.07	0.12	0.12	0.00	0.01	0.12
0.00	0.00	0.00	0.00	0.19	0.00	0.00	0.00	0.00	1.72	0.01	0.01	0.02	0.00	0.00	0.02
0.47	0.67	1.05	1.02	2.08	2.33	1.55	3.39	2.75	1.72	0.36	0.75	0.75	0.05	0.07	1.02
0.00	0.00	0.45	0.34	0.00	1.29	1.16	2.83	1.83	0.00	0.10	0.17	0.16	0.01	0.02	0.14
–	–	–	–	–	–	–	–	–	–	–	–	–	–	–	–
–	–	–	–	–	–	–	–	–	–	–	–	–	–	–	–
–	–	–	–	–	–	–	–	–	–	–	–	–	–	–	–
–	–	–	–	–	–	–	–	–	–	–	–	–	–	–	–
–	–	–	–	–	–	–	–	–	–	–	–	–	–	–	–
–	–	–	–	–	–	–	–	–	–	–	–	–	–	–	–
–	–	–	–	–	–	–	–	–	–	–	–	–	–	–	–
–	–	–	–	–	–	–	–	–	–	–	–	–	–	–	–
0.00	0.54	0.90	1.87	2.65	2.59	2.33	4.52	1.83	1.72	0.27	0.45	0.45	0.03	0.06	0.86
0.16	0.81	0.75	3.41	12.86	26.40	43.04	74.05	108.13	81.05	2.66	4.22	4.10	0.09	0.44	2.43
0.31	1.21	0.60	0.34	0.38	0.26	1.16	0.57	1.83	5.17	0.18	0.37	0.37	0.02	0.03	0.57
0.00	0.00	0.00	0.17	0.38	0.00	0.78	1.13	1.83	0.00	0.04	0.08	0.08	0.00	0.01	0.07
2.96	3.63	9.16	10.39	14.56	20.71	20.55	17.52	14.66	13.80	2.05	3.62	3.57	0.23	0.44	6.43
0.00	0.27	0.60	1.36	0.95	0.78	2.33	2.26	2.75	3.45	0.17	0.30	0.29	0.02	0.03	0.50
0.31	0.13	0.60	0.85	2.84	3.62	2.71	4.52	3.67	3.45	0.27	0.44	0.45	0.02	0.06	0.66
1.40	4.03	6.16	9.37	22.88	28.21	38.00	53.13	76.06	77.60	3.08	5.07	5.02	0.23	0.57	6.55
0.00	0.00	0.00	0.00	0.57	1.04	1.16	0.57	1.83	0.00	0.06	0.09	0.09	0.00	0.01	0.07
0.00	0.00	0.45	0.17	0.19	0.52	0.00	0.00	1.83	1.72	0.07	0.13	0.16	0.01	0.01	0.12
2.33	6.32	7.66	6.82	11.16	13.98	12.41	11.87	12.83	15.52	1.88	3.74	3.71	0.24	0.37	5.77
6.54	7.53	8.86	8.86	7.56	6.47	5.43	2.26	3.67	0.00	1.88	4.06	3.55	0.29	0.35	7.60
0.00	0.67	0.60	1.02	1.32	2.59	2.71	6.22	3.67	8.62	0.27	0.46	0.46	0.02	0.05	0.56
0.31	0.27	0.60	0.34	0.95	0.26	0.00	0.57	0.92	0.00	0.09	0.17	0.16	0.01	0.02	0.40
0.16	0.13	0.30	0.34	0.19	1.04	0.39	1.13	0.92	0.00	0.09	0.17	0.15	0.01	0.02	0.20
1.56	2.42	3.61	3.92	8.89	13.98	13.57	10.17	11.91	8.62	1.22	2.24	2.22	0.13	0.26	3.26
0.00	0.00	0.00	0.00	0.19	0.26	0.00	1.70	0.00	0.00	0.03	0.05	0.04	0.00	0.00	0.02
0.16	0.67	1.50	2.04	2.27	6.47	6.98	5.09	4.58	5.17	0.44	0.73	0.74	0.03	0.10	0.99
0.47	0.40	0.90	1.36	2.08	2.85	1.55	4.52	1.83	3.45	0.41	0.88	0.98	0.06	0.08	0.79
1.25	3.09	2.85	3.58	5.30	7.25	7.76	9.04	8.25	8.62	1.05	2.16	2.06	0.13	0.20	2.76
0.47	2.15	2.40	2.90	2.65	6.21	4.65	7.35	8.25	6.90	0.76	1.50	1.54	0.09	0.14	1.84
2.49	3.63	9.92	8.52	19.29	25.88	33.74	40.70	26.58	34.49	2.71	4.76	4.76	0.26	0.56	6.77
60.40	137.97	282.16	426.99	756.85	1086.58	1247.05	1393.37	1435.05	1264.05	100.00	168.72	168.64	9.02	20.69	245.72
60.09	137.44	281.26	424.26	753.83	1081.15	1235.42	1384.89	1427.72	1239.91	99.36	167.60	167.54	8.97	20.55	244.53

附表 2-3　河北省肿瘤登记地区 2018 年女性癌症发病主要指标(1/10 万)

部位	ICD-10	病例数	粗率	年龄组(岁)								
				0~	1~4	5~9	10~14	15~19	20~24	25~29	30~34	35~39
唇	C00	41	0.44	0.00	0.00	0.00	0.00	0.00	0.00	0.00	0.00	0.00
舌	C01–C02	24	0.26	0.00	0.00	0.00	0.00	0.00	0.00	0.00	0.00	0.00
口	C03–C06	41	0.44	0.00	0.00	0.00	0.00	0.00	0.15	0.12	0.00	0.00
唾液腺	C07–C08	46	0.50	0.00	0.00	0.00	0.00	0.23	0.45	0.12	0.26	0.58
扁桃腺	C09	2	0.02	0.00	0.00	0.00	0.00	0.00	0.00	0.00	0.00	0.00
其他口咽	C10	5	0.05	0.00	0.00	0.00	0.00	0.00	0.00	0.00	0.00	0.00
鼻咽	C11	36	0.39	0.00	0.00	0.00	0.00	0.00	0.00	0.12	0.26	0.29
喉咽	C12–C13	11	0.12	0.00	0.00	0.00	0.00	0.00	0.00	0.00	0.00	0.00
咽,部位不明	C14	6	0.06	0.00	0.00	0.00	0.00	0.00	0.00	0.00	0.00	0.00
食管	C15	1029	11.11	0.00	0.00	0.00	0.00	0.00	0.00	0.00	0.26	1.01
胃	C16	1505	16.25	0.00	0.00	0.00	0.00	0.00	0.45	0.96	2.95	2.02
小肠	C17	58	0.63	0.00	0.00	0.18	0.00	0.00	0.00	0.12	0.00	0.14
结肠	C18	884	9.55	0.00	0.00	0.00	0.00	0.23	0.00	0.48	2.18	2.31
直肠	C19–C20	788	8.51	0.00	0.00	0.00	0.00	0.00	0.30	0.36	1.54	1.16
肛门	C21	15	0.16	0.00	0.00	0.00	0.00	0.00	0.00	0.12	0.00	0.14
肝脏	C22	785	8.48	1.97	0.00	0.00	0.00	0.00	0.00	0.36	0.38	0.87
胆囊及其他	C23–C24	217	2.34	0.00	0.00	0.00	0.00	0.00	0.30	0.00	0.00	0.29
胰腺	C25	337	3.64	0.00	0.00	0.00	0.00	0.23	0.00	0.24	0.38	0.14
鼻,鼻窦及其他	C30–C31	27	0.29	0.00	0.00	0.00	0.23	0.00	0.15	0.00	0.00	0.29
喉	C32	38	0.41	0.00	0.00	0.00	0.00	0.00	0.00	0.00	0.00	0.14
气管,支气管,肺	C33–C34	3222	34.80	0.00	0.00	0.00	0.23	0.00	0.00	0.60	3.59	7.23
其他胸腔器官	C37–C38	55	0.59	0.00	0.21	0.00	0.00	0.00	0.00	0.00	0.38	0.14
骨	C40–C41	106	1.14	0.00	0.00	0.00	1.16	0.91	0.30	0.00	0.26	1.16
皮肤黑色素瘤	C43	17	0.18	0.00	0.00	0.00	0.00	0.00	0.00	0.00	0.00	0.00
其他皮肤	C44	129	1.39	0.00	0.41	0.00	0.00	0.00	0.00	0.12	0.51	0.29
间皮瘤	C45	7	0.08	0.00	0.00	0.00	0.00	0.00	0.00	0.00	0.00	0.00
卡波西肉瘤	C46	0	0.00	0.00	0.00	0.00	0.00	0.00	0.00	0.00	0.00	0.00
周围神经,结缔、软组织	C47;C49	76	0.82	0.00	0.21	0.00	0.23	0.00	0.30	0.36	0.38	0.14
乳房	C50	3485	37.64	0.00	0.00	0.00	0.00	0.45	0.60	4.33	15.51	29.35
外阴	C51	55	0.59	0.00	0.00	0.00	0.00	0.00	0.00	0.12	0.26	0.14
阴道	C52	21	0.23	0.00	0.00	0.00	0.00	0.00	0.00	0.00	0.00	0.00
子宫颈	C53	1281	13.84	0.00	0.00	0.00	0.00	0.00	0.45	2.52	8.97	13.15
子宫体	C54	884	9.55	0.99	0.00	0.00	0.00	0.00	0.15	0.84	1.54	5.06
子宫,部位不明	C55	111	1.20	0.00	0.00	0.00	0.00	0.00	0.00	0.12	0.64	0.72
卵巢	C56	625	6.75	0.00	0.00	0.00	1.16	0.91	0.30	1.44	2.82	2.46
其他女性生殖器	C57	35	0.38	0.00	0.00	0.00	0.00	0.00	0.00	0.24	0.13	0.14
胎盘	C58	3	0.03	0.00	0.00	0.00	0.00	0.00	0.00	0.00	0.13	0.14
阴茎	C60	–	–	–	–	–	–	–	–	–	–	–
前列腺	C61	–	–	–	–	–	–	–	–	–	–	–
睾丸	C62	–	–	–	–	–	–	–	–	–	–	–
其他男性生殖器	C63	–	–	–	–	–	–	–	–	–	–	–
肾	C64	256	2.76	0.00	0.62	0.00	0.00	0.00	0.15	0.12	0.26	1.30
肾盂	C65	20	0.22	0.00	0.00	0.00	0.00	0.00	0.00	0.00	0.00	0.00
输尿管	C66	25	0.27	0.00	0.00	0.00	0.00	0.00	0.00	0.00	0.00	0.00
膀胱	C67	173	1.87	0.00	0.00	0.00	0.00	0.00	0.15	0.12	0.00	0.58
其他泌尿器官	C68	8	0.09	0.00	0.00	0.00	0.00	0.00	0.00	0.00	0.00	0.00
眼	C69	11	0.12	0.00	0.21	0.00	0.00	0.00	0.00	0.00	0.13	0.00
脑,神经系统	C70–C72	457	4.94	0.00	3.10	1.44	0.92	2.05	0.90	1.08	2.43	1.73
甲状腺	C73	1269	13.71	0.00	0.00	0.00	0.23	0.91	2.99	8.17	14.61	22.41
肾上腺	C74	33	0.36	0.00	0.00	0.18	0.00	0.00	0.00	0.12	0.00	0.14
其他内分泌腺	C75	27	0.29	0.00	0.00	0.00	0.00	0.00	0.00	0.12	0.13	0.00
霍奇金病	C81	18	0.19	0.00	0.00	0.00	0.00	0.00	0.00	0.12	0.26	0.14
非霍奇金淋巴瘤	C82–C85;C96	259	2.80	0.00	0.41	0.36	0.23	0.23	0.90	0.60	1.15	0.87
免疫增生性疾病	C88	5	0.05	0.00	0.00	0.00	0.00	0.00	0.00	0.00	0.00	0.00
多发性骨髓瘤	C90	83	0.90	0.00	0.00	0.18	0.00	0.00	0.00	0.00	0.00	0.00
淋巴样白血病	C91	84	0.91	0.00	1.45	1.44	1.62	0.23	0.15	0.60	0.26	0.58
髓样白血病	C92–C94	168	1.81	1.97	0.00	1.08	1.16	0.45	0.15	0.48	1.03	0.29
白血病,未特指	C95	119	1.29	0.99	1.03	0.72	0.92	0.68	0.30	0.36	0.64	0.29
其他或未指明部位	O&U	511	5.52	3.95	0.62	0.36	0.00	0.45	0.45	0.48	1.15	1.59
所有部位合计	ALL	19533	210.96	9.86	8.26	5.94	8.09	7.96	10.02	26.07	65.36	99.46
所有部位除外 C44	ALLbC44	19404	209.57	9.86	7.85	5.94	8.09	7.96	10.02	25.95	64.84	99.17

										构成	中国人口	世界人口	累积率(%)		35-64岁
40~44	45~49	50~54	55~59	60~64	65~69	70~74	75~79	80~84	85+	(%)	标化率	标化率	0~64岁	0~74岁	截缩率
0.00	0.54	0.46	0.86	1.46	1.45	3.20	1.95	1.47	0.00	0.21	0.28	0.28	0.02	0.04	0.48
0.16	0.41	0.46	0.34	0.55	0.48	1.78	1.46	0.73	1.12	0.12	0.17	0.17	0.01	0.02	0.30
0.16	0.00	0.15	0.68	1.64	1.21	1.78	2.44	4.40	3.35	0.21	0.26	0.27	0.01	0.03	0.36
0.79	0.27	0.77	0.68	1.46	1.45	1.07	0.49	0.73	0.00	0.24	0.40	0.38	0.03	0.04	0.72
0.00	0.00	0.00	0.17	0.00	0.24	0.00	0.00	0.00	0.00	0.01	0.01	0.01	0.00	0.00	0.02
0.16	0.00	0.00	0.00	0.36	0.00	0.00	0.49	0.73	0.00	0.03	0.03	0.03	0.00	0.00	0.08
0.32	0.54	0.46	0.51	0.55	1.45	1.07	1.46	0.73	3.35	0.18	0.28	0.26	0.02	0.03	0.43
0.00	0.00	0.31	0.00	0.36	0.72	0.71	0.49	0.73	0.00	0.06	0.07	0.07	0.00	0.01	0.10
0.00	0.00	0.00	0.00	0.18	0.24	0.36	0.98	0.00	1.12	0.03	0.04	0.04	0.00	0.00	0.02
0.79	3.26	9.12	12.83	25.53	50.87	67.88	73.67	74.88	69.33	5.27	6.66	6.65	0.26	0.86	7.40
3.65	10.60	17.30	22.58	43.40	63.65	79.61	83.43	101.31	86.11	7.70	10.17	10.04	0.52	1.24	14.45
0.16	0.95	0.93	1.03	1.28	3.13	2.49	1.95	2.20	1.12	0.30	0.42	0.42	0.02	0.05	0.69
2.22	5.17	11.43	11.80	26.99	38.10	39.80	48.79	69.01	43.61	4.53	6.02	5.88	0.31	0.70	8.73
2.86	6.39	13.90	13.34	21.88	31.59	39.09	39.52	42.58	33.55	4.03	5.46	5.38	0.31	0.66	8.80
0.16	0.14	0.00	0.34	0.36	0.72	0.36	1.46	0.00	0.00	0.08	0.12	0.11	0.01	0.01	0.18
1.59	4.35	9.89	14.20	21.88	33.03	42.65	45.86	46.98	52.56	4.02	5.20	5.25	0.27	0.65	7.57
0.16	0.95	2.78	2.74	4.92	10.13	11.37	17.56	16.15	13.42	1.11	1.42	1.41	0.06	0.17	1.71
0.48	0.82	2.47	4.28	7.11	15.19	23.46	20.00	36.71	23.48	1.73	2.18	2.15	0.08	0.27	2.15
0.16	0.14	0.15	0.68	1.28	0.72	0.71	0.98	1.47	0.00	0.14	0.21	0.21	0.02	0.02	0.39
0.16	0.14	0.15	0.86	0.55	1.93	1.42	3.90	3.67	1.12	0.19	0.25	0.24	0.01	0.03	0.29
9.20	21.48	38.62	56.45	94.09	139.36	157.79	183.94	193.07	183.40	16.50	21.73	21.57	1.16	2.64	32.99
0.00	0.68	1.24	0.68	2.92	0.24	1.42	3.42	2.94	1.12	0.28	0.40	0.39	0.03	0.04	0.82
0.63	0.68	0.93	1.88	1.46	3.62	4.62	4.88	6.61	4.47	0.54	0.91	0.86	0.05	0.09	1.06
0.00	0.14	0.77	0.34	0.91	0.48	0.00	0.49	0.73	0.00	0.09	0.12	0.12	0.01	0.01	0.31
0.48	0.82	1.54	1.03	3.28	3.13	4.98	10.73	10.28	15.66	0.66	0.87	0.85	0.04	0.08	1.11
0.00	0.41	0.00	0.00	0.55	0.00	0.36	0.00	0.00	0.00	0.04	0.05	0.05	0.00	0.01	0.15
0.00	0.00	0.00	0.00	0.00	0.00	0.00	0.00	0.00	0.00	0.00	0.00	0.00	0.00	0.00	0.00
0.63	0.95	1.39	1.37	2.55	0.72	3.55	2.44	2.94	1.12	0.39	0.60	0.58	0.04	0.06	1.07
42.85	72.99	88.37	73.56	94.45	93.79	71.08	62.94	35.97	27.96	17.84	28.12	26.40	2.11	2.94	64.03
0.16	0.54	0.93	0.68	1.09	3.13	2.49	2.93	0.73	3.35	0.28	0.40	0.39	0.02	0.05	0.54
0.00	0.14	0.15	0.86	0.55	1.45	0.71	0.49	0.73	1.12	0.11	0.14	0.14	0.01	0.02	0.23
18.73	27.73	37.85	30.28	26.44	21.22	20.97	17.08	11.75	10.06	6.56	10.78	9.85	0.83	1.04	24.96
5.24	16.04	31.36	22.92	24.98	28.21	15.28	12.20	10.28	4.47	4.53	6.78	6.61	0.54	0.76	16.34
1.75	2.31	2.32	2.91	2.37	3.13	3.20	1.46	1.47	0.00	0.57	0.90	0.84	0.07	0.10	1.98
5.55	11.42	15.91	13.69	14.59	17.36	19.90	12.69	16.88	4.47	3.20	5.00	4.74	0.35	0.54	9.98
0.48	0.68	0.93	0.17	1.09	1.45	1.07	0.00	0.00	1.12	0.18	0.28	0.27	0.02	0.03	0.56
0.00	0.00	0.00	0.00	0.18	0.00	0.00	0.00	0.00	0.00	0.02	0.03	0.02	0.00	0.00	0.05
–	–	–	–	–	–	–	–	–	–	–	–	–	–	–	–
–	–	–	–	–	–	–	–	–	–	–	–	–	–	–	–
–	–	–	–	–	–	–	–	–	–	–	–	–	–	–	–
–	–	–	–	–	–	–	–	–	–	–	–	–	–	–	–
1.27	2.45	4.48	6.33	8.75	10.61	7.11	8.29	10.28	5.59	1.31	1.83	1.85	0.13	0.22	3.64
0.16	0.27	0.00	0.34	0.91	0.48	1.78	0.49	0.73	1.12	0.10	0.14	0.14	0.01	0.02	0.25
0.00	0.00	0.31	0.17	0.00	0.96	2.84	1.46	2.94	3.35	0.13	0.16	0.15	0.00	0.02	0.07
1.27	0.27	0.93	2.05	4.74	7.96	6.04	12.69	17.62	14.54	0.89	1.13	1.11	0.05	0.12	1.44
0.00	0.00	0.00	0.00	0.55	0.72	0.36	0.00	0.73	0.00	0.04	0.05	0.05	0.00	0.01	0.07
0.16	0.00	0.31	0.17	0.00	0.24	0.71	0.98	0.00	0.00	0.06	0.09	0.09	0.00	0.01	0.10
4.13	5.17	7.42	7.87	13.13	13.50	7.82	14.64	20.55	10.06	2.34	3.71	3.75	0.25	0.36	6.04
22.06	25.69	31.05	25.83	21.52	14.23	10.31	8.78	0.73	2.24	6.50	11.78	10.26	0.88	1.00	24.70
0.00	0.14	0.62	0.00	0.73	1.45	1.07	2.44	2.20	4.47	0.17	0.22	0.23	0.01	0.02	0.25
0.48	0.41	0.62	0.68	0.36	1.45	0.71	0.00	0.73	0.00	0.14	0.21	0.20	0.01	0.02	0.41
0.16	0.14	0.31	0.17	0.55	0.24	1.42	0.00	0.73	0.00	0.09	0.15	0.13	0.01	0.02	0.23
1.75	3.26	3.86	4.45	5.29	10.13	11.73	9.27	7.34	8.95	1.33	2.00	1.95	0.12	0.23	3.02
0.00	0.27	0.00	0.17	0.18	0.00	0.00	0.49	0.00	0.00	0.03	0.04	0.04	0.00	0.00	0.10
0.16	0.41	1.39	2.05	1.82	5.55	3.55	3.90	4.40	0.00	0.42	0.57	0.58	0.03	0.08	0.83
0.48	0.41	0.93	1.20	1.82	2.41	1.07	1.46	2.20	1.12	0.43	0.83	0.90	0.05	0.07	0.82
0.63	1.36	2.47	4.28	3.46	6.03	6.04	5.37	6.61	2.24	0.86	1.39	1.38	0.09	0.15	1.84
1.11	0.95	1.24	1.88	2.55	4.10	3.55	2.44	4.40	5.59	0.61	1.03	1.08	0.06	0.10	1.23
2.54	4.49	8.96	6.84	12.95	18.08	22.03	23.91	27.90	34.67	2.62	3.65	3.67	0.21	0.41	5.67
136.01	237.33	357.97	359.25	512.57	671.74	714.32	759.18	808.98	685.51	100.00	145.76	140.52	9.17	16.10	261.74
135.53	236.51	356.42	358.23	509.28	668.61	709.34	748.45	798.70	669.85	99.34	144.89	139.66	9.13	16.02	260.63

附表 2-4　河北省城市肿瘤登记地区 2018 年男女合计癌症发病主要指标(1/10 万)

部位	ICD-10	病例数	粗率	年龄组(岁)								
				0~	1~4	5~9	10~14	15~19	20~24	25~29	30~34	35~39
唇	C00	41	0.57	0.00	0.00	0.00	0.00	0.00	0.00	0.18	0.00	0.00
舌	C01–C02	29	0.40	0.00	0.00	0.00	0.00	0.00	0.00	0.00	0.00	0.16
口	C03–C06	55	0.77	0.00	0.00	0.00	0.00	0.30	0.00	0.18	0.00	0.16
唾液腺	C07–C08	46	0.64	0.00	0.00	0.25	0.00	0.00	0.41	0.18	0.31	0.48
扁桃腺	C09	4	0.06	0.00	0.00	0.00	0.00	0.00	0.00	0.00	0.00	0.00
其他口咽	C10	28	0.39	0.00	0.00	0.00	0.00	0.00	0.00	0.00	0.15	0.00
鼻咽	C11	42	0.58	0.00	0.00	0.00	0.00	0.00	0.00	0.18	0.00	0.16
喉咽	C12–C13	35	0.49	0.00	0.00	0.00	0.00	0.00	0.00	0.00	0.15	0.16
咽,部位不明	C14	11	0.15	0.00	0.00	0.00	0.00	0.00	0.00	0.00	0.00	0.00
食管	C15	649	9.03	0.00	0.00	0.00	0.00	0.00	0.00	0.18	0.00	0.64
胃	C16	1441	20.06	0.00	0.00	0.00	0.00	0.00	0.20	0.73	1.84	1.77
小肠	C17	69	0.96	0.00	0.00	0.00	0.00	0.00	0.00	0.18	0.15	0.00
结肠	C18	1028	14.31	0.00	0.00	0.00	0.00	0.00	0.41	1.28	1.53	2.74
直肠	C19–C20	810	11.27	0.00	0.00	0.00	0.00	0.00	0.00	0.18	0.77	1.61
肛门	C21	14	0.19	0.00	0.00	0.00	0.00	0.00	0.00	0.00	0.00	0.16
肝脏	C22	934	13.00	0.00	0.00	0.25	0.00	0.30	0.00	0.18	0.92	2.58
胆囊及其他	C23–C24	218	3.03	0.00	0.00	0.00	0.00	0.00	0.41	0.00	0.15	0.32
胰腺	C25	276	3.84	0.00	0.00	0.00	0.00	0.30	0.00	0.37	0.00	0.32
鼻,鼻窦及其他	C30–C31	20	0.28	0.00	0.00	0.00	0.30	0.00	0.20	0.00	0.00	0.16
喉	C32	122	1.70	0.00	0.00	0.00	0.00	0.00	0.00	0.00	0.00	0.16
气管,支气管,肺	C33–C34	3440	47.88	0.00	0.00	0.00	0.00	0.00	0.82	0.55	1.84	5.47
其他胸腔器官	C37–C38	73	1.02	0.00	0.29	0.00	0.00	0.00	0.00	0.00	0.92	0.16
骨	C40–C41	73	1.02	0.00	0.00	0.00	0.59	0.59	0.41	0.18	0.31	0.64
皮肤黑色素瘤	C43	18	0.25	0.00	0.00	0.00	0.00	0.00	0.00	0.00	0.00	0.00
其他皮肤	C44	149	2.07	0.00	0.29	0.25	0.00	0.00	0.00	0.00	0.46	0.64
间皮瘤	C45	12	0.17	0.00	0.00	0.00	0.00	0.00	0.00	0.00	0.00	0.00
卡波西肉瘤	C46	2	0.03	0.00	0.00	0.00	0.00	0.00	0.00	0.00	0.00	0.00
周围神经,结缔、软组织	C47;C49	76	1.06	0.00	0.29	0.00	0.59	0.59	0.00	0.00	0.61	1.29
乳房	C50	1547	21.53	0.00	0.00	0.00	0.00	0.30	0.00	1.65	5.98	14.97
外阴	C51	17	0.24	0.00	0.00	0.00	0.00	0.00	0.00	0.18	0.00	0.00
阴道	C52	6	0.08	0.00	0.00	0.00	0.00	0.00	0.00	0.00	0.00	0.00
子宫颈	C53	503	7.00	0.00	0.00	0.00	0.00	0.00	0.20	1.10	5.36	8.05
子宫体	C54	363	5.05	0.00	0.00	0.00	0.00	0.00	0.20	0.73	0.46	2.90
子宫,部位不明	C55	35	0.49	0.00	0.00	0.00	0.00	0.00	0.00	0.00	0.61	0.00
卵巢	C56	283	3.94	0.00	0.00	0.00	0.00	0.89	0.00	1.47	1.38	1.13
其他女性生殖器	C57	16	0.22	0.00	0.00	0.00	0.00	0.00	0.00	0.00	0.15	0.00
胎盘	C58	0	0.00	0.00	0.00	0.00	0.00	0.00	0.00	0.00	0.00	0.00
阴茎	C60	25	0.35	0.00	0.00	0.00	0.00	0.00	0.00	0.00	0.00	0.16
前列腺	C61	368	5.12	0.00	0.00	0.00	0.00	0.00	0.00	0.00	0.00	0.16
睾丸	C62	15	0.21	0.00	0.00	0.00	0.00	0.00	0.00	0.18	0.31	0.16
其他男性生殖器	C63	3	0.04	0.00	0.00	0.00	0.00	0.00	0.00	0.00	0.00	0.00
肾	C64	383	5.33	0.00	0.29	0.00	0.00	0.00	0.41	0.18	1.23	2.25
肾盂	C65	35	0.49	0.00	0.00	0.00	0.00	0.00	0.00	0.00	0.00	0.16
输尿管	C66	50	0.70	0.00	0.00	0.00	0.00	0.00	0.00	0.00	0.00	0.00
膀胱	C67	459	6.39	0.00	0.00	0.00	0.00	0.00	0.00	0.18	0.77	1.29
其他泌尿器官	C68	8	0.11	0.00	0.00	0.00	0.00	0.00	0.00	0.00	0.00	0.00
眼	C69	8	0.11	0.00	0.86	0.00	0.00	0.00	0.20	0.00	0.15	0.00
脑,神经系统	C70–C72	268	3.73	1.49	1.73	1.26	0.59	1.77	0.82	1.84	1.23	1.13
甲状腺	C73	1056	14.70	0.00	0.00	0.00	0.89	0.59	4.29	11.56	15.17	23.51
肾上腺	C74	5	0.07	0.00	0.00	0.25	0.00	0.00	0.00	0.00	0.00	0.16
其他内分泌腺	C75	15	0.21	0.00	0.00	0.00	0.00	0.00	0.00	0.37	0.00	0.00
霍奇金病	C81	13	0.18	0.00	0.00	0.00	0.00	0.00	0.00	0.00	0.31	0.00
非霍奇金淋巴瘤	C82–C85;C96	265	3.69	0.00	0.00	0.76	0.30	0.00	0.61	0.37	0.92	1.29
免疫增生性疾病	C88	10	0.14	0.00	0.00	0.00	0.00	0.00	0.00	0.00	0.15	0.00
多发性骨髓瘤	C90	91	1.27	0.00	0.00	0.25	0.00	0.00	0.00	0.00	0.00	0.16
淋巴样白血病	C91	62	0.86	0.00	2.30	0.76	1.19	0.30	0.00	0.37	0.61	0.32
髓样白血病	C92–C94	193	2.69	1.49	0.00	0.76	0.59	0.59	1.02	0.37	1.84	0.97
白血病,未特指	C95	107	1.49	5.96	0.29	1.01	0.30	0.89	0.82	0.73	0.92	0.32
其他或未指明部位	O&U	443	6.17	4.47	0.58	0.76	0.00	0.00	0.41	0.92	1.38	2.42
所有部位合计	ALL	16367	227.80	13.41	6.90	6.57	5.34	7.39	11.86	26.80	49.05	81.31
所有部位除外 C44	ALLbC44	16218	225.73	13.41	6.61	6.31	5.34	7.39	11.86	26.80	48.59	80.67

40~44	45~49	50~54	55~59	60~64	65~69	70~74	75~79	80~84	85+	构成(%)	中国人口标化率	世界人口标化率	累积率(%) 0~64 岁	累积率(%) 0~74 岁	35-64 岁截缩率
0.38	0.33	0.81	1.49	1.46	1.56	2.21	3.19	2.76	1.55	0.25	0.36	0.36	0.02	0.04	0.65
0.38	0.33	0.61	0.21	1.95	0.62	2.65	1.91	0.92	0.00	0.18	0.27	0.26	0.02	0.03	0.54
0.19	0.66	0.41	0.85	2.92	2.19	3.09	3.82	4.60	6.19	0.34	0.49	0.49	0.03	0.05	0.75
0.75	0.50	1.01	0.42	1.70	1.56	1.77	1.27	1.84	4.65	0.28	0.47	0.46	0.03	0.05	0.77
0.00	0.17	0.20	0.00	0.00	0.31	0.44	0.00	0.00	0.00	0.02	0.04	0.04	0.00	0.01	0.06
0.00	0.17	0.81	1.91	1.70	0.62	0.88	0.00	1.84	0.00	0.17	0.24	0.25	0.02	0.03	0.63
0.38	0.99	0.41	0.64	1.95	1.25	1.32	3.19	3.68	4.65	0.26	0.38	0.37	0.02	0.04	0.69
0.00	0.33	1.22	0.64	1.70	2.50	2.65	0.64	0.00	0.00	0.21	0.33	0.33	0.02	0.05	0.59
0.00	0.17	0.41	0.42	0.24	0.62	0.88	0.00	0.92	0.00	0.07	0.10	0.10	0.01	0.01	0.18
0.94	2.97	8.51	14.00	23.11	36.55	41.95	58.00	73.53	54.19	3.97	5.35	5.35	0.25	0.64	7.04
3.95	11.39	17.01	29.92	54.49	86.85	104.65	119.19	113.97	74.32	8.80	12.37	12.27	0.61	1.56	16.95
0.38	1.16	1.01	0.85	3.89	3.75	2.65	7.65	2.76	0.00	0.42	0.63	0.61	0.04	0.07	1.07
2.26	7.92	18.43	20.16	41.35	54.67	57.41	80.31	89.15	74.32	6.28	8.88	8.79	0.48	1.04	13.41
3.38	7.43	18.43	17.82	29.92	43.74	46.37	60.55	63.42	37.16	4.95	7.06	6.98	0.40	0.85	11.54
0.19	0.17	0.20	0.00	0.73	0.62	0.88	1.91	0.00	0.00	0.09	0.13	0.13	0.01	0.01	0.23
4.14	12.38	16.61	24.19	38.43	44.05	49.46	57.36	63.42	71.23	5.71	8.16	8.16	0.50	0.97	14.45
0.75	0.83	2.03	4.88	8.27	11.25	14.13	21.67	18.38	23.23	1.33	1.82	1.83	0.09	0.22	2.39
0.19	1.16	2.63	3.82	11.68	15.31	19.43	23.58	38.60	18.58	1.69	2.29	2.28	0.10	0.28	2.75
0.00	0.33	0.20	0.42	1.22	1.25	0.44	1.27	0.00	0.00	0.12	0.21	0.21	0.01	0.02	0.34
0.38	0.99	1.62	4.67	7.05	7.81	4.42	7.65	4.60	3.10	0.75	1.05	1.08	0.07	0.14	2.07
9.40	22.44	51.65	79.57	148.63	200.57	212.40	272.16	264.70	188.90	21.02	29.32	29.42	1.60	3.67	45.00
0.00	0.99	2.43	1.27	3.89	1.25	3.09	3.82	6.43	1.55	0.45	0.69	0.66	0.05	0.07	1.28
0.94	0.33	0.61	1.70	1.70	3.75	3.53	4.46	4.60	4.65	0.45	0.76	0.73	0.04	0.08	0.91
0.00	0.00	0.00	0.21	1.70	1.25	0.44	1.91	1.84	0.00	0.11	0.15	0.15	0.01	0.02	0.25
0.75	1.32	1.62	2.76	3.89	4.37	11.04	15.30	11.03	24.77	0.91	1.29	1.27	0.06	0.14	1.65
0.00	0.17	0.41	0.21	0.73	0.94	0.00	0.64	0.00	1.55	0.07	0.10	0.11	0.01	0.01	0.22
0.00	0.00	0.00	0.00	0.24	0.00	0.00	0.00	0.00	1.55	0.01	0.01	0.02	0.00	0.00	0.03
0.56	0.50	1.22	2.12	2.19	2.81	3.53	3.19	4.60	1.55	0.46	0.81	0.76	0.05	0.08	1.21
26.32	38.28	46.99	39.04	56.19	56.55	38.86	46.53	24.82	26.32	9.45	15.42	14.65	1.15	1.63	35.27
0.00	0.00	0.41	0.00	0.24	1.56	1.32	1.91	0.92	1.55	0.10	0.15	0.15	0.00	0.02	0.10
0.00	0.00	0.00	0.42	0.00	0.62	0.44	0.00	0.00	1.55	0.04	0.05	0.05	0.00	0.01	0.05
12.22	12.87	17.01	16.55	11.68	9.06	7.51	5.74	0.92	3.10	3.07	5.44	4.89	0.43	0.51	12.80
3.01	6.44	16.00	11.88	11.43	18.12	9.71	8.29	6.43	0.00	2.22	3.52	3.43	0.27	0.40	7.98
0.75	0.99	0.41	1.91	0.97	0.94	1.32	0.00	0.00	0.00	0.21	0.36	0.33	0.03	0.04	0.77
3.38	6.27	10.33	9.12	6.81	9.69	8.83	8.92	11.03	1.55	1.73	2.84	2.70	0.20	0.30	5.81
0.56	0.50	0.81	0.00	0.49	0.31	0.44	0.00	0.00	1.55	0.10	0.17	0.16	0.01	0.02	0.40
0.00	0.00	0.00	0.00	0.00	0.00	0.00	0.00	0.00	0.00	0.00	0.00	0.00	0.00	0.00	0.00
0.00	0.17	0.81	0.64	0.97	1.25	0.44	3.19	1.84	0.00	0.15	0.22	0.21	0.01	0.02	0.40
0.19	0.66	0.41	2.55	9.73	18.12	28.26	49.08	70.77	49.55	2.25	2.85	2.77	0.07	0.30	1.84
0.00	0.17	0.61	0.42	0.24	0.31	0.00	0.64	0.00	3.10	0.09	0.16	0.14	0.01	0.01	0.25
0.00	0.00	0.00	0.00	0.24	0.00	0.00	0.00	1.84	0.00	0.02	0.02	0.02	0.00	0.00	0.03
2.82	3.80	9.52	10.40	18.00	19.06	14.13	21.03	16.54	7.74	2.34	3.53	3.48	0.24	0.41	6.92
0.19	0.50	0.20	0.85	1.22	0.94	3.97	2.55	1.84	3.10	0.21	0.31	0.30	0.02	0.04	0.46
0.19	0.00	0.61	0.42	2.68	2.19	4.86	4.46	4.60	4.65	0.31	0.41	0.42	0.02	0.05	0.53
1.69	3.63	4.86	6.15	19.46	23.12	24.73	33.78	56.98	55.74	2.80	3.83	3.81	0.19	0.43	5.37
0.00	0.00	0.00	0.00	0.73	0.62	0.44	0.00	1.84	0.00	0.05	0.06	0.07	0.00	0.01	0.09
0.00	0.00	0.20	0.00	0.00	0.31	0.44	0.00	0.00	0.00	0.05	0.10	0.14	0.01	0.01	0.03
2.82	3.80	6.68	4.88	8.03	11.25	7.95	12.75	10.11	10.84	1.64	2.83	2.87	0.18	0.28	4.24
25.00	25.08	31.59	23.55	22.62	13.75	7.51	8.29	1.84	1.55	6.45	12.45	10.82	0.92	1.03	25.30
0.00	0.00	0.20	0.00	0.24	0.31	0.00	0.00	0.00	0.00	0.03	0.06	0.06	0.00	0.01	0.10
0.56	0.33	0.41	0.21	0.24	0.94	0.00	0.00	0.92	0.00	0.09	0.16	0.15	0.01	0.02	0.30
0.38	0.00	0.61	0.00	0.24	0.94	0.44	0.00	0.92	0.00	0.08	0.14	0.12	0.01	0.01	0.20
1.88	3.47	5.27	5.52	8.76	14.37	13.25	15.30	11.95	15.48	1.62	2.50	2.45	0.15	0.28	3.97
0.00	0.33	0.00	0.21	0.24	0.31	0.00	2.55	0.00	0.00	0.06	0.10	0.08	0.00	0.01	0.12
0.38	0.66	1.62	1.91	2.68	6.87	6.18	3.82	9.19	4.65	0.56	0.79	0.80	0.04	0.10	1.08
0.00	0.33	1.01	0.42	1.70	2.19	2.21	4.46	0.92	3.10	0.38	0.75	0.85	0.04	0.07	0.56
1.69	2.31	2.84	4.46	6.57	9.06	6.62	7.65	11.95	9.29	1.18	1.96	1.91	0.12	0.20	2.84
0.19	0.83	1.42	2.33	2.19	5.31	4.42	3.82	6.43	7.74	0.65	1.17	1.25	0.07	0.12	1.07
3.01	3.80	9.11	7.85	17.03	15.31	24.29	36.97	28.49	30.97	2.71	4.07	4.04	0.24	0.44	6.46
117.50	191.26	320.40	366.86	608.37	775.43	810.30	1036.37	1060.65	840.78	100.00	150.16	146.59	9.00	16.93	253.01
116.74	189.94	318.78	364.10	604.48	771.06	799.26	1021.07	1049.62	816.00	99.09	148.87	145.32	8.94	16.80	251.37

附表 2-5　河北省城市肿瘤登记地区 2018 年男性癌症发病主要指标(1/10 万)

部位	ICD-10	病例数	粗率	年龄组(岁)								
				0~	1~4	5~9	10~14	15~19	20~24	25~29	30~34	35~39
唇	C00	22	0.62	0.00	0.00	0.00	0.00	0.00	0.00	0.39	0.00	0.00
舌	C01–C02	16	0.45	0.00	0.00	0.00	0.00	0.00	0.00	0.00	0.00	0.33
口	C03–C06	38	1.07	0.00	0.00	0.00	0.00	0.58	0.00	0.00	0.00	0.33
唾液腺	C07–C08	24	0.67	0.00	0.00	0.49	0.00	0.00	0.41	0.00	0.32	0.00
扁桃腺	C09	4	0.11	0.00	0.00	0.00	0.00	0.00	0.00	0.00	0.00	0.00
其他口咽	C10	26	0.73	0.00	0.00	0.00	0.00	0.00	0.00	0.00	0.32	0.00
鼻咽	C11	29	0.81	0.00	0.00	0.00	0.00	0.00	0.00	0.00	0.00	0.33
喉咽	C12–C13	30	0.84	0.00	0.00	0.00	0.00	0.00	0.00	0.00	0.32	0.33
咽,部位不明	C14	9	0.25	0.00	0.00	0.00	0.00	0.00	0.00	0.00	0.00	0.00
食管	C15	457	12.83	0.00	0.00	0.00	0.00	0.00	0.00	0.39	0.00	0.67
胃	C16	1049	29.45	0.00	0.00	0.00	0.00	0.00	0.00	0.77	0.63	2.00
小肠	C17	44	1.24	0.00	0.00	0.00	0.00	0.00	0.00	0.00	0.32	0.00
结肠	C18	576	16.17	0.00	0.00	0.00	0.00	0.00	0.81	1.55	0.63	2.66
直肠	C19–C20	476	13.36	0.00	0.00	0.00	0.00	0.00	0.00	0.00	0.63	1.66
肛门	C21	9	0.25	0.00	0.00	0.00	0.00	0.00	0.00	0.00	0.00	0.00
肝脏	C22	718	20.15	0.00	0.00	0.49	0.00	0.58	0.00	0.39	1.59	4.66
胆囊及其他	C23–C24	126	3.54	0.00	0.00	0.00	0.00	0.00	0.00	0.00	0.32	0.33
胰腺	C25	154	4.32	0.00	0.00	0.00	0.00	0.00	0.00	0.00	0.00	0.67
鼻,鼻窦及其他	C30–C31	9	0.25	0.00	0.00	0.00	0.00	0.00	0.00	0.00	0.00	0.00
喉	C32	103	2.89	0.00	0.00	0.00	0.00	0.00	0.00	0.00	0.00	0.33
气管,支气管,肺	C33–C34	2117	59.42	0.00	0.00	0.00	0.00	0.00	1.63	1.16	0.63	4.99
其他胸腔器官	C37–C38	41	1.15	0.00	0.55	0.00	0.00	0.00	0.00	0.00	1.27	0.00
骨	C40–C41	39	1.09	0.00	0.00	0.00	0.57	1.16	0.00	0.39	0.32	0.67
皮肤黑色素瘤	C43	11	0.31	0.00	0.00	0.00	0.00	0.00	0.00	0.00	0.00	0.00
其他皮肤	C44	74	2.08	0.00	0.00	0.49	0.00	0.00	0.00	0.00	0.63	0.67
间皮瘤	C45	9	0.25	0.00	0.00	0.00	0.00	0.00	0.00	0.00	0.00	0.00
卡波西肉瘤	C46	2	0.06	0.00	0.00	0.00	0.00	0.00	0.00	0.00	0.00	0.00
周围神经,结缔、软组织	C47;C49	45	1.26	0.00	0.55	0.00	1.14	1.16	0.00	0.00	0.63	2.33
乳房	C50	5	0.14	0.00	0.00	0.00	0.00	0.00	0.00	0.00	0.00	0.33
外阴	C51	–	–	–	–	–	–	–	–	–	–	–
阴道	C52	–	–	–	–	–	–	–	–	–	–	–
子宫颈	C53	–	–	–	–	–	–	–	–	–	–	–
子宫体	C54	–	–	–	–	–	–	–	–	–	–	–
子宫,部位不明	C55	–	–	–	–	–	–	–	–	–	–	–
卵巢	C56	–	–	–	–	–	–	–	–	–	–	–
其他女性生殖器	C57	–	–	–	–	–	–	–	–	–	–	–
胎盘	C58	–	–	–	–	–	–	–	–	–	–	–
阴茎	C60	25	0.70	0.00	0.00	0.00	0.00	0.00	0.00	0.00	0.00	0.33
前列腺	C61	368	10.33	0.00	0.00	0.00	0.00	0.00	0.00	0.00	0.00	0.33
睾丸	C62	15	0.42	0.00	0.00	0.00	0.00	0.00	0.00	0.39	0.63	0.33
其他男性生殖器	C63	3	0.08	0.00	0.00	0.00	0.00	0.00	0.00	0.00	0.00	0.00
肾	C64	258	7.24	0.00	0.55	0.00	0.00	0.00	0.41	0.39	2.22	3.00
肾盂	C65	21	0.59	0.00	0.00	0.00	0.00	0.00	0.00	0.00	0.00	0.33
输尿管	C66	38	1.07	0.00	0.00	0.00	0.00	0.00	0.00	0.00	0.00	0.00
膀胱	C67	373	10.47	0.00	0.00	0.00	0.00	0.00	0.00	0.39	1.59	2.00
其他泌尿器官	C68	3	0.08	0.00	0.00	0.00	0.00	0.00	0.00	0.00	0.00	0.00
眼	C69	5	0.14	0.00	1.10	0.00	0.00	0.00	0.41	0.00	0.00	0.00
脑,神经系统	C70–C72	133	3.73	2.85	1.66	0.97	0.57	3.49	0.41	2.32	0.63	1.33
甲状腺	C73	286	8.03	0.00	0.00	0.00	1.14	0.58	2.85	8.90	9.21	12.65
肾上腺	C74	2	0.06	0.00	0.00	0.49	0.00	0.00	0.00	0.00	0.00	0.00
其他内分泌腺	C75	7	0.20	0.00	0.00	0.00	0.00	0.00	0.00	0.39	0.00	0.00
霍奇金病	C81	6	0.17	0.00	0.00	0.00	0.00	0.00	0.00	0.00	0.00	0.00
非霍奇金淋巴瘤	C82–C85;C96	138	3.87	0.00	0.00	0.49	0.57	0.00	0.00	0.77	0.32	1.66
免疫增生性疾病	C88	5	0.14	0.00	0.00	0.00	0.00	0.00	0.00	0.00	0.32	0.00
多发性骨髓瘤	C90	46	1.29	0.00	0.00	0.00	0.00	0.00	0.00	0.00	0.00	0.33
淋巴样白血病	C91	33	0.93	0.00	2.76	0.49	1.14	0.58	0.00	0.39	0.63	0.00
髓样白血病	C92–C94	119	3.34	0.00	0.00	0.97	0.57	0.58	2.03	0.39	2.54	1.33
白血病,未特指	C95	65	1.82	8.55	0.55	0.97	0.00	0.58	1.22	1.16	0.95	0.33
其他或未指明部位	O&U	244	6.85	2.85	0.55	0.49	0.00	0.00	0.41	1.55	1.27	3.33
所有部位合计	ALL	8455	237.33	14.25	8.28	6.31	5.71	9.30	10.57	22.06	28.88	50.61
所有部位除外 C44	ALLbC44	8381	235.25	14.25	8.28	5.82	5.71	9.30	10.57	22.06	28.25	49.94

40~44	45~49	50~54	55~59	60~64	65~69	70~74	75~79	80~84	85+	构成(%)	中国人口标化率	世界人口标化率	累积率(%) 0~64岁	累积率(%) 0~74岁	35-64岁截缩率
0.75	0.33	0.80	1.27	0.99	2.56	1.83	4.12	2.02	3.67	0.26	0.42	0.41	0.02	0.04	0.63
0.38	0.33	0.40	0.42	2.47	0.64	2.74	1.37	2.02	0.00	0.19	0.30	0.30	0.02	0.04	0.64
0.00	1.31	0.80	1.69	3.46	3.20	4.56	4.12	6.05	11.02	0.45	0.70	0.71	0.04	0.08	1.11
0.00	0.33	1.21	0.84	1.48	3.20	0.91	1.37	4.04	11.02	0.28	0.45	0.48	0.03	0.05	0.56
0.00	0.33	0.40	0.00	0.00	0.64	0.91	0.00	0.00	0.00	0.05	0.08	0.08	0.00	0.01	0.13
0.00	0.33	1.61	3.80	2.97	1.28	1.83	0.00	2.02	0.00	0.31	0.46	0.47	0.05	0.06	1.20
0.38	1.31	0.40	1.27	3.46	1.28	1.83	4.12	6.05	7.35	0.34	0.52	0.51	0.04	0.05	1.07
0.00	0.66	2.01	1.27	2.97	3.84	5.48	0.00	0.00	0.00	0.35	0.58	0.57	0.04	0.08	1.06
0.00	0.33	0.80	0.84	0.00	0.64	1.83	0.00	2.02	0.00	0.11	0.16	0.16	0.01	0.02	0.30
1.51	4.60	12.87	21.96	35.60	56.90	59.33	74.12	110.99	62.46	5.41	7.86	7.88	0.39	0.97	10.81
4.52	14.45	22.52	43.49	88.01	132.34	166.12	194.91	159.42	132.27	12.41	18.40	18.44	0.88	2.37	24.66
0.38	0.66	0.40	0.84	6.92	5.75	3.65	12.35	2.02	0.00	0.52	0.79	0.79	0.05	0.09	1.27
1.51	9.20	20.11	26.18	51.42	60.74	73.02	96.08	90.81	80.83	6.81	10.24	10.24	0.57	1.24	15.84
3.39	7.56	22.52	20.27	39.06	56.26	58.42	67.26	86.77	36.74	5.63	8.48	8.44	0.48	1.05	13.73
0.00	0.33	0.40	0.00	0.99	0.64	1.83	2.75	0.00	0.00	0.11	0.17	0.16	0.01	0.02	0.26
6.78	21.68	28.15	39.27	62.79	69.69	77.58	85.10	78.70	99.20	8.49	13.10	13.09	0.83	1.57	24.12
1.13	0.99	1.61	6.76	10.88	14.70	17.34	24.71	16.14	29.39	1.49	2.19	2.21	0.11	0.27	3.01
0.38	1.64	3.62	5.07	15.33	19.18	20.08	23.33	40.36	18.37	1.82	2.65	2.66	0.13	0.33	3.73
0.00	0.66	0.00	0.00	0.49	1.92	0.91	2.75	0.00	0.00	0.11	0.17	0.16	0.01	0.02	0.19
0.75	1.97	3.22	8.02	12.85	13.43	8.21	9.61	6.05	3.67	1.22	1.83	1.89	0.14	0.24	3.80
8.29	21.68	57.10	100.92	197.77	264.04	279.30	362.37	339.01	268.21	25.04	36.91	37.33	1.97	4.69	54.52
0.00	0.99	2.01	2.11	3.96	2.56	3.65	4.12	8.07	0.00	0.48	0.79	0.76	0.05	0.08	1.30
1.51	0.33	1.21	0.84	2.97	4.48	2.74	4.12	2.02	7.35	0.46	0.87	0.85	0.05	0.09	1.17
0.00	0.00	0.00	0.00	2.47	1.28	0.91	2.75	2.02	0.00	0.13	0.19	0.19	0.01	0.02	0.32
0.75	0.99	1.61	3.38	2.47	6.39	13.69	12.35	8.07	33.07	0.88	1.34	1.34	0.05	0.16	1.48
0.00	0.00	0.80	0.42	0.49	1.92	0.00	1.37	0.00	3.67	0.11	0.16	0.17	0.01	0.02	0.25
0.00	0.00	0.00	0.00	0.49	0.00	0.00	0.00	0.00	3.67	0.02	0.03	0.04	0.00	0.00	0.06
0.75	0.33	1.61	2.53	1.98	3.84	2.74	2.75	4.04	3.67	0.53	1.06	1.00	0.06	0.10	1.50
0.00	0.00	0.00	0.42	0.00	1.28	0.00	0.00	2.02	0.00	0.06	0.09	0.09	0.00	0.01	0.12
		–	–	–	–	–	–	–	–	–	–	–	–	–	–
–	–	–	–	–	–	–	–	–	–	–	–	–	–	–	–
–	–	–	–	–	–	–	–	–	–	–	–	–	–	–	–
–	–	–	–	–	–	–	–	–	–	–	–	–	–	–	–
–	–	–	–	–	–	–	–	–	–	–	–	–	–	–	–
–	–	–	–	–	–	–	–	–	–	–	–	–	–	–	–
–	–	–	–	–	–	–	–	–	–	–	–	–	–	–	–
–	–	–	–	–	–	–	–	–	–	–	–	–	–	–	–
0.00	0.33	1.61	1.27	1.98	2.56	0.91	6.86	4.04	0.00	0.30	0.45	0.43	0.03	0.04	0.81
0.38	1.31	0.80	5.07	19.78	37.08	58.42	105.69	155.38	117.57	4.35	6.01	5.86	0.14	0.62	3.73
0.00	0.33	1.21	0.84	0.49	0.64	0.00	1.37	0.00	7.35	0.18	0.32	0.29	0.02	0.02	0.50
0.00	0.00	0.00	0.00	0.49	0.00	0.00	0.00	4.04	0.00	0.04	0.04	0.04	0.00	0.00	0.06
4.15	5.26	12.87	12.67	23.24	25.57	23.73	31.57	22.20	11.02	3.05	4.91	4.80	0.32	0.57	9.11
0.00	0.33	0.40	1.27	1.48	0.64	5.48	4.12	2.02	3.67	0.25	0.38	0.37	0.02	0.05	0.55
0.38	0.00	1.21	0.84	5.44	3.84	5.48	6.86	4.04	7.35	0.45	0.66	0.68	0.04	0.09	1.08
1.88	7.23	8.85	10.13	30.65	39.64	44.73	49.41	98.88	110.23	4.41	6.51	6.49	0.31	0.74	8.84
0.00	0.00	0.00	0.00	0.49	0.64	0.00	0.00	2.02	0.00	0.04	0.05	0.05	0.00	0.01	0.06
0.00	0.00	0.40	0.00	0.00	0.64	0.00	0.00	0.00	0.00	0.06	0.12	0.18	0.01	0.01	0.06
2.26	4.93	6.43	4.22	6.43	12.15	10.95	12.35	4.04	18.37	1.57	2.95	3.02	0.18	0.29	4.06
13.19	11.50	14.88	11.40	12.85	10.87	5.48	2.75	2.02	0.00	3.38	7.01	6.07	0.50	0.58	12.76
0.00	0.00	0.00	0.00	0.49	0.00	0.00	0.00	0.00	0.00	0.02	0.05	0.07	0.00	0.00	0.06
0.75	0.33	0.00	0.00	0.49	0.64	0.00	0.00	2.02	0.00	0.08	0.16	0.14	0.01	0.01	0.27
0.38	0.00	0.80	0.00	0.00	1.92	0.00	0.00	0.00	0.00	0.07	0.12	0.12	0.01	0.02	0.20
1.88	3.28	4.83	4.64	11.87	15.98	13.69	17.84	16.14	18.37	1.63	2.63	2.60	0.15	0.30	4.23
0.00	0.00	0.00	0.00	0.00	0.64	0.00	4.12	0.00	0.00	0.06	0.10	0.08	0.00	0.00	0.00
0.38	0.99	1.61	1.27	2.97	7.67	5.48	2.75	10.09	11.02	0.54	0.81	0.82	0.04	0.10	1.13
0.00	0.00	1.21	0.42	1.98	2.56	1.83	6.86	0.00	7.35	0.39	0.79	0.91	0.05	0.07	0.50
2.26	3.28	4.42	3.38	8.41	11.51	7.30	10.98	12.11	18.37	1.41	2.50	2.41	0.15	0.24	3.57
0.38	0.99	2.01	3.38	2.47	6.39	6.39	5.49	6.05	7.35	0.77	1.41	1.53	0.08	0.15	1.41
2.26	2.96	8.44	9.29	20.77	17.26	30.12	50.79	28.25	40.42	2.89	4.58	4.51	0.26	0.50	6.89
63.70	136.32	260.16	363.97	707.51	933.41	1031.42	1317.70	1354.02	1194.11	100.00	153.55	152.92	8.37	18.20	228.73
62.94	135.34	258.55	360.60	705.03	927.02	1017.73	1305.35	1345.95	1161.04	99.12	152.21	151.57	8.32	18.04	227.25

附表 2-6　河北省城市肿瘤登记地区 2018 年女性癌症发病主要指标(1/10 万)

部位	ICD-10	病例数	粗率	年龄组(岁)								
				0~	1~4	5~9	10~14	15~19	20~24	25~29	30~34	35~39
唇	C00	19	0.52	0.00	0.00	0.00	0.00	0.00	0.00	0.00	0.00	0.00
舌	C01–C02	13	0.36	0.00	0.00	0.00	0.00	0.00	0.00	0.00	0.00	0.00
口	C03–C06	17	0.47	0.00	0.00	0.00	0.00	0.00	0.00	0.35	0.00	0.00
唾液腺	C07–C08	22	0.61	0.00	0.00	0.00	0.00	0.00	0.41	0.35	0.30	0.94
扁桃腺	C09	0	0.00	0.00	0.00	0.00	0.00	0.00	0.00	0.00	0.00	0.00
其他口咽	C10	2	0.06	0.00	0.00	0.00	0.00	0.00	0.00	0.00	0.00	0.00
鼻咽	C11	13	0.36	0.00	0.00	0.00	0.00	0.00	0.00	0.35	0.00	0.00
喉咽	C12–C13	5	0.14	0.00	0.00	0.00	0.00	0.00	0.00	0.00	0.00	0.00
咽,部位不明	C14	2	0.06	0.00	0.00	0.00	0.00	0.00	0.00	0.00	0.00	0.00
食管	C15	192	5.30	0.00	0.00	0.00	0.00	0.00	0.00	0.00	0.00	0.62
胃	C16	392	10.82	0.00	0.00	0.00	0.00	0.00	0.41	0.70	2.96	1.56
小肠	C17	25	0.69	0.00	0.00	0.00	0.00	0.00	0.00	0.35	0.00	0.00
结肠	C18	452	12.48	0.00	0.00	0.00	0.00	0.00	0.00	1.05	2.37	2.81
直肠	C19–C20	334	9.22	0.00	0.00	0.00	0.00	0.00	0.00	0.35	0.89	1.56
肛门	C21	5	0.14	0.00	0.00	0.00	0.00	0.00	0.00	0.00	0.00	0.31
肝脏	C22	216	5.96	0.00	0.00	0.00	0.00	0.00	0.00	0.00	0.30	0.62
胆囊及其他	C23–C24	92	2.54	0.00	0.00	0.00	0.00	0.00	0.82	0.00	0.00	0.31
胰腺	C25	122	3.37	0.00	0.00	0.00	0.00	0.60	0.00	0.70	0.00	0.00
鼻,鼻窦及其他	C30–C31	11	0.30	0.00	0.00	0.00	0.62	0.00	0.41	0.00	0.00	0.31
喉	C32	19	0.52	0.00	0.00	0.00	0.00	0.00	0.00	0.00	0.00	0.00
气管,支气管,肺	C33–C34	1323	36.52	0.00	0.00	0.00	0.00	0.00	0.00	0.00	2.96	5.92
其他胸腔器官	C37–C38	32	0.88	0.00	0.00	0.00	0.00	0.00	0.00	0.00	0.59	0.31
骨	C40–C41	34	0.94	0.00	0.00	0.00	0.62	0.00	0.82	0.00	0.30	0.62
皮肤黑色素瘤	C43	7	0.19	0.00	0.00	0.00	0.00	0.00	0.00	0.00	0.00	0.00
其他皮肤	C44	75	2.07	0.00	0.60	0.00	0.00	0.00	0.00	0.00	0.30	0.62
间皮瘤	C45	3	0.08	0.00	0.00	0.00	0.00	0.00	0.00	0.00	0.00	0.00
卡波西肉瘤	C46	0	0.00	0.00	0.00	0.00	0.00	0.00	0.00	0.00	0.00	0.00
周围神经,结缔、软组织	C47;C49	31	0.86	0.00	0.00	0.00	0.00	0.00	0.00	0.00	0.59	0.31
乳房	C50	1542	42.57	0.00	0.00	0.00	0.00	0.60	0.00	3.14	11.56	28.69
外阴	C51	17	0.47	0.00	0.00	0.00	0.00	0.00	0.00	0.35	0.00	0.00
阴道	C52	6	0.17	0.00	0.00	0.00	0.00	0.00	0.00	0.00	0.00	0.00
子宫颈	C53	503	13.89	0.00	0.00	0.00	0.00	0.00	0.41	2.10	10.37	15.59
子宫体	C54	363	10.02	0.00	0.00	0.00	0.00	0.00	0.41	1.40	0.89	5.61
子宫,部位不明	C55	35	0.97	0.00	0.00	0.00	0.00	0.00	0.00	0.00	1.19	0.00
卵巢	C56	283	7.81	0.00	0.00	0.00	0.00	1.80	0.00	2.79	2.67	2.18
其他女性生殖器	C57	16	0.44	0.00	0.00	0.00	0.00	0.00	0.00	0.00	0.30	0.00
胎盘	C58	0	0.00	0.00	0.00	0.00	0.00	0.00	0.00	0.00	0.00	0.00
阴茎	C60	–	–	–	–	–	–	–	–	–	–	–
前列腺	C61	–	–	–	–	–	–	–	–	–	–	–
睾丸	C62	–	–	–	–	–	–	–	–	–	–	–
其他男性生殖器	C63	–	–	–	–	–	–	–	–	–	–	–
肾	C64	125	3.45	0.00	0.00	0.00	0.00	0.00	0.41	0.00	0.30	1.56
肾盂	C65	14	0.39	0.00	0.00	0.00	0.00	0.00	0.00	0.00	0.00	0.00
输尿管	C66	12	0.33	0.00	0.00	0.00	0.00	0.00	0.00	0.00	0.00	0.00
膀胱	C67	86	2.37	0.00	0.00	0.00	0.00	0.00	0.00	0.00	0.00	0.62
其他泌尿器官	C68	5	0.14	0.00	0.00	0.00	0.00	0.00	0.00	0.00	0.00	0.00
眼	C69	3	0.08	0.00	0.60	0.00	0.00	0.00	0.00	0.00	0.30	0.00
脑,神经系统	C70–C72	135	3.73	0.00	1.80	1.58	0.62	0.00	1.23	1.40	1.78	0.94
甲状腺	C73	770	21.26	0.00	0.00	0.00	0.62	0.60	5.76	13.97	20.75	33.68
肾上腺	C74	3	0.08	0.00	0.00	0.00	0.00	0.00	0.00	0.00	0.00	0.31
其他内分泌腺	C75	8	0.22	0.00	0.00	0.00	0.00	0.00	0.00	0.35	0.00	0.00
霍奇金病	C81	7	0.19	0.00	0.00	0.00	0.00	0.00	0.00	0.00	0.59	0.00
非霍奇金淋巴瘤	C82–C85;C96	127	3.51	0.00	0.00	1.05	0.00	0.00	1.23	0.00	1.48	0.94
免疫增生性疾病	C88	5	0.14	0.00	0.00	0.00	0.00	0.00	0.00	0.00	0.00	0.00
多发性骨髓瘤	C90	45	1.24	0.00	0.00	0.53	0.00	0.00	0.00	0.00	0.00	0.00
淋巴样白血病	C91	29	0.80	0.00	1.80	1.05	1.23	0.00	0.00	0.35	0.59	0.62
髓样白血病	C92–C94	74	2.04	3.12	0.00	0.53	0.62	0.60	0.00	0.35	1.19	0.62
白血病,未特指	C95	42	1.16	3.12	0.00	1.05	0.62	1.20	0.41	0.35	0.89	0.31
其他或未指明部位	O&U	199	5.49	6.24	0.60	1.05	0.00	0.00	0.41	0.35	1.48	1.56
所有部位合计	ALL	7912	218.43	12.49	5.40	6.85	4.94	5.41	13.17	31.08	67.87	110.07
所有部位除外 C44	ALLbC44	7837	216.36	12.49	4.80	6.85	4.94	5.41	13.17	31.08	67.58	109.44

40~44	45~49	50~54	55~59	60~64	65~69	70~74	75~79	80~84	85+	构成(%)	中国人口标化率	世界人口标化率	累积率(%) 0~64岁	累积率(%) 0~74岁	35-64岁截缩率
0.00	0.33	0.82	1.71	1.92	0.61	2.57	2.38	3.38	0.00	0.24	0.31	0.32	0.02	0.04	0.66
0.38	0.33	0.82	0.00	1.44	0.61	2.57	2.38	0.00	0.00	0.16	0.24	0.23	0.01	0.03	0.45
0.38	0.00	0.00	0.00	2.39	1.22	1.71	3.57	3.38	2.68	0.21	0.28	0.28	0.02	0.03	0.38
1.50	0.66	0.82	0.00	1.92	0.00	2.57	1.19	0.00	0.00	0.28	0.49	0.45	0.03	0.05	0.98
0.00	0.00	0.00	0.00	0.00	0.00	0.00	0.00	0.00	0.00	0.00	0.00	0.00	0.00	0.00	0.00
0.00	0.00	0.00	0.00	0.48	0.00	0.00	0.00	1.69	0.00	0.03	0.03	0.03	0.00	0.00	0.06
0.38	0.66	0.41	0.00	0.48	1.22	0.86	2.38	1.69	2.68	0.16	0.24	0.23	0.01	0.02	0.33
0.00	0.00	0.41	0.00	0.48	1.22	0.00	1.19	0.00	0.00	0.06	0.09	0.09	0.00	0.01	0.13
0.00	0.00	0.00	0.00	0.48	0.61	0.00	0.00	0.00	0.00	0.03	0.03	0.04	0.00	0.01	0.06
0.38	1.33	4.08	5.97	11.01	17.11	25.66	44.03	42.20	48.17	2.43	2.97	2.94	0.12	0.33	3.30
3.38	8.29	11.43	16.21	22.03	43.38	47.05	53.55	75.96	32.11	4.95	6.72	6.48	0.33	0.79	9.34
0.38	1.66	1.63	0.85	0.96	1.83	1.71	3.57	3.38	0.00	0.32	0.47	0.45	0.03	0.05	0.89
3.00	6.63	16.73	14.07	31.60	48.88	42.77	66.63	87.77	69.58	5.71	7.57	7.41	0.39	0.85	11.00
3.38	7.30	14.28	15.35	21.07	31.77	35.07	54.74	43.89	37.47	4.22	5.71	5.59	0.32	0.66	9.37
0.38	0.00	0.00	0.00	0.48	0.61	0.00	1.19	0.00	0.00	0.06	0.10	0.09	0.01	0.01	0.19
1.50	2.98	4.90	8.96	14.84	19.55	23.10	33.32	50.64	50.85	2.73	3.41	3.41	0.17	0.38	4.85
0.38	0.66	2.45	2.99	5.75	7.94	11.12	19.04	20.25	18.73	1.16	1.47	1.46	0.07	0.16	1.78
0.00	0.66	1.63	2.56	8.14	11.61	18.82	23.80	37.13	18.73	1.54	1.93	1.90	0.07	0.22	1.77
0.00	0.00	0.41	0.85	1.92	0.61	0.00	0.00	0.00	0.00	0.14	0.26	0.26	0.02	0.03	0.48
0.00	0.00	0.00	1.28	1.44	2.44	0.86	5.95	3.38	2.68	0.24	0.29	0.29	0.01	0.03	0.35
10.50	23.21	46.11	58.00	101.03	139.92	149.70	193.96	202.55	131.14	16.72	22.22	22.02	1.24	2.69	35.63
0.00	0.99	2.86	0.43	3.83	0.00	2.57	3.57	5.06	2.68	0.40	0.59	0.55	0.05	0.06	1.26
0.38	0.33	0.00	2.56	0.48	3.06	4.28	4.76	6.75	2.68	0.43	0.66	0.61	0.03	0.07	0.65
0.00	0.00	0.00	0.43	0.96	1.22	0.00	1.19	1.69	0.00	0.09	0.11	0.11	0.01	0.01	0.18
0.75	1.66	1.63	2.13	5.27	2.44	8.55	17.85	13.50	18.73	0.95	1.23	1.22	0.06	0.12	1.80
0.00	0.33	0.00	0.00	0.96	0.00	0.00	0.00	0.00	0.00	0.04	0.05	0.06	0.01	0.01	0.19
0.00	0.00	0.00	0.00	0.00	0.00	0.00	0.00	0.00	0.00	0.00	0.00	0.00	0.00	0.00	0.00
0.38	0.66	0.82	1.71	2.39	1.83	4.28	3.57	5.06	0.00	0.39	0.56	0.52	0.03	0.06	0.92
52.51	76.93	94.67	78.05	110.61	109.37	75.28	86.86	43.89	45.50	19.49	30.38	28.87	2.28	3.21	70.22
0.00	0.00	0.82	0.00	0.48	3.06	2.57	3.57	1.69	2.68	0.21	0.29	0.29	0.01	0.04	0.19
0.00	0.00	0.00	0.85	0.00	1.22	0.86	0.00	0.00	2.68	0.08	0.09	0.10	0.00	0.01	0.11
24.38	25.87	34.28	33.27	22.98	17.72	14.54	10.71	1.69	5.35	6.36	10.76	9.70	0.85	1.01	25.53
6.00	12.93	32.24	23.88	22.51	35.44	18.82	15.47	11.82	0.00	4.59	6.97	6.79	0.53	0.80	15.94
1.50	1.99	0.82	3.84	1.92	1.83	2.57	0.00	0.00	0.00	0.44	0.71	0.66	0.06	0.08	1.55
6.75	12.60	20.81	18.34	13.41	18.94	17.11	16.66	20.25	2.68	3.58	5.62	5.34	0.41	0.59	11.62
1.13	0.99	1.63	0.00	0.96	0.61	0.86	0.00	0.00	2.68	0.20	0.33	0.31	0.03	0.03	0.80
0.00	0.00	0.00	0.00	0.00	0.00	0.00	0.00	0.00	0.00	0.00	0.00	0.00	0.00	0.00	0.00
–	–	–	–	–	–	–	–	–	–	–	–	–	–	–	–
–	–	–	–	–	–	–	–	–	–	–	–	–	–	–	–
–	–	–	–	–	–	–	–	–	–	–	–	–	–	–	–
–	–	–	–	–	–	–	–	–	–	–	–	–	–	–	–
1.50	2.32	6.12	8.10	12.93	12.83	5.13	11.90	11.82	5.35	1.58	2.22	2.21	0.17	0.26	4.74
0.38	0.66	0.00	0.43	0.96	1.22	2.57	1.19	1.69	2.68	0.18	0.24	0.24	0.01	0.03	0.38
0.00	0.00	0.00	0.00	0.00	0.61	4.28	2.38	5.06	2.68	0.15	0.18	0.17	0.00	0.02	0.00
1.50	0.00	0.82	2.13	8.62	7.33	5.99	20.23	21.94	16.06	1.09	1.34	1.33	0.07	0.14	1.93
0.00	0.00	0.00	0.00	0.96	0.61	0.86	0.00	1.69	0.00	0.06	0.08	0.08	0.00	0.01	0.12
0.00	0.00	0.00	0.00	0.00	0.00	0.86	0.00	0.00	0.00	0.04	0.07	0.09	0.00	0.01	0.00
3.38	2.65	6.94	5.54	9.58	10.39	5.13	13.09	15.19	5.35	1.71	2.71	2.72	0.19	0.26	4.42
36.76	38.80	48.56	35.83	32.08	16.50	9.41	13.09	1.69	2.68	9.73	17.76	15.47	1.34	1.47	37.74
0.00	0.00	0.41	0.00	0.00	0.61	0.00	0.00	0.00	0.00	0.04	0.07	0.06	0.00	0.01	0.13
0.38	0.33	0.82	0.43	0.00	1.22	0.00	0.00	0.00	0.00	0.10	0.17	0.16	0.01	0.02	0.32
0.38	0.00	0.41	0.00	0.48	0.00	0.86	0.00	1.69	0.00	0.09	0.15	0.12	0.01	0.01	0.20
1.88	3.65	5.71	6.40	5.75	12.83	12.83	13.09	8.44	13.38	1.61	2.39	2.33	0.14	0.27	3.74
0.00	0.66	0.00	0.43	0.48	0.00	0.00	1.19	0.00	0.00	0.06	0.09	0.09	0.01	0.01	0.25
0.38	0.33	1.63	2.56	2.39	6.11	6.84	4.76	8.44	0.00	0.57	0.77	0.78	0.04	0.10	1.04
0.00	0.66	0.82	0.43	1.44	1.83	2.57	2.38	1.69	0.00	0.37	0.73	0.78	0.04	0.07	0.62
1.13	1.33	1.22	5.54	4.79	6.72	5.99	4.76	11.82	2.68	0.94	1.45	1.44	0.09	0.16	2.13
0.00	0.66	0.82	1.28	1.92	4.28	2.57	2.38	6.75	8.03	0.53	0.93	0.96	0.05	0.08	0.73
3.75	4.64	9.79	6.40	13.41	13.44	18.82	24.99	28.69	24.09	2.52	3.62	3.64	0.22	0.38	6.06
171.03	246.72	381.54	369.78	512.35	624.45	603.07	792.48	815.26	583.42	100.00	148.15	141.79	9.64	15.78	277.52
170.28	245.06	379.91	367.65	507.09	622.00	594.52	774.63	801.76	564.68	99.05	146.91	140.57	9.57	15.66	275.71

附表 2-7 河北省农村肿瘤登记地区 2018 年男女合计癌症发病主要指标(1/10 万)

部位	ICD-10	病例数	粗率	年龄组(岁)								
				0~	1~4	5~9	10~14	15~19	20~24	25~29	30~34	35~39
唇	C00	73	0.64	0.00	0.00	0.00	0.00	0.00	0.00	0.00	0.00	0.13
舌	C01–C02	32	0.28	0.00	0.00	0.00	0.00	0.00	0.00	0.00	0.11	0.40
口	C03–C06	58	0.51	0.00	0.00	0.00	0.00	0.00	0.12	0.18	0.00	0.13
唾液腺	C07–C08	53	0.47	0.00	0.00	0.00	0.00	0.17	0.23	0.00	0.11	0.40
扁桃腺	C09	7	0.06	0.00	0.00	0.00	0.00	0.00	0.00	0.18	0.11	0.00
其他口咽	C10	15	0.13	0.00	0.00	0.00	0.00	0.00	0.00	0.00	0.00	0.00
鼻咽	C11	67	0.59	0.00	0.00	0.00	0.00	0.00	0.00	0.00	0.33	0.53
喉咽	C12–C13	43	0.38	0.00	0.00	0.00	0.00	0.00	0.00	0.00	0.00	0.00
咽,部位不明	C14	24	0.21	0.00	0.00	0.00	0.00	0.00	0.00	0.00	0.00	0.00
食管	C15	2452	21.52	0.00	0.00	0.00	0.00	0.00	0.00	0.18	0.33	0.79
胃	C16	4052	35.57	0.00	0.00	0.00	0.17	0.00	0.23	0.83	3.55	3.31
小肠	C17	89	0.78	0.00	0.00	0.13	0.00	0.00	0.00	0.09	0.33	0.26
结肠	C18	913	8.01	0.00	0.00	0.00	0.00	0.35	0.00	0.37	1.77	1.72
直肠	C19–C20	1122	9.85	0.00	0.00	0.00	0.00	0.00	0.35	0.46	2.55	1.45
肛门	C21	16	0.14	0.00	0.00	0.00	0.00	0.00	0.00	0.09	0.00	0.00
肝脏	C22	2000	17.56	2.06	0.29	0.00	0.00	0.17	0.23	0.74	1.77	3.83
胆囊及其他	C23–C24	311	2.73	0.00	0.00	0.00	0.00	0.00	0.00	0.00	0.33	0.26
胰腺	C25	510	4.48	0.00	0.00	0.00	0.00	0.00	0.00	0.00	0.55	0.40
鼻,鼻窦及其他	C30–C31	31	0.27	0.00	0.00	0.00	0.00	0.00	0.00	0.00	0.00	0.13
喉	C32	143	1.26	0.00	0.00	0.00	0.00	0.00	0.00	0.09	0.00	0.13
气管,支气管,肺	C33–C34	5686	49.91	0.00	0.00	0.00	0.34	0.00	0.12	1.20	2.99	7.67
其他胸腔器官	C37–C38	61	0.54	0.00	0.15	0.00	0.00	0.00	0.00	0.18	0.22	0.00
骨	C40–C41	191	1.68	0.00	0.29	0.26	1.89	1.92	0.35	0.09	0.67	1.19
皮肤黑色素瘤	C43	17	0.15	0.00	0.00	0.00	0.00	0.00	0.00	0.00	0.00	0.00
其他皮肤	C44	126	1.11	0.00	0.15	0.00	0.17	0.00	0.00	0.18	0.78	0.40
间皮瘤	C45	11	0.10	0.00	0.00	0.00	0.00	0.00	0.12	0.00	0.00	0.00
卡波西肉瘤	C46	0	0.00	0.00	0.00	0.00	0.00	0.00	0.00	0.00	0.00	0.00
周围神经,结缔、软组织	C47;C49	82	0.72	0.00	0.73	0.13	0.17	0.17	0.47	0.55	0.22	0.13
乳房	C50	1960	17.21	0.00	0.00	0.00	0.00	0.35	0.47	2.49	9.09	14.68
外阴	C51	38	0.33	0.00	0.00	0.00	0.00	0.00	0.00	0.00	0.22	0.13
阴道	C52	15	0.13	0.00	0.00	0.00	0.00	0.00	0.00	0.00	0.00	0.00
子宫颈	C53	778	6.83	0.00	0.00	0.00	0.00	0.00	0.23	1.38	3.88	5.42
子宫体	C54	521	4.57	0.69	0.00	0.00	0.00	0.00	0.00	0.28	1.00	2.25
子宫,部位不明	C55	76	0.67	0.00	0.00	0.00	0.00	0.00	0.00	0.09	0.11	0.66
卵巢	C56	342	3.00	0.00	0.00	0.00	0.86	0.17	0.23	0.37	1.44	1.32
其他女性生殖器	C57	19	0.17	0.00	0.00	0.00	0.00	0.00	0.00	0.18	0.00	0.13
胎盘	C58	3	0.03	0.00	0.00	0.00	0.00	0.00	0.00	0.00	0.11	0.13
阴茎	C60	38	0.33	0.00	0.00	0.00	0.00	0.00	0.00	0.00	0.00	0.00
前列腺	C61	243	2.13	0.00	0.00	0.00	0.00	0.00	0.00	0.00	0.11	0.00
睾丸	C62	27	0.24	0.00	0.59	0.00	0.00	0.00	0.00	0.18	0.11	0.26
其他男性生殖器	C63	7	0.06	0.00	0.00	0.00	0.00	0.17	0.00	0.00	0.00	0.00
肾	C64	343	3.01	0.00	0.73	0.13	0.00	0.17	0.00	0.37	0.55	1.45
肾盂	C65	25	0.22	0.00	0.00	0.00	0.00	0.00	0.00	0.00	0.11	0.13
输尿管	C66	37	0.32	0.00	0.00	0.00	0.00	0.00	0.00	0.00	0.00	0.00
膀胱	C67	421	3.70	0.00	0.00	0.00	0.00	0.00	0.12	0.28	0.22	1.06
其他泌尿器官	C68	13	0.11	0.00	0.00	0.00	0.00	0.00	0.00	0.00	0.00	0.00
眼	C69	19	0.17	0.00	0.15	0.13	0.00	0.00	0.00	0.09	0.00	0.00
脑,神经系统	C70–C72	621	5.45	0.00	2.64	1.30	1.55	2.79	0.93	1.47	2.44	3.17
甲状腺	C73	645	5.66	0.00	0.00	0.00	0.00	0.52	1.52	3.32	6.21	7.40
肾上腺	C74	90	0.79	0.00	0.00	0.26	0.00	0.00	0.00	0.09	0.00	0.13
其他内分泌腺	C75	33	0.29	0.00	0.00	0.00	0.00	0.00	0.00	0.00	0.22	0.13
霍奇金病	C81	25	0.22	0.00	0.00	0.00	0.00	0.00	0.00	0.28	0.22	0.26
非霍奇金淋巴瘤	C82–C85;C96	274	2.41	0.00	0.59	0.26	0.52	0.52	0.35	1.38	0.55	0.93
免疫增生性疾病	C88	1	0.01	0.00	0.00	0.00	0.00	0.00	0.00	0.00	0.00	0.00
多发性骨髓瘤	C90	93	0.82	0.00	0.00	0.00	0.00	0.00	0.00	0.00	0.00	0.00
淋巴样白血病	C91	117	1.03	0.00	1.76	1.30	1.55	0.35	0.12	0.74	0.33	0.40
髓样白血病	C92–C94	216	1.90	1.37	0.29	1.04	1.20	1.05	0.58	1.20	1.22	0.93
白血病,未特指	C95	186	1.63	0.00	1.61	0.78	1.03	0.35	0.12	0.55	0.67	1.06
其他或未指明部位	O&U	690	6.06	2.06	0.88	0.26	0.34	0.70	0.93	0.74	1.00	1.32
所有部位合计	ALL	26101	229.12	6.18	10.85	5.97	9.80	9.94	7.82	20.91	46.56	66.63
所有部位除外 C44	ALLbC44	25975	228.02	6.18	10.71	5.97	9.63	9.94	7.82	20.72	45.79	66.24

										构成	中国人口	世界人口	累积率(%)		35-64岁
40~44	45~49	50~54	55~59	60~64	65~69	70~74	75~79	80~84	85+	(%)	标化率	标化率	0~64岁	0~74岁	截缩率
0.00	0.46	0.37	1.29	1.80	3.33	4.16	4.89	2.20	1.21	0.28	0.43	0.43	0.02	0.06	0.57
0.14	0.23	0.49	0.57	0.60	1.25	0.96	0.89	0.73	1.21	0.12	0.21	0.20	0.01	0.02	0.38
0.41	0.00	0.49	1.14	1.65	1.25	2.24	1.33	5.86	4.83	0.22	0.34	0.34	0.02	0.04	0.54
0.41	0.11	1.10	1.14	1.20	2.29	0.64	0.44	1.46	1.21	0.20	0.35	0.34	0.02	0.04	0.66
0.00	0.00	0.00	0.14	0.15	0.42	0.00	0.00	0.00	0.00	0.03	0.05	0.05	0.00	0.01	0.04
0.14	0.00	0.12	0.71	0.45	0.62	0.32	0.44	0.00	0.00	0.06	0.09	0.09	0.01	0.01	0.20
0.54	0.34	0.73	1.29	1.20	2.91	2.56	1.78	1.46	2.41	0.26	0.44	0.42	0.02	0.05	0.71
0.00	0.11	0.73	0.71	1.35	2.70	1.60	0.00	2.20	1.21	0.16	0.24	0.26	0.01	0.04	0.41
0.27	0.11	0.37	0.14	0.30	0.42	1.92	1.78	1.46	1.21	0.09	0.15	0.14	0.01	0.02	0.19
1.35	7.56	17.70	35.28	60.95	107.69	136.82	141.35	150.13	118.32	9.39	13.98	14.07	0.62	1.84	17.15
6.21	16.26	40.65	60.99	114.55	171.93	202.99	185.80	188.95	161.78	15.52	23.59	23.74	1.23	3.11	34.20
0.14	0.92	1.47	1.43	1.65	3.33	3.20	2.67	5.13	1.21	0.34	0.56	0.54	0.03	0.06	0.89
2.16	4.24	9.03	14.28	24.47	32.02	38.36	44.89	55.66	44.67	3.50	5.41	5.33	0.29	0.64	8.03
3.92	5.61	15.14	19.14	28.67	43.45	47.63	42.67	52.00	33.80	4.30	6.74	6.66	0.39	0.84	10.74
0.00	0.11	0.12	0.29	0.15	0.62	1.28	1.33	0.00	0.00	0.06	0.10	0.10	0.00	0.01	0.10
7.02	14.08	29.91	37.99	52.10	73.80	78.32	69.79	65.18	72.44	7.66	12.00	12.04	0.74	1.50	21.28
0.00	0.80	2.56	4.00	9.61	11.43	18.22	18.67	13.91	15.70	1.19	1.79	1.80	0.09	0.24	2.38
1.08	2.29	4.76	7.14	10.81	21.62	27.49	23.11	35.15	27.77	1.95	2.97	2.96	0.14	0.38	3.81
0.14	0.11	0.49	0.71	1.20	0.42	0.96	1.33	1.46	1.21	0.12	0.18	0.18	0.01	0.02	0.40
0.27	1.03	1.47	3.57	4.35	3.74	7.67	5.78	5.86	1.21	0.55	0.84	0.84	0.05	0.11	1.54
7.83	24.73	48.59	83.84	152.08	230.56	281.00	299.59	300.27	290.96	21.78	33.00	33.08	1.65	4.20	46.07
0.14	0.92	0.61	0.71	2.70	1.25	1.28	3.11	0.73	1.21	0.23	0.38	0.38	0.03	0.04	0.74
0.95	1.03	1.95	2.57	2.85	5.82	6.71	5.78	7.32	6.04	0.73	1.46	1.41	0.08	0.14	1.63
0.00	0.23	0.61	0.14	0.75	0.21	0.32	0.44	0.73	0.00	0.07	0.10	0.10	0.01	0.01	0.26
0.14	0.23	0.98	1.29	2.70	4.16	6.07	5.78	7.32	14.49	0.48	0.78	0.76	0.03	0.09	0.82
0.00	0.23	0.12	0.00	0.15	0.42	0.32	0.89	0.73	0.00	0.04	0.07	0.07	0.00	0.01	0.08
0.00	0.00	0.00	0.00	0.00	0.00	0.00	0.00	0.00	0.00	0.00	0.00	0.00	0.00	0.00	0.00
0.54	1.03	1.22	0.57	2.40	0.62	1.92	2.67	1.46	1.21	0.31	0.57	0.59	0.04	0.05	0.91
17.55	34.92	41.88	35.42	43.09	44.28	36.76	27.11	17.58	9.66	7.51	13.46	12.55	1.00	1.40	29.88
0.14	0.46	0.49	0.57	0.75	1.66	1.28	1.33	0.00	2.41	0.15	0.24	0.23	0.01	0.03	0.39
0.00	0.11	0.12	0.43	0.45	0.83	0.32	0.44	0.73	0.00	0.06	0.09	0.09	0.01	0.01	0.16
7.16	14.43	19.66	14.14	14.56	12.27	13.43	11.56	10.99	8.45	2.98	5.37	4.96	0.40	0.53	12.10
2.30	9.05	15.14	11.14	13.51	12.27	6.71	5.33	5.13	4.83	2.00	3.34	3.26	0.27	0.37	8.25
0.95	1.26	1.59	1.14	1.35	2.08	1.92	1.33	1.46	0.00	0.29	0.52	0.49	0.04	0.06	1.13
2.30	5.27	6.35	5.28	7.81	8.52	11.51	5.33	8.06	3.62	1.31	2.32	2.20	0.16	0.26	4.43
0.00	0.23	0.24	0.14	0.60	1.04	0.64	0.00	0.00	0.00	0.07	0.12	0.12	0.01	0.02	0.21
0.00	0.00	0.00	0.00	0.15	0.00	0.00	0.00	0.00	0.00	0.01	0.03	0.02	0.00	0.00	0.04
0.00	0.34	0.24	1.14	1.50	1.25	1.60	1.33	0.00	1.21	0.15	0.22	0.23	0.02	0.03	0.45
0.00	0.23	0.37	1.14	4.20	9.15	15.02	24.00	30.03	18.11	0.93	1.35	1.31	0.03	0.15	0.79
0.27	0.92	0.12	0.00	0.15	0.00	0.96	0.00	1.46	1.21	0.10	0.20	0.21	0.01	0.02	0.32
0.00	0.00	0.00	0.14	0.15	0.00	0.64	0.89	0.00	0.00	0.03	0.05	0.05	0.00	0.01	0.04
1.62	2.52	5.25	7.00	7.66	13.10	13.11	6.67	8.79	9.66	1.31	2.15	2.16	0.14	0.27	3.82
0.00	0.11	0.37	0.86	0.75	0.42	0.64	0.44	1.46	1.21	0.10	0.15	0.15	0.01	0.02	0.31
0.14	0.11	0.37	0.57	0.60	2.29	1.28	1.78	2.20	2.41	0.14	0.21	0.22	0.01	0.03	0.26
1.08	1.15	2.81	5.43	10.06	14.14	18.86	29.78	32.96	26.56	1.61	2.45	2.40	0.11	0.28	3.09
0.00	0.00	0.00	0.00	0.45	1.04	0.96	0.44	0.73	0.00	0.05	0.07	0.08	0.00	0.01	0.06
0.14	0.00	0.49	0.29	0.15	0.42	0.32	0.89	1.46	1.21	0.07	0.12	0.13	0.01	0.01	0.16
3.51	7.10	8.06	9.00	14.71	15.38	11.51	13.78	22.70	13.28	2.38	4.33	4.30	0.29	0.43	7.03
6.48	10.65	12.70	13.14	9.76	8.32	8.31	4.00	2.20	1.21	2.47	4.85	4.30	0.36	0.44	9.75
0.00	0.69	0.85	0.86	1.50	3.12	3.20	7.11	5.13	10.87	0.34	0.52	0.53	0.02	0.05	0.60
0.27	0.34	0.73	0.71	0.90	0.83	0.64	0.44	0.73	0.00	0.13	0.22	0.21	0.02	0.02	0.47
0.00	0.23	0.12	0.43	0.45	0.42	1.28	0.89	0.73	0.00	0.10	0.18	0.16	0.01	0.02	0.23
1.49	2.40	2.81	3.28	6.01	10.39	12.15	5.78	7.32	3.62	1.05	1.84	1.82	0.10	0.22	2.58
0.00	0.00	0.00	0.00	0.15	0.00	0.00	0.00	0.00	0.00	0.00	0.01	0.01	0.00	0.00	0.02
0.00	0.46	1.34	2.14	1.65	5.41	4.48	4.89	0.73	0.00	0.36	0.55	0.55	0.03	0.08	0.79
0.81	0.46	0.85	1.86	2.10	2.91	0.64	1.78	2.93	1.21	0.45	0.91	1.00	0.06	0.08	0.97
0.41	2.18	2.56	3.57	3.00	4.99	7.03	6.67	3.66	1.21	0.83	1.61	1.57	0.10	0.16	1.94
1.22	2.06	2.08	2.43	2.85	4.99	3.84	5.33	5.86	4.83	0.71	1.34	1.36	0.08	0.13	1.85
2.16	4.24	9.64	7.57	15.46	26.19	30.05	28.00	26.36	37.43	2.64	4.26	4.30	0.23	0.51	6.02
83.72	184.69	319.01	410.91	647.36	935.94	1084.02	1064.58	1108.79	969.48	100.00	159.90	157.84	9.12	19.22	252.85
83.58	184.46	318.03	409.62	644.66	931.78	1077.95	1058.80	1101.47	954.99	99.52	159.12	157.08	9.08	19.13	252.03

附表 2-8 河北省农村肿瘤登记地区 2018 年男性癌症发病主要指标(1/10 万)

部位	ICD-10	病例数	粗率	年龄组(岁)								
				0~	1~4	5~9	10~14	15~19	20~24	25~29	30~34	35~39
唇	C00	51	0.89	0.00	0.00	0.00	0.00	0.00	0.00	0.00	0.00	0.26
舌	C01−C02	21	0.36	0.00	0.00	0.00	0.00	0.00	0.00	0.00	0.22	0.78
口	C03−C06	34	0.59	0.00	0.00	0.00	0.00	0.00	0.00	0.37	0.00	0.26
唾液腺	C07−C08	29	0.50	0.00	0.00	0.00	0.00	0.00	0.00	0.00	0.00	0.52
扁桃腺	C09	5	0.09	0.00	0.00	0.00	0.00	0.00	0.00	0.37	0.22	0.00
其他口咽	C10	12	0.21	0.00	0.00	0.00	0.00	0.00	0.00	0.00	0.00	0.00
鼻咽	C11	44	0.76	0.00	0.00	0.00	0.00	0.00	0.00	0.00	0.22	0.52
喉咽	C12−C13	37	0.64	0.00	0.00	0.00	0.00	0.00	0.00	0.00	0.00	0.00
咽,部位不明	C14	20	0.35	0.00	0.00	0.00	0.00	0.00	0.00	0.00	0.00	0.00
食管	C15	1615	28.06	0.00	0.00	0.00	0.00	0.00	0.00	0.37	0.22	0.26
胃	C16	2939	51.07	0.00	0.00	0.00	0.32	0.00	0.00	0.56	4.14	4.15
小肠	C17	56	0.97	0.00	0.00	0.00	0.00	0.00	0.00	0.19	0.65	0.26
结肠	C18	481	8.36	0.00	0.00	0.00	0.00	0.33	0.00	0.56	1.52	1.56
直肠	C19−C20	668	11.61	0.00	0.00	0.00	0.00	0.00	0.23	0.56	3.05	2.08
肛门	C21	6	0.10	0.00	0.00	0.00	0.00	0.00	0.00	0.00	0.00	0.00
肝脏	C22	1431	24.87	1.31	0.55	0.00	0.00	0.33	0.46	0.93	3.05	6.49
胆囊及其他	C23−C24	186	3.23	0.00	0.00	0.00	0.00	0.00	0.00	0.00	0.65	0.26
胰腺	C25	295	5.13	0.00	0.00	0.00	0.00	0.00	0.00	0.00	0.44	0.52
鼻,鼻窦及其他	C30−C31	15	0.26	0.00	0.00	0.00	0.00	0.00	0.00	0.00	0.00	0.00
喉	C32	124	2.15	0.00	0.00	0.00	0.00	0.00	0.00	0.19	0.00	0.00
气管,支气管,肺	C33−C34	3787	65.80	0.00	0.00	0.00	0.32	0.00	0.23	1.48	1.96	7.01
其他胸腔器官	C37−C38	38	0.66	0.00	0.00	0.00	0.00	0.00	0.00	0.37	0.22	0.00
骨	C40−C41	119	2.07	0.00	0.55	0.49	2.25	2.33	0.69	0.19	1.09	0.78
皮肤黑色素瘤	C43	7	0.12	0.00	0.00	0.00	0.00	0.00	0.00	0.00	0.00	0.00
其他皮肤	C44	72	1.25	0.00	0.00	0.00	0.32	0.00	0.00	0.19	0.87	0.78
间皮瘤	C45	7	0.12	0.00	0.00	0.00	0.00	0.00	0.23	0.00	0.00	0.00
卡波西肉瘤	C46	0	0.00	0.00	0.00	0.00	0.00	0.00	0.00	0.00	0.00	0.00
周围神经,结缔、软组织	C47;C49	37	0.64	0.00	1.10	0.25	0.00	0.33	0.46	0.56	0.22	0.26
乳房	C50	17	0.30	0.00	0.00	0.00	0.00	0.33	0.00	0.00	0.00	0.00
外阴	C51	–	–	–	–	–	–	–	–	–	–	–
阴道	C52	–	–	–	–	–	–	–	–	–	–	–
子宫颈	C53	–	–	–	–	–	–	–	–	–	–	–
子宫体	C54	–	–	–	–	–	–	–	–	–	–	–
子宫,部位不明	C55	–	–	–	–	–	–	–	–	–	–	–
卵巢	C56	–	–	–	–	–	–	–	–	–	–	–
其他女性生殖器	C57	–	–	–	–	–	–	–	–	–	–	–
胎盘	C58	–	–	–	–	–	–	–	–	–	–	–
阴茎	C60	38	0.66	0.00	0.00	0.00	0.00	0.00	0.00	0.00	0.00	0.00
前列腺	C61	243	4.22	0.00	0.00	0.00	0.00	0.00	0.00	0.00	0.22	0.00
睾丸	C62	27	0.47	0.00	1.10	0.00	0.00	0.00	0.00	0.37	0.22	0.52
其他男性生殖器	C63	7	0.12	0.00	0.00	0.00	0.00	0.33	0.00	0.00	0.00	0.00
肾	C64	212	3.68	0.00	0.55	0.25	0.00	0.33	0.00	0.56	0.87	1.82
肾盂	C65	19	0.33	0.00	0.00	0.00	0.00	0.00	0.00	0.00	0.22	0.26
输尿管	C66	24	0.42	0.00	0.00	0.00	0.00	0.00	0.00	0.00	0.00	0.00
膀胱	C67	334	5.80	0.00	0.00	0.00	0.00	0.00	0.00	0.37	0.44	1.56
其他泌尿器官	C68	10	0.17	0.00	0.00	0.00	0.00	0.00	0.00	0.00	0.00	0.00
眼	C69	11	0.19	0.00	0.27	0.25	0.00	0.00	0.00	0.19	0.00	0.00
脑,神经系统	C70−C72	299	5.20	0.00	1.65	1.24	1.93	2.33	1.16	2.04	1.96	3.89
甲状腺	C73	146	2.54	0.00	0.00	0.00	0.00	0.00	1.62	1.48	2.61	2.34
肾上腺	C74	60	1.04	0.00	0.00	0.25	0.00	0.00	0.00	0.00	0.00	0.26
其他内分泌腺	C75	14	0.24	0.00	0.00	0.00	0.00	0.00	0.00	0.00	0.22	0.26
霍奇金病	C81	14	0.24	0.00	0.00	0.00	0.00	0.00	0.00	0.37	0.44	0.26
非霍奇金淋巴瘤	C82−C85;C96	142	2.47	0.00	0.55	0.49	0.64	0.67	0.00	1.85	0.22	1.04
免疫增生性疾病	C88	1	0.02	0.00	0.00	0.00	0.00	0.00	0.00	0.00	0.00	0.00
多发性骨髓瘤	C90	55	0.96	0.00	0.00	0.00	0.00	0.00	0.00	0.00	0.00	0.00
淋巴样白血病	C91	62	1.08	0.00	2.20	0.99	1.29	0.33	0.00	0.74	0.65	0.26
髓样白血病	C92−C94	122	2.12	1.31	0.55	0.74	0.96	1.66	0.93	1.85	1.52	1.82
白血病,未特指	C95	109	1.89	0.00	1.65	0.99	0.96	0.33	0.00	0.74	0.87	1.82
其他或未指明部位	O&U	378	6.57	1.31	1.10	0.49	0.64	0.67	1.39	0.93	1.09	1.04
所有部位合计	ALL	14480	251.61	3.94	11.81	6.42	9.64	10.32	7.41	18.34	30.28	43.86
所有部位除外 C44	ALLbC44	14408	250.36	3.94	11.81	6.42	9.32	10.32	7.41	18.15	29.41	43.08

40~44	45~49	50~54	55~59	60~64	65~69	70~74	75~79	80~84	85+	构成(%)	中国人口标化率	世界人口标化率	累积率(%) 0~64 岁	累积率(%) 0~74 岁	35-64岁截缩率
0.00	0.23	0.48	2.29	2.45	4.78	4.72	8.65	5.04	3.25	0.35	0.62	0.61	0.03	0.08	0.78
0.27	0.00	0.72	0.57	1.23	2.17	0.67	0.96	0.00	0.00	0.15	0.29	0.27	0.02	0.03	0.55
0.80	0.00	0.72	1.14	2.14	1.30	2.70	0.96	6.71	6.50	0.23	0.43	0.43	0.03	0.05	0.74
0.53	0.23	1.44	1.14	1.23	2.17	1.35	0.96	1.68	3.25	0.20	0.38	0.37	0.03	0.04	0.78
0.00	0.00	0.00	0.00	0.31	0.43	0.00	0.00	0.00	0.00	0.03	0.08	0.07	0.00	0.01	0.04
0.00	0.00	0.24	1.43	0.61	1.30	0.67	0.00	0.00	0.00	0.08	0.14	0.15	0.01	0.02	0.30
0.80	0.23	0.96	1.71	1.84	4.35	4.05	2.88	3.36	0.00	0.30	0.57	0.55	0.03	0.07	0.91
0.00	0.23	1.20	1.43	2.45	5.22	2.02	0.00	3.36	3.25	0.26	0.43	0.46	0.03	0.06	0.74
0.53	0.23	0.72	0.29	0.61	0.87	3.37	1.92	3.36	0.00	0.14	0.26	0.25	0.01	0.03	0.38
1.59	10.47	23.03	53.13	88.51	145.69	180.00	196.05	214.88	175.49	11.15	19.27	19.48	0.89	2.52	24.38
8.49	20.26	59.73	95.12	174.88	275.73	314.16	280.62	276.99	224.24	20.30	35.57	35.95	1.84	4.79	50.84
0.27	1.37	2.40	1.71	1.84	2.61	3.37	4.81	10.07	0.00	0.39	0.74	0.67	0.04	0.07	1.21
2.65	4.33	9.83	18.28	24.81	33.05	39.10	54.78	57.08	78.00	3.32	5.91	5.89	0.32	0.68	8.80
5.30	5.46	16.55	26.28	35.22	56.54	53.93	58.62	65.47	39.00	4.61	8.28	8.19	0.47	1.03	13.09
0.00	0.00	0.24	0.00	0.00	0.43	2.02	0.96	0.00	0.00	0.04	0.08	0.08	0.00	0.01	0.04
12.20	22.77	46.29	58.27	79.02	108.73	102.47	87.45	92.33	103.99	9.88	17.82	17.87	1.15	2.21	33.21
0.00	0.46	2.16	5.43	15.01	11.31	25.62	21.14	15.11	26.00	1.28	2.23	2.28	0.12	0.30	3.12
1.33	3.64	6.48	8.86	15.31	26.09	28.32	29.79	33.57	29.25	2.04	3.61	3.61	0.18	0.45	5.23
0.00	0.00	0.96	0.86	1.53	0.00	0.67	0.96	0.00	3.25	0.10	0.17	0.18	0.02	0.02	0.46
0.27	1.82	2.64	6.57	8.88	6.09	14.16	9.61	8.39	3.25	0.86	1.49	1.51	0.10	0.20	2.82
7.43	29.14	62.61	112.26	216.84	330.53	411.24	442.07	448.22	409.48	26.15	45.74	46.04	2.20	5.91	61.00
0.27	1.37	0.96	0.57	3.06	2.17	2.02	2.88	0.00	3.25	0.26	0.49	0.48	0.03	0.06	0.94
1.06	1.14	2.40	3.71	3.68	7.83	8.76	6.73	8.39	6.50	0.82	1.82	1.80	0.10	0.18	1.92
0.00	0.23	0.00	0.00	0.61	0.43	0.67	0.96	1.68	0.00	0.05	0.09	0.08	0.00	0.01	0.12
0.00	0.23	0.48	2.29	3.37	4.78	10.11	5.77	6.71	16.25	0.50	0.96	0.92	0.04	0.12	1.00
0.00	0.00	0.24	0.00	0.00	0.87	0.00	1.92	1.68	0.00	0.05	0.09	0.08	0.00	0.01	0.04
0.00	0.00	0.00	0.00	0.00	0.00	0.00	0.00	0.00	0.00	0.00	0.00	0.00	0.00	0.00	0.00
0.27	0.91	0.72	0.00	2.14	1.30	0.67	3.84	1.68	0.00	0.26	0.53	0.56	0.03	0.04	0.67
0.00	0.00	0.72	0.29	0.00	1.30	2.02	4.81	1.68	0.00	0.12	0.23	0.21	0.01	0.02	0.15
–	–	–	–	–	–	–	–	–	–	–	–	–	–	–	–
–	–	–	–	–	–	–	–	–	–	–	–	–	–	–	–
–	–	–	–	–	–	–	–	–	–	–	–	–	–	–	–
–	–	–	–	–	–	–	–	–	–	–	–	–	–	–	–
–	–	–	–	–	–	–	–	–	–	–	–	–	–	–	–
–	–	–	–	–	–	–	–	–	–	–	–	–	–	–	–
–	–	–	–	–	–	–	–	–	–	–	–	–	–	–	–
–	–	–	–	–	–	–	–	–	–	–	–	–	–	–	–
0.00	0.68	0.48	2.29	3.06	2.61	3.37	2.88	0.00	3.25	0.26	0.45	0.47	0.03	0.06	0.90
0.00	0.46	0.72	2.29	8.58	19.14	31.69	51.90	68.83	48.75	1.68	2.92	2.83	0.06	0.32	1.61
0.53	1.82	0.24	0.00	0.31	0.00	2.02	0.00	3.36	3.25	0.19	0.41	0.42	0.02	0.03	0.63
0.00	0.00	0.00	0.29	0.31	0.00	1.35	1.92	0.00	0.00	0.05	0.10	0.10	0.00	0.01	0.08
2.12	2.50	6.96	8.86	9.19	17.40	18.20	7.69	8.39	16.25	1.46	2.74	2.75	0.17	0.35	4.70
0.00	0.23	0.72	1.43	0.61	0.87	0.00	0.96	3.36	3.25	0.13	0.24	0.23	0.02	0.02	0.47
0.27	0.23	0.24	0.86	1.23	3.48	0.67	2.88	3.36	0.00	0.17	0.29	0.29	0.01	0.03	0.40
1.06	1.82	4.56	8.86	18.07	20.44	33.03	55.74	57.08	48.75	2.31	4.07	3.99	0.18	0.45	5.07
0.00	0.00	0.00	0.00	0.61	1.30	2.02	0.96	1.68	0.00	0.07	0.12	0.12	0.00	0.02	0.08
0.00	0.00	0.48	0.29	0.31	0.43	0.00	0.00	3.36	3.25	0.08	0.14	0.16	0.01	0.01	0.15
2.39	7.29	8.40	8.57	14.09	15.22	13.48	11.53	20.14	13.00	2.06	4.28	4.19	0.28	0.43	6.90
1.86	4.78	5.28	7.14	4.29	3.48	5.39	1.92	5.04	0.00	1.01	2.13	1.92	0.16	0.20	4.06
0.00	1.14	0.96	1.71	1.84	4.35	4.72	10.57	6.71	16.25	0.41	0.74	0.74	0.03	0.08	0.88
0.00	0.23	0.96	0.57	1.23	0.00	0.00	0.96	0.00	0.00	0.10	0.18	0.17	0.02	0.02	0.48
0.00	0.23	0.00	0.57	0.31	0.43	0.67	1.92	1.68	0.00	0.10	0.21	0.17	0.01	0.02	0.21
1.33	1.82	2.88	3.43	7.04	12.61	13.48	4.81	8.39	0.00	0.98	1.94	1.93	0.11	0.24	2.63
0.00	0.00	0.00	0.00	0.31	0.00	0.00	0.00	0.00	0.00	0.01	0.01	0.01	0.00	0.00	0.04
0.00	0.46	1.44	2.57	1.84	5.65	8.09	6.73	0.00	0.00	0.38	0.67	0.67	0.03	0.10	0.89
0.80	0.68	0.72	2.00	2.14	3.04	1.35	2.88	3.36	0.00	0.43	0.94	1.02	0.06	0.08	0.99
0.53	2.96	1.92	3.71	3.37	4.35	8.09	7.69	5.04	0.00	0.84	1.90	1.80	0.11	0.18	2.25
0.53	2.96	2.64	2.57	2.76	6.09	3.37	8.65	10.07	6.50	0.75	1.59	1.57	0.09	0.14	2.14
2.65	4.10	10.79	8.00	18.38	31.75	36.41	33.64	25.18	29.25	2.61	4.86	4.91	0.26	0.60	6.65
58.08	139.12	295.28	469.61	787.42	1190.78	1406.31	1446.35	1502.46	1325.92	100.00	179.23	179.51	9.43	22.42	256.48
58.08	138.89	294.80	467.33	784.05	1185.99	1396.20	1440.58	1495.74	1309.67	99.50	178.27	178.58	9.39	22.30	255.48

附表 2-9　河北省农村肿瘤登记地区 2018 年女性癌症发病主要指标(1/10 万)

部位	ICD-10	病例数	粗率	年龄组(岁)								
				0~	1~4	5~9	10~14	15~19	20~24	25~29	30~34	35~39
唇	C00	22	0.39	0.00	0.00	0.00	0.00	0.00	0.00	0.00	0.00	0.00
舌	C01–C02	11	0.20	0.00	0.00	0.00	0.00	0.00	0.00	0.00	0.00	0.00
口	C03–C06	24	0.43	0.00	0.00	0.00	0.00	0.00	0.24	0.00	0.00	0.00
唾液腺	C07–C08	24	0.43	0.00	0.00	0.00	0.00	0.37	0.47	0.00	0.23	0.27
扁桃腺	C09	2	0.04	0.00	0.00	0.00	0.00	0.00	0.00	0.00	0.00	0.00
其他口咽	C10	3	0.05	0.00	0.00	0.00	0.00	0.00	0.00	0.00	0.00	0.00
鼻咽	C11	23	0.41	0.00	0.00	0.00	0.00	0.00	0.00	0.00	0.45	0.54
喉咽	C12–C13	6	0.11	0.00	0.00	0.00	0.00	0.00	0.00	0.00	0.00	0.00
咽,部位不明	C14	4	0.07	0.00	0.00	0.00	0.00	0.00	0.00	0.00	0.00	0.00
食管	C15	837	14.85	0.00	0.00	0.00	0.00	0.00	0.00	0.00	0.45	1.35
胃	C16	1113	19.75	0.00	0.00	0.00	0.00	0.00	0.47	1.10	2.93	2.43
小肠	C17	33	0.59	0.00	0.00	0.27	0.00	0.00	0.00	0.00	0.00	0.27
结肠	C18	432	7.66	0.00	0.00	0.00	0.00	0.37	0.00	0.18	2.03	1.89
直肠	C19–C20	454	8.05	0.00	0.00	0.00	0.00	0.00	0.47	0.37	2.03	0.81
肛门	C21	10	0.18	0.00	0.00	0.00	0.00	0.00	0.00	0.18	0.00	0.00
肝脏	C22	569	10.09	2.88	0.00	0.00	0.00	0.00	0.00	0.55	0.45	1.08
胆囊及其他	C23–C24	125	2.22	0.00	0.00	0.00	0.00	0.00	0.00	0.00	0.00	0.27
胰腺	C25	215	3.81	0.00	0.00	0.00	0.00	0.00	0.00	0.00	0.68	0.27
鼻,鼻窦及其他	C30–C31	16	0.28	0.00	0.00	0.00	0.00	0.00	0.00	0.00	0.00	0.27
喉	C32	19	0.34	0.00	0.00	0.00	0.00	0.00	0.00	0.00	0.00	0.27
气管,支气管,肺	C33–C34	1899	33.69	0.00	0.00	0.00	0.37	0.00	0.00	0.92	4.06	8.35
其他胸腔器官	C37–C38	23	0.41	0.00	0.31	0.00	0.00	0.00	0.00	0.00	0.23	0.00
骨	C40–C41	72	1.28	0.00	0.00	0.00	1.48	1.46	0.00	0.00	0.23	1.62
皮肤黑色素瘤	C43	10	0.18	0.00	0.00	0.00	0.00	0.00	0.00	0.00	0.00	0.00
其他皮肤	C44	54	0.96	0.00	0.31	0.00	0.00	0.00	0.00	0.18	0.68	0.00
间皮瘤	C45	4	0.07	0.00	0.00	0.00	0.00	0.00	0.00	0.00	0.00	0.00
卡波西肉瘤	C46	0	0.00	0.00	0.00	0.00	0.00	0.00	0.00	0.00	0.00	0.00
周围神经,结缔、软组织	C47;C49	45	0.80	0.00	0.31	0.00	0.37	0.00	0.47	0.55	0.23	0.00
乳房	C50	1943	34.47	0.00	0.00	0.00	0.00	0.37	0.94	4.95	18.51	29.91
外阴	C51	38	0.67	0.00	0.00	0.00	0.00	0.00	0.00	0.00	0.45	0.27
阴道	C52	15	0.27	0.00	0.00	0.00	0.00	0.00	0.00	0.00	0.00	0.00
子宫颈	C53	778	13.80	0.00	0.00	0.00	0.00	0.00	0.47	2.75	7.90	11.05
子宫体	C54	521	9.24	1.44	0.00	0.00	0.00	0.00	0.00	0.55	2.03	4.58
子宫,部位不明	C55	76	1.35	0.00	0.00	0.00	0.00	0.00	0.00	0.18	0.23	1.35
卵巢	C56	342	6.07	0.00	0.00	0.00	1.85	0.37	0.47	0.73	2.93	2.70
其他女性生殖器	C57	19	0.34	0.00	0.00	0.00	0.00	0.00	0.00	0.37	0.00	0.27
胎盘	C58	3	0.05	0.00	0.00	0.00	0.00	0.00	0.00	0.00	0.23	0.27
阴茎	C60	–	–	–	–	–	–	–	–	–	–	–
前列腺	C61	–	–	–	–	–	–	–	–	–	–	–
睾丸	C62	–	–	–	–	–	–	–	–	–	–	–
其他男性生殖器	C63	–	–	–	–	–	–	–	–	–	–	–
肾	C64	131	2.32	0.00	0.94	0.00	0.00	0.00	0.00	0.18	0.23	1.08
肾盂	C65	6	0.11	0.00	0.00	0.00	0.00	0.00	0.00	0.00	0.00	0.00
输尿管	C66	13	0.23	0.00	0.00	0.00	0.00	0.00	0.00	0.00	0.00	0.00
膀胱	C67	87	1.54	0.00	0.00	0.00	0.00	0.00	0.24	0.18	0.00	0.54
其他泌尿器官	C68	3	0.05	0.00	0.00	0.00	0.00	0.00	0.00	0.00	0.00	0.00
眼	C69	8	0.14	0.00	0.00	0.00	0.00	0.00	0.00	0.00	0.00	0.00
脑,神经系统	C70–C72	322	5.71	0.00	3.78	1.37	1.11	3.29	0.71	0.92	2.93	2.43
甲状腺	C73	499	8.85	0.00	0.00	0.00	0.00	1.10	1.41	5.13	9.93	12.67
肾上腺	C74	30	0.53	0.00	0.00	0.27	0.00	0.00	0.00	0.18	0.00	0.00
其他内分泌腺	C75	19	0.34	0.00	0.00	0.00	0.00	0.00	0.00	0.00	0.23	0.00
霍奇金病	C81	11	0.20	0.00	0.00	0.00	0.00	0.00	0.00	0.18	0.00	0.27
非霍奇金淋巴瘤	C82–C85;C96	132	2.34	0.00	0.63	0.00	0.37	0.37	0.71	0.92	0.90	0.81
免疫增生性疾病	C88	0	0.00	0.00	0.00	0.00	0.00	0.00	0.00	0.00	0.00	0.00
多发性骨髓瘤	C90	38	0.67	0.00	0.00	0.00	0.00	0.00	0.00	0.00	0.00	0.00
淋巴样白血病	C91	55	0.98	0.00	1.26	1.64	1.85	0.37	0.24	0.73	0.00	0.54
髓样白血病	C92–C94	94	1.67	1.44	0.00	1.37	1.48	0.37	0.24	0.55	0.90	0.00
白血病,未特指	C95	77	1.37	0.00	1.57	0.55	1.11	0.37	0.24	0.37	0.45	0.27
其他或未指明部位	O&U	312	5.54	2.88	0.63	0.00	0.00	0.73	0.47	0.55	0.90	1.62
所有部位合计	ALL	11621	206.16	8.65	9.76	5.47	9.98	9.52	8.23	23.45	63.44	90.28
所有部位除外 C44	ALLbC44	11567	205.21	8.65	9.44	5.47	9.98	9.52	8.23	23.27	62.76	90.28

										构成	中国人口	世界人口	累积率(%)		35-64岁
40~44	45~49	50~54	55~59	60~64	65~69	70~74	75~79	80~84	85+	(%)	标化率	标化率	0~64 岁	0~74 岁	截缩率
0.00	0.69	0.25	0.29	1.18	1.99	3.65	1.65	0.00	0.00	0.19	0.26	0.26	0.01	0.04	0.36
0.00	0.46	0.25	0.57	0.00	0.40	1.22	0.83	1.30	1.92	0.09	0.13	0.12	0.01	0.01	0.20
0.00	0.00	0.25	1.14	1.18	1.19	1.82	1.65	5.20	3.84	0.21	0.25	0.26	0.01	0.03	0.34
0.28	0.00	0.75	1.14	1.18	2.39	0.00	0.00	1.30	0.00	0.21	0.33	0.33	0.02	0.04	0.53
0.00	0.00	0.00	0.29	0.00	0.40	0.00	0.00	0.00	0.00	0.02	0.02	0.02	0.00	0.00	0.04
0.28	0.00	0.00	0.00	0.29	0.00	0.00	0.83	0.00	0.00	0.03	0.04	0.04	0.00	0.00	0.09
0.28	0.46	0.50	0.86	0.59	1.59	1.22	0.83	0.00	3.84	0.20	0.31	0.29	0.02	0.03	0.51
0.00	0.00	0.25	0.00	0.29	0.40	1.22	0.00	1.30	0.00	0.05	0.07	0.07	0.00	0.01	0.08
0.00	0.00	0.00	0.00	0.00	0.00	0.61	1.65	0.00	1.92	0.03	0.04	0.04	0.00	0.00	0.00
1.10	4.61	12.18	17.42	34.45	72.89	97.88	94.28	100.03	84.52	7.20	9.16	9.14	0.36	1.21	10.02
3.85	12.21	20.89	26.85	56.54	76.87	102.74	104.20	120.82	124.86	9.58	12.49	12.42	0.64	1.53	17.71
0.00	0.46	0.50	1.14	1.47	3.98	3.04	0.83	1.30	1.92	0.28	0.39	0.41	0.02	0.06	0.56
1.65	4.15	8.20	10.28	24.15	31.07	37.69	36.39	54.56	24.97	3.72	4.97	4.87	0.26	0.61	7.25
2.48	5.76	13.67	12.00	22.38	31.46	41.95	28.95	41.57	30.74	3.91	5.28	5.22	0.30	0.67	8.39
0.00	0.23	0.00	0.57	0.29	0.80	0.61	1.65	0.00	0.00	0.09	0.12	0.12	0.01	0.01	0.16
1.65	5.30	12.93	17.71	26.21	41.82	56.54	54.58	44.17	53.79	4.90	6.39	6.45	0.33	0.82	9.31
0.00	1.15	2.98	2.57	4.42	11.55	11.55	16.54	12.99	9.60	1.08	1.39	1.37	0.06	0.17	1.66
0.83	0.92	2.98	5.43	6.48	17.52	26.75	17.37	36.37	26.89	1.85	2.37	2.34	0.09	0.31	2.41
0.28	0.23	0.00	0.57	0.88	0.80	1.22	1.65	2.60	0.00	0.14	0.19	0.18	0.01	0.02	0.34
0.28	0.23	0.25	0.57	0.00	1.59	1.82	2.48	3.90	0.00	0.16	0.23	0.21	0.01	0.03	0.26
8.25	20.27	34.06	55.42	89.82	139.00	163.54	176.98	185.77	220.91	16.34	21.46	21.32	1.11	2.62	31.37
0.00	0.46	0.25	0.86	2.36	0.40	0.61	3.31	1.30	0.00	0.20	0.27	0.28	0.02	0.03	0.54
0.83	0.92	1.49	1.43	2.06	3.98	4.86	4.96	6.50	5.76	0.62	1.09	1.02	0.06	0.10	1.34
0.00	0.23	1.24	0.29	0.88	0.00	0.00	0.00	0.00	0.00	0.09	0.12	0.12	0.01	0.01	0.40
0.28	0.23	1.49	0.29	2.06	3.58	2.43	5.79	7.79	13.45	0.46	0.61	0.60	0.03	0.06	0.64
0.00	0.46	0.00	0.00	0.29	0.00	0.61	0.00	0.00	0.00	0.03	0.05	0.05	0.00	0.01	0.13
0.00	0.00	0.00	0.00	0.00	0.00	0.00	0.00	0.00	0.00	0.00	0.00	0.00	0.00	0.00	0.00
0.83	1.15	1.74	1.14	2.65	0.00	3.04	1.65	1.30	1.92	0.39	0.61	0.61	0.05	0.06	1.15
35.76	70.25	84.53	70.56	84.52	83.64	68.09	46.31	29.88	15.37	16.72	26.62	24.76	2.00	2.76	59.95
0.28	0.92	0.99	1.14	1.47	3.19	2.43	2.48	0.00	3.84	0.33	0.48	0.46	0.03	0.06	0.78
0.00	0.23	0.25	0.86	0.88	1.59	0.61	0.83	1.30	0.00	0.13	0.17	0.17	0.01	0.02	0.31
14.58	29.02	40.03	28.28	28.56	23.50	25.53	21.50	19.49	13.45	6.69	10.71	9.88	0.81	1.06	24.37
4.68	18.20	30.83	22.28	26.50	23.50	12.77	9.92	9.09	7.68	4.48	6.66	6.48	0.55	0.73	16.58
1.93	2.53	3.23	2.29	2.65	3.98	3.65	2.48	2.60	0.00	0.65	1.03	0.97	0.07	0.11	2.28
4.68	10.60	12.93	10.57	15.31	16.33	21.89	9.92	14.29	5.76	2.94	4.61	4.36	0.32	0.51	8.90
0.00	0.46	0.50	0.29	1.18	1.99	1.22	0.00	0.00	0.00	0.16	0.25	0.24	0.02	0.03	0.41
0.00	0.00	0.00	0.00	0.29	0.00	0.00	0.00	0.00	0.00	0.03	0.06	0.04	0.00	0.00	0.09
–	–	–	–	–	–	–	–	–	–	–	–	–	–	–	–
–	–	–	–	–	–	–	–	–	–	–	–	–	–	–	–
–	–	–	–	–	–	–	–	–	–	–	–	–	–	–	–
–	–	–	–	–	–	–	–	–	–	–	–	–	–	–	–
1.10	2.53	3.48	5.14	6.18	9.16	8.51	5.79	9.09	5.76	1.13	1.58	1.61	0.10	0.19	2.93
0.00	0.00	0.00	0.29	0.88	0.00	1.22	0.00	0.00	0.00	0.05	0.07	0.07	0.01	0.01	0.15
0.00	0.00	0.50	0.29	0.00	1.19	1.82	0.83	1.30	3.84	0.11	0.14	0.14	0.00	0.02	0.12
1.10	0.46	0.99	2.00	2.36	8.36	6.08	7.44	14.29	13.45	0.75	0.98	0.97	0.04	0.11	1.13
0.00	0.00	0.00	0.00	0.29	0.80	0.00	0.00	0.00	0.00	0.03	0.03	0.04	0.00	0.01	0.04
0.28	0.00	0.50	0.29	0.00	0.40	0.61	1.65	0.00	0.00	0.07	0.10	0.09	0.01	0.01	0.17
4.68	6.91	7.71	9.43	15.31	15.53	9.73	15.71	24.68	13.45	2.77	4.38	4.43	0.30	0.43	7.15
11.28	16.58	20.39	19.14	15.02	12.74	10.94	5.79	0.00	1.92	4.29	7.61	6.70	0.56	0.68	15.54
0.00	0.23	0.75	0.00	1.18	1.99	1.82	4.14	3.90	7.68	0.26	0.33	0.34	0.01	0.03	0.32
0.55	0.46	0.50	0.86	0.59	1.59	1.22	0.00	1.30	0.00	0.16	0.25	0.24	0.02	0.03	0.46
0.00	0.23	0.25	0.29	0.59	0.40	1.82	0.00	0.00	0.00	0.09	0.15	0.14	0.01	0.02	0.25
1.65	2.99	2.73	3.14	5.01	8.36	10.94	6.62	6.50	5.76	1.14	1.74	1.70	0.10	0.20	2.55
0.00	0.00	0.00	0.00	0.00	0.00	0.00	0.00	0.00	0.00	0.00	0.00	0.00	0.00	0.00	0.00
0.00	0.46	1.24	1.71	1.47	5.18	1.22	3.31	1.30	0.00	0.33	0.43	0.44	0.02	0.06	0.70
0.83	0.23	0.99	1.71	2.06	2.79	0.00	0.83	2.60	1.92	0.47	0.89	0.97	0.06	0.07	0.96
0.28	1.38	3.23	3.43	2.65	5.58	6.08	5.79	2.60	1.92	0.81	1.33	1.33	0.08	0.14	1.63
1.93	1.15	1.49	2.29	2.94	3.98	4.26	2.48	2.60	3.84	0.66	1.10	1.16	0.07	0.11	1.56
1.65	4.38	8.45	7.14	12.66	21.11	24.32	23.16	27.28	42.26	2.68	3.67	3.70	0.20	0.43	5.40
110.32	230.80	343.61	352.20	512.70	702.57	793.39	736.04	804.15	758.78	100.00	143.99	139.57	8.85	16.33	250.52
110.04	230.57	342.12	351.92	510.64	698.98	790.95	730.25	796.35	745.34	99.54	143.38	138.96	8.82	16.27	249.88

附表 2-10 河北省肿瘤登记地区 2018 年男女合计癌症死亡主要指标(1/10 万)

部位	ICD-10	病例数	粗率	年龄组(岁)								
				0~	1~4	5~9	10~14	15~19	20~24	25~29	30~34	35~39
唇	C00	43	0.23	0.00	0.00	0.00	0.00	0.00	0.00	0.00	0.06	0.00
舌	C01–C02	42	0.23	0.00	0.00	0.00	0.00	0.00	0.00	0.00	0.00	0.07
口	C03–C06	58	0.31	0.00	0.00	0.00	0.00	0.00	0.00	0.00	0.00	0.00
唾液腺	C07–C08	33	0.18	0.00	0.00	0.00	0.00	0.00	0.00	0.00	0.06	0.15
扁桃腺	C09	5	0.03	0.00	0.00	0.00	0.00	0.00	0.00	0.00	0.00	0.00
其他口咽	C10	24	0.13	0.00	0.00	0.00	0.00	0.00	0.00	0.00	0.00	0.00
鼻咽	C11	81	0.44	0.00	0.00	0.00	0.00	0.00	0.00	0.00	0.13	0.07
喉咽	C12–C13	37	0.20	0.00	0.00	0.00	0.00	0.00	0.00	0.00	0.00	0.00
咽,部位不明	C14	24	0.13	0.00	0.00	0.00	0.00	0.00	0.00	0.00	0.00	0.00
食管	C15	2408	12.96	4.23	0.00	0.00	0.00	0.00	0.00	0.00	0.06	0.29
胃	C16	4530	24.39	2.82	0.00	0.00	0.00	0.33	0.22	0.49	1.74	1.67
小肠	C17	109	0.59	0.00	0.00	0.09	0.00	0.00	0.00	0.00	0.06	0.07
结肠	C18	899	4.84	0.47	0.00	0.00	0.00	0.11	0.07	0.12	0.32	0.44
直肠	C19–C20	839	4.52	0.00	0.00	0.00	0.00	0.00	0.22	0.12	0.32	0.65
肛门	C21	29	0.16	0.00	0.00	0.00	0.00	0.00	0.00	0.00	0.00	0.00
肝脏	C22	2978	16.03	2.35	0.29	0.17	0.22	0.22	0.30	0.55	1.48	2.61
胆囊及其他	C23–C24	317	1.71	0.00	0.00	0.00	0.00	0.00	0.07	0.00	0.13	0.07
胰腺	C25	797	4.29	0.00	0.00	0.00	0.11	0.00	0.07	0.12	0.13	0.36
鼻,鼻窦及其他	C30–C31	32	0.17	0.00	0.00	0.00	0.00	0.00	0.07	0.06	0.00	0.00
喉	C32	140	0.75	0.00	0.00	0.00	0.00	0.11	0.00	0.00	0.00	0.00
气管,支气管,肺	C33–C34	7519	40.48	0.00	0.10	0.00	0.11	0.22	0.22	0.49	1.42	3.05
其他胸腔器官	C37–C38	78	0.42	0.47	0.00	0.00	0.00	0.00	0.00	0.06	0.06	0.00
骨	C40–C41	190	1.02	0.00	0.10	0.00	0.00	0.44	0.15	0.18	0.13	0.29
皮肤黑色素瘤	C43	25	0.13	0.00	0.00	0.00	0.00	0.00	0.00	0.00	0.00	0.00
其他皮肤	C44	79	0.43	0.00	0.00	0.00	0.11	0.00	0.00	0.00	0.13	0.07
间皮瘤	C45	19	0.10	0.00	0.00	0.00	0.00	0.00	0.07	0.00	0.00	0.00
卡波西肉瘤	C46	4	0.02	0.00	0.00	0.00	0.00	0.00	0.00	0.00	0.00	0.00
周围神经,结缔、软组织	C47;C49	48	0.26	0.00	0.10	0.09	0.00	0.11	0.07	0.06	0.06	0.15
乳房	C50	1005	5.41	0.00	0.00	0.00	0.00	0.00	0.07	0.43	0.90	2.03
外阴	C51	21	0.11	0.00	0.00	0.00	0.00	0.00	0.00	0.06	0.00	0.00
阴道	C52	3	0.02	0.00	0.00	0.00	0.00	0.00	0.00	0.00	0.00	0.00
子宫颈	C53	463	2.49	0.00	0.00	0.00	0.00	0.00	0.00	0.00	0.64	1.02
子宫体	C54	200	1.08	0.00	0.00	0.00	0.00	0.00	0.00	0.00	0.39	0.00
子宫,部位不明	C55	39	0.21	0.00	0.00	0.00	0.00	0.00	0.00	0.00	0.00	0.07
卵巢	C56	315	1.70	0.00	0.00	0.00	0.00	0.00	0.07	0.12	0.19	0.22
其他女性生殖器	C57	19	0.10	0.00	0.00	0.00	0.00	0.00	0.00	0.00	0.00	0.00
胎盘	C58	1	0.01	0.00	0.00	0.00	0.00	0.00	0.00	0.00	0.00	0.00
阴茎	C60	12	0.06	0.00	0.00	0.00	0.00	0.00	0.00	0.00	0.00	0.15
前列腺	C61	247	1.33	0.00	0.00	0.00	0.00	0.00	0.00	0.00	0.00	0.00
睾丸	C62	5	0.03	0.00	0.00	0.00	0.00	0.00	0.00	0.00	0.00	0.00
其他男性生殖器	C63	5	0.03	0.00	0.00	0.00	0.00	0.00	0.00	0.00	0.00	0.00
肾	C64	268	1.44	0.00	0.19	0.09	0.00	0.11	0.07	0.25	0.32	0.07
肾盂	C65	40	0.22	0.00	0.00	0.00	0.00	0.00	0.00	0.00	0.00	0.00
输尿管	C66	34	0.18	0.00	0.00	0.00	0.00	0.00	0.00	0.00	0.00	0.00
膀胱	C67	332	1.79	0.00	0.00	0.00	0.00	0.00	0.00	0.00	0.19	0.15
其他泌尿器官	C68	5	0.03	0.00	0.00	0.00	0.00	0.00	0.00	0.00	0.00	0.00
眼	C69	11	0.06	0.00	0.10	0.00	0.00	0.00	0.00	0.00	0.00	0.00
脑,神经系统	C70–C72	616	3.32	0.47	0.97	0.86	0.98	0.88	0.15	0.55	0.58	1.52
甲状腺	C73	165	0.89	0.00	0.00	0.00	0.00	0.00	0.07	0.43	0.39	0.65
肾上腺	C74	99	0.53	0.00	0.00	0.17	0.00	0.00	0.00	0.00	0.00	0.00
其他内分泌腺	C75	21	0.11	0.00	0.00	0.00	0.00	0.00	0.00	0.00	0.00	0.00
霍奇金病	C81	24	0.13	0.00	0.00	0.00	0.00	0.00	0.07	0.00	0.06	0.07
非霍奇金淋巴瘤	C82–C85;C96	299	1.61	0.00	0.00	0.17	0.11	0.11	0.07	0.43	0.51	0.58
免疫增生性疾病	C88	5	0.03	0.00	0.00	0.00	0.00	0.00	0.00	0.00	0.00	0.00
多发性骨髓瘤	C90	117	0.63	0.00	0.00	0.17	0.00	0.00	0.00	0.06	0.13	0.07
淋巴样白血病	C91	163	0.88	0.47	0.39	1.29	0.98	0.55	0.37	0.49	0.71	0.07
髓样白血病	C92–C94	179	0.96	0.00	0.00	0.17	0.76	0.22	0.15	0.25	0.51	0.80
白血病,未特指	C95	189	1.02	0.47	0.29	0.17	0.33	0.22	0.30	0.06	0.26	0.51
其他或未指明部位	O&U	1422	7.65	0.94	0.29	0.26	0.54	0.44	0.45	0.43	0.84	1.38
所有部位合计	ALL	27711	149.17	12.69	2.82	3.69	4.24	4.06	3.42	5.83	12.93	19.38
所有部位除外 C44	ALLbC44	27632	148.75	12.69	2.82	3.69	4.14	4.06	3.42	5.83	12.80	19.31

										构成	中国人口	世界人口	累积率(%)		35-64岁
40~44	45~49	50~54	55~59	60~64	65~69	70~74	75~79	80~84	85+	(%)	标化率	标化率	0~64岁	0~74岁	截缩率
0.00	0.00	0.15	0.51	0.93	0.75	1.48	1.57	0.41	2.04	0.16	0.15	0.15	0.01	0.02	0.21
0.08	0.20	0.15	0.17	0.46	1.12	1.11	0.52	2.04	4.07	0.15	0.14	0.15	0.01	0.02	0.18
0.08	0.41	0.30	0.17	1.11	1.00	1.48	1.31	2.04	4.75	0.21	0.20	0.20	0.01	0.02	0.31
0.08	0.20	0.46	0.51	0.00	0.50	1.11	0.00	0.82	1.36	0.12	0.13	0.12	0.01	0.02	0.22
0.00	0.07	0.00	0.09	0.19	0.12	0.00	0.00	0.00	0.00	0.02	0.02	0.02	0.00	0.00	0.05
0.00	0.14	0.38	0.26	0.37	0.62	0.56	0.00	0.41	0.68	0.09	0.08	0.09	0.01	0.01	0.17
0.16	0.20	0.69	0.68	1.11	1.37	1.67	1.57	4.48	4.75	0.29	0.28	0.28	0.02	0.03	0.43
0.00	0.07	0.38	0.60	0.65	0.87	0.37	0.79	1.63	0.68	0.13	0.12	0.13	0.01	0.01	0.24
0.00	0.14	0.15	0.17	0.28	0.37	1.11	0.79	0.41	1.36	0.09	0.08	0.08	0.00	0.01	0.11
0.55	2.37	8.00	14.09	29.15	51.18	81.78	103.96	133.28	130.93	8.69	7.92	7.96	0.28	0.94	7.49
3.38	8.38	18.36	27.15	56.07	103.61	146.86	178.60	198.50	229.97	16.35	15.30	15.28	0.59	1.84	16.30
0.16	0.41	0.53	0.26	1.86	2.00	2.78	3.40	5.71	6.78	0.39	0.37	0.37	0.02	0.04	0.48
0.79	2.10	3.43	5.89	11.23	14.85	24.66	36.92	46.87	67.16	3.24	2.98	2.99	0.12	0.32	3.40
0.94	2.57	3.43	5.21	11.42	13.36	20.21	30.90	50.13	56.98	3.03	2.80	2.78	0.12	0.29	3.50
0.00	0.20	0.08	0.17	0.28	0.50	1.11	1.57	1.22	0.68	0.10	0.10	0.10	0.00	0.01	0.11
4.24	10.75	21.40	28.60	44.84	62.79	75.47	68.87	92.52	122.11	10.75	10.41	10.52	0.58	1.27	16.34
0.16	0.41	1.07	2.13	3.99	6.87	9.46	14.14	15.08	17.64	1.14	1.05	1.05	0.04	0.12	1.09
0.86	1.89	3.66	5.80	9.47	18.97	21.88	30.90	33.83	39.35	2.88	2.70	2.70	0.11	0.32	3.16
0.08	0.07	0.08	0.51	0.19	0.62	1.30	1.83	0.00	0.00	0.12	0.12	0.11	0.01	0.01	0.13
0.08	0.27	0.69	0.94	3.06	3.00	3.52	4.98	6.11	2.71	0.51	0.47	0.48	0.03	0.06	0.69
4.48	13.99	30.54	47.38	105.27	161.90	233.09	291.99	348.90	380.57	27.13	25.16	25.19	1.04	3.01	28.79
0.00	0.47	0.38	0.43	1.58	1.12	1.85	2.36	2.45	4.75	0.28	0.27	0.28	0.02	0.03	0.41
0.55	1.01	1.14	1.71	2.41	3.37	3.34	5.76	5.30	7.46	0.69	0.71	0.71	0.04	0.07	1.07
0.16	0.14	0.08	0.00	0.74	0.75	0.19	1.05	0.41	0.00	0.09	0.09	0.09	0.01	0.01	0.16
0.08	0.07	0.23	0.51	0.37	1.25	2.23	3.14	3.67	11.53	0.29	0.27	0.27	0.01	0.03	0.19
0.08	0.00	0.08	0.17	0.37	0.62	0.00	0.26	1.22	0.68	0.07	0.06	0.07	0.00	0.01	0.10
0.00	0.00	0.00	0.00	0.09	0.12	0.00	0.00	0.00	1.36	0.01	0.01	0.01	0.00	0.00	0.01
0.08	0.34	0.23	0.26	0.56	0.50	0.74	1.31	2.04	2.71	0.17	0.19	0.19	0.01	0.02	0.25
4.95	7.23	10.21	11.69	12.81	16.23	16.50	20.69	21.60	16.96	3.63	3.78	3.65	0.25	0.42	7.56
0.08	0.00	0.00	0.00	0.28	0.37	0.93	1.05	1.22	0.68	0.08	0.07	0.07	0.00	0.01	0.05
0.00	0.00	0.00	0.00	0.00	0.12	0.19	0.00	0.00	0.68	0.01	0.01	0.01	0.00	0.00	0.00
1.49	5.00	5.56	6.06	4.83	5.99	7.79	8.90	6.52	6.78	1.67	1.77	1.69	0.12	0.19	3.76
0.47	1.15	1.83	2.73	2.79	3.25	4.26	5.50	4.08	3.39	0.72	0.72	0.71	0.05	0.08	1.32
0.00	0.07	0.61	0.51	0.19	1.00	0.37	1.83	0.82	1.36	0.14	0.14	0.13	0.01	0.01	0.22
0.55	1.76	2.82	2.65	4.27	5.37	7.97	9.69	9.78	8.14	1.14	1.13	1.10	0.06	0.13	1.84
0.08	0.14	0.15	0.17	0.46	0.37	0.00	0.26	0.82	0.68	0.07	0.07	0.07	0.01	0.01	0.15
0.08	0.00	0.00	0.00	0.00	0.00	0.00	0.00	0.00	0.00	0.00	0.01	0.00	0.00	0.00	0.02
0.00	0.00	0.00	0.26	0.09	0.12	0.56	0.00	0.41	0.68	0.04	0.05	0.04	0.00	0.01	0.07
0.00	0.00	0.08	0.26	1.21	4.62	7.05	15.97	21.19	28.49	0.89	0.76	0.75	0.01	0.07	0.20
0.08	0.07	0.00	0.09	0.00	0.00	0.19	0.00	0.41	0.00	0.02	0.02	0.02	0.00	0.00	0.04
0.00	0.00	0.00	0.00	0.00	0.00	0.74	0.00	0.41	0.00	0.02	0.02	0.02	0.00	0.00	0.00
0.39	0.81	1.14	2.48	4.08	5.24	6.68	7.86	8.56	12.89	0.97	0.94	0.95	0.05	0.11	1.28
0.08	0.00	0.61	0.34	0.37	0.75	0.56	1.31	2.45	2.04	0.14	0.13	0.13	0.01	0.01	0.21
0.08	0.00	0.15	0.17	0.37	0.75	1.30	1.57	1.63	1.36	0.12	0.11	0.11	0.00	0.01	0.11
0.08	0.41	0.69	1.11	2.23	5.99	9.83	17.55	26.90	27.14	1.20	1.07	1.04	0.02	0.10	0.66
0.00	0.00	0.00	0.00	0.19	0.12	0.19	0.00	0.41	0.00	0.02	0.02	0.02	0.00	0.00	0.02
0.08	0.00	0.15	0.09	0.00	0.00	0.37	0.26	0.00	2.04	0.04	0.04	0.05	0.00	0.00	0.05
1.10	2.43	4.42	5.38	6.78	10.36	15.95	11.26	19.97	21.71	2.22	2.39	2.41	0.13	0.26	3.26
0.79	1.28	0.76	1.54	1.39	1.87	4.26	5.24	3.26	2.71	0.60	0.66	0.61	0.04	0.07	1.03
0.00	0.20	0.38	0.51	1.30	2.50	2.78	4.19	3.67	6.11	0.36	0.33	0.34	0.01	0.04	0.33
0.24	0.00	0.00	0.00	0.19	0.62	0.56	1.31	0.82	0.68	0.08	0.07	0.07	0.00	0.01	0.07
0.08	0.20	0.08	0.17	0.09	0.50	0.56	0.52	0.82	1.36	0.09	0.09	0.09	0.00	0.01	0.11
0.47	1.01	1.98	1.96	3.81	6.12	6.49	7.59	11.82	12.21	1.08	1.10	1.07	0.06	0.12	1.46
0.00	0.00	0.00	0.00	0.00	0.12	0.19	0.00	0.82	0.68	0.02	0.01	0.01	0.00	0.00	0.00
0.16	0.14	0.76	1.45	2.14	2.75	2.78	2.62	2.04	3.39	0.42	0.41	0.42	0.03	0.05	0.66
0.55	0.88	0.46	0.77	1.39	2.62	1.85	2.62	3.26	3.39	0.59	0.79	0.80	0.04	0.07	0.64
0.39	0.81	0.84	1.71	2.60	2.75	2.23	3.93	4.48	4.75	0.65	0.76	0.71	0.05	0.07	1.08
0.24	0.61	1.60	1.88	2.88	3.12	3.89	3.93	3.26	4.75	0.68	0.74	0.75	0.05	0.08	1.13
2.36	4.39	6.47	9.73	17.27	25.84	38.94	47.66	66.03	80.73	5.13	4.96	4.94	0.22	0.55	6.10
31.91	75.44	137.79	198.05	362.05	563.60	785.31	971.81	1186.90	1358.79	100.00	95.38	95.16	4.32	11.06	119.02
31.83	75.37	137.56	197.53	361.68	562.36	783.09	968.66	1183.23	1347.25	99.71	95.11	94.90	4.31	11.04	118.83

附表 2-11 河北省肿瘤登记地区 2018 年男性癌症死亡主要指标(1/10 万)

部位	ICD-10	病例数	粗率	年龄组(岁)								
				0~	1~4	5~9	10~14	15~19	20~24	25~29	30~34	35~39
唇	C00	26	0.28	0.00	0.00	0.00	0.00	0.00	0.00	0.00	0.00	0.00
舌	C01–C02	26	0.28	0.00	0.00	0.00	0.00	0.00	0.00	0.00	0.00	0.15
口	C03–C06	33	0.35	0.00	0.00	0.00	0.00	0.00	0.00	0.00	0.00	0.00
唾液腺	C07–C08	15	0.16	0.00	0.00	0.00	0.00	0.00	0.00	0.00	0.13	0.15
扁桃腺	C09	5	0.05	0.00	0.00	0.00	0.00	0.00	0.00	0.00	0.00	0.00
其他口咽	C10	24	0.26	0.00	0.00	0.00	0.00	0.00	0.00	0.00	0.00	0.00
鼻咽	C11	54	0.58	0.00	0.00	0.00	0.00	0.00	0.00	0.00	0.13	0.00
喉咽	C12–C13	33	0.35	0.00	0.00	0.00	0.00	0.00	0.00	0.00	0.00	0.00
咽,部位不明	C14	16	0.17	0.00	0.00	0.00	0.00	0.00	0.00	0.00	0.00	0.00
食管	C15	1621	17.40	0.00	0.00	0.00	0.00	0.00	0.00	0.00	0.13	0.58
胃	C16	3133	33.62	0.00	0.00	0.00	0.00	0.42	0.00	0.38	2.33	1.31
小肠	C17	60	0.64	0.00	0.00	0.00	0.00	0.00	0.00	0.00	0.00	0.00
结肠	C18	493	5.29	0.00	0.00	0.00	0.00	0.00	0.15	0.25	0.26	0.44
直肠	C19–C20	506	5.43	0.00	0.00	0.00	0.00	0.00	0.15	0.13	0.52	0.58
肛门	C21	14	0.15	0.00	0.00	0.00	0.00	0.00	0.00	0.00	0.00	0.00
肝脏	C22	2110	22.65	0.00	0.00	0.00	0.00	0.42	0.44	0.75	2.20	4.08
胆囊及其他	C23–C24	170	1.82	0.00	0.00	0.00	0.00	0.00	0.00	0.00	0.13	0.00
胰腺	C25	450	4.83	0.00	0.00	0.00	0.00	0.00	0.00	0.00	0.13	0.44
鼻,鼻窦及其他	C30–C31	21	0.23	0.00	0.00	0.00	0.00	0.00	0.00	0.13	0.00	0.00
喉	C32	119	1.28	0.00	0.00	0.00	0.00	0.21	0.00	0.00	0.00	0.00
气管,支气管,肺	C33–C34	5127	55.03	0.00	0.18	0.00	0.21	0.42	0.30	0.63	2.07	3.50
其他胸腔器官	C37–C38	51	0.55	0.00	0.00	0.00	0.00	0.00	0.00	0.13	0.13	0.00
骨	C40–C41	111	1.19	0.00	0.18	0.00	0.00	0.21	0.30	0.13	0.13	0.15
皮肤黑色素瘤	C43	18	0.19	0.00	0.00	0.00	0.00	0.00	0.00	0.00	0.00	0.00
其他皮肤	C44	42	0.45	0.00	0.00	0.00	0.21	0.00	0.00	0.00	0.13	0.00
间皮瘤	C45	10	0.11	0.00	0.00	0.00	0.00	0.00	0.00	0.00	0.00	0.00
卡波西肉瘤	C46	2	0.02	0.00	0.00	0.00	0.00	0.00	0.00	0.00	0.00	0.00
周围神经,结缔、软组织	C47;C49	26	0.28	0.00	0.18	0.16	0.00	0.21	0.00	0.13	0.00	0.29
乳房	C50	8	0.09	0.00	0.00	0.00	0.00	0.00	0.00	0.00	0.00	0.00
外阴	C51	–	–	–	–	–	–	–	–	–	–	–
阴道	C52	–	–	–	–	–	–	–	–	–	–	–
子宫颈	C53	–	–	–	–	–	–	–	–	–	–	–
子宫体	C54	–	–	–	–	–	–	–	–	–	–	–
子宫,部位不明	C55	–	–	–	–	–	–	–	–	–	–	–
卵巢	C56	–	–	–	–	–	–	–	–	–	–	–
其他女性生殖器	C57	–	–	–	–	–	–	–	–	–	–	–
胎盘	C58	–	–	–	–	–	–	–	–	–	–	–
阴茎	C60	12	0.13	0.00	0.00	0.00	0.00	0.00	0.00	0.00	0.00	0.29
前列腺	C61	247	2.65	0.00	0.00	0.00	0.00	0.00	0.00	0.00	0.00	0.00
睾丸	C62	5	0.05	0.00	0.00	0.00	0.00	0.00	0.00	0.00	0.00	0.00
其他男性生殖器	C63	5	0.05	0.00	0.00	0.00	0.00	0.00	0.00	0.00	0.00	0.00
肾	C64	183	1.96	0.00	0.37	0.16	0.00	0.00	0.00	0.38	0.52	0.15
肾盂	C65	31	0.33	0.00	0.00	0.00	0.00	0.00	0.00	0.00	0.00	0.00
输尿管	C66	20	0.21	0.00	0.00	0.00	0.00	0.00	0.00	0.00	0.00	0.00
膀胱	C67	257	2.76	0.00	0.00	0.00	0.00	0.00	0.00	0.00	0.26	0.15
其他泌尿器官	C68	5	0.05	0.00	0.00	0.00	0.00	0.00	0.00	0.00	0.00	0.00
眼	C69	5	0.05	0.00	0.00	0.00	0.00	0.00	0.00	0.00	0.00	0.00
脑,神经系统	C70–C72	339	3.64	0.00	0.92	1.15	1.03	0.85	0.15	1.13	0.65	1.31
甲状腺	C73	51	0.55	0.00	0.00	0.00	0.00	0.00	0.00	0.25	0.13	0.44
肾上腺	C74	67	0.72	0.00	0.00	0.16	0.00	0.00	0.00	0.00	0.00	0.00
其他内分泌腺	C75	14	0.15	0.00	0.00	0.00	0.00	0.00	0.00	0.00	0.00	0.00
霍奇金病	C81	18	0.19	0.00	0.00	0.00	0.00	0.00	0.00	0.00	0.13	0.15
非霍奇金淋巴瘤	C82–C85;C96	178	1.91	0.00	0.00	0.16	0.21	0.00	0.00	0.75	0.65	0.88
免疫增生性疾病	C88	4	0.04	0.00	0.00	0.00	0.00	0.00	0.00	0.00	0.00	0.00
多发性骨髓瘤	C90	70	0.75	0.00	0.00	0.33	0.00	0.00	0.00	0.13	0.13	0.15
淋巴样白血病	C91	77	0.83	0.90	0.00	0.49	1.23	0.64	0.30	0.38	1.03	0.15
髓样白血病	C92–C94	107	1.15	0.00	0.00	0.33	0.62	0.00	0.30	0.38	0.78	1.46
白血病,未特指	C95	104	1.12	0.90	0.18	0.00	0.21	0.21	0.44	0.13	0.39	0.44
其他或未指明部位	O&U	849	9.11	0.00	0.55	0.33	0.62	0.42	0.74	0.75	0.90	1.31
所有部位合计	ALL	16972	182.15	1.80	2.57	3.27	4.32	4.02	3.25	6.89	13.95	18.52
所有部位除外 C44	ALLbC44	16930	181.70	1.80	2.57	3.27	4.11	4.02	3.25	6.89	13.82	18.52

40~44	45~49	50~54	55~59	60~64	65~69	70~74	75~79	80~84	85+	构成(%)	中国人口标化率	世界人口标化率	累积率(%) 0~64 岁	累积率(%) 0~74 岁	35-64 岁截缩率
0.00	0.00	0.15	0.68	1.51	1.29	1.94	1.13	0.00	1.72	0.15	0.18	0.19	0.01	0.03	0.31
0.00	0.40	0.00	0.17	0.95	1.55	0.78	0.00	2.75	8.62	0.15	0.18	0.20	0.01	0.02	0.25
0.00	0.67	0.30	0.34	1.32	1.29	2.33	1.70	0.00	5.17	0.19	0.24	0.25	0.01	0.03	0.39
0.00	0.13	0.15	0.85	0.00	0.26	1.16	0.00	0.92	1.72	0.09	0.12	0.11	0.01	0.01	0.19
0.00	0.13	0.00	0.17	0.38	0.26	0.00	0.00	0.00	0.00	0.03	0.04	0.04	0.00	0.00	0.10
0.00	0.27	0.75	0.51	0.76	1.29	1.16	0.00	0.92	1.72	0.14	0.17	0.18	0.01	0.02	0.34
0.16	0.40	0.60	0.85	1.89	2.33	2.71	1.70	6.41	6.90	0.32	0.38	0.39	0.02	0.05	0.56
0.00	0.13	0.75	1.02	1.32	1.81	0.78	1.13	1.83	1.72	0.19	0.23	0.24	0.02	0.03	0.45
0.00	0.13	0.15	0.17	0.38	0.78	1.94	0.57	0.92	1.72	0.09	0.12	0.12	0.00	0.02	0.12
0.62	3.77	11.27	23.34	45.39	73.51	113.23	144.14	177.78	184.52	9.55	11.31	11.34	0.43	1.36	11.65
4.36	11.16	26.59	39.02	86.43	155.82	219.09	269.06	283.16	301.79	18.46	22.30	22.24	0.86	2.73	23.73
0.16	0.40	0.60	0.34	2.65	2.85	1.55	5.09	7.33	6.90	0.35	0.42	0.42	0.02	0.04	0.59
1.09	3.36	2.85	6.82	12.10	18.64	27.14	47.48	46.74	91.40	2.90	3.49	3.51	0.14	0.37	3.85
0.93	3.36	4.21	6.82	14.75	17.34	27.14	39.00	64.15	74.15	2.98	3.58	3.56	0.16	0.38	4.41
0.00	0.27	0.15	0.17	0.00	0.52	1.16	1.70	1.83	0.00	0.08	0.10	0.10	0.00	0.01	0.10
6.85	17.08	33.80	43.79	70.92	94.73	109.74	85.92	115.46	170.72	12.43	15.39	15.55	0.90	1.92	25.68
0.31	0.40	0.75	2.73	4.92	8.80	11.63	13.57	15.58	20.69	1.00	1.19	1.21	0.05	0.15	1.25
0.78	2.02	5.41	6.82	10.97	24.85	27.14	33.92	35.74	46.56	2.65	3.21	3.22	0.13	0.39	3.79
0.16	0.00	0.00	0.85	0.38	0.78	1.16	3.39	0.00	0.00	0.12	0.16	0.15	0.01	0.02	0.19
0.16	0.54	1.05	1.36	5.86	5.18	6.98	9.04	9.16	5.17	0.70	0.85	0.86	0.05	0.11	1.24
4.67	16.41	41.92	70.03	153.38	244.08	346.66	420.56	482.02	544.94	30.21	36.21	36.37	1.47	4.42	40.34
0.00	0.67	0.75	0.34	2.46	2.07	2.33	3.39	1.83	3.45	0.30	0.38	0.38	0.02	0.04	0.61
0.93	1.48	1.05	2.22	3.22	4.66	4.27	3.96	7.33	10.35	0.65	0.84	0.85	0.05	0.09	1.37
0.31	0.13	0.15	0.00	0.76	1.04	0.39	2.26	0.92	0.00	0.11	0.13	0.13	0.01	0.01	0.21
0.00	0.00	0.15	0.85	0.19	1.55	3.49	2.83	6.41	10.35	0.25	0.31	0.30	0.01	0.03	0.16
0.00	0.00	0.00	0.00	0.38	0.78	0.00	0.57	2.75	1.72	0.06	0.06	0.07	0.00	0.01	0.05
0.00	0.00	0.00	0.00	0.19	0.00	0.00	0.00	0.00	1.72	0.01	0.01	0.02	0.00	0.00	0.02
0.16	0.54	0.30	0.17	0.38	0.52	0.39	1.70	3.67	0.00	0.15	0.22	0.22	0.01	0.02	0.31
0.00	0.00	0.00	0.00	0.38	1.04	0.00	0.00	0.92	1.72	0.05	0.05	0.06	0.00	0.01	0.05
–	–	–	–	–	–	–	–	–	–	–	–	–	–	–	–
–	–	–	–	–	–	–	–	–	–	–	–	–	–	–	–
–	–	–	–	–	–	–	–	–	–	–	–	–	–	–	–
–	–	–	–	–	–	–	–	–	–	–	–	–	–	–	–
–	–	–	–	–	–	–	–	–	–	–	–	–	–	–	–
–	–	–	–	–	–	–	–	–	–	–	–	–	–	–	–
–	–	–	–	–	–	–	–	–	–	–	–	–	–	–	–
–	–	–	–	–	–	–	–	–	–	–	–	–	–	–	–
0.00	0.00	0.00	0.51	0.19	0.26	1.16	0.00	0.92	1.72	0.07	0.09	0.09	0.00	0.01	0.15
0.00	0.00	0.15	0.51	2.46	9.58	14.74	34.48	47.65	72.43	1.46	1.66	1.65	0.02	0.14	0.41
0.16	0.13	0.00	0.17	0.00	0.00	0.39	0.00	0.92	0.00	0.03	0.04	0.04	0.00	0.00	0.08
0.00	0.00	0.00	0.00	0.00	0.00	1.55	0.00	0.92	0.00	0.03	0.04	0.04	0.00	0.01	0.00
0.62	0.81	1.65	3.41	6.05	7.77	9.31	13.00	7.33	24.14	1.08	1.34	1.37	0.07	0.16	1.79
0.00	0.00	1.05	0.51	0.57	1.04	1.16	2.83	3.67	3.45	0.18	0.22	0.21	0.01	0.02	0.31
0.16	0.00	0.15	0.17	0.19	0.78	1.55	2.83	2.75	1.72	0.12	0.14	0.14	0.00	0.01	0.10
0.16	0.67	1.20	1.53	4.16	10.35	17.06	29.39	43.07	44.84	1.51	1.79	1.75	0.04	0.18	1.12
0.00	0.00	0.00	0.00	0.38	0.26	0.39	0.00	0.92	0.00	0.03	0.03	0.04	0.00	0.01	0.05
0.16	0.00	0.00	0.00	0.00	0.00	0.39	0.57	0.00	3.45	0.03	0.04	0.04	0.00	0.00	0.03
0.93	3.36	5.71	6.13	7.19	12.42	19.78	10.74	16.49	25.87	2.00	2.73	2.75	0.15	0.31	3.73
0.31	0.54	0.15	1.36	1.32	1.55	1.94	3.39	3.67	3.45	0.30	0.40	0.37	0.02	0.04	0.62
0.00	0.40	0.60	0.85	2.08	3.11	3.49	6.22	5.50	8.62	0.39	0.47	0.48	0.02	0.05	0.55
0.31	0.00	0.00	0.00	0.38	0.52	0.39	2.83	0.92	1.72	0.08	0.10	0.10	0.00	0.01	0.11
0.16	0.27	0.15	0.34	0.00	0.78	0.78	1.13	0.92	3.45	0.11	0.14	0.14	0.01	0.01	0.18
0.47	1.21	1.80	2.90	4.35	8.02	9.69	7.35	12.83	20.69	1.05	1.37	1.34	0.07	0.16	1.72
0.00	0.00	0.00	0.00	0.00	0.26	0.39	0.00	1.83	0.00	0.02	0.03	0.02	0.00	0.00	0.00
0.00	0.13	0.90	1.87	2.84	3.11	3.10	2.83	3.67	5.17	0.41	0.51	0.53	0.03	0.06	0.81
0.31	0.67	0.45	1.19	0.76	3.62	1.55	4.52	1.83	1.72	0.45	0.77	0.73	0.04	0.06	0.54
0.47	1.34	0.60	2.04	2.46	3.36	1.94	6.22	5.50	6.90	0.63	0.94	0.86	0.05	0.08	1.31
0.31	0.54	1.50	1.87	2.84	3.62	4.27	6.22	5.50	10.35	0.61	0.82	0.82	0.05	0.09	1.10
2.65	5.11	8.11	11.93	23.26	32.10	52.74	57.09	76.06	113.82	5.00	6.22	6.25	0.28	0.71	7.60
28.80	79.07	158.06	247.74	485.66	772.10	1064.02	1285.41	1519.36	1859.01	100.00	121.76	122.03	5.28	14.46	144.59
28.80	79.07	157.91	246.89	485.47	770.55	1060.53	1282.58	1512.94	1848.66	99.75	121.45	121.72	5.27	14.43	144.43

附表 2-12　河北省肿瘤登记地区 2018 年女性癌症死亡主要指标(1/10 万)

部位	ICD-10	病例数	粗率	年龄组(岁)									35-64岁
				0~	1~4	5~9	10~14	15~19	20~24	25~29	30~34	35~39	截缩率
唇	C00	17	0.18	0.00	0.00	0.00	0.00	0.00	0.00	0.00	0.13	0.00	0.12
舌	C01–C02	16	0.17	0.00	0.00	0.00	0.00	0.00	0.00	0.00	0.00	0.00	0.10
口	C03–C06	25	0.27	0.00	0.00	0.00	0.00	0.00	0.00	0.00	0.00	0.00	0.22
唾液腺	C07–C08	18	0.19	0.00	0.00	0.00	0.00	0.00	0.00	0.00	0.00	0.14	0.26
扁桃腺	C09	0	0.00	0.00	0.00	0.00	0.00	0.00	0.00	0.00	0.00	0.00	0.00
其他口咽	C10	0	0.00	0.00	0.00	0.00	0.00	0.00	0.00	0.00	0.00	0.00	0.00
鼻咽	C11	27	0.29	0.00	0.00	0.00	0.00	0.00	0.00	0.00	0.13	0.14	0.30
喉咽	C12–C13	4	0.04	0.00	0.00	0.00	0.00	0.00	0.00	0.00	0.00	0.00	0.02
咽,部位不明	C14	8	0.09	0.00	0.00	0.00	0.00	0.00	0.00	0.00	0.00	0.00	0.10
食管	C15	787	8.50	8.88	0.00	0.00	0.00	0.00	0.00	0.00	0.00	0.00	3.38
胃	C16	1397	15.09	5.92	0.00	0.00	0.00	0.23	0.45	0.60	1.15	2.02	8.95
小肠	C17	49	0.53	0.00	0.00	0.18	0.00	0.00	0.00	0.00	0.13	0.14	0.38
结肠	C18	406	4.38	0.99	0.00	0.00	0.00	0.23	0.00	0.00	0.38	0.43	2.96
直肠	C19–C20	333	3.60	0.00	0.00	0.00	0.00	0.00	0.30	0.12	0.13	0.72	2.61
肛门	C21	15	0.16	0.00	0.00	0.00	0.00	0.00	0.00	0.00	0.00	0.00	0.12
肝脏	C22	868	9.37	4.93	0.62	0.36	0.46	0.00	0.15	0.36	0.77	1.16	7.03
胆囊及其他	C23–C24	147	1.59	0.00	0.00	0.00	0.00	0.00	0.15	0.00	0.13	0.14	0.93
胰腺	C25	347	3.75	0.00	0.00	0.00	0.23	0.00	0.15	0.24	0.13	0.29	2.53
鼻,鼻窦及其他	C30–C31	11	0.12	0.00	0.00	0.00	0.00	0.00	0.15	0.00	0.00	0.00	0.07
喉	C32	21	0.23	0.00	0.00	0.00	0.00	0.00	0.00	0.00	0.00	0.00	0.16
气管,支气管,肺	C33–C34	2392	25.83	0.00	0.00	0.00	0.00	0.00	0.15	0.36	0.77	2.60	17.39
其他胸腔器官	C37–C38	27	0.29	0.99	0.00	0.00	0.00	0.00	0.00	0.00	0.00	0.00	0.21
骨	C40–C41	79	0.85	0.00	0.00	0.00	0.00	0.68	0.00	0.24	0.13	0.43	0.79
皮肤黑色素瘤	C43	7	0.08	0.00	0.00	0.00	0.00	0.00	0.00	0.00	0.00	0.00	0.12
其他皮肤	C44	37	0.40	0.00	0.00	0.00	0.00	0.00	0.00	0.00	0.13	0.14	0.23
间皮瘤	C45	9	0.10	0.00	0.00	0.00	0.00	0.00	0.15	0.00	0.00	0.00	0.15
卡波西肉瘤	C46	2	0.02	0.00	0.00	0.00	0.00	0.00	0.00	0.00	0.00	0.00	0.00
周围神经,结缔、软组织	C47;C49	22	0.24	0.00	0.00	0.00	0.00	0.00	0.15	0.00	0.13	0.00	0.19
乳房	C50	997	10.77	0.00	0.00	0.00	0.00	0.00	0.15	0.84	1.79	4.05	15.10
外阴	C51	21	0.23	0.00	0.00	0.00	0.00	0.00	0.00	0.12	0.00	0.00	0.10
阴道	C52	3	0.03	0.00	0.00	0.00	0.00	0.00	0.00	0.00	0.00	0.00	0.00
子宫颈	C53	463	5.00	0.00	0.00	0.00	0.00	0.00	0.00	0.00	1.28	2.02	7.53
子宫体	C54	200	2.16	0.00	0.00	0.00	0.00	0.00	0.00	0.00	0.77	0.00	2.64
子宫,部位不明	C55	39	0.42	0.00	0.00	0.00	0.00	0.00	0.00	0.00	0.00	0.14	0.43
卵巢	C56	315	3.40	0.00	0.00	0.00	0.00	0.00	0.15	0.24	0.38	0.43	3.67
其他女性生殖器	C57	19	0.21	0.00	0.00	0.00	0.00	0.00	0.00	0.00	0.00	0.00	0.29
胎盘	C58	1	0.01	0.00	0.00	0.00	0.00	0.00	0.00	0.00	0.00	0.00	0.03
阴茎	C60	–	–	–	–	–	–	–	–	–	–	–	–
前列腺	C61	–	–	–	–	–	–	–	–	–	–	–	–
睾丸	C62	–	–	–	–	–	–	–	–	–	–	–	–
其他男性生殖器	C63	–	–	–	–	–	–	–	–	–	–	–	–
肾	C64	85	0.92	0.00	0.00	0.00	0.00	0.23	0.15	0.12	0.13	0.00	0.77
肾盂	C65	9	0.10	0.00	0.00	0.00	0.00	0.00	0.00	0.00	0.00	0.00	0.10
输尿管	C66	14	0.15	0.00	0.00	0.00	0.00	0.00	0.00	0.00	0.00	0.00	0.12
膀胱	C67	75	0.81	0.00	0.00	0.00	0.00	0.00	0.00	0.00	0.13	0.14	0.21
其他泌尿器官	C68	0	0.00	0.00	0.00	0.00	0.00	0.00	0.00	0.00	0.00	0.00	0.00
眼	C69	6	0.06	0.00	0.21	0.00	0.00	0.00	0.00	0.00	0.00	0.00	0.07
脑,神经系统	C70–C72	277	2.99	0.99	1.03	0.54	0.92	0.91	0.15	0.00	0.51	1.73	2.79
甲状腺	C73	114	1.23	0.00	0.00	0.00	0.00	0.00	0.15	0.60	0.64	0.87	1.44
肾上腺	C74	32	0.35	0.00	0.00	0.18	0.00	0.00	0.00	0.00	0.00	0.00	0.12
其他内分泌腺	C75	7	0.08	0.00	0.00	0.00	0.00	0.00	0.00	0.00	0.00	0.00	0.03
霍奇金病	C81	6	0.06	0.00	0.00	0.00	0.00	0.00	0.15	0.00	0.00	0.00	0.05
非霍奇金淋巴瘤	C82–C85;C96	121	1.31	0.00	0.00	0.18	0.00	0.23	0.15	0.12	0.38	0.29	1.21
免疫增生性疾病	C88	1	0.01	0.00	0.00	0.00	0.00	0.00	0.00	0.00	0.00	0.00	0.00
多发性骨髓瘤	C90	47	0.51	0.00	0.00	0.00	0.00	0.00	0.00	0.00	0.13	0.00	0.51
淋巴样白血病	C91	86	0.93	0.00	0.83	2.16	0.69	0.45	0.45	0.60	0.38	0.00	0.74
髓样白血病	C92–C94	72	0.78	0.00	0.00	0.00	0.92	0.45	0.00	0.12	0.26	0.14	0.85
白血病,未特指	C95	85	0.92	0.00	0.41	0.36	0.46	0.23	0.15	0.00	0.13	0.58	1.17
其他或未指明部位	O&U	573	6.19	1.97	0.00	0.18	0.46	0.45	0.15	0.12	0.77	1.45	4.62
所有部位合计	ALL	10739	115.98	24.66	3.10	4.14	4.16	4.09	3.59	4.81	11.92	20.24	93.92
所有部位除外 C44	ALLbC44	10702	115.58	24.66	3.10	4.14	4.16	4.09	3.59	4.81	11.79	20.09	93.69

40~44	45~49	50~54	55~59	60~64	65~69	70~74	75~79	80~84	85+	构成 (%)	中国人口标化率	世界人口标化率	累积率(%) 0~64 岁	0~74 岁	35-64 岁截缩率
0.00	0.00	0.15	0.34	0.36	0.24	1.07	1.95	0.73	2.24	0.16	0.11	0.11	0.00	0.01	0.12
0.16	0.00	0.31	0.17	0.00	0.72	1.42	0.98	1.47	1.12	0.15	0.11	0.10	0.00	0.01	0.10
0.16	0.14	0.31	0.00	0.91	0.72	0.71	0.98	3.67	4.47	0.23	0.15	0.16	0.01	0.01	0.22
0.16	0.27	0.77	0.17	0.00	0.72	1.07	0.00	0.73	1.12	0.17	0.14	0.13	0.01	0.02	0.26
0.00	0.00	0.00	0.00	0.00	0.00	0.00	0.00	0.00	0.00	0.00	0.00	0.00	0.00	0.00	0.00
0.00	0.00	0.00	0.00	0.00	0.00	0.00	0.00	0.00	0.00	0.00	0.00	0.00	0.00	0.00	0.00
0.16	0.00	0.77	0.51	0.36	0.48	0.71	1.46	2.94	3.35	0.25	0.18	0.17	0.01	0.02	0.30
0.00	0.00	0.00	0.17	0.00	0.00	0.00	0.49	1.47	0.00	0.04	0.02	0.02	0.00	0.00	0.02
0.00	0.14	0.15	0.17	0.18	0.00	0.36	0.98	0.00	1.12	0.07	0.05	0.05	0.00	0.00	0.10
0.48	0.95	4.63	4.79	13.49	30.38	52.95	69.28	97.64	96.17	7.33	4.83	4.89	0.13	0.55	3.38
2.38	5.57	9.89	15.23	26.80	54.97	80.67	100.51	130.67	183.40	13.01	8.90	8.93	0.33	1.01	8.95
0.16	0.41	0.46	0.17	1.09	1.21	3.91	1.95	4.40	6.71	0.46	0.33	0.33	0.01	0.04	0.38
0.48	0.82	4.02	4.96	10.39	11.33	22.39	27.81	46.98	51.44	3.78	2.54	2.54	0.11	0.28	2.96
0.95	1.77	2.63	3.59	8.21	9.64	13.86	23.91	38.91	45.85	3.10	2.10	2.08	0.09	0.21	2.61
0.00	0.14	0.00	0.17	0.55	0.48	1.07	1.46	0.73	1.12	0.14	0.10	0.10	0.00	0.01	0.12
1.59	4.35	8.65	13.34	19.69	33.03	44.07	54.16	74.14	90.58	8.08	5.68	5.76	0.26	0.65	7.03
0.00	0.41	1.39	1.54	3.10	5.06	7.46	14.64	14.68	15.66	1.37	0.93	0.91	0.03	0.10	0.93
0.95	1.77	1.85	4.79	8.02	13.50	17.06	28.30	32.30	34.67	3.23	2.23	2.21	0.09	0.24	2.53
0.00	0.14	0.15	0.17	0.00	0.48	1.42	0.49	0.00	0.00	0.10	0.08	0.08	0.00	0.01	0.07
0.00	0.00	0.31	0.51	0.36	0.96	0.36	1.46	3.67	1.12	0.20	0.13	0.13	0.01	0.01	0.16
4.28	11.55	18.85	24.63	58.90	85.35	129.00	181.01	242.25	273.98	22.27	15.09	15.01	0.61	1.68	17.39
0.00	0.27	0.00	0.51	0.73	0.24	1.42	1.46	2.94	5.59	0.25	0.16	0.18	0.01	0.02	0.21
0.16	0.54	1.24	1.20	1.64	2.17	2.49	7.32	3.67	5.59	0.74	0.59	0.57	0.03	0.05	0.79
0.00	0.14	0.00	0.00	0.73	0.48	0.00	0.00	0.00	0.00	0.07	0.05	0.05	0.00	0.01	0.12
0.16	0.14	0.31	0.17	0.55	0.96	1.07	3.42	1.47	12.30	0.34	0.23	0.23	0.01	0.02	0.23
0.16	0.00	0.15	0.34	0.36	0.48	0.00	0.00	0.00	0.00	0.08	0.07	0.07	0.01	0.01	0.15
0.00	0.00	0.00	0.00	0.00	0.24	0.00	0.00	0.00	1.12	0.02	0.01	0.01	0.00	0.00	0.00
0.00	0.14	0.15	0.34	0.73	0.48	1.07	0.98	0.73	4.47	0.20	0.15	0.15	0.01	0.02	0.19
10.00	14.54	20.70	23.44	24.80	30.38	31.63	38.54	38.17	26.84	9.28	7.37	7.12	0.50	0.81	15.10
0.16	0.00	0.00	0.00	0.55	0.72	1.78	1.95	2.20	1.12	0.20	0.14	0.13	0.00	0.02	0.10
0.00	0.00	0.00	0.00	0.00	0.24	0.36	0.00	0.00	1.12	0.03	0.02	0.02	0.00	0.00	0.00
3.02	10.06	11.28	12.15	9.48	11.57	14.93	16.59	11.75	11.18	4.31	3.50	3.34	0.25	0.38	7.53
0.95	2.31	3.71	5.47	5.47	6.27	8.17	10.25	7.34	5.59	1.86	1.42	1.38	0.09	0.17	2.64
0.00	0.14	1.24	1.03	0.36	1.93	0.71	3.42	1.47	2.24	0.36	0.26	0.26	0.01	0.03	0.43
1.11	3.53	5.72	5.30	8.39	10.37	15.28	18.05	17.62	13.42	2.93	2.19	2.14	0.13	0.25	3.67
0.16	0.27	0.31	0.34	0.91	0.72	0.00	0.49	1.47	1.12	0.18	0.13	0.13	0.01	0.01	0.29
0.16	0.00	0.00	0.00	0.00	0.00	0.00	0.00	0.00	0.00	0.01	0.01	0.01	0.00	0.00	0.03
–	–	–	–	–	–	–	–	–	–	–	–	–	–	–	–
–	–	–	–	–	–	–	–	–	–	–	–	–	–	–	–
–	–	–	–	–	–	–	–	–	–	–	–	–	–	–	–
–	–	–	–	–	–	–	–	–	–	–	–	–	–	–	–
0.16	0.82	0.62	1.54	2.19	2.89	4.26	3.42	9.54	5.59	0.79	0.58	0.57	0.03	0.07	0.77
0.16	0.00	0.15	0.17	0.18	0.48	0.00	0.00	1.47	1.12	0.08	0.06	0.06	0.00	0.01	0.10
0.00	0.00	0.15	0.17	0.55	0.72	1.07	0.49	0.73	1.12	0.13	0.09	0.09	0.00	0.01	0.12
0.00	0.14	0.15	0.68	0.36	1.93	3.20	7.32	13.95	15.66	0.70	0.43	0.42	0.01	0.03	0.21
0.00	0.00	0.00	0.00	0.00	0.00	0.00	0.00	0.00	0.00	0.00	0.00	0.00	0.00	0.00	0.00
0.00	0.00	0.31	0.17	0.00	0.00	0.36	0.00	0.00	1.12	0.06	0.04	0.05	0.00	0.01	0.07
1.27	1.50	3.09	4.62	6.38	8.44	12.44	11.71	22.76	19.01	2.58	2.06	2.08	0.11	0.22	2.79
1.27	2.04	1.39	1.71	1.46	2.17	6.40	6.83	2.94	2.24	1.06	0.92	0.83	0.05	0.09	1.44
0.00	0.00	0.15	0.17	0.55	1.93	2.13	2.44	2.20	4.47	0.30	0.20	0.21	0.01	0.03	0.12
0.16	0.00	0.00	0.00	0.00	0.72	0.71	0.00	0.73	0.00	0.07	0.05	0.05	0.00	0.01	0.03
0.00	0.14	0.00	0.00	0.18	0.24	0.36	0.00	0.73	0.00	0.06	0.05	0.05	0.00	0.01	0.05
0.48	0.82	2.16	1.03	3.28	4.34	3.55	7.81	11.01	6.71	1.13	0.85	0.83	0.05	0.09	1.21
0.00	0.00	0.00	0.00	0.00	0.00	0.00	0.00	0.00	1.12	0.01	0.00	0.01	0.00	0.00	0.00
0.32	0.14	0.62	1.03	1.46	2.41	2.49	2.44	0.73	2.24	0.44	0.32	0.33	0.02	0.04	0.51
0.79	1.09	0.46	0.34	2.01	1.69	2.13	0.98	4.40	4.47	0.80	0.81	0.88	0.05	0.07	0.74
0.32	0.27	1.08	1.37	2.74	2.17	2.49	1.95	3.67	3.35	0.67	0.59	0.58	0.04	0.06	0.85
0.16	0.68	1.70	1.88	2.92	2.65	3.55	1.95	1.47	1.12	0.79	0.68	0.70	0.05	0.08	1.17
2.06	3.67	4.79	7.53	11.49	20.01	26.30	39.52	57.99	59.27	5.34	3.82	3.75	0.17	0.40	4.62
35.07	71.77	116.95	148.15	242.88	369.38	529.88	701.12	920.56	1034.41	100.00	71.55	71.01	3.38	7.87	93.92
34.91	71.63	116.65	147.98	242.33	368.42	528.81	697.71	919.09	1022.11	99.66	71.32	70.78	3.37	7.85	93.69

附表 2-13　河北省城市肿瘤登记地区 2018 年男女合计癌症死亡主要指标(1/10 万)

部位	ICD-10	病例数	粗率	年龄组(岁)								
				0~	1~4	5~9	10~14	15~19	20~24	25~29	30~34	35~39
唇	C00	10	0.14	0.00	0.00	0.00	0.00	0.00	0.00	0.00	0.00	0.00
舌	C01–C02	28	0.39	0.00	0.00	0.00	0.00	0.00	0.00	0.00	0.00	0.16
口	C03–C06	36	0.50	0.00	0.00	0.00	0.00	0.00	0.00	0.00	0.00	0.00
唾液腺	C07–C08	20	0.28	0.00	0.00	0.00	0.00	0.00	0.00	0.00	0.15	0.32
扁桃腺	C09	1	0.01	0.00	0.00	0.00	0.00	0.00	0.00	0.00	0.00	0.00
其他口咽	C10	16	0.22	0.00	0.00	0.00	0.00	0.00	0.00	0.00	0.00	0.00
鼻咽	C11	27	0.38	0.00	0.00	0.00	0.00	0.00	0.00	0.00	0.00	0.00
喉咽	C12–C13	19	0.26	0.00	0.00	0.00	0.00	0.00	0.00	0.00	0.00	0.00
咽,部位不明	C14	3	0.04	0.00	0.00	0.00	0.00	0.00	0.00	0.00	0.00	0.00
食管	C15	539	7.50	0.00	0.00	0.00	0.00	0.00	0.00	0.00	0.00	0.16
胃	C16	1167	16.24	0.00	0.00	0.00	0.00	0.30	0.41	0.37	1.23	0.81
小肠	C17	50	0.70	0.00	0.00	0.00	0.00	0.00	0.00	0.00	0.00	0.00
结肠	C18	446	6.21	0.00	0.00	0.00	0.00	0.00	0.20	0.00	0.15	0.48
直肠	C19–C20	386	5.37	0.00	0.00	0.00	0.00	0.00	0.00	0.00	0.31	0.81
肛门	C21	7	0.10	0.00	0.00	0.00	0.00	0.00	0.00	0.00	0.00	0.00
肝脏	C22	967	13.46	0.00	0.58	0.25	0.30	0.30	0.20	0.18	0.92	1.45
胆囊及其他	C23–C24	139	1.93	0.00	0.00	0.00	0.00	0.00	0.20	0.00	0.15	0.16
胰腺	C25	333	4.63	0.00	0.00	0.00	0.30	0.00	0.00	0.37	0.15	0.48
鼻,鼻窦及其他	C30–C31	12	0.17	0.00	0.00	0.00	0.00	0.00	0.20	0.18	0.00	0.00
喉	C32	51	0.71	0.00	0.00	0.00	0.00	0.30	0.00	0.00	0.00	0.00
气管,支气管,肺	C33–C34	2770	38.55	0.00	0.00	0.00	0.00	0.00	0.41	0.37	0.61	1.77
其他胸腔器官	C37–C38	48	0.67	0.00	0.00	0.00	0.00	0.00	0.00	0.00	0.15	0.00
骨	C40–C41	55	0.77	0.00	0.00	0.00	0.00	0.30	0.20	0.18	0.15	0.00
皮肤黑色素瘤	C43	14	0.19	0.00	0.00	0.00	0.00	0.00	0.00	0.00	0.00	0.00
其他皮肤	C44	35	0.49	0.00	0.00	0.00	0.00	0.00	0.00	0.00	0.00	0.16
间皮瘤	C45	13	0.18	0.00	0.00	0.00	0.00	0.00	0.00	0.00	0.00	0.00
卡波西肉瘤	C46	4	0.06	0.00	0.00	0.00	0.00	0.00	0.00	0.00	0.00	0.00
周围神经,结缔、软组织	C47;C49	23	0.32	0.00	0.00	0.00	0.00	0.30	0.00	0.18	0.15	0.32
乳房	C50	483	6.72	0.00	0.00	0.00	0.00	0.00	0.20	0.55	0.77	1.93
外阴	C51	6	0.08	0.00	0.00	0.00	0.00	0.00	0.00	0.18	0.00	0.00
阴道	C52	1	0.01	0.00	0.00	0.00	0.00	0.00	0.00	0.00	0.00	0.00
子宫颈	C53	167	2.32	0.00	0.00	0.00	0.00	0.00	0.00	0.00	0.61	1.13
子宫体	C54	91	1.27	0.00	0.00	0.00	0.00	0.00	0.00	0.00	0.31	0.00
子宫,部位不明	C55	20	0.28	0.00	0.00	0.00	0.00	0.00	0.00	0.00	0.00	0.00
卵巢	C56	165	2.30	0.00	0.00	0.00	0.00	0.00	0.00	0.37	0.31	0.00
其他女性生殖器	C57	14	0.19	0.00	0.00	0.00	0.00	0.00	0.00	0.00	0.00	0.00
胎盘	C58	0	0.00	0.00	0.00	0.00	0.00	0.00	0.00	0.00	0.00	0.00
阴茎	C60	7	0.10	0.00	0.00	0.00	0.00	0.00	0.00	0.00	0.00	0.00
前列腺	C61	156	2.17	0.00	0.00	0.00	0.00	0.00	0.00	0.00	0.00	0.00
睾丸	C62	1	0.01	0.00	0.00	0.00	0.00	0.00	0.00	0.00	0.00	0.00
其他男性生殖器	C63	3	0.04	0.00	0.00	0.00	0.00	0.00	0.00	0.00	0.00	0.00
肾	C64	139	1.93	0.00	0.29	0.25	0.00	0.30	0.00	0.18	0.15	0.16
肾盂	C65	24	0.33	0.00	0.00	0.00	0.00	0.00	0.00	0.00	0.00	0.00
输尿管	C66	24	0.33	0.00	0.00	0.00	0.00	0.00	0.00	0.00	0.00	0.00
膀胱	C67	172	2.39	0.00	0.00	0.00	0.00	0.00	0.00	0.00	0.31	0.32
其他泌尿器官	C68	2	0.03	0.00	0.00	0.00	0.00	0.00	0.00	0.00	0.00	0.00
眼	C69	3	0.04	0.00	0.29	0.00	0.00	0.00	0.00	0.00	0.00	0.00
脑,神经系统	C70–C72	226	3.15	1.49	1.44	1.52	1.48	0.59	0.00	0.37	0.61	1.45
甲状腺	C73	105	1.46	0.00	0.00	0.00	0.00	0.00	0.20	0.92	0.77	1.29
肾上腺	C74	11	0.15	0.00	0.00	0.00	0.00	0.00	0.00	0.00	0.00	0.00
其他内分泌腺	C75	7	0.10	0.00	0.00	0.00	0.00	0.00	0.00	0.00	0.00	0.00
霍奇金病	C81	12	0.17	0.00	0.00	0.00	0.00	0.00	0.00	0.00	0.15	0.00
非霍奇金淋巴瘤	C82–C85;C96	162	2.25	0.00	0.00	0.00	0.00	0.30	0.00	0.37	0.46	1.13
免疫增生性疾病	C88	3	0.04	0.00	0.00	0.00	0.00	0.00	0.00	0.00	0.00	0.00
多发性骨髓瘤	C90	60	0.84	0.00	0.00	0.00	0.00	0.00	0.00	0.00	0.15	0.16
淋巴样白血病	C91	67	0.93	1.49	0.29	2.02	0.89	0.30	0.82	0.37	0.31	0.00
髓样白血病	C92–C94	98	1.36	0.00	0.00	0.51	0.00	0.30	0.20	0.18	0.46	1.13
白血病,未特指	C95	70	0.97	1.49	0.58	0.25	0.30	0.00	0.20	0.00	0.00	0.48
其他或未指明部位	O&U	703	9.78	0.00	0.29	0.25	0.00	0.30	0.41	0.18	0.46	1.29
所有部位合计	ALL	10221	142.26	4.47	3.74	5.05	3.26	3.55	3.88	5.51	9.96	17.55
所有部位除外 C44	ALLbC44	10186	141.77	4.47	3.74	5.05	3.26	3.55	3.88	5.51	9.96	17.39

40~44	45~49	50~54	55~59	60~64	65~69	70~74	75~79	80~84	85+	构成(%)	中国人口标化率	世界人口标化率	累积率(%) 0~64 岁	累积率(%) 0~74 岁	35-64岁截缩率
0.00	0.00	0.00	0.42	0.00	0.31	1.32	1.27	0.00	3.10	0.10	0.08	0.08	0.00	0.01	0.05
0.19	0.50	0.20	0.21	0.73	1.56	2.21	0.00	3.68	6.19	0.27	0.24	0.24	0.01	0.03	0.32
0.00	0.50	0.41	0.42	2.19	1.25	2.21	2.55	2.76	6.19	0.35	0.29	0.31	0.02	0.03	0.50
0.19	0.17	0.61	0.64	0.00	0.62	1.77	0.00	0.92	3.10	0.20	0.19	0.18	0.01	0.02	0.31
0.00	0.17	0.00	0.00	0.00	0.00	0.00	0.00	0.00	0.00	0.01	0.01	0.01	0.00	0.00	0.03
0.00	0.17	1.01	0.21	0.73	0.94	1.32	0.00	0.00	0.00	0.16	0.15	0.15	0.01	0.02	0.32
0.00	0.17	0.41	0.85	0.73	1.87	0.88	0.64	6.43	1.55	0.26	0.21	0.21	0.01	0.02	0.30
0.00	0.17	0.81	0.64	1.46	0.00	0.00	1.27	2.76	0.00	0.19	0.16	0.16	0.02	0.02	0.43
0.00	0.17	0.00	0.00	0.24	0.31	0.00	0.00	0.00	0.00	0.03	0.03	0.03	0.00	0.00	0.06
0.38	1.98	5.06	11.03	15.32	27.49	30.91	56.73	76.29	83.61	5.27	4.25	4.27	0.17	0.46	4.70
2.63	3.63	10.73	17.61	36.73	55.30	72.42	126.84	159.01	174.97	11.42	9.40	9.34	0.37	1.01	10.11
0.19	0.33	0.41	0.21	2.43	2.19	4.42	4.46	3.68	9.29	0.49	0.41	0.42	0.02	0.05	0.51
1.13	2.31	4.86	6.58	14.11	16.56	27.82	46.53	50.55	99.10	4.36	3.55	3.60	0.15	0.37	4.21
1.13	3.14	3.65	6.15	12.89	13.75	20.31	36.33	56.07	71.23	3.78	3.10	3.09	0.14	0.31	4.03
0.00	0.17	0.00	0.00	0.49	0.31	0.44	0.64	0.00	1.55	0.07	0.06	0.06	0.00	0.01	0.09
3.57	6.93	14.58	22.07	40.38	45.30	57.85	59.28	87.32	120.77	9.46	8.15	8.31	0.46	0.97	12.72
0.38	0.50	0.61	2.33	2.92	5.62	9.27	19.76	18.38	23.23	1.36	1.11	1.09	0.04	0.11	0.98
0.75	1.65	4.25	4.88	8.03	17.50	20.75	38.24	39.52	44.90	3.26	2.76	2.71	0.10	0.30	2.91
0.19	0.00	0.20	0.42	0.24	0.62	0.88	0.64	0.00	0.00	0.12	0.12	0.12	0.01	0.01	0.16
0.19	0.50	0.61	0.64	3.16	1.56	2.21	4.46	7.35	3.10	0.50	0.44	0.44	0.03	0.05	0.72
3.76	11.55	27.54	39.68	96.33	134.34	193.85	278.53	356.61	384.00	27.10	22.29	22.34	0.91	2.55	25.30
0.00	0.99	0.41	1.06	2.19	1.56	2.21	3.82	3.68	7.74	0.47	0.40	0.41	0.02	0.04	0.68
0.75	0.83	0.20	0.64	2.43	1.25	1.32	7.01	3.68	9.29	0.54	0.50	0.49	0.03	0.04	0.73
0.19	0.17	0.00	0.00	0.97	1.56	0.00	1.27	0.92	0.00	0.14	0.12	0.12	0.01	0.01	0.19
0.19	0.00	0.41	0.42	0.49	1.25	3.09	3.82	4.60	7.74	0.34	0.28	0.28	0.01	0.03	0.25
0.19	0.00	0.20	0.42	0.24	1.56	0.00	0.00	1.84	1.55	0.13	0.11	0.11	0.01	0.01	0.16
0.00	0.00	0.00	0.00	0.24	0.31	0.00	0.00	0.00	3.10	0.04	0.03	0.03	0.00	0.00	0.03
0.00	0.33	0.20	0.21	0.49	0.31	0.88	2.55	1.84	4.65	0.23	0.23	0.21	0.01	0.02	0.25
6.77	6.27	12.76	15.49	17.76	16.25	19.87	26.77	24.82	20.13	4.73	4.45	4.35	0.31	0.49	9.25
0.19	0.00	0.00	0.00	0.00	0.00	0.00	1.91	0.92	0.00	0.06	0.06	0.05	0.00	0.00	0.04
0.00	0.00	0.00	0.00	0.00	0.00	0.00	0.00	0.00	1.55	0.01	0.00	0.01	0.00	0.00	0.00
1.69	5.12	5.27	6.58	3.89	4.06	3.09	8.29	5.51	6.19	1.63	1.61	1.52	0.12	0.16	3.74
0.56	0.99	2.03	2.97	4.14	4.37	3.53	6.37	3.68	4.65	0.89	0.80	0.80	0.05	0.09	1.54
0.00	0.00	1.22	0.42	0.24	1.25	0.44	1.91	1.84	1.55	0.20	0.17	0.17	0.01	0.02	0.28
0.75	2.81	3.44	3.82	4.62	6.87	7.07	16.57	14.71	9.29	1.61	1.46	1.40	0.08	0.15	2.33
0.19	0.17	0.41	0.42	0.49	0.62	0.00	0.64	1.84	1.55	0.14	0.12	0.12	0.01	0.01	0.25
0.00	0.00	0.00	0.00	0.00	0.00	0.00	0.00	0.00	0.00	0.00	0.00	0.00	0.00	0.00	0.00
0.00	0.00	0.00	0.42	0.24	0.00	0.88	0.00	0.92	1.55	0.07	0.05	0.06	0.00	0.01	0.09
0.00	0.00	0.00	0.00	1.95	5.94	11.04	23.58	32.17	49.55	1.53	1.13	1.12	0.01	0.09	0.25
0.00	0.00	0.00	0.21	0.00	0.00	0.00	0.00	0.00	0.00	0.01	0.01	0.01	0.00	0.00	0.03
0.00	0.00	0.00	0.00	0.00	0.00	0.88	0.00	0.92	0.00	0.03	0.02	0.02	0.00	0.00	0.00
0.75	0.66	0.81	2.55	5.11	6.87	8.39	14.02	12.87	17.03	1.36	1.19	1.21	0.06	0.13	1.42
0.00	0.00	0.81	0.42	0.49	1.25	1.32	1.27	3.68	4.65	0.23	0.19	0.20	0.01	0.02	0.25
0.19	0.00	0.41	0.21	0.73	0.94	1.77	3.19	2.76	3.10	0.23	0.20	0.19	0.01	0.02	0.22
0.19	0.66	1.22	1.70	2.92	8.12	10.60	19.12	34.01	30.97	1.68	1.35	1.31	0.04	0.13	1.02
0.00	0.00	0.00	0.00	0.24	0.00	0.00	0.00	0.92	0.00	0.02	0.01	0.01	0.00	0.00	0.03
0.00	0.00	0.00	0.21	0.00	0.00	0.00	0.00	0.00	1.55	0.03	0.03	0.04	0.00	0.00	0.03
0.94	2.31	5.06	5.30	4.14	7.81	13.25	11.47	17.46	21.68	2.21	2.25	2.30	0.13	0.23	2.94
1.32	1.65	1.01	2.12	2.68	2.19	5.74	9.56	3.68	6.19	1.03	1.06	0.96	0.06	0.10	1.61
0.00	0.17	0.20	0.21	0.49	0.62	0.88	0.64	0.92	0.00	0.11	0.10	0.10	0.01	0.01	0.15
0.38	0.00	0.00	0.00	0.00	0.31	0.88	0.64	0.92	0.00	0.07	0.07	0.06	0.00	0.01	0.07
0.00	0.33	0.00	0.00	0.00	0.62	1.32	0.00	1.84	3.10	0.12	0.10	0.10	0.00	0.01	0.06
0.75	1.32	2.43	2.55	5.35	6.56	7.95	10.84	18.38	23.23	1.58	1.42	1.39	0.07	0.15	2.03
0.00	0.00	0.00	0.00	0.00	0.31	0.44	0.00	0.00	1.55	0.03	0.02	0.03	0.00	0.00	0.00
0.19	0.33	1.42	1.06	2.92	3.75	2.65	2.55	3.68	7.74	0.59	0.52	0.53	0.03	0.06	0.87
0.56	0.50	0.61	0.64	0.97	3.12	3.53	3.82	1.84	4.65	0.66	0.81	0.88	0.04	0.08	0.51
0.19	1.16	1.22	1.27	4.38	3.75	4.42	5.74	7.35	9.29	0.96	0.93	0.91	0.05	0.10	1.40
0.00	0.66	2.03	1.49	2.68	2.81	4.42	1.91	2.76	6.19	0.68	0.67	0.73	0.04	0.08	1.08
2.26	3.47	7.29	13.16	20.92	27.18	46.37	66.92	90.07	114.58	6.88	5.74	5.74	0.25	0.62	6.93
33.84	65.51	126.99	180.99	333.50	450.82	619.09	934.39	1178.30	1421.43	100.00	85.21	85.13	3.97	9.32	109.49
33.65	65.51	126.58	180.57	333.01	449.58	616.00	930.56	1173.70	1413.68	99.66	84.93	84.85	3.96	9.29	109.24

附表 2-14　河北省城市肿瘤登记地区 2018 年男性癌症死亡主要指标(1/10 万)

部位	ICD-10	病例数	粗率	年龄组(岁)								
				0~	1~4	5~9	10~14	15~19	20~24	25~29	30~34	35~39
唇	C00	5	0.14	0.00	0.00	0.00	0.00	0.00	0.00	0.00	0.00	0.00
舌	C01–C02	17	0.48	0.00	0.00	0.00	0.00	0.00	0.00	0.00	0.00	0.33
口	C03–C06	23	0.65	0.00	0.00	0.00	0.00	0.00	0.00	0.00	0.00	0.00
唾液腺	C07–C08	9	0.25	0.00	0.00	0.00	0.00	0.00	0.00	0.00	0.32	0.33
扁桃腺	C09	1	0.03	0.00	0.00	0.00	0.00	0.00	0.00	0.00	0.00	0.00
其他口咽	C10	16	0.45	0.00	0.00	0.00	0.00	0.00	0.00	0.00	0.00	0.00
鼻咽	C11	19	0.53	0.00	0.00	0.00	0.00	0.00	0.00	0.00	0.00	0.00
喉咽	C12–C13	18	0.51	0.00	0.00	0.00	0.00	0.00	0.00	0.00	0.00	0.00
咽,部位不明	C14	3	0.08	0.00	0.00	0.00	0.00	0.00	0.00	0.00	0.00	0.00
食管	C15	389	10.92	0.00	0.00	0.00	0.00	0.00	0.00	0.00	0.00	0.33
胃	C16	814	22.85	0.00	0.00	0.00	0.00	0.00	0.00	0.39	1.90	1.00
小肠	C17	26	0.73	0.00	0.00	0.00	0.00	0.00	0.00	0.00	0.00	0.00
结肠	C18	243	6.82	0.00	0.00	0.00	0.00	0.00	0.41	0.00	0.00	0.33
直肠	C19–C20	237	6.65	0.00	0.00	0.00	0.00	0.00	0.00	0.00	0.32	1.00
肛门	C21	2	0.06	0.00	0.00	0.00	0.00	0.00	0.00	0.00	0.00	0.00
肝脏	C22	702	19.71	0.00	0.00	0.00	0.00	0.58	0.00	0.00	1.27	2.33
胆囊及其他	C23–C24	69	1.94	0.00	0.00	0.00	0.00	0.00	0.00	0.00	0.00	0.00
胰腺	C25	183	5.14	0.00	0.00	0.00	0.00	0.00	0.00	0.00	0.00	0.67
鼻,鼻窦及其他	C30–C31	6	0.17	0.00	0.00	0.00	0.00	0.00	0.00	0.39	0.00	0.00
喉	C32	46	1.29	0.00	0.00	0.00	0.00	0.58	0.00	0.00	0.00	0.00
气管,支气管,肺	C33–C34	1836	51.54	0.00	0.00	0.00	0.00	0.00	0.81	0.39	0.95	2.33
其他胸腔器官	C37–C38	31	0.87	0.00	0.00	0.00	0.00	0.00	0.00	0.00	0.32	0.00
骨	C40–C41	32	0.90	0.00	0.00	0.00	0.00	0.00	0.41	0.00	0.00	0.00
皮肤黑色素瘤	C43	8	0.22	0.00	0.00	0.00	0.00	0.00	0.00	0.00	0.00	0.00
其他皮肤	C44	14	0.39	0.00	0.00	0.00	0.00	0.00	0.00	0.00	0.00	0.00
间皮瘤	C45	7	0.20	0.00	0.00	0.00	0.00	0.00	0.00	0.00	0.00	0.00
卡波西肉瘤	C46	2	0.06	0.00	0.00	0.00	0.00	0.00	0.00	0.00	0.00	0.00
周围神经,结缔、软组织	C47;C49	12	0.34	0.00	0.00	0.00	0.00	0.58	0.00	0.39	0.00	0.67
乳房	C50	1	0.03	0.00	0.00	0.00	0.00	0.00	0.00	0.00	0.00	0.00
外阴	C51	–	–	–	–	–	–	–	–	–	–	–
阴道	C52	–	–	–	–	–	–	–	–	–	–	–
子宫颈	C53	–	–	–	–	–	–	–	–	–	–	–
子宫体	C54	–	–	–	–	–	–	–	–	–	–	–
子宫,部位不明	C55	–	–	–	–	–	–	–	–	–	–	–
卵巢	C56	–	–	–	–	–	–	–	–	–	–	–
其他女性生殖器	C57	–	–	–	–	–	–	–	–	–	–	–
胎盘	C58	–	–	–	–	–	–	–	–	–	–	–
阴茎	C60	7	0.20	0.00	0.00	0.00	0.00	0.00	0.00	0.00	0.00	0.00
前列腺	C61	156	4.38	0.00	0.00	0.00	0.00	0.00	0.00	0.00	0.00	0.00
睾丸	C62	1	0.03	0.00	0.00	0.00	0.00	0.00	0.00	0.00	0.00	0.00
其他男性生殖器	C63	3	0.08	0.00	0.00	0.00	0.00	0.00	0.00	0.00	0.00	0.00
肾	C64	99	2.78	0.00	0.55	0.49	0.00	0.00	0.00	0.39	0.32	0.33
肾盂	C65	19	0.53	0.00	0.00	0.00	0.00	0.00	0.00	0.00	0.00	0.00
输尿管	C66	17	0.48	0.00	0.00	0.00	0.00	0.00	0.00	0.00	0.00	0.00
膀胱	C67	133	3.73	0.00	0.00	0.00	0.00	0.00	0.00	0.00	0.32	0.33
其他泌尿器官	C68	2	0.06	0.00	0.00	0.00	0.00	0.00	0.00	0.00	0.00	0.00
眼	C69	0	0.00	0.00	0.00	0.00	0.00	0.00	0.00	0.00	0.00	0.00
脑,神经系统	C70–C72	132	3.71	0.00	1.66	1.46	2.28	1.16	0.00	0.77	0.63	1.66
甲状腺	C73	39	1.09	0.00	0.00	0.00	0.00	0.00	0.00	0.39	0.32	1.00
肾上腺	C74	10	0.28	0.00	0.00	0.00	0.00	0.00	0.00	0.00	0.00	0.00
其他内分泌腺	C75	5	0.14	0.00	0.00	0.00	0.00	0.00	0.00	0.00	0.00	0.00
霍奇金病	C81	8	0.22	0.00	0.00	0.00	0.00	0.00	0.00	0.00	0.32	0.00
非霍奇金淋巴瘤	C82–C85;C96	99	2.78	0.00	0.00	0.00	0.00	0.00	0.00	0.77	0.63	2.00
免疫增生性疾病	C88	2	0.06	0.00	0.00	0.00	0.00	0.00	0.00	0.00	0.00	0.00
多发性骨髓瘤	C90	35	0.98	0.00	0.00	0.00	0.00	0.00	0.00	0.00	0.32	0.33
淋巴样白血病	C91	33	0.93	2.85	0.00	0.97	1.14	0.58	0.81	0.00	0.32	0.00
髓样白血病	C92–C94	58	1.63	0.00	0.00	0.97	0.00	0.00	0.41	0.39	0.63	2.00
白血病,未特指	C95	38	1.07	2.85	0.55	0.00	0.00	0.00	0.41	0.00	0.00	0.00
其他或未指明部位	O&U	405	11.37	0.00	0.55	0.00	0.00	0.00	0.41	0.39	0.63	1.00
所有部位合计	ALL	6072	170.44	5.70	3.31	3.88	3.42	3.49	3.66	4.64	9.52	17.98
所有部位除外 C44	ALLbC44	6058	170.05	5.70	3.31	3.88	3.42	3.49	3.66	4.64	9.52	17.98

										构成	中国人口	世界人口	累积率(%)		35-64岁
40~44	45~49	50~54	55~59	60~64	65~69	70~74	75~79	80~84	85+	(%)	标化率	标化率	0~64岁	0~74岁	截缩率
0.00	0.00	0.00	0.42	0.00	0.64	1.83	0.00	0.00	3.67	0.08	0.08	0.09	0.00	0.01	0.05
0.00	0.99	0.00	0.00	1.48	1.92	0.91	0.00	6.05	11.02	0.28	0.29	0.30	0.01	0.03	0.45
0.00	0.66	0.80	0.84	2.97	2.56	2.74	2.75	0.00	7.35	0.38	0.40	0.43	0.03	0.05	0.75
0.00	0.00	0.00	1.27	0.00	0.00	1.83	0.00	2.02	3.67	0.15	0.17	0.15	0.01	0.02	0.23
0.00	0.33	0.00	0.00	0.00	0.00	0.00	0.00	0.00	0.00	0.02	0.02	0.02	0.00	0.00	0.06
0.00	0.33	2.01	0.42	1.48	1.92	2.74	0.00	0.00	0.00	0.26	0.30	0.31	0.02	0.04	0.63
0.00	0.33	0.00	1.27	0.99	3.20	1.83	0.00	10.09	3.67	0.31	0.31	0.31	0.01	0.04	0.35
0.00	0.33	1.61	1.27	2.97	0.00	0.00	2.75	4.04	0.00	0.30	0.31	0.32	0.03	0.03	0.87
0.00	0.33	0.00	0.00	0.49	0.64	0.00	0.00	0.00	0.00	0.05	0.06	0.06	0.00	0.01	0.13
0.75	3.61	9.25	19.42	24.23	43.47	49.29	75.49	96.86	117.57	6.41	6.54	6.61	0.29	0.75	8.03
3.02	4.93	13.27	26.18	56.36	81.19	108.62	193.54	230.04	260.87	13.41	13.71	13.65	0.54	1.48	14.52
0.00	0.00	0.40	0.00	2.97	4.48	1.83	5.49	6.05	11.02	0.43	0.43	0.45	0.02	0.05	0.45
1.88	3.61	4.83	7.18	14.83	23.02	31.03	56.28	44.39	121.25	4.00	4.12	4.21	0.17	0.44	4.75
0.75	4.27	4.42	7.60	16.81	17.26	31.95	48.04	68.61	88.18	3.90	4.02	4.00	0.18	0.42	5.03
0.00	0.00	0.00	0.00	0.00	0.64	0.00	1.37	0.00	0.00	0.03	0.04	0.03	0.00	0.00	0.00
6.41	10.84	24.53	35.89	65.76	76.08	87.62	75.49	96.86	157.99	11.56	12.38	12.66	0.74	1.56	20.86
0.75	0.33	0.40	3.80	1.98	8.95	10.95	15.10	18.16	22.05	1.14	1.16	1.16	0.04	0.14	1.02
0.75	1.64	6.84	6.33	7.42	23.66	26.47	39.81	38.34	47.76	3.01	3.17	3.14	0.12	0.37	3.47
0.38	0.00	0.00	0.42	0.49	1.28	0.00	0.00	0.00	0.00	0.10	0.13	0.13	0.01	0.01	0.19
0.38	0.99	1.21	0.84	5.93	3.20	4.56	8.24	12.11	7.35	0.76	0.82	0.83	0.05	0.09	1.33
3.02	12.48	32.97	57.43	138.44	209.06	292.08	370.60	427.80	551.13	30.24	31.06	31.42	1.24	3.75	34.04
0.00	1.31	0.80	0.84	3.46	3.20	2.74	6.86	2.02	3.67	0.51	0.57	0.56	0.03	0.06	0.94
1.51	0.99	0.00	0.84	3.46	1.92	1.83	6.86	4.04	11.02	0.53	0.59	0.59	0.04	0.05	1.04
0.38	0.00	0.00	0.00	0.49	1.92	0.00	2.75	2.02	0.00	0.13	0.14	0.14	0.00	0.01	0.14
0.00	0.00	0.40	0.42	0.49	0.64	3.65	1.37	6.05	7.35	0.23	0.23	0.23	0.01	0.03	0.18
0.00	0.00	0.00	0.00	0.49	1.92	0.00	0.00	4.04	3.67	0.12	0.11	0.12	0.00	0.01	0.06
0.00	0.00	0.00	0.00	0.49	0.00	0.00	0.00	0.00	3.67	0.03	0.03	0.04	0.00	0.00	0.06
0.00	0.66	0.40	0.42	0.00	0.00	0.91	2.75	2.02	0.00	0.20	0.29	0.26	0.02	0.02	0.38
0.00	0.00	0.00	0.00	0.00	0.64	0.00	0.00	0.00	0.00	0.02	0.02	0.02	0.00	0.00	0.00
–	–	–	–	–	–	–	–	–	–	–	–	–	–	–	–
–	–	–	–	–	–	–	–	–	–	–	–	–	–	–	–
–	–	–	–	–	–	–	–	–	–	–	–	–	–	–	–
–	–	–	–	–	–	–	–	–	–	–	–	–	–	–	–
–	–	–	–	–	–	–	–	–	–	–	–	–	–	–	–
–	–	–	–	–	–	–	–	–	–	–	–	–	–	–	–
–	–	–	–	–	–	–	–	–	–	–	–	–	–	–	–
–	–	–	–	–	–	–	–	–	–	–	–	–	–	–	–
0.00	0.00	0.00	0.84	0.49	0.00	1.83	0.00	2.02	3.67	0.12	0.11	0.12	0.01	0.02	0.17
0.00	0.00	0.00	0.00	3.96	12.15	22.82	50.79	70.63	117.57	2.57	2.43	2.43	0.02	0.19	0.51
0.00	0.00	0.00	0.42	0.00	0.00	0.00	0.00	0.00	0.00	0.02	0.02	0.02	0.00	0.00	0.05
0.00	0.00	0.00	0.00	0.00	0.00	1.83	0.00	2.02	0.00	0.05	0.05	0.05	0.00	0.01	0.00
1.51	0.66	1.21	3.80	7.42	9.59	11.87	26.08	10.09	33.07	1.63	1.77	1.81	0.08	0.19	2.13
0.00	0.00	1.61	0.84	0.49	1.92	2.74	2.75	4.04	7.35	0.31	0.32	0.33	0.01	0.04	0.43
0.38	0.00	0.40	0.42	0.49	1.92	2.74	5.49	4.04	3.67	0.28	0.30	0.29	0.01	0.03	0.26
0.38	1.31	2.01	2.53	5.44	14.07	19.17	30.20	52.47	47.76	2.19	2.22	2.17	0.06	0.23	1.74
0.00	0.00	0.00	0.00	0.49	0.00	0.00	0.00	2.02	0.00	0.03	0.03	0.03	0.00	0.00	0.06
0.00	0.00	0.00	0.00	0.00	0.00	0.00	0.00	0.00	0.00	0.00	0.00	0.00	0.00	0.00	0.00
1.51	2.96	6.84	5.07	4.45	10.87	18.26	12.35	16.14	22.05	2.17	2.79	2.81	0.15	0.30	3.52
0.38	0.66	0.40	2.53	2.97	2.56	3.65	8.24	4.04	7.35	0.64	0.74	0.70	0.04	0.07	1.17
0.00	0.33	0.40	0.42	0.99	1.28	1.83	0.00	2.02	0.00	0.16	0.18	0.18	0.01	0.03	0.31
0.38	0.00	0.00	0.00	0.00	0.64	0.91	1.37	2.02	0.00	0.08	0.09	0.08	0.00	0.01	0.07
0.00	0.33	0.00	0.00	0.00	0.64	1.83	0.00	2.02	7.35	0.13	0.15	0.14	0.00	0.02	0.06
0.75	1.64	2.41	3.80	7.42	7.67	10.95	12.35	18.16	36.74	1.63	1.82	1.78	0.10	0.19	2.69
0.00	0.00	0.00	0.00	0.00	0.64	0.91	0.00	0.00	0.00	0.03	0.04	0.04	0.00	0.01	0.00
0.00	0.33	1.61	0.84	3.96	4.48	2.74	1.37	8.07	11.02	0.58	0.62	0.63	0.04	0.07	1.01
0.00	0.66	0.80	0.84	0.00	3.84	3.65	8.24	2.02	3.67	0.54	0.79	0.82	0.03	0.07	0.37
0.00	1.64	1.21	1.69	4.45	4.48	3.65	9.61	6.05	14.70	0.96	1.18	1.13	0.07	0.11	1.69
0.00	0.66	2.41	1.27	1.98	3.20	6.39	4.12	4.04	11.02	0.63	0.70	0.78	0.04	0.09	0.93
2.26	3.94	8.44	14.78	28.18	30.69	62.98	75.49	98.88	165.34	6.67	6.88	6.98	0.30	0.77	8.30
27.51	64.06	133.90	213.23	427.67	623.98	846.13	1163.97	1392.36	1936.29	100.00	104.73	105.53	4.58	11.93	125.50
27.51	64.06	133.50	212.81	427.17	623.34	842.48	1162.60	1386.31	1928.94	99.77	104.50	105.30	4.58	11.91	125.31

附表 2-15 河北省城市肿瘤登记地区 2018 年女性癌症死亡主要指标(1/10 万)

部位	ICD-10	病例数	粗率	年龄组(岁)								
				0~	1~4	5~9	10~14	15~19	20~24	25~29	30~34	35~39
唇	C00	5	0.14	0.00	0.00	0.00	0.00	0.00	0.00	0.00	0.00	0.00
舌	C01–C02	11	0.30	0.00	0.00	0.00	0.00	0.00	0.00	0.00	0.00	0.00
口	C03–C06	13	0.36	0.00	0.00	0.00	0.00	0.00	0.00	0.00	0.00	0.00
唾液腺	C07–C08	11	0.30	0.00	0.00	0.00	0.00	0.00	0.00	0.00	0.00	0.31
扁桃腺	C09	0	0.00	0.00	0.00	0.00	0.00	0.00	0.00	0.00	0.00	0.00
其他口咽	C10	0	0.00	0.00	0.00	0.00	0.00	0.00	0.00	0.00	0.00	0.00
鼻咽	C11	8	0.22	0.00	0.00	0.00	0.00	0.00	0.00	0.00	0.00	0.00
喉咽	C12–C13	1	0.03	0.00	0.00	0.00	0.00	0.00	0.00	0.00	0.00	0.00
咽,部位不明	C14	0	0.00	0.00	0.00	0.00	0.00	0.00	0.00	0.00	0.00	0.00
食管	C15	150	4.14	0.00	0.00	0.00	0.00	0.00	0.00	0.00	0.00	0.00
胃	C16	353	9.75	0.00	0.00	0.00	0.00	0.60	0.82	0.35	0.59	0.62
小肠	C17	24	0.66	0.00	0.00	0.00	0.00	0.00	0.00	0.00	0.00	0.00
结肠	C18	203	5.60	0.00	0.00	0.00	0.00	0.00	0.00	0.00	0.30	0.62
直肠	C19–C20	149	4.11	0.00	0.00	0.00	0.00	0.00	0.00	0.00	0.30	0.62
肛门	C21	5	0.14	0.00	0.00	0.00	0.00	0.00	0.00	0.00	0.00	0.00
肝脏	C22	265	7.32	0.00	1.20	0.53	0.62	0.00	0.41	0.35	0.59	0.62
胆囊及其他	C23–C24	70	1.93	0.00	0.00	0.00	0.00	0.00	0.41	0.00	0.30	0.31
胰腺	C25	150	4.14	0.00	0.00	0.00	0.62	0.00	0.00	0.70	0.30	0.31
鼻,鼻窦及其他	C30–C31	6	0.17	0.00	0.00	0.00	0.00	0.00	0.41	0.00	0.00	0.00
喉	C32	5	0.14	0.00	0.00	0.00	0.00	0.00	0.00	0.00	0.00	0.00
气管,支气管,肺	C33–C34	934	25.78	0.00	0.00	0.00	0.00	0.00	0.00	0.35	0.30	1.25
其他胸腔器官	C37–C38	17	0.47	0.00	0.00	0.00	0.00	0.00	0.00	0.00	0.00	0.00
骨	C40–C41	23	0.63	0.00	0.00	0.00	0.00	0.60	0.00	0.35	0.30	0.00
皮肤黑色素瘤	C43	6	0.17	0.00	0.00	0.00	0.00	0.00	0.00	0.00	0.00	0.00
其他皮肤	C44	21	0.58	0.00	0.00	0.00	0.00	0.00	0.00	0.00	0.00	0.31
间皮瘤	C45	6	0.17	0.00	0.00	0.00	0.00	0.00	0.00	0.00	0.00	0.00
卡波西肉瘤	C46	2	0.06	0.00	0.00	0.00	0.00	0.00	0.00	0.00	0.00	0.00
周围神经,结缔、软组织	C47;C49	11	0.30	0.00	0.00	0.00	0.00	0.00	0.00	0.00	0.30	0.00
乳房	C50	482	13.31	0.00	0.00	0.00	0.00	0.00	0.41	1.05	1.48	3.74
外阴	C51	6	0.17	0.00	0.00	0.00	0.00	0.00	0.00	0.35	0.00	0.00
阴道	C52	1	0.03	0.00	0.00	0.00	0.00	0.00	0.00	0.00	0.00	0.00
子宫颈	C53	167	4.61	0.00	0.00	0.00	0.00	0.00	0.00	0.00	1.19	2.18
子宫体	C54	91	2.51	0.00	0.00	0.00	0.00	0.00	0.00	0.00	0.59	0.00
子宫,部位不明	C55	20	0.55	0.00	0.00	0.00	0.00	0.00	0.00	0.00	0.00	0.00
卵巢	C56	165	4.56	0.00	0.00	0.00	0.00	0.00	0.00	0.70	0.59	0.00
其他女性生殖器	C57	14	0.39	0.00	0.00	0.00	0.00	0.00	0.00	0.00	0.00	0.00
胎盘	C58	0	0.00	0.00	0.00	0.00	0.00	0.00	0.00	0.00	0.00	0.00
阴茎	C60	–	–	–	–	–	–	–	–	–	–	–
前列腺	C61	–	–	–	–	–	–	–	–	–	–	–
睾丸	C62	–	–	–	–	–	–	–	–	–	–	–
其他男性生殖器	C63	–	–	–	–	–	–	–	–	–	–	–
肾	C64	40	1.10	0.00	0.00	0.00	0.00	0.60	0.00	0.00	0.00	0.00
肾盂	C65	5	0.14	0.00	0.00	0.00	0.00	0.00	0.00	0.00	0.00	0.00
输尿管	C66	7	0.19	0.00	0.00	0.00	0.00	0.00	0.00	0.00	0.00	0.00
膀胱	C67	39	1.08	0.00	0.00	0.00	0.00	0.00	0.00	0.00	0.30	0.31
其他泌尿器官	C68	0	0.00	0.00	0.00	0.00	0.00	0.00	0.00	0.00	0.00	0.00
眼	C69	3	0.08	0.00	0.60	0.00	0.00	0.00	0.00	0.00	0.00	0.00
脑,神经系统	C70–C72	94	2.60	3.12	1.20	1.58	0.62	0.00	0.00	0.00	0.59	1.25
甲状腺	C73	66	1.82	0.00	0.00	0.00	0.00	0.00	0.41	1.40	1.19	1.56
肾上腺	C74	1	0.03	0.00	0.00	0.00	0.00	0.00	0.00	0.00	0.00	0.00
其他内分泌腺	C75	2	0.06	0.00	0.00	0.00	0.00	0.00	0.00	0.00	0.00	0.00
霍奇金病	C81	4	0.11	0.00	0.00	0.00	0.00	0.00	0.00	0.00	0.00	0.00
非霍奇金淋巴瘤	C82–C85;C96	63	1.74	0.00	0.00	0.00	0.00	0.60	0.00	0.00	0.30	0.31
免疫增生性疾病	C88	1	0.03	0.00	0.00	0.00	0.00	0.00	0.00	0.00	0.00	0.00
多发性骨髓瘤	C90	25	0.69	0.00	0.00	0.00	0.00	0.00	0.00	0.00	0.00	0.00
淋巴样白血病	C91	34	0.94	0.00	0.60	3.16	0.62	0.00	0.82	0.70	0.30	0.00
髓样白血病	C92–C94	40	1.10	0.00	0.00	0.00	0.00	0.60	0.00	0.00	0.30	0.31
白血病,未特指	C95	32	0.88	0.00	0.60	0.53	0.62	0.00	0.00	0.00	0.00	0.94
其他或未指明部位	O&U	298	8.23	0.00	0.00	0.53	0.00	0.60	0.41	0.00	0.30	1.56
所有部位合计	ALL	4149	114.54	3.12	4.20	6.32	3.09	3.60	4.11	6.29	10.37	17.15
所有部位除外 C44	ALLbC44	4128	113.96	3.12	4.20	6.32	3.09	3.60	4.11	6.29	10.37	16.84

40~44	45~49	50~54	55~59	60~64	65~69	70~74	75~79	80~84	85+	构成(%)	中国人口标化率	世界人口标化率	累积率(%) 0~64 岁	累积率(%) 0~74 岁	35-64 岁截缩率
0.00	0.00	0.00	0.43	0.00	0.00	0.86	2.38	0.00	2.68	0.12	0.07	0.07	0.00	0.01	0.06
0.38	0.00	0.41	0.43	0.00	1.22	3.42	0.00	1.69	2.68	0.27	0.19	0.19	0.01	0.03	0.19
0.00	0.33	0.00	0.00	1.44	0.00	1.71	2.38	5.06	5.35	0.31	0.19	0.19	0.01	0.02	0.25
0.38	0.33	1.22	0.00	0.00	1.22	1.71	0.00	0.00	2.68	0.27	0.22	0.21	0.01	0.03	0.39
0.00	0.00	0.00	0.00	0.00	0.00	0.00	0.00	0.00	0.00	0.00	0.00	0.00	0.00	0.00	0.00
0.00	0.00	0.00	0.00	0.00	0.00	0.00	0.00	0.00	0.00	0.00	0.00	0.00	0.00	0.00	0.00
0.00	0.00	0.82	0.43	0.48	0.61	0.00	1.19	3.38	0.00	0.19	0.13	0.12	0.01	0.01	0.25
0.00	0.00	0.00	0.00	0.00	0.00	0.00	0.00	1.69	0.00	0.02	0.01	0.01	0.00	0.00	0.00
0.00	0.00	0.00	0.00	0.00	0.00	0.00	0.00	0.00	0.00	0.00	0.00	0.00	0.00	0.00	0.00
0.00	0.33	0.82	2.56	6.70	12.22	13.69	40.46	59.08	58.88	3.62	2.10	2.07	0.05	0.18	1.39
2.25	2.32	8.16	8.96	17.72	30.55	38.49	69.01	99.59	112.40	8.51	5.45	5.41	0.21	0.56	5.76
0.38	0.66	0.41	0.43	1.92	0.00	6.84	3.57	1.69	8.03	0.58	0.39	0.40	0.02	0.05	0.57
0.38	0.99	4.90	5.97	13.41	10.39	24.81	38.08	55.70	82.96	4.89	3.02	3.04	0.13	0.31	3.68
1.50	1.99	2.86	4.69	9.10	10.39	9.41	26.18	45.57	58.88	3.59	2.25	2.24	0.11	0.20	3.04
0.00	0.33	0.00	0.00	0.96	0.00	0.86	0.00	0.00	2.68	0.12	0.08	0.09	0.01	0.01	0.19
0.75	2.98	4.49	8.10	15.80	15.89	29.94	45.22	79.33	93.67	6.39	4.10	4.15	0.18	0.41	4.65
0.00	0.66	0.82	0.85	3.83	2.44	7.70	23.80	18.57	24.09	1.69	1.07	1.02	0.04	0.09	0.92
0.75	1.66	1.63	3.41	8.62	11.61	15.40	36.89	40.51	42.82	3.62	2.36	2.30	0.09	0.23	2.34
0.00	0.00	0.41	0.43	0.00	0.00	1.71	1.19	0.00	0.00	0.14	0.12	0.12	0.01	0.01	0.12
0.00	0.00	0.00	0.43	0.48	0.00	0.00	1.19	3.38	0.00	0.12	0.07	0.06	0.00	0.00	0.12
4.50	10.61	22.04	21.75	55.54	62.93	101.79	198.71	297.07	262.27	22.51	14.15	13.93	0.58	1.41	16.69
0.00	0.66	0.00	1.28	0.96	0.00	1.71	1.19	5.06	10.70	0.41	0.24	0.25	0.01	0.02	0.42
0.00	0.66	0.41	0.43	1.44	0.61	0.86	7.14	3.38	8.03	0.55	0.42	0.40	0.02	0.03	0.43
0.00	0.33	0.00	0.00	1.44	1.22	0.00	0.00	0.00	0.00	0.14	0.11	0.11	0.01	0.01	0.25
0.38	0.00	0.41	0.43	0.48	1.83	2.57	5.95	3.38	8.03	0.51	0.33	0.32	0.01	0.03	0.32
0.38	0.00	0.41	0.85	0.00	1.22	0.00	0.00	0.00	0.00	0.14	0.11	0.11	0.01	0.01	0.25
0.00	0.00	0.00	0.00	0.00	0.61	0.00	0.00	0.00	2.68	0.05	0.03	0.03	0.00	0.00	0.00
0.00	0.00	0.00	0.00	0.96	0.61	0.86	2.38	1.69	8.03	0.27	0.16	0.16	0.01	0.01	0.12
13.50	12.60	23.71	31.13	34.95	31.16	38.49	49.98	45.57	34.79	11.62	8.72	8.53	0.62	0.97	18.45
0.38	0.00	0.00	0.00	0.00	0.00	0.00	3.57	1.69	0.00	0.14	0.11	0.09	0.00	0.00	0.07
0.00	0.00	0.00	0.00	0.00	0.00	0.00	0.00	0.00	2.68	0.02	0.01	0.01	0.00	0.00	0.00
3.38	10.28	10.61	13.22	7.66	7.94	5.99	15.47	10.13	10.70	4.03	3.18	3.00	0.24	0.31	7.47
1.13	1.99	4.08	5.97	8.14	8.55	6.84	11.90	6.75	8.03	2.19	1.58	1.58	0.11	0.19	3.08
0.00	0.00	2.45	0.85	0.48	2.44	0.86	3.57	3.38	2.68	0.48	0.33	0.33	0.02	0.04	0.57
1.50	5.64	6.94	7.68	9.10	13.44	13.69	30.94	27.01	16.06	3.98	2.84	2.74	0.16	0.30	4.66
0.38	0.33	0.82	0.85	0.96	1.22	0.00	1.19	3.38	2.68	0.34	0.23	0.23	0.02	0.02	0.50
0.00	0.00	0.00	0.00	0.00	0.00	0.00	0.00	0.00	0.00	0.00	0.00	0.00	0.00	0.00	0.00
–	–	–	–	–	–	–	–	–	–	–	–	–	–	–	–
–	–	–	–	–	–	–	–	–	–	–	–	–	–	–	–
–	–	–	–	–	–	–	–	–	–	–	–	–	–	–	–
–	–	–	–	–	–	–	–	–	–	–	–	–	–	–	–
0.00	0.66	0.41	1.28	2.87	4.28	5.13	3.57	15.19	5.35	0.96	0.65	0.65	0.03	0.08	0.73
0.00	0.00	0.00	0.00	0.48	0.61	0.00	0.00	3.38	2.68	0.12	0.06	0.07	0.00	0.01	0.06
0.00	0.00	0.41	0.00	0.96	0.00	0.86	1.19	1.69	2.68	0.17	0.11	0.11	0.01	0.01	0.19
0.00	0.00	0.41	0.85	0.48	2.44	2.57	9.52	18.57	18.73	0.94	0.55	0.52	0.01	0.04	0.30
0.00	0.00	0.00	0.00	0.00	0.00	0.00	0.00	0.00	0.00	0.00	0.00	0.00	0.00	0.00	0.00
0.00	0.00	0.00	0.43	0.00	0.00	0.00	0.00	0.00	2.68	0.07	0.05	0.09	0.00	0.00	0.06
0.38	1.66	3.26	5.54	3.83	4.89	8.55	10.71	18.57	21.41	2.27	1.71	1.80	0.10	0.17	2.37
2.25	2.65	1.63	1.71	2.39	1.83	7.70	10.71	3.38	5.35	1.59	1.36	1.21	0.08	0.12	2.04
0.00	0.00	0.00	0.00	0.00	0.00	0.00	1.19	0.00	0.00	0.02	0.02	0.01	0.00	0.00	0.00
0.38	0.00	0.00	0.00	0.00	0.00	0.86	0.00	0.00	0.00	0.05	0.04	0.04	0.00	0.01	0.07
0.00	0.33	0.00	0.00	0.00	0.61	0.86	0.00	1.69	0.00	0.10	0.07	0.06	0.00	0.01	0.06
0.75	0.99	2.45	1.28	3.35	5.50	5.13	9.52	18.57	13.38	1.52	1.05	1.03	0.05	0.10	1.39
0.00	0.00	0.00	0.00	0.00	0.00	0.00	0.00	0.00	2.68	0.02	0.01	0.01	0.00	0.00	0.00
0.38	0.33	1.22	1.28	1.92	3.06	2.57	3.57	0.00	5.35	0.60	0.42	0.44	0.03	0.05	0.75
1.13	0.33	0.41	0.43	1.92	2.44	3.42	0.00	1.69	5.35	0.82	0.84	0.95	0.05	0.08	0.65
0.38	0.66	1.22	0.85	4.31	3.06	5.13	2.38	8.44	5.35	0.96	0.71	0.71	0.04	0.08	1.12
0.00	0.66	1.63	1.71	3.35	2.44	2.57	0.00	1.69	2.68	0.77	0.65	0.69	0.05	0.07	1.23
2.25	2.98	6.12	11.52	13.89	23.83	30.80	59.50	82.71	77.61	7.18	4.69	4.61	0.20	0.47	5.58
40.13	66.98	119.97	148.42	242.29	285.34	406.32	735.36	999.24	1046.41	100.00	67.35	66.52	3.36	6.82	93.82
39.76	66.98	119.56	148.00	241.81	283.51	403.76	729.41	995.86	1038.38	99.49	67.02	66.20	3.35	6.79	93.50

附表 2-16　河北省农村肿瘤登记地区 2018 年男女合计癌症死亡主要指标(1/10 万)

部位	ICD-10	病例数	粗率	年龄组(岁)								
				0~	1~4	5~9	10~14	15~19	20~24	25~29	30~34	35~39
唇	C00	33	0.29	0.00	0.00	0.00	0.00	0.00	0.00	0.00	0.11	0.00
舌	C01–C02	14	0.12	0.00	0.00	0.00	0.00	0.00	0.00	0.00	0.00	0.00
口	C03–C06	22	0.19	0.00	0.00	0.00	0.00	0.00	0.00	0.00	0.00	0.00
唾液腺	C07–C08	13	0.11	0.00	0.00	0.00	0.00	0.00	0.00	0.00	0.00	0.00
扁桃腺	C09	4	0.04	0.00	0.00	0.00	0.00	0.00	0.00	0.00	0.00	0.00
其他口咽	C10	8	0.07	0.00	0.00	0.00	0.00	0.00	0.00	0.00	0.00	0.00
鼻咽	C11	54	0.47	0.00	0.00	0.00	0.00	0.00	0.00	0.00	0.22	0.13
喉咽	C12–C13	18	0.16	0.00	0.00	0.00	0.00	0.00	0.00	0.00	0.00	0.00
咽,部位不明	C14	21	0.18	0.00	0.00	0.00	0.00	0.00	0.00	0.00	0.00	0.00
食管	C15	1869	16.41	6.18	0.00	0.00	0.00	0.00	0.00	0.00	0.11	0.40
胃	C16	3363	29.52	4.12	0.00	0.00	0.00	0.35	0.12	0.55	2.11	2.38
小肠	C17	59	0.52	0.00	0.00	0.13	0.00	0.00	0.00	0.00	0.11	0.13
结肠	C18	453	3.98	0.69	0.00	0.00	0.00	0.17	0.00	0.18	0.44	0.40
直肠	C19–C20	453	3.98	0.00	0.00	0.00	0.00	0.00	0.35	0.18	0.33	0.53
肛门	C21	22	0.19	0.00	0.00	0.00	0.00	0.00	0.00	0.00	0.00	0.00
肝脏	C22	2011	17.65	3.43	0.15	0.13	0.17	0.17	0.35	0.74	1.88	3.57
胆囊及其他	C23–C24	178	1.56	0.00	0.00	0.00	0.00	0.00	0.00	0.00	0.11	0.00
胰腺	C25	464	4.07	0.00	0.00	0.00	0.00	0.00	0.12	0.00	0.11	0.26
鼻,鼻窦及其他	C30–C31	20	0.18	0.00	0.00	0.00	0.00	0.00	0.00	0.00	0.00	0.00
喉	C32	89	0.78	0.00	0.00	0.00	0.00	0.00	0.00	0.00	0.00	0.00
气管,支气管,肺	C33–C34	4749	41.69	0.00	0.15	0.00	0.17	0.35	0.12	0.55	2.00	4.10
其他胸腔器官	C37–C38	30	0.26	0.69	0.00	0.00	0.00	0.00	0.00	0.09	0.00	0.00
骨	C40–C41	135	1.19	0.00	0.15	0.00	0.00	0.52	0.12	0.18	0.11	0.53
皮肤黑色素瘤	C43	11	0.10	0.00	0.00	0.00	0.00	0.00	0.00	0.00	0.00	0.00
其他皮肤	C44	44	0.39	0.00	0.00	0.00	0.17	0.00	0.00	0.00	0.22	0.00
间皮瘤	C45	6	0.05	0.00	0.00	0.00	0.00	0.00	0.12	0.00	0.00	0.00
卡波西肉瘤	C46	0	0.00	0.00	0.00	0.00	0.00	0.00	0.00	0.00	0.00	0.00
周围神经,结缔、软组织	C47;C49	25	0.22	0.00	0.15	0.13	0.00	0.00	0.12	0.00	0.00	0.00
乳房	C50	522	4.58	0.00	0.00	0.00	0.00	0.00	0.00	0.37	1.00	2.12
外阴	C51	15	0.13	0.00	0.00	0.00	0.00	0.00	0.00	0.00	0.00	0.00
阴道	C52	2	0.02	0.00	0.00	0.00	0.00	0.00	0.00	0.00	0.00	0.00
子宫颈	C53	296	2.60	0.00	0.00	0.00	0.00	0.00	0.00	0.00	0.67	0.93
子宫体	C54	109	0.96	0.00	0.00	0.00	0.00	0.00	0.00	0.00	0.44	0.00
子宫,部位不明	C55	19	0.17	0.00	0.00	0.00	0.00	0.00	0.00	0.00	0.00	0.13
卵巢	C56	150	1.32	0.00	0.00	0.00	0.00	0.00	0.12	0.00	0.11	0.40
其他女性生殖器	C57	5	0.04	0.00	0.00	0.00	0.00	0.00	0.00	0.00	0.00	0.00
胎盘	C58	1	0.01	0.00	0.00	0.00	0.00	0.00	0.00	0.00	0.00	0.00
阴茎	C60	5	0.04	0.00	0.00	0.00	0.00	0.00	0.00	0.00	0.00	0.26
前列腺	C61	91	0.80	0.00	0.00	0.00	0.00	0.00	0.00	0.00	0.00	0.00
睾丸	C62	4	0.04	0.00	0.00	0.00	0.00	0.00	0.00	0.00	0.00	0.00
其他男性生殖器	C63	2	0.02	0.00	0.00	0.00	0.00	0.00	0.00	0.00	0.00	0.00
肾	C64	129	1.13	0.00	0.15	0.00	0.00	0.00	0.12	0.28	0.44	0.00
肾盂	C65	16	0.14	0.00	0.00	0.00	0.00	0.00	0.00	0.00	0.00	0.00
输尿管	C66	10	0.09	0.00	0.00	0.00	0.00	0.00	0.00	0.00	0.00	0.00
膀胱	C67	160	1.40	0.00	0.00	0.00	0.00	0.00	0.00	0.00	0.11	0.00
其他泌尿器官	C68	3	0.03	0.00	0.00	0.00	0.00	0.00	0.00	0.00	0.00	0.00
眼	C69	8	0.07	0.00	0.00	0.00	0.00	0.00	0.00	0.00	0.00	0.00
脑,神经系统	C70–C72	390	3.42	0.00	0.73	0.52	0.69	1.05	0.23	0.64	0.55	1.59
甲状腺	C73	60	0.53	0.00	0.00	0.00	0.00	0.00	0.00	0.18	0.11	0.13
肾上腺	C74	88	0.77	0.00	0.00	0.26	0.00	0.00	0.00	0.00	0.00	0.00
其他内分泌腺	C75	14	0.12	0.00	0.00	0.00	0.00	0.00	0.00	0.00	0.00	0.00
霍奇金病	C81	12	0.11	0.00	0.00	0.00	0.00	0.00	0.12	0.00	0.00	0.13
非霍奇金淋巴瘤	C82–C85;C96	137	1.20	0.00	0.00	0.26	0.17	0.00	0.12	0.46	0.55	0.13
免疫增生性疾病	C88	2	0.02	0.00	0.00	0.00	0.00	0.00	0.00	0.00	0.00	0.00
多发性骨髓瘤	C90	57	0.50	0.00	0.00	0.26	0.00	0.00	0.00	0.09	0.11	0.00
淋巴样白血病	C91	96	0.84	0.00	0.44	0.91	1.03	0.70	0.12	0.55	1.00	0.13
髓样白血病	C92–C94	81	0.71	0.00	0.00	0.00	1.20	0.17	0.12	0.28	0.55	0.53
白血病,未特指	C95	119	1.04	0.00	0.15	0.13	0.34	0.35	0.35	0.09	0.44	0.53
其他或未指明部位	O&U	719	6.31	1.37	0.29	0.26	0.86	0.52	0.47	0.55	1.11	1.45
所有部位合计	ALL	17490	153.53	16.49	2.35	2.98	4.81	4.36	3.15	5.99	15.08	20.89
所有部位除外 C44	ALLbC44	17446	153.15	16.49	2.35	2.98	4.64	4.36	3.15	5.99	14.86	20.89

40~44	45~49	50~54	55~59	60~64	65~69	70~74	75~79	80~84	85+	构成(%)	中国人口标化率	世界人口标化率	累积率(%) 0~64 岁	0~74 岁	35-64 岁截缩率
0.00	0.00	0.24	0.57	1.50	1.04	1.60	1.78	0.73	1.21	0.19	0.19	0.19	0.01	0.03	0.31
0.00	0.00	0.12	0.14	0.30	0.83	0.32	0.89	0.73	2.41	0.08	0.08	0.08	0.00	0.01	0.08
0.14	0.34	0.24	0.00	0.45	0.83	0.96	0.44	1.46	3.62	0.13	0.13	0.13	0.01	0.01	0.19
0.00	0.23	0.37	0.43	0.00	0.42	0.64	0.00	0.73	0.00	0.07	0.08	0.08	0.01	0.01	0.16
0.00	0.00	0.00	0.14	0.30	0.21	0.00	0.00	0.00	0.00	0.02	0.02	0.02	0.00	0.00	0.06
0.00	0.11	0.00	0.29	0.15	0.42	0.00	0.00	0.73	1.21	0.05	0.04	0.05	0.00	0.00	0.08
0.27	0.23	0.85	0.57	1.35	1.04	2.24	2.22	2.93	7.24	0.31	0.32	0.32	0.02	0.03	0.51
0.00	0.00	0.12	0.57	0.15	1.46	0.64	0.44	0.73	1.21	0.10	0.10	0.11	0.00	0.01	0.11
0.00	0.11	0.24	0.29	0.30	0.42	1.92	1.33	0.73	2.41	0.12	0.12	0.12	0.00	0.02	0.14
0.68	2.63	9.77	16.14	37.68	66.94	118.60	136.91	178.70	167.82	10.69	10.46	10.50	0.34	1.27	9.24
3.92	11.68	22.95	33.56	68.01	135.76	200.76	214.69	229.96	272.85	19.23	19.37	19.35	0.73	2.41	20.29
0.14	0.46	0.61	0.29	1.50	1.87	1.60	2.67	7.32	4.83	0.34	0.35	0.34	0.02	0.03	0.47
0.54	1.95	2.56	5.43	9.46	13.72	22.38	30.23	43.94	42.26	2.59	2.59	2.56	0.11	0.29	2.89
0.81	2.18	3.30	4.57	10.51	13.10	20.14	27.11	45.41	45.88	2.59	2.59	2.56	0.11	0.28	3.16
0.00	0.23	0.12	0.29	0.15	0.62	1.60	2.22	2.20	0.00	0.13	0.13	0.12	0.00	0.02	0.12
4.73	13.40	25.52	32.99	47.59	74.43	88.23	75.56	96.67	123.15	11.50	11.93	11.99	0.66	1.47	18.71
0.00	0.34	1.34	2.00	4.65	7.69	9.59	10.22	12.45	13.28	1.02	1.00	1.01	0.04	0.13	1.14
0.95	2.06	3.30	6.43	10.36	19.96	22.70	25.78	29.29	35.01	2.65	2.66	2.68	0.12	0.33	3.33
0.00	0.11	0.00	0.57	0.15	0.62	1.60	2.67	0.00	0.00	0.11	0.12	0.11	0.00	0.02	0.12
0.00	0.11	0.73	1.14	3.00	3.95	4.48	5.33	5.13	2.41	0.51	0.50	0.51	0.02	0.07	0.68
5.00	15.69	32.35	52.56	110.80	180.24	261.50	301.37	342.74	377.89	27.15	27.12	27.13	1.12	3.33	31.09
0.00	0.11	0.37	0.00	1.20	0.83	1.60	1.33	1.46	2.41	0.17	0.17	0.19	0.01	0.02	0.24
0.41	1.15	1.71	2.43	2.40	4.78	4.80	4.89	6.59	6.04	0.77	0.85	0.85	0.05	0.10	1.30
0.14	0.11	0.12	0.00	0.60	0.21	0.32	0.89	0.00	0.00	0.06	0.07	0.07	0.00	0.01	0.15
0.00	0.11	0.12	0.57	0.30	1.25	1.60	2.67	2.93	14.49	0.25	0.25	0.26	0.01	0.02	0.15
0.00	0.00	0.00	0.00	0.45	0.00	0.00	0.44	0.73	0.00	0.03	0.03	0.04	0.00	0.00	0.06
0.00	0.00	0.00	0.00	0.00	0.00	0.00	0.00	0.00	0.00	0.00	0.00	0.00	0.00	0.00	0.00
0.14	0.34	0.24	0.29	0.60	0.62	0.64	0.44	2.20	1.21	0.14	0.15	0.17	0.01	0.02	0.25
3.65	7.90	8.67	9.14	9.76	16.22	14.07	16.45	19.04	14.49	2.98	3.34	3.20	0.21	0.36	6.48
0.00	0.00	0.00	0.00	0.45	0.62	1.60	0.44	1.46	1.21	0.09	0.08	0.09	0.00	0.01	0.06
0.00	0.00	0.00	0.00	0.00	0.21	0.32	0.00	0.00	0.00	0.01	0.01	0.01	0.00	0.00	0.00
1.35	4.92	5.74	5.71	5.40	7.28	11.19	9.33	7.32	7.24	1.69	1.89	1.81	0.12	0.22	3.75
0.41	1.26	1.71	2.57	1.95	2.49	4.80	4.89	4.39	2.41	0.62	0.67	0.65	0.04	0.08	1.18
0.00	0.11	0.24	0.57	0.15	0.83	0.32	1.78	0.00	1.21	0.11	0.11	0.11	0.01	0.01	0.18
0.41	1.03	2.44	1.86	4.05	4.37	8.63	4.89	5.86	7.24	0.86	0.91	0.90	0.05	0.12	1.51
0.00	0.11	0.00	0.00	0.45	0.21	0.00	0.00	0.00	0.00	0.03	0.03	0.03	0.00	0.00	0.08
0.14	0.00	0.00	0.00	0.00	0.00	0.00	0.00	0.00	0.00	0.01	0.01	0.01	0.00	0.00	0.03
0.00	0.00	0.00	0.14	0.00	0.21	0.32	0.00	0.00	0.00	0.03	0.04	0.03	0.00	0.00	0.07
0.00	0.00	0.12	0.43	0.75	3.74	4.16	10.67	12.45	12.07	0.52	0.49	0.48	0.01	0.05	0.17
0.14	0.11	0.00	0.00	0.00	0.00	0.32	0.00	0.73	0.00	0.02	0.03	0.03	0.00	0.00	0.05
0.00	0.00	0.00	0.00	0.00	0.00	0.64	0.00	0.00	0.00	0.01	0.01	0.01	0.00	0.00	0.00
0.14	0.92	1.34	2.43	3.45	4.16	5.43	3.56	5.13	9.66	0.74	0.77	0.78	0.05	0.09	1.18
0.14	0.00	0.49	0.29	0.30	0.42	0.00	1.33	1.46	0.00	0.09	0.09	0.09	0.01	0.01	0.18
0.00	0.00	0.00	0.14	0.15	0.62	0.96	0.44	0.73	0.00	0.06	0.06	0.06	0.00	0.01	0.04
0.00	0.23	0.37	0.71	1.80	4.57	9.27	16.45	21.24	24.15	0.91	0.88	0.85	0.02	0.09	0.43
0.00	0.00	0.00	0.00	0.15	0.21	0.32	0.00	0.00	0.00	0.02	0.02	0.02	0.00	0.00	0.02
0.14	0.00	0.24	0.00	0.00	0.00	0.64	0.44	0.00	2.41	0.05	0.05	0.05	0.00	0.01	0.07
1.22	2.52	4.03	5.43	8.41	12.06	17.90	11.11	21.97	21.73	2.23	2.50	2.51	0.14	0.29	3.46
0.41	1.03	0.61	1.14	0.60	1.66	3.20	2.22	2.93	0.00	0.34	0.39	0.37	0.02	0.05	0.63
0.00	0.23	0.49	0.71	1.80	3.74	4.16	6.67	5.86	10.87	0.50	0.49	0.51	0.02	0.06	0.45
0.14	0.00	0.00	0.00	0.30	0.83	0.32	1.78	0.73	1.21	0.08	0.08	0.08	0.00	0.01	0.06
0.14	0.11	0.12	0.29	0.15	0.42	0.00	0.89	0.00	0.00	0.07	0.08	0.08	0.01	0.01	0.15
0.27	0.80	1.71	1.57	2.85	5.82	5.43	5.33	6.59	3.62	0.78	0.87	0.84	0.04	0.10	1.08
0.00	0.00	0.00	0.00	0.00	0.00	0.00	0.00	1.46	0.00	0.01	0.01	0.01	0.00	0.00	0.00
0.14	0.00	0.37	1.71	1.65	2.08	2.88	2.67	0.73	0.00	0.33	0.34	0.35	0.02	0.05	0.52
0.54	1.15	0.37	0.86	1.65	2.29	0.64	1.78	4.39	2.41	0.55	0.78	0.76	0.05	0.06	0.73
0.54	0.57	0.61	2.00	1.50	2.08	0.64	2.67	2.20	1.21	0.46	0.63	0.58	0.04	0.05	0.87
0.41	0.57	1.34	2.14	3.00	3.33	3.52	5.33	3.66	3.62	0.68	0.79	0.77	0.05	0.08	1.17
2.43	5.04	5.98	7.43	15.01	24.95	33.57	34.23	46.87	54.33	4.11	4.40	4.36	0.21	0.50	5.59
30.52	82.33	144.31	209.52	379.68	638.65	905.64	997.90	1193.75	1309.94	100.00	102.31	101.96	4.54	12.27	125.19
30.52	82.21	144.18	208.95	379.38	637.40	904.05	995.23	1190.82	1295.46	99.75	102.06	101.70	4.54	12.24	125.03

附表 2-17　河北省农村肿瘤登记地区 2018 年男性癌症死亡主要指标(1/10 万)

部位	ICD-10	病例数	粗率	年龄组(岁)								
				0~	1~4	5~9	10~14	15~19	20~24	25~29	30~34	35~39
唇	C00	21	0.36	0.00	0.00	0.00	0.00	0.00	0.00	0.00	0.00	0.00
舌	C01–C02	9	0.16	0.00	0.00	0.00	0.00	0.00	0.00	0.00	0.00	0.00
口	C03–C06	10	0.17	0.00	0.00	0.00	0.00	0.00	0.00	0.00	0.00	0.00
唾液腺	C07–C08	6	0.10	0.00	0.00	0.00	0.00	0.00	0.00	0.00	0.00	0.00
扁桃腺	C09	4	0.07	0.00	0.00	0.00	0.00	0.00	0.00	0.00	0.00	0.00
其他口咽	C10	8	0.14	0.00	0.00	0.00	0.00	0.00	0.00	0.00	0.00	0.00
鼻咽	C11	35	0.61	0.00	0.00	0.00	0.00	0.00	0.00	0.00	0.22	0.00
喉咽	C12–C13	15	0.26	0.00	0.00	0.00	0.00	0.00	0.00	0.00	0.00	0.00
咽,部位不明	C14	13	0.23	0.00	0.00	0.00	0.00	0.00	0.00	0.00	0.00	0.00
食管	C15	1232	21.41	0.00	0.00	0.00	0.00	0.00	0.00	0.00	0.22	0.78
胃	C16	2319	40.30	0.00	0.00	0.00	0.00	0.67	0.00	0.37	2.61	1.56
小肠	C17	34	0.59	0.00	0.00	0.00	0.00	0.00	0.00	0.00	0.00	0.00
结肠	C18	250	4.34	0.00	0.00	0.00	0.00	0.00	0.00	0.37	0.44	0.52
直肠	C19–C20	269	4.67	0.00	0.00	0.00	0.00	0.00	0.23	0.19	0.65	0.26
肛门	C21	12	0.21	0.00	0.00	0.00	0.00	0.00	0.00	0.00	0.00	0.00
肝脏	C22	1408	24.47	0.00	0.00	0.00	0.00	0.33	0.69	1.11	2.83	5.45
胆囊及其他	C23–C24	101	1.75	0.00	0.00	0.00	0.00	0.00	0.00	0.00	0.22	0.00
胰腺	C25	267	4.64	0.00	0.00	0.00	0.00	0.00	0.00	0.00	0.22	0.26
鼻,鼻窦及其他	C30–C31	15	0.26	0.00	0.00	0.00	0.00	0.00	0.00	0.00	0.00	0.00
喉	C32	73	1.27	0.00	0.00	0.00	0.00	0.00	0.00	0.00	0.00	0.00
气管,支气管,肺	C33–C34	3291	57.19	0.00	0.27	0.00	0.32	0.67	0.00	0.74	2.83	4.41
其他胸腔器官	C37–C38	20	0.35	0.00	0.00	0.00	0.00	0.00	0.00	0.19	0.00	0.00
骨	C40–C41	79	1.37	0.00	0.27	0.00	0.00	0.33	0.23	0.19	0.22	0.26
皮肤黑色素瘤	C43	10	0.17	0.00	0.00	0.00	0.00	0.00	0.00	0.00	0.00	0.00
其他皮肤	C44	28	0.49	0.00	0.00	0.00	0.32	0.00	0.00	0.00	0.22	0.00
间皮瘤	C45	3	0.05	0.00	0.00	0.00	0.00	0.00	0.00	0.00	0.00	0.00
卡波西肉瘤	C46	0	0.00	0.00	0.00	0.00	0.00	0.00	0.00	0.00	0.00	0.00
周围神经,结缔、软组织	C47;C49	14	0.24	0.00	0.27	0.25	0.00	0.00	0.00	0.00	0.00	0.00
乳房	C50	7	0.12	0.00	0.00	0.00	0.00	0.00	0.00	0.00	0.00	0.00
外阴	C51	–	–	–	–	–	–	–	–	–	–	–
阴道	C52	–	–	–	–	–	–	–	–	–	–	–
子宫颈	C53	–	–	–	–	–	–	–	–	–	–	–
子宫体	C54	–	–	–	–	–	–	–	–	–	–	–
子宫,部位不明	C55	–	–	–	–	–	–	–	–	–	–	–
卵巢	C56	–	–	–	–	–	–	–	–	–	–	–
其他女性生殖器	C57	–	–	–	–	–	–	–	–	–	–	–
胎盘	C58	–	–	–	–	–	–	–	–	–	–	–
阴茎	C60	5	0.09	0.00	0.00	0.00	0.00	0.00	0.00	0.00	0.00	0.52
前列腺	C61	91	1.58	0.00	0.00	0.00	0.00	0.00	0.00	0.00	0.00	0.00
睾丸	C62	4	0.07	0.00	0.00	0.00	0.00	0.00	0.00	0.00	0.00	0.00
其他男性生殖器	C63	2	0.03	0.00	0.00	0.00	0.00	0.00	0.00	0.00	0.00	0.00
肾	C64	84	1.46	0.00	0.27	0.00	0.00	0.00	0.00	0.37	0.65	0.00
肾盂	C65	12	0.21	0.00	0.00	0.00	0.00	0.00	0.00	0.00	0.00	0.00
输尿管	C66	3	0.05	0.00	0.00	0.00	0.00	0.00	0.00	0.00	0.00	0.00
膀胱	C67	124	2.15	0.00	0.00	0.00	0.00	0.00	0.00	0.00	0.22	0.00
其他泌尿器官	C68	3	0.05	0.00	0.00	0.00	0.00	0.00	0.00	0.00	0.00	0.00
眼	C69	5	0.09	0.00	0.00	0.00	0.00	0.00	0.00	0.00	0.00	0.00
脑,神经系统	C70–C72	207	3.60	0.00	0.55	0.99	0.32	0.67	0.23	1.30	0.65	1.04
甲状腺	C73	12	0.21	0.00	0.00	0.00	0.00	0.00	0.00	0.19	0.00	0.00
肾上腺	C74	57	0.99	0.00	0.00	0.25	0.00	0.00	0.00	0.00	0.00	0.00
其他内分泌腺	C75	9	0.16	0.00	0.00	0.00	0.00	0.00	0.00	0.00	0.00	0.00
霍奇金病	C81	10	0.17	0.00	0.00	0.00	0.00	0.00	0.00	0.00	0.00	0.26
非霍奇金淋巴瘤	C82–C85;C96	79	1.37	0.00	0.00	0.25	0.32	0.00	0.00	0.74	0.65	0.00
免疫增生性疾病	C88	2	0.03	0.00	0.00	0.00	0.00	0.00	0.00	0.00	0.00	0.00
多发性骨髓瘤	C90	35	0.61	0.00	0.00	0.49	0.00	0.00	0.00	0.19	0.00	0.00
淋巴样白血病	C91	44	0.76	0.00	0.00	0.25	1.29	0.67	0.00	0.56	1.52	0.26
髓样白血病	C92–C94	49	0.85	0.00	0.00	0.00	0.96	0.00	0.23	0.37	0.87	1.04
白血病,未特指	C95	66	1.15	0.00	0.00	0.00	0.32	0.33	0.46	0.19	0.65	0.78
其他或未指明部位	O&U	444	7.72	0.00	0.55	0.49	0.96	0.67	0.93	0.93	1.09	1.56
所有部位合计	ALL	10900	189.40	0.00	2.20	2.96	4.82	4.33	3.01	7.96	16.99	18.95
所有部位除外 C44	ALLbC44	10872	188.91	0.00	2.20	2.96	4.50	4.33	3.01	7.96	16.77	18.95

										构成	中国人口	世界人口	累积率(%)		35-64 岁
40~44	45~49	50~54	55~59	60~64	65~69	70~74	75~79	80~84	85+	(%)	标化率	标化率	0~64 岁	0~74 岁	截缩率
0.00	0.00	0.24	0.86	2.45	1.74	2.02	1.92	0.00	0.00	0.19	0.24	0.26	0.02	0.04	0.47
0.00	0.00	0.00	0.29	0.61	1.30	0.67	0.00	0.00	6.50	0.08	0.10	0.12	0.00	0.01	0.12
0.00	0.68	0.00	0.00	0.31	0.43	2.02	0.96	0.00	3.25	0.09	0.13	0.13	0.00	0.02	0.17
0.00	0.23	0.24	0.57	0.00	0.43	0.67	0.00	0.00	0.00	0.06	0.08	0.08	0.01	0.01	0.16
0.00	0.00	0.00	0.29	0.61	0.43	0.00	0.00	0.00	0.00	0.04	0.04	0.05	0.00	0.01	0.12
0.00	0.23	0.00	0.57	0.31	0.87	0.00	0.00	1.68	3.25	0.07	0.09	0.10	0.01	0.01	0.16
0.27	0.46	0.96	0.57	2.45	1.74	3.37	2.88	3.36	9.75	0.32	0.43	0.44	0.02	0.05	0.68
0.00	0.00	0.24	0.86	0.31	3.04	1.35	0.00	0.00	3.25	0.14	0.18	0.19	0.01	0.03	0.19
0.00	0.00	0.24	0.29	0.31	0.87	3.37	0.96	1.68	3.25	0.12	0.16	0.16	0.00	0.03	0.12
0.53	3.87	12.47	25.99	58.50	93.94	160.45	192.21	245.09	243.74	11.30	14.72	14.72	0.51	1.78	13.92
5.30	15.48	34.54	47.70	105.05	206.58	300.68	321.95	327.35	337.98	21.28	28.26	28.18	1.07	3.60	29.61
0.27	0.68	0.72	0.57	2.45	1.74	1.35	4.81	8.39	3.25	0.31	0.41	0.40	0.02	0.04	0.69
0.53	3.19	1.68	6.57	10.41	15.66	24.27	41.32	48.68	65.00	2.29	3.05	3.01	0.12	0.32	3.28
1.06	2.73	4.08	6.28	13.48	17.40	23.60	32.68	60.43	61.75	2.47	3.26	3.24	0.14	0.35	3.99
0.00	0.46	0.24	0.29	0.00	0.43	2.02	1.92	3.36	0.00	0.11	0.15	0.14	0.00	0.02	0.16
7.16	21.40	39.34	49.13	74.12	107.42	126.07	93.22	130.94	181.99	12.92	17.44	17.52	1.01	2.18	28.83
0.00	0.46	0.96	2.00	6.74	8.70	12.14	12.49	13.43	19.50	0.93	1.21	1.23	0.05	0.16	1.37
0.80	2.28	4.56	7.14	13.17	25.66	27.64	29.79	33.57	45.50	2.45	3.23	3.27	0.14	0.41	4.00
0.00	0.00	0.00	1.14	0.31	0.43	2.02	5.77	0.00	0.00	0.14	0.18	0.17	0.01	0.02	0.19
0.00	0.23	0.96	1.71	5.82	6.52	8.76	9.61	6.71	3.25	0.67	0.86	0.88	0.04	0.12	1.17
5.83	19.13	47.25	78.55	162.63	267.90	386.97	455.53	527.12	539.47	30.19	39.77	39.78	1.61	4.89	44.43
0.00	0.23	0.72	0.00	1.84	1.30	2.02	0.96	1.68	3.25	0.18	0.24	0.25	0.01	0.03	0.40
0.53	1.82	1.68	3.14	3.06	6.52	6.07	1.92	10.07	9.75	0.72	1.01	1.03	0.06	0.12	1.58
0.27	0.23	0.24	0.00	0.92	0.43	0.67	1.92	0.00	0.00	0.09	0.13	0.12	0.01	0.01	0.25
0.00	0.00	0.00	1.14	0.00	2.17	3.37	3.84	6.71	13.00	0.26	0.36	0.36	0.01	0.04	0.15
0.00	0.00	0.00	0.00	0.31	0.00	0.00	0.96	1.68	0.00	0.03	0.03	0.03	0.00	0.00	0.04
0.00	0.00	0.00	0.00	0.00	0.00	0.00	0.00	0.00	0.00	0.00	0.00	0.00	0.00	0.00	0.00
0.27	0.46	0.24	0.00	0.61	0.87	0.00	0.96	5.04	0.00	0.13	0.18	0.19	0.01	0.01	0.26
0.00	0.00	0.00	0.00	0.61	1.30	0.00	0.00	1.68	3.25	0.06	0.08	0.09	0.00	0.01	0.08
–	–	–	–	–	–	–	–	–	–	–	–	–	–	–	–
–	–	–	–	–	–	–	–	–	–	–	–	–	–	–	–
–	–	–	–	–	–	–	–	–	–	–	–	–	–	–	–
–	–	–	–	–	–	–	–	–	–	–	–	–	–	–	–
–	–	–	–	–	–	–	–	–	–	–	–	–	–	–	–
–	–	–	–	–	–	–	–	–	–	–	–	–	–	–	–
–	–	–	–	–	–	–	–	–	–	–	–	–	–	–	–
–	–	–	–	–	–	–	–	–	–	–	–	–	–	–	–
0.00	0.00	0.00	0.29	0.00	0.43	0.67	0.00	0.00	0.00	0.05	0.08	0.07	0.00	0.01	0.14
0.00	0.00	0.24	0.86	1.53	7.83	8.76	23.06	28.54	32.50	0.83	1.08	1.05	0.01	0.10	0.35
0.27	0.23	0.00	0.00	0.00	0.00	0.67	0.00	1.68	0.00	0.04	0.06	0.05	0.00	0.01	0.10
0.00	0.00	0.00	0.00	0.00	0.00	1.35	0.00	0.00	0.00	0.02	0.03	0.03	0.00	0.01	0.00
0.00	0.91	1.92	3.14	5.21	6.52	7.42	3.84	5.04	16.25	0.77	1.04	1.07	0.06	0.13	1.56
0.00	0.00	0.72	0.29	0.61	0.43	0.00	2.88	3.36	0.00	0.11	0.14	0.13	0.01	0.01	0.23
0.00	0.00	0.00	0.00	0.00	0.00	0.67	0.96	1.68	0.00	0.03	0.04	0.03	0.00	0.00	0.00
0.00	0.23	0.72	0.86	3.37	7.83	15.51	28.83	35.25	42.25	1.14	1.49	1.45	0.03	0.14	0.71
0.00	0.00	0.00	0.00	0.31	0.43	0.67	0.00	0.00	0.00	0.03	0.04	0.04	0.00	0.01	0.04
0.27	0.00	0.00	0.00	0.00	0.00	0.67	0.96	0.00	6.50	0.05	0.06	0.07	0.00	0.00	0.05
0.53	3.64	5.04	6.86	8.88	13.48	20.90	9.61	16.79	29.25	1.90	2.71	2.74	0.15	0.32	3.85
0.27	0.46	0.00	0.57	0.31	0.87	0.67	0.00	3.36	0.00	0.11	0.16	0.15	0.01	0.02	0.25
0.00	0.46	0.72	1.14	2.76	4.35	4.72	10.57	8.39	16.25	0.52	0.68	0.70	0.03	0.07	0.71
0.27	0.00	0.00	0.00	0.61	0.43	0.00	3.84	0.00	3.25	0.08	0.11	0.11	0.00	0.01	0.13
0.27	0.23	0.24	0.57	0.00	0.87	0.00	1.92	0.00	0.00	0.09	0.14	0.13	0.01	0.01	0.26
0.27	0.91	1.44	2.29	2.45	8.26	8.76	3.84	8.39	6.50	0.72	1.04	1.02	0.05	0.13	1.07
0.00	0.00	0.00	0.00	0.00	0.00	0.00	0.00	3.36	0.00	0.02	0.02	0.02	0.00	0.00	0.00
0.00	0.00	0.48	2.57	2.14	2.17	3.37	3.84	0.00	0.00	0.32	0.43	0.45	0.03	0.06	0.69
0.53	0.68	0.24	1.43	1.23	3.48	0.00	1.92	1.68	0.00	0.40	0.76	0.67	0.04	0.06	0.67
0.80	1.14	0.24	2.29	1.23	2.61	0.67	3.84	5.04	0.00	0.45	0.77	0.67	0.05	0.06	1.07
0.53	0.46	0.96	2.29	3.37	3.91	2.70	7.69	6.71	9.75	0.61	0.90	0.86	0.05	0.08	1.23
2.92	5.92	7.92	10.00	20.21	33.05	45.17	44.21	57.08	68.25	4.07	5.68	5.65	0.27	0.66	7.19
29.70	89.48	172.47	271.08	521.58	872.86	1224.96	1370.43	1625.01	1790.65	100.00	133.48	133.31	5.73	16.21	156.83
29.70	89.48	172.47	269.94	521.58	870.68	1221.59	1366.58	1618.29	1777.65	99.74	133.11	132.96	5.72	16.18	156.68

附表 2-18 河北省农村肿瘤登记地区 2018 年女性癌症死亡主要指标(1/10 万)

部位	ICD-10	病例数	粗率	年龄组(岁)								
				0~	1~4	5~9	10~14	15~19	20~24	25~29	30~34	35~39
唇	C00	12	0.21	0.00	0.00	0.00	0.00	0.00	0.00	0.00	0.23	0.00
舌	C01–C02	5	0.09	0.00	0.00	0.00	0.00	0.00	0.00	0.00	0.00	0.00
口	C03–C06	12	0.21	0.00	0.00	0.00	0.00	0.00	0.00	0.00	0.00	0.00
唾液腺	C07–C08	7	0.12	0.00	0.00	0.00	0.00	0.00	0.00	0.00	0.00	0.00
扁桃腺	C09	0	0.00	0.00	0.00	0.00	0.00	0.00	0.00	0.00	0.00	0.00
其他口咽	C10	0	0.00	0.00	0.00	0.00	0.00	0.00	0.00	0.00	0.00	0.00
鼻咽	C11	19	0.34	0.00	0.00	0.00	0.00	0.00	0.00	0.00	0.23	0.27
喉咽	C12–C13	3	0.05	0.00	0.00	0.00	0.00	0.00	0.00	0.00	0.00	0.00
咽,部位不明	C14	8	0.14	0.00	0.00	0.00	0.00	0.00	0.00	0.00	0.00	0.00
食管	C15	637	11.30	12.98	0.00	0.00	0.00	0.00	0.00	0.00	0.00	0.00
胃	C16	1044	18.52	8.65	0.00	0.00	0.00	0.00	0.24	0.73	1.58	3.23
小肠	C17	25	0.44	0.00	0.00	0.27	0.00	0.00	0.00	0.00	0.23	0.27
结肠	C18	203	3.60	1.44	0.00	0.00	0.00	0.37	0.00	0.00	0.45	0.27
直肠	C19–C20	184	3.26	0.00	0.00	0.00	0.00	0.00	0.47	0.18	0.00	0.81
肛门	C21	10	0.18	0.00	0.00	0.00	0.00	0.00	0.00	0.00	0.00	0.00
肝脏	C22	603	10.70	7.21	0.31	0.27	0.37	0.00	0.00	0.37	0.90	1.62
胆囊及其他	C23–C24	77	1.37	0.00	0.00	0.00	0.00	0.00	0.00	0.00	0.00	0.00
胰腺	C25	197	3.49	0.00	0.00	0.00	0.00	0.00	0.24	0.00	0.00	0.27
鼻,鼻窦及其他	C30–C31	5	0.09	0.00	0.00	0.00	0.00	0.00	0.00	0.00	0.00	0.00
喉	C32	16	0.28	0.00	0.00	0.00	0.00	0.00	0.00	0.00	0.00	0.00
气管,支气管,肺	C33–C34	1458	25.87	0.00	0.00	0.00	0.00	0.00	0.24	0.37	1.13	3.77
其他胸腔器官	C37–C38	10	0.18	1.44	0.00	0.00	0.00	0.00	0.00	0.00	0.00	0.00
骨	C40–C41	56	0.99	0.00	0.00	0.00	0.00	0.73	0.00	0.18	0.00	0.81
皮肤黑色素瘤	C43	1	0.02	0.00	0.00	0.00	0.00	0.00	0.00	0.00	0.00	0.00
其他皮肤	C44	16	0.28	0.00	0.00	0.00	0.00	0.00	0.00	0.00	0.23	0.00
间皮瘤	C45	3	0.05	0.00	0.00	0.00	0.00	0.00	0.24	0.00	0.00	0.00
卡波西肉瘤	C46	0	0.00	0.00	0.00	0.00	0.00	0.00	0.00	0.00	0.00	0.00
周围神经,结缔、软组织	C47;C49	11	0.20	0.00	0.00	0.00	0.00	0.00	0.24	0.00	0.00	0.00
乳房	C50	515	9.14	0.00	0.00	0.00	0.00	0.00	0.00	0.73	2.03	4.31
外阴	C51	15	0.27	0.00	0.00	0.00	0.00	0.00	0.00	0.00	0.00	0.00
阴道	C52	2	0.04	0.00	0.00	0.00	0.00	0.00	0.00	0.00	0.00	0.00
子宫颈	C53	296	5.25	0.00	0.00	0.00	0.00	0.00	0.00	0.00	1.35	1.89
子宫体	C54	109	1.93	0.00	0.00	0.00	0.00	0.00	0.00	0.00	0.90	0.00
子宫,部位不明	C55	19	0.34	0.00	0.00	0.00	0.00	0.00	0.00	0.00	0.00	0.27
卵巢	C56	150	2.66	0.00	0.00	0.00	0.00	0.00	0.24	0.00	0.23	0.81
其他女性生殖器	C57	5	0.09	0.00	0.00	0.00	0.00	0.00	0.00	0.00	0.00	0.00
胎盘	C58	1	0.02	0.00	0.00	0.00	0.00	0.00	0.00	0.00	0.00	0.00
阴茎	C60	–	–	–	–	–	–	–	–	–	–	–
前列腺	C61	–	–	–	–	–	–	–	–	–	–	–
睾丸	C62	–	–	–	–	–	–	–	–	–	–	–
其他男性生殖器	C63	–	–	–	–	–	–	–	–	–	–	–
肾	C64	45	0.80	0.00	0.00	0.00	0.00	0.00	0.24	0.18	0.23	0.00
肾盂	C65	4	0.07	0.00	0.00	0.00	0.00	0.00	0.00	0.00	0.00	0.00
输尿管	C66	7	0.12	0.00	0.00	0.00	0.00	0.00	0.00	0.00	0.00	0.00
膀胱	C67	36	0.64	0.00	0.00	0.00	0.00	0.00	0.00	0.00	0.00	0.00
其他泌尿器官	C68	0	0.00	0.00	0.00	0.00	0.00	0.00	0.00	0.00	0.00	0.00
眼	C69	3	0.05	0.00	0.00	0.00	0.00	0.00	0.00	0.00	0.00	0.00
脑,神经系统	C70–C72	183	3.25	0.00	0.94	0.00	1.11	1.46	0.24	0.00	0.45	2.16
甲状腺	C73	48	0.85	0.00	0.00	0.00	0.00	0.00	0.00	0.18	0.23	0.27
肾上腺	C74	31	0.55	0.00	0.00	0.27	0.00	0.00	0.00	0.00	0.00	0.00
其他内分泌腺	C75	5	0.09	0.00	0.00	0.00	0.00	0.00	0.00	0.00	0.00	0.00
霍奇金病	C81	2	0.04	0.00	0.00	0.00	0.00	0.00	0.24	0.00	0.00	0.00
非霍奇金淋巴瘤	C82–C85;C96	58	1.03	0.00	0.00	0.27	0.00	0.00	0.24	0.18	0.45	0.27
免疫增生性疾病	C88	0	0.00	0.00	0.00	0.00	0.00	0.00	0.00	0.00	0.00	0.00
多发性骨髓瘤	C90	22	0.39	0.00	0.00	0.00	0.00	0.00	0.00	0.00	0.23	0.00
淋巴样白血病	C91	52	0.92	0.00	0.94	1.64	0.74	0.73	0.24	0.55	0.45	0.00
髓样白血病	C92–C94	32	0.57	0.00	0.00	0.00	1.48	0.37	0.00	0.18	0.23	0.00
白血病,未特指	C95	53	0.94	0.00	0.31	0.27	0.37	0.37	0.24	0.00	0.23	0.27
其他或未指明部位	O&U	275	4.88	2.88	0.00	0.00	0.74	0.37	0.00	0.18	1.13	1.35
所有部位合计	ALL	6590	116.91	34.60	2.52	3.01	4.80	4.39	3.29	4.03	13.09	22.91
所有部位除外 C44	ALLbC44	6574	116.63	34.60	2.52	3.01	4.80	4.39	3.29	4.03	12.87	22.91

40~44	45~49	50~54	55~59	60~64	65~69	70~74	75~79	80~84	85+	构成(%)	中国人口标化率	世界人口标化率	累积率(%) 0~64 岁	累积率(%) 0~74 岁	35-64 岁截缩率
0.00	0.00	0.25	0.29	0.59	0.40	1.22	1.65	1.30	1.92	0.18	0.14	0.13	0.01	0.01	0.15
0.00	0.00	0.25	0.00	0.00	0.40	0.00	1.65	1.30	0.00	0.08	0.05	0.05	0.00	0.00	0.04
0.28	0.00	0.50	0.00	0.59	1.19	0.00	0.00	2.60	3.84	0.18	0.13	0.13	0.01	0.01	0.21
0.00	0.23	0.50	0.29	0.00	0.40	0.61	0.00	1.30	0.00	0.11	0.08	0.08	0.01	0.01	0.16
0.00	0.00	0.00	0.00	0.00	0.00	0.00	0.00	0.00	0.00	0.00	0.00	0.00	0.00	0.00	0.00
0.00	0.00	0.00	0.00	0.00	0.00	0.00	0.00	0.00	0.00	0.00	0.00	0.00	0.00	0.00	0.00
0.28	0.00	0.75	0.57	0.29	0.40	1.22	1.65	2.60	5.76	0.29	0.23	0.21	0.01	0.02	0.34
0.00	0.00	0.00	0.29	0.00	0.00	0.00	0.83	1.30	0.00	0.05	0.03	0.03	0.00	0.00	0.04
0.00	0.23	0.25	0.29	0.29	0.00	0.61	1.65	0.00	1.92	0.12	0.09	0.09	0.01	0.01	0.16
0.83	1.38	6.96	6.28	17.67	42.22	80.86	89.32	127.31	122.94	9.67	6.68	6.78	0.18	0.79	4.64
2.48	7.83	10.94	19.42	32.39	70.89	110.65	122.40	154.59	234.36	15.84	11.28	11.32	0.40	1.31	11.07
0.00	0.23	0.50	0.00	0.59	1.99	1.82	0.83	6.50	5.76	0.38	0.29	0.29	0.01	0.03	0.25
0.55	0.69	3.48	4.28	8.54	11.95	20.67	20.68	40.27	28.81	3.08	2.20	2.20	0.09	0.26	2.51
0.55	1.61	2.49	2.86	7.66	9.16	17.02	22.33	33.78	36.50	2.79	1.99	1.97	0.08	0.21	2.33
0.00	0.00	0.00	0.29	0.29	0.80	1.22	2.48	1.30	0.00	0.15	0.11	0.10	0.00	0.01	0.07
2.20	5.30	11.19	16.85	22.09	44.21	54.11	60.37	70.15	88.36	9.15	6.73	6.82	0.31	0.81	8.59
0.00	0.23	1.74	2.00	2.65	6.77	7.30	8.27	11.69	9.60	1.17	0.82	0.83	0.03	0.10	0.93
1.10	1.84	1.99	5.71	7.66	14.74	18.24	22.33	25.98	28.81	2.99	2.15	2.15	0.09	0.26	2.67
0.00	0.23	0.00	0.00	0.00	0.80	1.22	0.00	0.00	0.00	0.08	0.06	0.06	0.00	0.01	0.04
0.00	0.00	0.50	0.57	0.29	1.59	0.61	1.65	3.90	1.92	0.24	0.17	0.17	0.01	0.02	0.19
4.13	12.21	16.91	26.57	60.96	99.97	148.34	168.71	200.06	282.38	22.12	15.72	15.73	0.63	1.87	17.91
0.00	0.00	0.00	0.00	0.59	0.40	1.22	1.65	1.30	1.92	0.15	0.11	0.13	0.00	0.01	0.08
0.28	0.46	1.74	1.71	1.77	3.19	3.65	7.44	3.90	3.84	0.85	0.71	0.68	0.04	0.07	1.03
0.00	0.00	0.00	0.00	0.29	0.00	0.00	0.00	0.00	0.00	0.02	0.01	0.01	0.00	0.00	0.04
0.00	0.23	0.25	0.00	0.59	0.40	0.00	1.65	0.00	15.37	0.24	0.15	0.17	0.01	0.01	0.16
0.00	0.00	0.00	0.00	0.59	0.00	0.00	0.00	0.00	0.00	0.05	0.04	0.04	0.00	0.00	0.08
0.00	0.00	0.00	0.00	0.00	0.00	0.00	0.00	0.00	0.00	0.00	0.00	0.00	0.00	0.00	0.00
0.00	0.23	0.25	0.57	0.59	0.40	1.22	0.00	0.00	1.92	0.17	0.13	0.14	0.01	0.02	0.23
7.43	15.89	17.65	18.28	18.55	29.87	26.75	30.60	32.48	21.13	7.81	6.50	6.20	0.42	0.71	12.95
0.00	0.00	0.00	0.00	0.88	1.19	3.04	0.83	2.60	1.92	0.23	0.16	0.16	0.00	0.03	0.11
0.00	0.00	0.00	0.00	0.00	0.40	0.61	0.00	0.00	0.00	0.03	0.02	0.02	0.00	0.01	0.00
2.75	9.90	11.69	11.43	10.60	13.94	21.28	17.37	12.99	11.53	4.49	3.71	3.56	0.25	0.42	7.54
0.83	2.53	3.48	5.14	3.83	4.78	9.12	9.10	7.79	3.84	1.65	1.32	1.26	0.08	0.15	2.37
0.00	0.23	0.50	1.14	0.29	1.59	0.61	3.31	0.00	1.92	0.29	0.22	0.21	0.01	0.02	0.36
0.83	2.07	4.97	3.71	7.95	8.36	16.41	9.10	10.39	11.53	2.28	1.76	1.75	0.10	0.23	3.02
0.00	0.23	0.00	0.00	0.88	0.40	0.00	0.00	0.00	0.00	0.08	0.06	0.06	0.01	0.01	0.16
0.28	0.00	0.00	0.00	0.00	0.00	0.00	0.00	0.00	0.00	0.02	0.02	0.02	0.00	0.00	0.05
–	–	–	–	–	–	–	–	–	–	–	–	–	–	–	–
–	–	–	–	–	–	–	–	–	–	–	–	–	–	–	–
–	–	–	–	–	–	–	–	–	–	–	–	–	–	–	–
–	–	–	–	–	–	–	–	–	–	–	–	–	–	–	–
0.28	0.92	0.75	1.71	1.77	1.99	3.65	3.31	5.20	5.76	0.68	0.53	0.52	0.03	0.06	0.80
0.28	0.00	0.25	0.29	0.00	0.40	0.00	0.00	0.00	0.00	0.06	0.05	0.05	0.00	0.01	0.13
0.00	0.00	0.00	0.29	0.29	1.19	1.22	0.00	0.00	0.00	0.11	0.08	0.08	0.00	0.01	0.07
0.00	0.23	0.00	0.57	0.29	1.59	3.65	5.79	10.39	13.45	0.55	0.35	0.35	0.01	0.03	0.16
0.00	0.00	0.00	0.00	0.00	0.00	0.00	0.00	0.00	0.00	0.00	0.00	0.00	0.00	0.00	0.00
0.00	0.00	0.50	0.00	0.00	0.00	0.61	0.00	0.00	0.00	0.05	0.04	0.04	0.00	0.01	0.08
1.93	1.38	2.98	4.00	7.95	10.75	15.20	12.41	25.98	17.29	2.78	2.31	2.29	0.12	0.25	3.08
0.55	1.61	1.24	1.71	0.88	2.39	5.47	4.14	2.60	0.00	0.73	0.62	0.58	0.03	0.07	1.01
0.00	0.00	0.25	0.29	0.88	3.19	3.65	3.31	3.90	7.68	0.47	0.33	0.35	0.01	0.04	0.19
0.00	0.00	0.00	0.00	0.00	1.19	0.61	0.00	1.30	0.00	0.08	0.05	0.05	0.00	0.01	0.00
0.00	0.00	0.00	0.00	0.29	0.00	0.00	0.00	0.00	0.00	0.03	0.03	0.03	0.00	0.00	0.04
0.28	0.69	1.99	0.86	3.24	3.58	2.43	6.62	5.20	1.92	0.88	0.71	0.68	0.04	0.07	1.09
0.00	0.00	0.00	0.00	0.00	0.00	0.00	0.00	0.00	0.00	0.00	0.00	0.00	0.00	0.00	0.00
0.28	0.00	0.25	0.86	1.18	1.99	2.43	1.65	1.30	0.00	0.33	0.26	0.26	0.01	0.04	0.36
0.55	1.61	0.50	0.29	2.06	1.19	1.22	1.65	6.50	3.84	0.79	0.80	0.85	0.05	0.06	0.80
0.28	0.00	0.99	1.71	1.77	1.59	0.61	1.65	0.00	1.92	0.49	0.50	0.49	0.04	0.05	0.66
0.28	0.69	1.74	2.00	2.65	2.79	4.26	3.31	1.30	0.00	0.80	0.70	0.71	0.05	0.08	1.12
1.93	4.15	3.98	4.86	10.01	17.52	23.10	25.64	38.97	46.10	4.17	3.21	3.16	0.15	0.35	4.00
31.36	75.09	115.12	147.97	243.24	424.17	617.69	677.32	860.01	1025.80	100.00	74.42	74.02	3.39	8.60	94.08
31.36	74.86	114.87	147.97	242.65	423.77	617.69	675.67	860.01	1010.43	99.76	74.26	73.85	3.38	8.59	93.92

鸣　谢

河北省肿瘤登记年报编委会对各肿瘤登记处的相关工作人员在本年报出版过程中给予的大力协助，尤其是在整理、补充、审核登记资料，以及建档、建库等方面所做出的贡献表示感谢！衷心感谢编写组成员在年报撰写工作中付出的辛苦努力！同时，对《中国肿瘤》编辑部在编审过程中给予的大力支持表示感谢！

河北省肿瘤登记处名单

市(省直管市)	肿瘤登记处	登记处所在单位	主要工作人员
石家庄市	石家庄市区	石家庄市疾病预防控制中心	马新颜　梁震宇　高　从　范志磊　齐璐莹　曹朴芳　赵　炜
	石家庄郊县	石家庄郊县疾病预防控制中心	高　从　梁震宇　马新颜　田密格　任军辉　张玉峰　张玉伟　赵金永
	赞皇县	赞皇县疾病预防控制中心	王树革　李　丽　郝月红　吕晓红
辛集市	辛集市	辛集市疾病预防控制中心	郝士卿　万真真　耿　兵
唐山市	迁西县	迁西县疾病预防控制中心	盛振海　赵金鸽　陈晓东　王伟光　赵　珊　赵　丹
	迁安市	迁安市疾病预防控制中心	刘　芳　谌华卿　邵舰伟
秦皇岛市	秦皇岛市区	秦皇岛市第四医院	熊润红　赵　月　杨　晋　窦雅琳
邯郸市	邯山区	邯山区疾病预防控制中心	张瑞欣　李金娥　王晓燕　白银燕
	大名县	大名县疾病预防控制中心	任永彪　刘肖单　孙成旭　孙建冰　杨永华　张　赛　李欣欣
	涉县	涉县肿瘤防治所	李永伟　温登瑰　李奋君　张书宾　贾瑞强　郝　伟　张　喻　史　帆
	磁县	磁县肿瘤防治研究所	宋国慧　陈　超　孟凡书　龚妍玮　冀鸿新　张　金　路晓雪　高志光
	武安市	武安市疾病预防控制中心	杨　慧　魏延其　郭秀杰
邢台市	邢台市区	邢台市人民医院	刘登湘　王军辉　贾丹丹　张亚琛　刘淑娴　韩　蕾　孟亚飞　王艳霞
	邢台县	邢台县疾病预防控制中心	董　玲　王德旗　赵书云
	临城县	临城县人民医院	和丽娜　王　童
	内丘县	内丘县疾病预防控制中心	龙　云　石胜民　智　玉　房晓芳
	任县	河北省任县医院	赵雅芳　吉国强　孟　飞
保定市	保定市区	保定市疾病预防控制中心	张　雁　赵凤芹　侯　烨　刘玉荣　和丽娜　张卫君　曹　帅　刘　冬　王紫炜
	望都县	望都县疾病预防控制中心	梁鹏涛　田红梅　谷朝华　李　曼
	安国市	安国市疾病预防控制中心	刘树生　李　辉　魏泽永
张家口市	宣化区	张家口市宣化区疾病预防控制中心	左存锐　李少英　支　雯
	张北县	张北县疾病预防控制中心	刘　会　刘东雍
承德市	双桥区	承德市双桥区疾病预防控制中心	管丽娟　李广鲲　王明慧　平　萍　彭媛媛
	丰宁满族自治县	丰宁满族自治县医院	梁树军　颜学文　付杨健娇
沧州市	沧州市区	沧州市疾病预防控制中心	朱庆荣　黄　捷　郭艳汝　袁　媛　姬骁亮　李文娟　仝建玲　杨秀敏　付素红
	海兴县	海兴县疾病预防控制中心	张　策　武华倩
	盐山县	盐山县疾病预防控制中心	陈清彦　边梅芳
衡水市	冀州区	衡水市冀州区疾病预防控制中心	魏　丹　郭志超　贾向勇　酒梅洁　王英林